骨外科临床诊疗技术与手术操作

GUWAIKE LINCHUANG ZHENLIAO JISHU YU SHOUSHU CAOZUO

主 编 管东辉 谭清实 刘燕青 董宪传 夏国峰

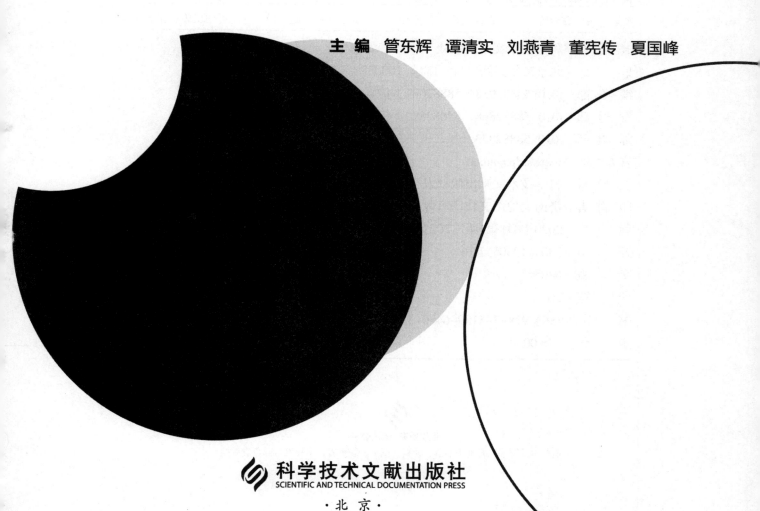

科学技术文献出版社
SCIENTIFIC AND TECHNICAL DOCUMENTATION PRESS
·北京·

图书在版编目（CIP）数据

骨外科临床诊疗技术与手术操作 / 管东辉等主编. — 北京：科学技术文献出版社, 2020.4
ISBN 978-7-5189-6470-3

Ⅰ. ①骨… Ⅱ. ①管… Ⅲ. ①骨疾病—诊疗 ②骨疾病—外科手术 Ⅳ. ①R68

中国版本图书馆CIP数据核字(2020)第033655号

骨外科临床诊疗技术与手术操作

策划编辑：曹沧晔　　责任编辑：曹沧晔　　责任校对：赵 瑗　　责任出版：张志平

出 版 者	科学技术文献出版社
地　　址	北京市复兴路15号　邮编 100038
编 务 部	（010）58882938，58882087（传真）
发 行 部	（010）58882868，58882870（传真）
邮 购 部	（010）58882873
官方网址	www.stdp.com.cn
发 行 者	科学技术文献出版社发行　全国各地新华书店经销
印 刷 者	济南大地图文快印有限公司
版　　次	2020年4月第1版　2021年1月第2次印刷
开　　本	880×1230　1/16
字　　数	640千
印　　张	20
书　　号	ISBN 978-7-5189-6470-3
定　　价	148.00元

版权所有　违法必究

购买本社图书，凡字迹不清、缺页、倒页、脱页者，本社发行部负责调换

编委会

主　编　管东辉　谭清实　刘燕青
　　　　　　董宪传　夏国峰

副主编　闫庆明　任　威　李泞杞　马　远　赵　锐
　　　　　　林开宇　廉　波　黄　飞　赵丹丹

编　委　(按姓氏笔画排序)
　　　　　　马　远　内蒙古巴彦淖尔市医院
　　　　　　王　铮　中国人民解放军北部战区总医院
　　　　　　任　威　内蒙古医科大学第二附属医院
　　　　　　刘燕青　内蒙古科技大学包头医学院第一附属医院
　　　　　　闫庆明　赤峰学院附属医院
　　　　　　李泞杞　重庆市开州区人民医院
　　　　　　吴　楠　北部战区空军医院
　　　　　　陈华龙　江西省中西医结合医院
　　　　　　林开宇　南昌市洪都中医院
　　　　　　　　　　（江西中医药大学附属洪都中医院）
　　　　　　赵　锐　内蒙古科技大学包头医学院第二附属医院
　　　　　　赵丹丹　中国人民解放军北部战区空军医院
　　　　　　胡　波　江西省中西医结合医院
　　　　　　姜　剑　吉林省中医药科学院
　　　　　　贾　潇　甘肃省中医院
　　　　　　夏国峰　中国人民解放军海军第九七一医院
　　　　　　黄　飞　江汉大学附属湖北省第三人民医院
　　　　　　董宪传　辽宁中医药大学附属医院
　　　　　　韩超前　内蒙古医科大学第二附属医院
　　　　　　曾锁林　荆门市第二人民医院
　　　　　　廉　波　烟台海港医院
　　　　　　管东辉　山东中医药大学附属医院
　　　　　　谭清实　济宁医学院附属医院

前言

随着科学的飞速发展,骨科学也有了许多惊人的进步,越来越多的微创手术竞相开展,许多内镜技术的适应证不断扩大,造福了更多患者。与此同时,移动手术中心也逐渐成为骨科手术的重要部分。我们查阅各类文献,详尽收集大量新技术、新设备和新知识的基础上,编写了本书。

本书主要包括骨科的基础理论、四肢创伤及脊柱创伤等内容。论述详尽,内容新颖,理论联系实际,重点突出临床治疗方法,较为全面地阐述了骨科疾病现代诊疗学的研究进展,可供各级医院的骨科专科医师或外科医师参考使用。

由于参编人员较多,行文风格各异,叙述简繁不同,加之医学发展日新月异,书中疏漏在所难免,希望广大同仁不吝赐教,使我们得以改进和提高。

编 者
2020 年 1 月

目　录

第一章　骨折治疗的一般原则	1
第一节　骨折的分类	2
第二节　软组织损伤的分类	2
第三节　创伤治疗的原则	3
第四节　骨折愈合（骨再生）	10
第五节　手术治疗的原则	14
第六节　内植物设计和骨折固定的生物力学	16
第七节　骨折外科治疗并发症的处理	26
第二章　手部损伤	30
第一节　处理原则	30
第二节　远节指骨骨折	31
第三节　近节与中节指骨骨折	32
第四节　掌骨骨折	33
第五节　拇指掌骨骨折	35
第六节　指间关节脱位与韧带损伤	37
第七节　拇指掌指关节脱位和韧带损伤	37
第八节　拇指的腕掌关节脱位	39
第三章　前臂损伤	41
第一节　前臂双骨折	41
第二节　尺桡骨干骨折	44
第三节　孟氏骨折	45
第四节　盖氏骨折	48
第五节　前臂开放性骨折	49
第四章　肩部损伤	51
第一节　肩胛骨骨折	51
第二节　锁骨骨折	56
第三节　锁骨两端骨折	59
第四节　肱骨近端骨折	60
第五章　膝部损伤	69
第一节　解剖学基础	69
第二节　伸膝装置损伤	78
第三节　髌骨的急慢性疾患	82
第四节　膝关节软骨损伤	89
第五节　半月板损伤与疾患	94
第六章　髋部骨折与脱位	108
第一节　股骨颈骨折	108
第二节　股骨转子间骨折	121

第三节	股骨转子下骨折	135
第四节	髋关节脱位和股骨头骨折	145
第五节	肢体同侧股骨颈和股骨干骨折	152

第七章 踝关节损伤 ... 155
第一节	分类	155
第二节	单纯内、外踝骨折	157
第三节	双踝骨折	158
第四节	下胫腓联合损伤	159
第五节	三角韧带撕裂合并外踝骨折	163
第六节	难以复位的骨折或骨折脱位	165
第七节	三踝骨折	167
第八节	后踝骨折	167
第九节	前踝骨折	169
第十节	糖尿病患者的踝部骨折	169
第十一节	开放性踝关节骨折	170
第十二节	不稳定的踝关节骨折脱位	170
第十三节	胫骨 Pilon 骨折	171

第八章 脊柱损伤概况 ... 186
第一节	脊柱损伤的分类	186
第二节	脊柱损伤合并脊髓损伤	192
第三节	脊柱脊髓伤的临床检查	195
第四节	脊柱损伤的治疗	199

第九章 经皮脊柱内镜技术 ... 203
第一节	YESS 脊柱内镜技术	203
第二节	TESSYS 技术	227
第三节	经皮内镜椎板间入路椎间盘髓核切除术	234

第十章 其他技术 ... 238
第一节	小切口人工腰椎间盘置换术	238
第二节	小切口腰椎人工髓核置换术	245
第三节	经皮骶髂关节内固定术	256
第四节	显微镜下脊柱棘突间锁定术	259
第五节	可膨胀式脊柱融合器在腰椎退行性疾病中的临床应用	261
第六节	新型经皮脊柱外固定器	268
第七节	骶管内镜下激光消融腰椎间盘减压术	271
第八节	组合微创技术	273
第九节	选择性神经根造影及阻滞术	274

第十一章 膝关节置换术 ... 277
第一节	全膝关节置换术的适应证与禁忌证	277
第二节	初次全膝关节置换带的效果	282
第三节	术前评估	282
第四节	初次全膝关节置换带的手术技术	284
第五节	特殊问题的手术处理	301
第六节	全膝关节置换术的并发症	304
第七节	全膝关节翻修术	314

参考文献 ... 323

第一章

骨折治疗的一般原则

在美国，意外伤害是1~45岁人群中最为常见的死亡原因。在超过65岁的老年人中，跌倒是常见的损伤；每3人中就有1人因跌倒导致严重的损伤，甚至死亡。跌倒是老年人最常见的住院原因，占骨折的87%。每年老年人跌倒导致的直接医疗费用高达200亿美元。据估计，在20世纪90年代中期，仅髋骨骨折导致的医疗费用就高达30亿美元，预计在未来10年内这一数字将超过300亿美元。在2009年，医疗机构接收了超过870万例意外（非故意）非致命的跌倒伤患者，每年发生率为2 831人/10万人，但这可能仅仅占实际发生例数的一小部分。随着人类预期寿命的增加，意外伤害的发生率也大大增加。

骨折自古以来就被当作医学问题。希波克拉底的大多数文章都描述了损伤的处理，特别是骨折的治疗。在20世纪期间，关于骨折处理的生物学方面的知识有了极大发展。患者的预期也达到了前所未有的水平。针对骨折的手术和药物治疗的庞大的跨国产业已经形成。

骨的血供是骨折愈合的基础。早在1932年，Girdlestone曾警示："我们现在治疗骨折的方法在机械效能方面有其固有的危险，这种危险就是术者忘记了骨折愈合只能被促进而不能被强制进行。骨骼就像一株植物，它扎根于软组织中，一旦血供受到破坏，其通常所需要的不是细木工的技术，而是园丁的呵护和理解。"

现在，骨科医师正在深切体会着Girdlestone的预言的巨大冲击。在决定所需外科治疗的时机和方式时，处理创伤的骨科医师必须能够理解创伤对全身的影响，包括免疫系统损害、营养不良、肺部和胃肠道功能障碍及神经系统损伤。由于选择众多，骨折治疗的方法不易确定。每种方法均有其优点和潜在的并发症。因此，要想在恰当的时间进行合适的治疗，就必须对下面这些治疗原则有全面的了解。

骨折治疗的目的是要在解剖位置上获得骨性愈合，使患肢恢复最大的功能。由于外科手术不可避免地会对肢体造成进一步的损伤，所以，必须选择对软组织及骨组织损伤最小的手术。为求得解剖学复位而付出完全破坏骨折段血供的代价的手术，无论从计划还是从实施的角度来讲都不可取。另外，应考虑作用于患肢和固定物上的机械应力。最后，对患者的全身情况和手术的风险必须加以权衡，以决定最佳的治疗方法。

任何形式的固定物充其量都是有一定寿命的夹板装置。因此，在固定物失效和骨折愈合之间存在一场持续的赛跑。关键是找到合适的治疗方法，在达到最可预期的和接受的骨折愈合的同时发生最少的并发症。在尝试复杂的切开复位内固定手术之前，外科医师必须考虑自己所接受的专业训练和所掌握的手术技能，必须熟悉相应的术式。实施手术的场所也必须加以考虑。手术间应具有良好的环境。参加手术的人员应熟悉术式和器械，全套器械和内植物应齐备并保养良好。出色的麻醉和术中监护是手术安全的必要保障。患者应被充分告知所选外科治疗方法的利弊，并愿意配合术后所需的康复锻炼，这一点对于任何治疗方法的成功都至关重要。

骨折的成功治疗取决于对患者的全面评估（不仅仅限于受伤部分），以及针对每位患者的特殊需要制订治疗计划。应选择最有可能使软组织和骨愈合且并发症最少的治疗方法。

第一节 骨折的分类

在综合评估外科医师的能力、设备、物力及患者具体情况的基础上，对骨折及伴随软组织损伤的范围和类型进行分类，可以让医师确定最佳的治疗方案。骨折类型的分析能揭示肢体所遭受的创伤的能量的大小和骨折复位后的稳定性，使外科医师对高危损伤类型有所警惕。分类也可使外科医师能够观察手术的结果，并将自己的治疗结果与其他外科医师及研究者的治疗结果进行比较；同时，分类也可为评估新的治疗方法提供基础。

骨科创伤协会扩展的分类法已将骨折的编码与扩展的国际疾病分类（第 10 版）码对应起来，以利于诊断和治疗。该分类法已尽可能地将普遍认可的分类系统并入其中，如髋臼骨折的 Judet、Judet 和 Letournel 分类以及肱骨近端骨折的 Neer 分类。已制定了标准的随诊评估格式以进行一致的术后评估。2007 年最新版本的 OTA 分类法包含了 AO 分类法。AO 字母数字式分类法是一项国际性合作的结果，由许多学者根据"AO 文献中心"的信息和每个人自己的临床经验完成。该分类系统是根据骨折的形态特征和位置而制定的。AO 分类系统已被用于 2 700 例与此系统观念相对应的、经手术治疗的骨干骨折上，并在 400 例胫骨或腓骨骨干骨折病例中进行了专门的评估。随着骨折类型的严重程度的增加，所造成的损伤类型和组别也在相应提高。所有这些分类系统都是详细而又复杂的，详细的讨论请读者参阅参考文献。

（管东辉）

第二节 软组织损伤的分类

正如骨损伤必须进行分类以便对骨折做出正确的评估并进行比较性研究以得出正确的结果那样，对伴随的软组织损伤也必须进行评估。开放性损伤已有几种分类系统。Gustilo 和 Anderson 在 1976 年介绍 1 025 例开放性骨折的治疗时，应用一种分级系统为感染性骨折的结局提供了预后信息。1984 年又对这一系统进行了修改，并对其结果进行了修订。修改后的分类系统以创面大小、骨膜软组织损伤、骨膜剥离和血管损伤为基础，将开放性骨折分为：

（1）Ⅰ类开放性骨折，仅有 <1cm 的清洁伤口。
（2）Ⅱ类开放性骨折，伤口的撕裂超过 1cm，但没有广泛的软组织损伤、皮瓣或撕脱。
（3）ⅢA 类开放性骨折，有广泛软组织撕裂伤或形成皮瓣，但骨骼仍有适当的软组织覆盖，或者不论伤口大小的高能量外伤。这一类损伤包括节段性或严重的粉碎性骨折，甚至包括那些只有 1cm 撕裂伤。
（4）ⅢB 类开放性骨折，有广泛的软组织缺失并伴有骨膜剥离和骨外露，这类骨折常被严重污染。
（5）ⅢC 类开放性骨折，包括伴有动脉损伤需要修补的开放性骨折，不论软组织创口有多大。

这种分类法对预后有重要意义，在开放性骨折部分进行更加详尽的讨论。

其他分类方法包括广泛应用于欧洲的 Tscherne 和 Gotzen 分类法。闭合性骨折被分为 0~3 级，开放性骨折被分为 1~4 级。这个分类法包括其他方法所没有的软组织损伤和筋膜间室综合征。AO-ASIF 工作组将类似于 Tscherne 和 Gotzen 分类法的软组织损伤分类法加入其广泛的骨折分类系统中。这个分类系统包括闭合性和开放性损伤、肌肉和肌腱损伤及神经血管损伤。也有人提出了其他一些创伤评分体系，包括：创伤评分系统（TS）；改进的创伤评分系统（RTS）；创伤严重程度评分系统（ISS）；修正后的简明创伤严重程度评分系统（MISS）；儿童创伤评分系统（PTS）；综合考虑神经损伤、局部缺血、软组织损伤、骨骼损伤、休克以及患者年龄等因素的评分系统（NISSSA）；Hanover 骨折评分系统 -97（HFS-97）。这些评分系统都试图定量评估骨折相关软组织损伤的程度及感染或其他不利于愈合的问题发生的可能性。然而，一项评价 AO/OTA 骨折分类系统的研究发现，C 型骨折患者的功能表现和损害程度明显差于 B 型骨折患者，而与 A 型骨折患者没有显著性差异，说明对于孤立的单侧下肢骨折，

AO/OTA 骨折分类系统并不能很好地预测功能表现和损害程度。

在 2010 年 OTA 分类法委员会为开放性骨折推荐了一种新的分类方法，这种新的分类方法使用了五种评价指标：皮肤损伤、肌肉损伤、动脉损伤、污染及骨缺损。它为患者一入院还未接受任何治疗时就进行分类提供了一种系统化的方法。对于所有分类系统，其复杂性可能导致重复性下降而影响广泛使用，并且其评估预后的能力也需要考虑在内。

（管东辉）

第三节　创伤治疗的原则

多发性创伤患者的处理需要更多的医疗资源，在小的社区医院里通常缺乏这些资源。按照目前的创伤中心治疗方案，可能无法提供对长骨、骨盆和脊柱骨折进行紧急固定所需的设施以及医师和护理辅助人员。在 1 级或 2 级创伤中心的治疗目前已被证实可以提高多发创伤患者的治疗水平和存活率。另外，最初就在创伤中心治疗的患者其住院时间和治疗费用都比先在另一地治疗后再转移到创伤中心的患者明显低。从医疗质量和经济角度来讲，对多发性创伤患者的最佳处理办法就是尽快将其转送到专门的创伤救治中心。

自 20 世纪 90 年代初以来，救治重点已经放在对多发性损伤患者的早期"全面"救治上，包括骨折固定。肺部并发症的发生率，包括成年人呼吸窘迫综合征（ARDS）、脂肪栓塞综合征、肺炎等，与长骨骨折的治疗时机和方式有关。据统计，如果大骨折延迟固定，肺部并发症的发生率和住院时间在统计学上都显著增加。一项大规模多中心的研究也报道，采用早期全面救治可减少死亡率。

50% 以上的多发性创伤患者有骨折或脱位或两者兼有，因此，骨科医师在创伤救治组中起着关键性的作用。骨科损伤的处理对患者最后的功能恢复可能会产生深远的影响，甚至可能影响到其生命或肢体保存，如果早期即积极地补液或输血后患者仍出现血流动力学不稳定的骨盆开放性损伤，使用骨盆带固定。对于开放性骨折、伴有泌尿生殖系损伤的骨盆或髋臼损伤及伴有血管损伤的肢体骨折，治疗组内成员的交流和合作是非常必要的。

早期固定脊柱、骨盆、髋臼骨折和其他大关节的骨折可减少肺部并发症和其他被迫卧床所引起的疾患，但对这类骨折的治疗需要较复杂的外科技术、设备，常常需要神经系统的监护。"骨科损伤控制"即在对肢体全面评估的同时，用外固定架迅速稳定骨折，使骨折获得稳定的固定，并恢复肢体长度，是目前治疗的标准模式。如果尚未获得血流动力学的稳定，危及生命的潜在因素尚未解决，或化验及放射检查结果尚不足以制订出一个令人满意的外科手术计划，就不应进行手术治疗。

在特殊情况下，骨科损伤控制可在急诊室或复苏区进行。对于长骨骨折不稳定的患者，进行急诊外固定架固定可能是必要的，但是这会带来针道感染或更少见的深静脉血栓等并发症。对于有些患者，外固定可以一直保留到骨折愈合。与髓内钉固定相比，使用外固定架治疗股骨骨折，成年人呼吸窘迫综合征的发病率明显下降。在一项前瞻性的、随机的、多中心的研究中，在用髓内钉和外固定架治疗的股骨骨折患者中检测到了炎症因子。研究发现，髓内钉固定能引起炎症反应，而外固定则不会。由于样本量较小，没有发现临床并发症的差异。创伤外科中损伤控制的概念目前正在进行深入的评估。这一理念被发现有助于在紧急情况下处理复杂的骨折。并发症多出现于因临床情况无法改善又不能进行最终固定的患者。

多发伤及其复苏过程可激活伤员的细胞因子而产生全身反应，包括由细胞因子介导产生的炎症因子、免疫因子和血流动力学因子。细胞因子的增加与器官功能的减退密切相关。多发伤还与系统免疫综合征有关，是广泛损伤产生的细胞因子和其他化学物质介导的一种弥漫性的炎症反应。骨科损伤控制是一种处理双重损伤的方法，即在处理外伤的同时又兼顾处理手术加重的损伤。

因为有以下一些因素存在，例如，患者有意识状态的改变，血流动力学不稳定妨碍了全面的骨科检查，同一肢体上有另一处较明显的损伤，以及早期的 X 线检查不充分等，5%～20% 的多发性创伤患者在初次检查时会有一些损伤被漏诊。当较危急的损伤稳定后，应重复进行骨科检查，找出所有漏诊的损伤并进行早期治疗。研究表明，骨盆和颈椎的 CT 扫描比 X 线透视和 X 线平片检查能更多地发现损伤。

对多发伤患者的治疗要求进行特殊的和可靠的评估及治疗。美国外科医师协会制定的高级创伤生命支持系统（ATLS）是应用最广泛的创伤患者评估系统。该评估系统可基于 ABCDE 助记：

A（airway，气道）：气道应该保持通畅。

B（breathing，呼吸）：在正常给氧的情况下，呼吸应该尽可能保持正常。

C（circulation，循环）：包括中央循环和外周循环，所有肢体有良好的毛细血管充盈反应并维持正常血压。

D（disability，功能障碍）：包括神经系统、骨骼肌肉系统、泌尿生殖系统损伤，尽管很少危及生命，但可以导致严重的长期功能障碍。

E（environment，环境）：很多损伤并非发生在隔离的环境中，由此可能造成污染，使医护人员染病。

从骨科学角度来看，骨骼肌肉系统和神经系统的评估方案在决定损伤的类型和程度方面极为重要。危及生命和肢体的骨骼肌肉损伤包括：伤口和骨折的出血，开放性骨折的感染，血管损毁和筋膜间室综合征造成的肢体丧失，脊柱和周围神经损伤导致的功能丧失。隐性出血、原因不明的多部位失血以及伴发的血流动力学不稳定，是血液循环评估的主要方面。多发骨折，特别是骨盆和长骨骨折引发的出血，要求早期固定减少失血。

处置时应首先考虑患者的全身情况。急诊措施必须包括治疗疼痛、出血和休克。出血应该以加压来控制。由于可能进一步损伤神经、血管，极少推荐使用止血带。由于有损伤邻近的周围神经的风险，建议不要在伤口内盲目使用止血钳钳夹止血。从患者受伤到清理伤口准备手术这段时间内，应用无菌敷料保护伤口，用夹板固定肢体，以防止锐利骨折块移动造成软组织的额外损伤。

病史应包括受伤的时间和地点。体检应包括确定软组织伤口的范围和类型及是否存在血管、神经损伤。应紧急处理血管损伤或筋膜间室综合征，以避免组织缺血，如果这些损伤超过 8h，将造成不可逆转的肌肉和神经损伤。一项对犬的实验研究发现，当组织压低于舒张压 10mmHg 或平均动脉压在 30mmHg 之内时将发生不可逆转的肌肉损伤。该研究强调，组织压和舒张压之间 10~20mmHg 的差距是急性筋膜切开的指征，而非绝对的组织压数值。

X 线摄像应该用来显示骨骼损伤的程度和类型。有时软组织损伤的程度只有在手术探查时才能确定。距离受伤的时间及软组织损伤的类型和范围对治疗的选择有指导意义。与低速率、低能量的创伤相比，高速率、高能量的创伤可以对软组织和骨骼造成更广泛的损伤，同时可以带来更不确定的预后。患者的全身情况、有无相关损伤及众多的其他因素都会影响最终结果，并且对治疗产生影响。

一、开放性骨折

开放性骨折属于外科急症，也许应当被看作是不全离断伤。Tscherne 描述了开放性骨折治疗的四阶段：挽救生命、保全肢体、防止感染、保存功能。第 1 个阶段或清创前阶段一直持续到 20 世纪。第 2 个阶段（保全肢体阶段）跨越了两次世界大战，其特点是截肢率高，引起了对人工假肢研究的兴趣。第 3 个阶段持续至 20 世纪 60 年代中期，在这一时代人们的注意力集中在防止感染和应用抗生素上。第 4 个阶段，即保存功能时代，其特征是积极的伤口清创、用内固定或外固定确实地制动骨折及延期闭合创口。目前的第 5 个阶段是快速高效的创伤救治的结果。最新的研究证实，大多数开放性骨折（Gustilo-Anderson ⅢA 类以下）都可以闭合创口，这样做并没有明显的风险，而且并发症发生率和住院时间都有所降低。另外，预防性应用抗生素的需求也遭到了质疑。最近一篇有关预防性应用抗生素的文献综述揭示，那些支持预防性应用抗生素的研究文章质量低劣，其结论值得怀疑。有些文章的作者对开放性骨折患者入院 2h 内迅速预防性应用抗生素的做法和所用抗生素的剂量及给药时间都提出了疑问。最后，许多研究也表明，至少对于 Gustilo-Anderson Ⅰ、Ⅱ 类和 ⅢA 类开放性骨折来说，对于严格的正规清创术及入院 6h 内冲洗所有创口给予预防性应用抗生素并不是必需的。

（一）火器所致的开放性骨折

对火器所致的开放性骨折患者的评估应包括受伤部位的正、侧位 X 线平片，包括上、下关节。可能需要关节造影来判明是否存在关节的子弹贯通伤。如果损伤涉及脊柱或骨盆，CT 可用于确定子弹的精确位置，并可有助于评估关节损伤。如果怀疑血管损伤，可能需要血管造影或动脉造影明确诊断。

在和平时期遇到的火器伤有三种不同类型：①低速手枪或步枪伤口；②高速步枪伤口；③近距离的猎枪伤口。在低速手枪或步枪伤口中，软组织损伤常常较小，故不需广泛清创。伤口的进出口小，常常不需缝合，而只需对皮肤边缘进行清创。在低速枪伤伤口的治疗中，冲洗、局部清创、预防破伤风及肌内注射单次剂量的长效头孢菌素与 48h 静脉应用抗生素的疗效相同，而且口服和静脉输注抗生素对于预防感染有同等的疗效。在这类伤口中，感染很少见。有人推荐了一套关节内骨折的治疗方案，即对于子弹穿过清洁皮肤或衣物的损伤预防性使用抗生素 1～2d；对于子弹穿过肺、肠道、严重污染的皮肤或衣物的损伤，使用广谱抗生素 1～2 周。民间枪伤的分类方法包括创伤能量、是否累及致命性的组织结构、伤口特征、骨折和伤口的污染程度。然而，这种复杂的分类方法并没有被确立，对治疗也没有起到指导作用。

某些枪伤可以在静脉注射单次剂量的头孢菌素后在院外口服抗生素治疗。Dickson 等报道，用以下方法院外治疗 41 例患者（44 处骨折）低速枪伤所致的 Gustilo Ⅰ、Ⅱ 型开放性骨折，仅有 1 例发生了浅表感染：破伤风抗毒素 0.5mL 肌内注射冲洗和局部伤口清创，闭合复位（必要时），放置敷料或夹板，静脉注射头孢唑林 1g，口服头孢氨苄 500mg，每日 4 次，共 7d。

在高速步枪和猎枪伤口中，软组织和骨损伤是大量的，组织坏死是广泛的。对这类伤口最好采用类似战伤的治疗方式。需要广泛地显露并清除所有失活的软组织。这类伤口应敞开，根据伤口本身情况再做延迟一期或二期缝合。在近距离猎枪伤口中，骨和软组织有广泛的损伤。除非伤口是贯通的，否则弹壳填料常存留在伤口内，可引起严重的异物反应。因此，应找到并去除所有填料，同时切除失活的软组织。没有必要清除所有的铅弹散粒，因铅弹似乎很少引起反应，而企图去除它们时会对软组织造成更多的损伤。然而，应从关节内或滑囊内清除子弹和子弹碎片，因为它们可能造成机械磨损、铅滑囊炎和全身性铅中毒等并发症。据报道，关节内枪伤后全身性铅中毒的发生早可至伤后 2d，晚可至伤后 40 年。这类伤口也应敞开，择期再关闭。

虽然延期和急诊应用扩髓交锁髓内钉都成功地治疗股骨开放性骨折，但对于因枪伤引起的股骨骨折，与延期髓内钉固定相比，即刻髓内钉固定可缩短住院日，明显降低住院费用，对临床结果也没有不利影响。目前，我们倾向于使用静力型交锁髓内钉治疗低速和中速股骨干骨折，包括多数粗隆下和髁上骨折。高速股骨骨折应以外固定架做临时固定，直至创面愈合满意；在伤后 2 周左右行髓内钉固定。有些高速骨折可以即刻行不扩髓髓内钉固定。如果有严重的软组织损伤，包括血管神经损伤，可能需要一期截肢。在我们当地一级创伤中心治疗的 52 例伴有动脉损伤的股骨干骨折中，保存肢体的有 32 例（61.5%）。在一期（16 例）髓内钉固定，或在牵引和外固定后行髓内钉固定的所有 22 例股骨骨折病例，均保肢成功。在高速损伤的肢体中有 8 例行一期截肢，9 例行二期截肢，3 例患者死于其他损伤。在骨折固定前行血管修复的患者中没有发生吻合口撕裂。

外固定可能适合于严重损伤（Gustilo Ⅲ 型）。有报道认为，延迟一期闭合伤口和 Ilizarov 外固定架在治疗这些复杂骨折时的总并发症发生率和感染率较低。

在一篇髋部枪伤治疗的报道中，发现检查关节是否被穿透的最好的诊断性试验为髋关节穿刺抽吸和随后做关节造影。虽然所选择的病例都未做关节切开，而以抗生素治疗获得了成功，但对所有穿透关节腔的损伤都需要立即做关节切开。子弹继续接触关节液可导致关节损坏或感染。因为所有用内固定治疗的移位性股骨颈骨折的结果都不佳，所以，该报道建议用髋关节成形术或关节融合术作为这类损伤的最终治疗方法。

（二）截肢与保肢

随着复杂的开放性骨折处理方案的出现，设计了相应的治疗手段，挽救了许多没有功能的肢体。然而，人们注意到了"只重技术而忽视合理性"的问题，并指出，如此保肢的最终结果不仅是留下了一个无用的肢体，而且也使每个患者在身体上、心理上、经济上和社交上都受到了影响。不可避免的截肢常被拖延太久而增加了财政、个人和社会的花费，更重要的是，增加了伴随而来的后遗症发生率和可能的死亡率。在一项对开放性胫骨骨折的研究中，与早期行膝下截肢患者相比，保肢患者并发症更多，手术次数更多，住院时间更长，住院费用也更高。与早期截肢患者相比，更多的保肢患者认为自身有残疾。

为了更好地评估损伤和更好地确定采用早期截肢治疗的损伤类型，人们进行了几种尝试。Mangled肢体创伤严重程度评分（Mangled Extremity Severity Score，MESS）从四个方面进行评分：骨骼和软组织损伤、休克、局部缺血及骨龄。在一些研究中，MESS分数达到1~12分的患者的肢体最终都需要截肢，而MESS分数为3~6分的患者的肢体能够存活。然而，在其他研究中均未发现MESS、LSI（保肢指数）或PSI（预测保肢指数）有预测价值。评分系统的高特异性证实，低分可以预测保肢的可能性，但其低敏感性却不能证明其作为截肢预测指标的有效性。这些评分系统似乎用途有限，不能作为判断是否应该截肢的唯一标准。而位于或高于截肢阈值的下肢创伤严重程度评分在决定能否保留遭受高能量创伤的下肢时应该谨慎使用。

最近，Rajasekaran等为了评估开放性胫骨Gustilo ⅢA、ⅢB骨折，提出了一种新的评分系统，包括皮肤覆盖、骨骼结构、肌腱和神经损伤以及并存病情况。他们使用该系统，把109例Ⅲ型开放性胫骨骨折分成四组，以评估保肢的可能性。第1组分数为5分或更少，第2组分数为6~10分，第3组分数为11~15分，第4组分数为16分或更高。分数为14分或更大的作为截肢指标，敏感性为98%，特异性为100%，阳性预测值为100%，阴性预测值为70%。这些结果与MESS分析的99%敏感性及97%的阳性预测值相似，但是优于MESS分析的17%的特异性和50%的阴性预测值。这个新的评分系统的高特异性可能成为更好的截肢预测方法。然而，目前所有的评分系统的预测能力都维持在低水平。

（三）抗生素治疗

开放性骨折的治疗实际上是应用微生物学的一次临床实践。一旦皮肤屏障遭破坏，细菌就从局部进入伤口并企图附着和繁殖。损伤区域愈广，坏死组织愈多，对细菌的营养支持潜力就愈大。由于损伤部位的循环遭到损坏，机体免疫系统利用细胞防御和体液防御的能力也都遭到破坏，于是在细菌造成感染和机体动员足够的免疫机制克服感染之间就展开了一场竞赛。

感染微生物的毒力取决于：它对宿主基质如坏死的皮肤、筋膜、肌肉和骨的黏附能力，它的致病力，以及由细菌本身的体液和机械因素所决定的中和宿主防卫的攻击力。目前已认识到，异物反应是保护细菌免受吞噬细胞吞噬的细菌糖蛋白的一种复杂的相互作用。细菌侵入机体后黏附在宿主的细胞基质上并分泌体液和糖蛋白保护罩，于是它们就能进行细胞复制，形成临床感染。细菌的繁殖会以对数形式进行，直至耗尽可获得的营养物质、宿主死亡或宿主的防御成功地抵抗了感染为止。如果发生了后者且宿主仍存活，则细菌或被消灭，或被抑制和孤立，形成慢性骨髓炎。

一般来说，开放性损伤的治疗包括术后全身使用抗生素。2004年，Cochrane的系统性综述确立了抗生素对开放性骨折患者的益处。这篇综述表明，开放性骨折使用抗生素后可将感染风险降低59%。数据支持这样的结论：伤后迅速短期使用第一代头孢菌素并结合骨折伤口及时处理的先进方法，可以显著降低感染风险。其他常用的治疗方法尚缺乏足够的数据证明其有效性，比如，延长抗生素的使用时间或重复短程使用抗生素，扩大抗生素的抗菌谱至革兰氏阴性杆菌或梭状芽孢杆菌，或者局部使用抗生素，如PMNA链珠。

多数方案建议使用广谱抗生素，通常是第一代头孢菌素，而对于有革兰氏阴性细菌污染风险的严重污染的Gustilo Ⅲ型损伤的伤口，则需另加氨基糖苷类抗生素，如妥布霉素或庆大霉素。如果有厌氧菌感染的可能性，如梭状菌，则推荐使用大剂量青霉素。由于多数情况下病原菌是医源性的，所以，抗生素治疗的时间应加以限制。Gustilo建议，对于Gustilo Ⅰ型和Ⅱ型开放性骨折，在入院时给予头孢孟多2g，然后每8小时1g，持续3d。对Gustilo Ⅲ型开放性骨折，每天给予氨基糖苷类抗生素3~5mg/kg，而对于田间损伤，则需每天另加青霉素1 000万~1 200万单位。Gustilo仅持续应用3d双抗生素治疗，并在闭合伤口、行内固定和植骨手术时重复此疗法。近来，Okike 和 Bhattacharyya 推荐使用头孢唑林 1g，静脉注射，每 8 小时 1 次，直至创口闭合后 24h。对于Ⅲ型骨折，加用静脉注射庆大霉素（根据体重调整剂量）或左氧氟沙星（每 24 小时 500mg）。由于喹诺酮类对骨折愈合有不良反应，所以，不应该作为开放性骨折患者的预防性抗生素应用。

尽管医师一致认为应用抗生素治疗开放性骨折有效，但对持续时间、给药方式和抗生素的种类还存在争议。一项前瞻性双盲研究发现，使用头孢菌素者感染率为 2.3%，与之相比，不使用抗生素者感染率则为 13.9%，但有人对该结果提出了质疑，而关于这个问题目前还缺乏足够数量的可靠的研究。另一项研究发现，每日 1 次大剂量抗生素和低剂量分次给药的效果是一样的。

对于何时对开放性伤口做细菌培养尚存争议。人们认为，清创前仅有很少量的细菌最终造成感染，这说明清创术前或术后进行细菌培养基本没有价值。最常见的感染细菌是革兰阴性菌和甲氧西林耐药金黄色葡萄球菌（MRSA），多数可能是在院内获得的。我们建议对第二次清创时存在明显临床感染表现的患者进行培养。虽然可能增加二次手术率，最近人们还提到一种显著改善感染率的方法，即根据清创术和创口冲洗后获得的细菌培养结果来决定是否需要重复进行正规的清创术和冲洗。根据伤口的具体情况，早期、快速按经验使用抗生素是预防开放性骨折感染的最有效的方法。

二、软组织损伤的治疗

在将开放性损伤患者送往医疗机构前，初步处理应包括伤口压迫、骨折夹板固定、无菌敷料覆盖。组织暴露于空气可以导致细菌进一步污染，因此，必须将患者迅速转移至合适的医疗中心。有人发现，受伤 20min 内在创伤中心接受治疗的患者的感染率为 3.5%，而受伤 10h 内由其他医院转至创伤中心的患者的感染率为 22%。

在急诊室，有必要对患者的状况进行快速评估，并即刻对伤口进行清创和冲洗。清创和冲洗自第一次世界大战后才开始用于防止创伤后感染。比利时外科医师 DePag 基于伤口的细菌学评估引入了清除失活组织和延迟闭合伤口的概念。从那时起，清创连同冲洗就成为治疗开放性损伤的主要治疗方式，尤其是伴有骨折的开放性损伤。

推荐采取以下步骤治疗开放性损伤：
（1）将开放性骨折当作急诊处理。
（2）进行全面的初期评估，诊断危及生命和肢体的损伤。
（3）在急诊室或最迟于手术室开始给予合适的抗生素治疗，仅持续 2~3d。
（4）即刻清除伤口内污染和失活的组织，广泛冲洗，并于 24~72h 重复清创。
（5）按照初期评估时确定的方法固定骨折。
（6）敞开伤口（尚存争议）。
（7）早期进行自体松质骨移植。
（8）积极进行患肢的康复锻炼。

总体来说，文献报道的伤口感染率在Ⅰ型骨折为 0~2%，在Ⅱ型骨折为 2%~7%，在全部Ⅲ型骨折为 10%~25%，其中在ⅢA 型骨折为 7%，在ⅢB 型骨折为 10%~50%，在ⅢC 型骨折为 25%~50%。在ⅢC 型骨折截肢率高达 50% 以上。

伴随闭合骨折的软组织损伤尽管不如开放性骨折明显，但可能更加严重。没有发现这些损伤并在治疗中加以考虑可能会导致严重的并发症，从延迟愈合到部分或全厚组织坏死和严重感染。此型损伤中最常遗漏的是皮肤与筋膜分离时发生的 Morel-Lavallee 综合征。其将产生间隙并有大量出血。通常会形成皮下血肿，血肿过大时将危及表面皮肤的活力。此综合征常发生于骨盆骨折的患者，特别是遭受剪力损伤的肥胖患者。建议使用 MRI 和超声检查确定诊断。

许多治疗方法可以用于 Morel-Lavallee 综合征的治疗，包括：根治性切开术，这一方法经常留有巨大的伤口；以及微创方法，如伤口引流。最初的建议是在稳定骨折的同时处理软组织问题。由于切开会增加皮肤失去血供的风险，我们更愿意等待观察而非进行急诊减压。对于经皮穿刺我们有一定经验，但发现肿胀有复发的可能。股部（大腿）的血供不恒定，故此种情况尤其危险。有人建议对血肿行小切口引流和绷带加压包扎。我们一直使用类似的引流技术，但发现当发生皮肤坏死或伤口裂开时，感染概率增加。

最近，Tseng 和 Tornetta 描述了 19 例有 Morel-Lavallee 损伤的患者，这些患者在入院后的 3d 内使用经皮引流技术治疗取得了良好效果。在 6 例髋臼手术和 2 例骨盆环手术中，保留引流至少 24h。9 例患者中只有 3 例在引流时培养出了细菌，其中例进行了持续引流探查。随访 6 个月没有深部感染。

三、清创术

在决定清创所需的准确范围时，应考虑每个患者的特点；一般来说，皮肤应清创至边缘出血为止。清创时不应上止血带，以免不能分辨皮肤的活力。

肌肉清创应将没有收缩或明显污染的失活肌肉全部清除。严重污染的完全断裂的肌腱断端也应切除，尽管这点在肌肉肌腱单位完整时存在很大争议。清除污染的同时保留肌腱是可能的。必须注意保持肌腱湿润，肌腱一旦干燥将发生坏死，就必须切除。早期皮瓣或敷料覆盖可以防止这些脆弱组织干燥。处理肌肉时，必须观察"4C 征"，即韧性、颜色、收缩性和循环。夹持或电刺激时应该能看到肌肉的正常收缩。肌肉的质地应该正常，不能是苍白的或水煮样的。肌肉应该是正常的红色，而不是褐色。应该在组织边缘看到好的出血点。

及时清创的经验性标准为"6h 原则"，但是只有少数研究表明 6h 内清创可以减少感染率，许多研究对这个标准的可靠性提出了质疑。有些学者认为，手术清创对于低级别的开放性骨折可能是不必要的。尽管如此，我们认为，伤后尽快进行彻底的手术清创是对所有开放性骨折的治疗标准。最近有项研究质疑：手术医师是否清除了正常的肌肉。此研究中，手术医师根据"4C"原则来判断肌肉的活性，同时做组织学检查进行比较。在 60% 的样本，组织学显示为正常肌肉和轻度间质性炎症的组织，而手术医师认为是坏死或即将坏死的组织。如果这类肌肉组织未被清除，其预后不得而知。在没有更好的办法在术中判断肌肉活性之前，清除可疑的组织是谨慎的做法（否则还得回到手术室进行二次清创）。

在清除失活污染的坏死组织后，应进行大量冲洗。一些实验研究对冲洗的效果进行了评价，但这方面的临床研究很少。最常用生理盐水进行冲洗，可以通过球状注射器、倾倒、低压或高压灌洗的方式进行。每一种方法都有其各自的优点。高压灌洗较球状注射器能够清除更多的细菌和坏死组织，如果有大量污染或处理延迟，可能更加有效。然而，有人注意到，高压灌洗后第 1 周新骨形成较对照部位减少，而且脉冲灌洗后伤口外 1~4cm 受到污染。他们还注意到，污染可以沿骨髓腔扩散。另外，灌洗器尖端接近组织的位置可以影响清洁的程度。最近，Draeger 和 Dhaners 在体外实验模型中发现，高压冲洗枪（HPPL）比球形注射器冲洗对软组织的损伤更大。他们也注意到，高压冲洗比其他清创方法清除的污染物少，并由此推断可能是由于高压使污染物进入更深层的组织内。其他学者也发现，高压冲洗较低压冲洗增加了组织损伤。目前一致认为，高容量、低压力、反复足够次数冲洗可以最好地促进愈合和预防感染。

液体的用量随冲洗方法而变。我们的方案是用 9L 液体进行脉冲冲洗。另外，对在灌洗液中使用添加剂是否有益尚存疑问。添加剂通常分为三种类型：①防腐剂，包括聚乙烯吡咯烷酮-碘、氯己定-葡萄糖酸盐、六氯芬和过氧化氢；②抗生素，如杆菌肽、多链丝霉素和新霉素；③表面活性剂，如橄榄皂或苯扎溴铵。Bhandari 等指出，用于低压冲洗的 1% 液体肥皂是体内清除细菌最有效的灌洗液。在近期的一项前瞻性随机对照研究中，Anglen 对非消毒橄榄皂和杆菌肽溶液灌洗的 398 例下肢开放性骨折进行了比较，发现在感染和骨愈合方面两者没有差异，但杆菌肽组存在更多的伤口愈合问题。

所有这些添加剂都有各自的优点和缺点，还没有哪一种添加剂有非常明确的好于其他添加剂的证据，而且哪一种添加剂最好目前还没统一的意见。以下的研究有助于我们明确冲洗压力及冲洗液成分相关的争论。在一项国际性的、多中心的双盲随机对照研究中，四肢开放性骨折患者被分为六组：高压冲洗（>20psi）、低压冲洗（5~10psi）、极低压冲洗（1~2psi），并分别采用正常生理盐水或 45% 的生理盐水加橄榄皂冲洗。手、足及骨盆部位的骨折被排除在外。我们将 12 个月内骨折再手术次数、伤口愈合问题及伤口感染作为初始研究指标。在 2 447 例入组的病例中，不同压力冲洗组在再手术方面无明显差异（高压组 13.2%，低压组 12.7%，极低压组 13.7%），肥皂冲洗组再手术率（14.8%）明显高于盐水冲洗组（11.6%）。作者的结论是：极低压冲洗是可接受的，并且是冲洗装置费用较低的方式，而橄榄皂冲洗液并不比盐水更具有优势。

我们的大多数病例的处理方式是采用 9L 液体重力自流动冲洗。对于污染较重的骨折需要另外增加冲洗液，而对于污染较轻的上肢损伤用较少的冲洗液（5~6L）即可有效冲洗。我们以前的方案是将泌尿生殖系冲洗液作为添加剂，然而，我们目前不再在冲洗液中加入添加剂。无论使用什么冲洗方法，伤口清创最重要的是手术清除坏死和污染组织。

围绕灌洗后是否闭合伤口仍存在争议。以往建议保持伤口开放，不过随着强效抗生素和早期积极清创技术的发展，越来越多的医疗机构有了松弛闭合伤口、留置或不留置引流获得成功的报道。如果清创不能获得清洁的伤口，则不应闭合伤口。另外，为防止皮肤进一步缺血坏死，也不应在有张力的情况下闭合伤口。用 2－0 尼龙缝线关闭创口并保持不裂开时所产生的张力较为适当。局部的组织结构应用吸水敷料保持湿润。有人报道，用含有万古霉素或妥布霉素等抗生素粉末浸染的甲基丙烯酸甲酯制成链珠，由线穿在一起放置于伤口内，对于深部感染的控制率较高。

早期闭合伤口可以减少感染、畸形愈合和不愈合的发生率。闭合切口的方法很多，包括直接缝合、皮片移植、游离或带蒂肌瓣。方法的选择取决于以下几个因素，包括缺损的大小、部位及相关的损伤。一项需要皮瓣覆盖的 195 例胫骨干骨折的多中心研究发现，对于 ASIF/OTA 分类的 C 型损伤，行旋转皮瓣后发生伤口并发症而需要手术处理的概率为游离皮瓣的 4.3 倍。

真空辅助闭合伤口装置（KCI，San Antonio，TEX）是一个近期的创新，它可以减轻慢性水肿，增加局部血液循环，促进肉芽组织形成，有利于伤口愈合。一些有关真空辅助闭合伤口装置在骨创伤治疗方面的报道得到普遍认同，但其有效性尚未明确。真空辅助闭合装置一般在灌洗和清创后后使用并使用到伤口清洁前。

四、骨损伤的治疗

对完全失去软组织附着而无血供的小骨折块可以摘除。由于很难清洁干净，被异物严重污染的小骨折块也应被摘除。对是否摘除无血供的大骨折块尚存争议。一般来说，最好摘除所有无血供的骨折块，并计划行二期自体骨移植。保留无血供的骨折块是一个细菌黏附的根源，而且可能是开放性骨折发生持续感染的最常见原因。曾经有使用聚乙烯吡咯烷酮－碘、高压灭菌和氯己定－葡糖酸盐抗生素溶液对脱出的大段骨皮质进行实验性灭菌的报道。应用 Ilizarov 牵伸组织生长技术治疗大段骨缺损也有报道。对于开放性骨折的这类处置，必须用心判断。对有完整骨膜和软组织附着的小片骨折应该保留，以便作为小块植骨刺激骨折愈合。

除污染外，开放性骨折时骨膜的撕裂减少了骨骼的血供和活力，因此，较闭合性骨折更难处理。通常软组织撕脱越严重，骨折越不稳定，骨折固定就越困难。

一般来说，应该以对损伤区域的血供及其周围软组织损伤最小的方法来固定开放性骨折。对于 I 型损伤，任何适合闭合性骨折的方法均可取得满意的结果。对 II 型和 III 型损伤的处理则存在争议，可以使用牵引、外固定、不扩髓髓内钉，偶尔采用钢板和螺丝钉。对于干骺端－骨干骨折，更倾向于用外固定，偶尔用螺丝钉行有限的内固定。对于上肢，石膏、外固定、钢板和螺丝钉固定是常用的方法。对于下肢，已经应用髓内钉成功治疗了开放性股骨干和胫骨干骨折，结果显示，对于 Gustilo I 型、II 型和 IIIA 型骨折，应使用不扩髓髓内钉。

我们在 Elvis Presley 地区创伤中心治疗的开放性股骨和胫骨骨折的经验也支持使用不扩髓髓内钉。对 125 例开放性股骨干骨折行扩髓或不扩髓髓内钉治疗，所有骨折均愈合，仅有 5 例（4%）发生感染。而对 50 例开放性胫骨骨折（Gustilo I 型 3 例、II 型 13 例、IIIA 型 22 例和 IIIB 型 12 例），48 例（96%）获得愈合，4 例（8%）发生感染，2 例（4%）发生畸形愈合。其中，18 例（36%）骨折需要动力加压和（或）植骨以获得愈合。对于可以救治的 Gustilo IIIB 型和 IIIC 型损伤，外固定仍然是首选的方法。外科医师对所选择的外科固定技术的熟练程度与减少血供的进一步破坏同等重要。

骨折复位和固定的方法取决于骨折部位、骨折类型、清创的效果和患者的一般状况。如果期望限制进一步的手术损伤且骨折稳定，闭合骨折可以采用类似闭合骨折的复位和石膏外固定技术予以治疗。石膏必须分为两半或开窗，以便观察伤口。用外固定架可以方便地评估皮肤和软组织，甚至适合于存在不稳定软组织的稳定骨折，如果骨Pilon骨折。涉及肱骨、胫骨、腓骨或小骨骼的开放性骨折可以通过这种方式复位和制动。如果没有可以使用的成熟技术，骨牵引可以提供足够的稳定，对多数伤口允许足够的显露。骨折越不稳定，手术固定或分期固定就越具合理性。

涉及关节或骨骺的骨折可能需要内固定以维持关节面和骨骺的对线。通常，克氏针或有限内固定，伴或不伴外固定可以达到此目的，同时又不使用过多的内固定物。如果可能，我们先治疗软组织损伤并处理伤口，待软组织愈合后，再通过清洁切口行关节内骨折的切开复位和内固定。骨折固定的具体方法在本章的后面部分进行讨论。

（谭清实）

第四节　骨折愈合（骨再生）

尽管已有大量的临床、生物力学和实验研究探讨了众多影响骨折愈合的因素，但还没有最终定论。我们对控制骨折愈合的细胞和分子途径的理解正在深入，但尚不完全。骨折愈合可以从生物学、生物化学、力学和临床等角度加以考虑。对骨折愈合各个方面进行讨论超出了本书的范围，建议读者参考相关的优秀杂志文章和教科书以获取更多的信息。

骨折愈合是一个复杂的过程，需要在正确的时间和地点募集合适的细胞（成纤维细胞、巨噬细胞、成软骨细胞、成骨细胞和破骨细胞）和相关基因（控制基质的生成和有机化、生长因子和表达因子）的继发表达。骨折可激发一系列炎症、修复和重塑反应，如果这一复杂的相互影响的过程的每一阶段都进展顺利，则患骨将在数月内恢复其初始状态。随着矿化进程而逐渐增加的刚度和强度使骨折部位获得稳定并使疼痛消失时，骨折即达到临床愈合。当X线片显示骨小梁或骨皮质穿越骨折线时，骨折即达到愈合。放射性核素研究显示，在恢复无痛性功能活动和获得X线检查愈合以后的很长时间内，骨折部位仍有浓聚，提示重塑过程需持续数年。

在骨折愈合的炎性阶段，因创伤造成的血管破裂将形成血肿。随后，炎性细胞浸润血肿并激活坏死组织的酶解。Bolander认为，血肿是信号分子来源，如转化生长因子-β（TGF-β）、血小板衍化生长因子（PDGF），可以激发和调控-系列导致骨折愈合的细胞反应。在创伤后4~5d开始的修复阶段，其特征是多潜能间质细胞浸润，此细胞可以分化为成纤维细胞、成软骨细胞、成骨细胞，并形成软骨痂。骨膜和髓腔内血管增生（血管生成）有助于引导相应的细胞进入骨折部位并促使肉芽组织床的形成。而骨痂转变为编织骨及矿化的过程可使新生骨质的刚度和强度增加，这标志着将持续数月甚至数年的重塑阶段的开始。最终编织骨被板层骨替代，髓腔重建，骨骼恢复至正常或接近正常的形态和力学强度。骨折愈合是一个连续的过程，每一个阶段均与后续阶段重叠。

Einhorn描述了以部位为特征的四个不同的愈合反应：骨髓、骨皮质、骨膜和外周软组织。他认为，骨折愈合最重要的部位是骨膜，在骨膜中定向骨原细胞和未定向的未分化间质细胞通过重演胚胎时期的膜内骨和软骨内成骨过程促使骨折愈合。骨膜反应能够迅速桥接骨骼半径长度的缝隙；此过程可被运动加强而被坚强固定抑制。同样，外周软组织反应也非常依赖于力学因素，可被坚强制动抑制。这一反应涉及快速的细胞反应和稳定骨折块的早期桥接骨痂的形成。组织形成的方式是软骨内成骨，通过未分化间质细胞募集、吸附、增生并最终分化为软骨形成细胞来完成。

在骨折愈合的复杂过程中，新骨形成的四种形式为：骨软骨骨化、膜内成骨、相对的新骨形成和骨单位迁移（爬行替代）。新生骨的类型、数量和部位受骨折类型、间隙状况、固定强度、负荷和生物学环境的影响。研究发现，承受压力和低氧张力的细胞向成软骨细胞和软骨分化，而承受牵张应力和高氧张力的细胞则向成纤维细胞分化并产生纤维组织，表明对不成熟或未分化组织施加的应力类型可以决定新生骨的类型。

Uthoff 列举了大量影响骨折愈合的全身和局部因素，并将其分为创伤当时存在的因素、创伤造成的因素、依赖于治疗的因素和并发症相关的因素。人们发现，下列因素是骨折愈合并发症（特别是感染）的最好的预测指标，包括 AO 骨折分类中软组织情况和创伤能量水平、体重指数≥40、并存疾病因素的存在，如年龄在 80 岁以上、吸烟、糖尿病、恶性疾病、肺功能不全和全身免疫缺陷。存在上述三个或以上因素的患者发生感染的概率几乎是只存在一个因素患者的 8 倍。

我们也发现，一个患者的健康状况、生活习惯、社会经济地位、神经精神病史是开放性骨折后并发症较好的预测指标。综合考虑患者的几种变量，我们制定了非常实用的群体分类法。在对 87 例开放性胫骨骨折病例进行的回顾性分析中，我们发现，并发症的发生率在 C 型人群中为 48%，在 B 型中为 32%，在 A 型中为 19%。特别是感染发生率在 C 型中为 32%，在 B 型中为 17%，在 A 型中为 11%。群体分类法能在初期评估并发症，因此，它对并发症的预测早于 Gustilo 分类法（常需要清创时才能最后确定）。作为 Gustilo 系统的补充，群体分类还能在初次评估时决定清创后是否能够闭合创口。

一、骨移植

自体骨移植 自体骨移植包含骨形成所需要的三个要素——骨传导性、成骨性及骨诱导性。骨传导性是指能够让骨长入的支架。骨诱导性是指诱导产生成骨细胞的能力。成骨细胞的形成也需要原始的骨细胞。

自体骨移植物可从身体多部分获取。关节融合术时移除的骨，去除所有软组织且碎成更小的小骨块后可再次使用。可以用一个碎骨机来将骨弄碎。这样就会为骨诱导增加活细胞和蛋白质的数量。

髂嵴是自体骨移植的第 2 常用部位。髂骨的后方能比前方提供更多的骨质，可作为碎骨或结构性骨，例如，三皮质骨移植。但是，从髂嵴处取骨常造成下列并发症：取骨区疼痛、神经瘤、骨折及异位成骨。

腓骨可以用作结构性植骨，肋骨可以用作结构性植骨或碎骨移植。胫骨也可以用作长的皮髓质结构移植，然而，由于坚强内固定及可靠的同种异体骨移植的出现，这些结构移植的应用范围正在逐渐缩小。

使用股骨钉及一个特制的钻孔/冲洗/抽吸器（RIA）（Synthes）来获取大量股骨内部的骨髓是最近一个常用的方法。开发 RIA 就是为了降低髓内压，减少钻孔时造成的脂肪栓塞。有文献记载了使用 RIA 能使髓内压明显降低及股静脉内的脂肪明显减少。在该过程中，钻出物和流出物均可获得，可以抽吸出数量可观的骨髓用来移植。根据患者及来源骨的不同，可以获取 25~90mL 的骨质。这些骨性的碎片富含间充质干细胞。另外，上清液内也含有成纤维细胞生长因子（FGF）-2、胰岛素样生长因子（IGF）-β_1 以及隐性的转化生长因子（TGF）-β_1，但不含有骨形态生成蛋白-2（BMP2）。因此，RIA 是自体骨、间充质干细胞和骨生长因子的一个潜在来源。在不同位置的脊柱手术之前，采用这项技术获得的自体骨也可以用作椎骨移植物。

这项技术也有一些并发症。曾有报道，在供骨部位有骨折发生，一些需要额外的固定。也有报道，骨皮质钻孔的地方需要预防性地置入髓内固定装置。还有因为误吸出现明显的出血。为了避免这些问题或使这些问题降到最小，我们需要采取如下一些措施：

（1）术前对取骨区进行 X 线摄像，评估骨的变形情况，对峡部进行测量，来决定钻孔的最大值。

（2）进行输血来替代被吸取的血和骨髓。

（3）当进行钻孔而无法避免不必要的出血时，抽吸装置应该被关闭。

（4）钻孔后，对取骨区应进行详细评估，检查孔眼，如果发现一个孔眼，应该预防性地置入髓内固定装置。

（5）术后活动时应采取一些保护措施，避免取骨区的骨折。

（6）手术最后应该检查患者的血容量，接下来的 24h 检查有无明显出血。

（7）最后，在有代谢性骨病的患者，如骨质疏松症甚或骨量减少，都不太适合行此手术。

二、骨移植替代物

尽管自体骨如髂嵴骨移植依然是填充创伤、感染、肿瘤及手术所造成的骨缺损的"金标准",但是,使用自体骨常造成下列并发症增多:增加手术过程、增加手术时间和失血量及常存在术后供区并发症(疼痛、美容上的缺陷、疲劳骨折及异位成骨)。可以用于骨移植的自体骨也十分有限。正是由于这些限制,骨移植替代物有了大的发展。

Laurencin 等将这些替代材料划分为五种主要的类型:同种异体材料、以因子为基础的材料、以细胞为基础的材料、以陶瓷为基础的材料以及以多聚体为基础的材料。同种异体替代物使用同种异体骨,单用或复合其他元素,能被用作结构移植物或填充移植物。以因子为基础的移植材料不仅包括天然的生长因子,也包括重组的生长因子,能单独使用,或结合其他材料使用。以细胞为基础的替代物是使用细胞产生新骨。以陶瓷为基础的替代物是使用各种类型陶瓷来作为骨生长的支架。以多聚体为基础的替代物可以单独使用生物可降解多聚体,也可以复合其他材料使用。其各种各样的材料还包括来自海洋的材料,如珊瑚和海绵骨架。

1. 基于同种异体的骨移植替代物　同种异体移植物可以以很多形式存在,可以通过很多方法制备,包括冻干、辐照(电子束和 γ 射线)和脱钙。经冻干和辐照处理的材料能用作皮质骨的结构支撑。一些材料可以磨碎用作特殊的用途,如椎间融合器。脱钙骨是同种异体移植物脱钙后的产物,包含骨诱导蛋白,能刺激骨形成,可做成油状、可注射凝胶状、糊状、粉状、敷贴状和它们的混合。这些不同类型的材料可以与骨髓混合在一块以增加成骨多能细胞。不同 DBM 产品在刺激骨愈合方面有很大的差异,这可能受多种因素影响,包括移植物的来源[骨库和(或)捐赠者]、处理方法、形态和载体类型。矿化的同种异体移植物通常与载体混合在一起使用,如甘油、硫酸钙粉、玻璃酸钠和明胶。通过 γ 射线和环氧乙烷灭菌的 DBM 可减少疾病传播的风险,但也可减少产品的骨诱导活性。所有这些因素在骨活化的有效性上有明显差异。

DBM 在合并严重血管或神经疾病、发热、不可控的糖尿病、严重骨退变性疾病、孕妇、高钙血症、肾衰竭、Pott 病、手术部位有骨髓炎或脓毒血症的患者,禁忌使用。

来自供体的疾病传播是非常少见的,但是有潜在的风险。同种异基因骨移植并发症还有骨诱导能力不确定、移植物的感染。即使经过严格的筛查和无菌消毒,完全清除病毒及污染的细菌也是不可能的。大的结构性异基因骨移植也增加了疾病传播的风险。细菌感染和乙型肝炎、丙型肝炎的感染在接受移植患者中也有文献报道。DBM 传播感染的可能性更小。

2. 基于生长因子的骨移植替代物　1965 年 Urist 首先发现了骨形态发生蛋白。同时他发现,BMP 有诱导软骨内成骨的能力。此后,很多蛋白质从这组中分离出来。它们是一个非常大的细胞因子族团的一部分,对多种组织的生长发育有帮助。目前使用的 BMP 中很多被归类为骨转化生长因子家族(TGF-β)。这个家族包括抑制/激活家族、苗勒管抑制物质家族和生存因子蛋白家族。TGF-β 家族的很多蛋白质对成骨没有帮助,但是对其他组织的生长、调节有作用。目前,仅仅有两种蛋白质被分离、生产并运用于人类。通过重组产生的蛋白质被命名为 rhBMP-2 和 rhBMP-7。其他 BMP 家族中被发现有成骨性能的是 BMP-4、BMP-6 和 BMP-9。美国食品药品监督管理局(FDA)已经允许 rhBMP-2 在用钛融合器进行腰椎前路融合时使用。FDA 限制 rhBMP-7 和 OP-1 仅用于人道主义装置豁免下的脊柱融合翻修术。

BMP-2 和 BMP-7 是水溶性的,需要一种载体,以使其在手术位置发挥更有效的作用。它们可以由载体提供,也可以添加到载体上。选择一种具有骨传导性的载体,骨诱导的作用会显著增强。选择载体时一定要谨慎,以防 BMP 的丢失。

其他蛋白质可能对骨的生长有作用,包括血小板源性生长因子(PDGF)和血管内皮生长因子(VEGF)。

3. 基于细胞的骨移植替代物　细胞可以刺激种子细胞产生新生组织。目前,最常使用的以细胞为基础的移植物是自体骨髓。未来,成熟干细胞和胚胎干细胞、成体干细胞将随着移植物的使用不断发展,如骨髓间质细胞、表皮干细胞和脐带血细胞。

变性的胶原是一种骨诱导材料。这种材料的常用形式是牛(异种移植物)和人Ⅰ型胶原,常被用作BMP的载体。rhBMP-2和rhBMP-7复合骨胶原在形成肌腱和韧带胶原时可避免BMP的压缩和潜在丢失。

4. 以陶瓷为基础的骨移植替代物　陶瓷和胶原骨替代物能提供骨传导的性能,没有疾病传播的风险。可利用的陶瓷包括硫酸钙、磷酸钙和生物活性玻璃。此外,它们产生骨传导的同时可保持骨的完整性并与组织产生紧密的粘合。这种产品易碎,需要作为一种载体或保护装置(比如笼),与其他材料联合使用。磷酸钙陶瓷以多种形式存在,包括磷酸钙和人工羟基磷灰石。这些产品可以做成固体基质、油状、颗粒状。生物活性玻璃是以硅酸盐为基础的玻璃,具有生物活性,目前与聚甲基丙烯酸甲酯一块使用,可提高黏合性。如果这个产品没有进行改良或没有与强度更高的产品联合,单用此产品,不被推荐在负重区使用,这个产品应该与DBM一块用,或作为BMP的载体使用。

5. 基于聚合物的骨移植替代物　可以用于骨移植替代物的聚合物包括天然和人工合成的聚合物,可以是降解的或非降解的。一些不能降解的天然和人工合成的聚合物由聚合物和陶瓷构成,可以用于负重区的填充。生物可降解的天然和人工合成的材料包括PLA和PLGA。这些材料的可吸收性限制了其在负重区的应用。

6. 其他骨移植替代物　珊瑚羟基磷灰石是最早用作骨移植替代物使用的物质之一。它吸收缓慢,并且可以用作BMP的载体。这种材料具有抗压性强、抗剪切力弱的特性,这些限制了其在脊柱外科的应用。当用作填充物时,由于其吸收缓慢,骨的加压可能会导致置入物的移位。

壳聚糖和海绵状骨骼是一种非常有潜力的骨植替代物,已经证明它们有可靠的疗效。但是需紧密接触宿主骨组织获得骨传导的作用。

三、电刺激和超声波刺激

从20世纪70年代早期起,电磁刺激就已被来治疗骨折延迟愈合和不愈合,报道的成功率分为64%和85%,但在新鲜骨折的治疗中却未被明其有效。前瞻性双盲研究显示,电磁刺激对股和胫骨截骨术后的愈合具有促进作用,但是对其促进骨折愈合作用的细胞机制目前还不清楚。体将成骨细胞暴露于电磁场中培养发现,多种生长子的分泌增加,包括BMP-2、BMP-4、TGF-4和IGF-2。

尽管动物实验和临床研究已经证实超声能够促进骨折愈合,但其确切的物理机制尚未明确。低强度超声可以增加钙离子与培养的软骨和骨细胞的结合,并刺激大量参与骨折愈合过程的基因表达,包括IGF和TGF-β。在鼠模型动物实验中,超声能够增加软骨痂的形成,导致软骨内化骨的早期启动。对大鼠和兔的动物实验显示,应用超声治疗新鲜骨折可平均加速骨折愈合达1.5倍。临床研究发现,超声可以使胫骨和桡骨骨折愈合时间缩短约40%。另外,低强度超声对伴有糖尿病、供血不足、骨质疏松等疾病及服用激素、非甾体类消炎药或钙离子通道阻滞药等药物的患者的骨折愈合也有促进作用。

四、影响骨愈合的不利因素

许多因素不利于骨的愈合。吸烟是这些因素中最值得注意的。临床和动物实验均已经证明,吸烟、曾经吸烟、咀嚼碎烟末均会导致骨的延迟愈合。吸烟也会导致一般伤口的延迟愈合。吸烟可使骨折愈合时间加倍并明显增加骨折不愈合的风险。非甾体类抗炎药(环氧化酶-1或环氧化酶-2),如布洛芬、可以延迟甚至阻滞骨的愈合过程。其影响随个体使用药物的不同而不同。喹诺酮家族抗生素也会减慢骨的愈合,尽管这些药物对深部骨感染有效。其他影响骨折愈合的因素包括:缺乏负重,骨折部位肌肉收缩的刺激减少,以及患有糖尿病等并存病等。

(谭清实)

第五节 手术治疗的原则

一、手术复位及固定的适应证

以前骨科学者的学术思想分为两派。主张采用非手术疗法（如闭合复位、石膏固定和牵引技术）的人被认为是"保守疗法"的支持者。第二派学者主张对所有的骨折都采用手术治疗疗法。作为这种区分的大多数标记都已经过时了，如今所有骨科医师均已成为"稳妥骨科观点"的成员，治疗的目标是尽可能地保留损伤肢体的潜在功能。

在某些情况下，如果对于一位粉碎性关节内骨折患者采用复杂的切开复位和内固定，可能是患者重获功能性肢体的唯一机会，那么手术治疗就是稳妥的治疗。相比之下，对于一个孤立、单纯且稳定的胫骨干、腓骨干中部的闭合性骨折，可以采用石膏、钢板、髓内钉或外固定来治疗，但当今的大多数外科医师都愿意采用长腿行走石膏固定，随后再采用某种类型的石膏支架固定，以此作为最稳妥的治疗。但是，对于同样的胫腓骨骨折，当伴有同侧股骨骨折、胫骨平台骨折或踝部骨折时，则应考虑采用髓内钉、外固定或钢板螺钉进行手术修复，具体方法根据软组织损伤情况、患者创伤程度评分、伴有的上肢及全身损伤、与邻近骨折的距离及对邻近关节活动和恢复的影响而定。在这种情况下，对胫骨干骨折的稳妥处理方法很可能是手术方法。

1. 手术复位及固定的绝对适应证
（1）移位的关节内骨折，适合手术复位和固定。
（2）经适当的非手术治疗后失败的不稳定骨折。
（3）伴有重要肌肉-肌腱单元或韧带断裂并已证明非手术治疗效果不佳的大的撕脱骨折。
（4）非临终患者的移位性病理骨折。
（5）已知经非手术治疗功能会很差的骨折，如股骨颈骨折、Galeazzi 骨折-脱位及 Monteggia 骨折-脱位。
（6）具有阻碍生长倾向的移位的骨骺损伤（Salter-Harris Ⅲ、Ⅳ型）。
（7）伴有间室综合征需行筋膜切开术的骨折。
（8）非手术治疗或手术治疗失败后的骨折不愈合，尤其是复位不佳者。

2. 经手术复位和固定后能有中等程度的可能性改善功能的骨折
（1）不稳定的脊柱损伤、长骨骨折和不稳定的骨盆骨折，特别是多发创伤者。
（2）适当地试用非手术治疗后发生的延迟愈合。
（3）即将发生的病理性骨折。
（4）不稳定的开放性骨折。
（5）伴有复杂软组织损伤的骨折（Gustilo ⅢB 型开放性骨折、骨折表面有烧伤或先前存在皮炎）。
（6）患者经长期制动会导致全身并发症增加的骨折（如老年患者的髋部和股骨骨折，患者严重程度评分 <18 的多发骨折）。
（7）不稳定的感染性骨折或不稳定的感染性骨不愈合。
（8）伴有需要手术修补的血管或神经损伤的骨折，包括合并有脊髓、圆锥或近端神经根损伤的长骨骨折。

3. 手术后功能改善可能性较低的情况
（1）为不影响功能的骨折畸形做整形。
（2）因经济上的考虑而进行手术固定，让患者尽快离开急救护理病房，但在功能上与非手术疗法相比并没有明显的改善。

二、手术复位及固定的禁忌证

Boyd、Lipinski 和 Wiley 指出，好的手术判断来源于经验，而经验则来源于错误的手术判定。正如骨折手术治疗没有绝对的适应证一样，也同样没有绝对的禁忌证。因此，当手术发生并发症和失败的概率超过了成功的可能性时，就建议采用非手术治疗。手术治疗有较高的失败概率的情况如下。

（1）骨质疏松骨太脆弱而不能承受内或外固定。

（2）由于瘢痕、烧伤、活动性感染或皮炎导致骨折或计划手术部位的软组织覆盖太差，此时行手术内固定将破坏软组织覆盖或使感染恶化，这种情况适于外固定。

（3）活动性感染或骨髓炎：对于这类情况，目前最流行的治疗方法是外固定，同时结合生物学方法控制感染。偶尔采用髓内钉固定并结合生物学措施控制感染，也能成功地获得骨折的稳定。对于这类感染性骨折，由专家采用髓内钉进行固定可以作为最后的手段，但建议不要常规使用。

（4）已不能成功地进行重建的粉碎性骨折。这种情况最常见于由冲击暴力破坏了关节面的严重关节内骨折。

（5）一般来说，如果患者的全身情况不能耐受麻醉，那么骨折的手术治疗也是禁忌证。

（6）无移位骨折或稳定的嵌入骨折其位置可以接受时不需做手术探查或复位。但在特殊情况下（如嵌插的或无移位的股骨颈骨折）行预防性固定会有好处。

（7）当没有足够的设备、人力、训练和经验时。

三、手术复位及固定的缺点

对任何外伤来说，采用手术治疗都会增加进一步的创伤，此时外科医师所面临的挑战是如何改善损伤的整体结局。如果需要切开复位，所采用的技术应尽量减少感染和伤区血管遭到进一步损坏的风险，减少骨折修复生物学过程中止的可能性，否则会导致延迟愈合或不愈合。虽然术中的任何解剖均会产生瘢痕使切口愈合，但解剖本身也会造成与肢体恢复功能有关的肌肉－肌腱单位的削弱和挛缩。手术入路应当沿着神经间的界面进入，并应避免横断肌肉－肌腱单位。对于任何手术入路来说，损伤神经血管的可能性始终是存在的。外科治疗也涉及麻醉的应用及与之相伴的风险。

患者及手术人员发生血源性感染的风险日益受到重视。输血有带来肝炎、获得性免疫缺陷综合征（艾滋病）和免疫反应等风险。手术人员必须尽力减少术中失血和血液污染。美国骨科医师学会曾发表在骨科手术实践中防止人免疫缺陷病毒（HIV）传播的建议，专门小组建议所有的保健人员均应定期进行自愿检查，经适当的商讨和患者自愿同意后了解每个患者的HIV感染状况。他们指出，"理论上讲，如患者有晚期的HIV感染，免疫状况会遭到严重损害，如果进行外科手术，就有增加医院内感染的风险"。

内植物或外固定系统经常需要去除，从而有第二次手术所伴随的风险。曾有去除内植物和外固定后发生再骨折的报道。

四、手术治疗的时机

损伤后最好的手术治疗时机取决于几种因素。手术可分为三类：急诊手术、限期手术和择期手术。需要急诊处理的损伤包括开放性骨折、无法复位的大关节脱位、伴有手术区撕裂伤或全层皮肤脱落的骨折、神经障碍正在加重的脊柱损伤、危及肢体或局部软组织血供的骨折－脱位以及并发筋膜间室综合征的骨折。在这些情况下，延迟手术将导致感染、神经损伤、截肢，并可能危及生命。限期手术是指在损伤后24~72h应当进行的手术，如严重开放性骨折的再清创及多发性创伤患者、髋部骨折和不稳定骨折－脱位的长骨固定。创伤外科中的择期手术是指能延迟3~4d甚至3~4周的手术。能采用择期手术治疗的创伤包括：开始时用非手术方法做了复位和固定，但用手术治疗可以获得更好结果的孤立性骨骼损伤，如前臂双骨折、计划的手术入路处有软组织损伤或有骨折水疱的骨折、需要进一步做X线检查以便制订合适的术前计划的关节内骨折。

如切开复位延迟4~6周或以上，肌肉－肌腱单元的短缩、损伤区失去清楚明确的组织界面以及骨折断面的吸收等都会使外科手术更加困难。在延迟手术时，如同治疗骨折不愈合一样，可行自体骨移植。

五、骨折手术治疗的 Lambotte 原则

时至今日，骨折手术治疗的 Lambotte 四项原则仍与 18 世纪时一样适用。AO/ASIF 根据这些原则列出了骨折治疗的四项准则：①骨折端的解剖复位，特别是关节内骨折；②用牢固的内固定满足局部生物力学的要求；③保留肢体损伤区的血液供应；④使骨折附近的肌肉和关节能够进行无疼痛的自主活动，以防止发生骨折病。这些原则随着时间的推移都得到了确认，但对应用此原则的具体方法则有了更进一步的改进。

1. 骨折的显露　手术切开时应尽可能采用沿神经间可延伸界面。应用有限解剖、韧带整复、撑开器、带复位装置的骨折手术台，这些都有助于手术的显露和减轻骨折部位的破坏。带有影像存储功能的透视设备通常可以使手术在不切开骨折处软组织的情况下进行，如闭合的髓内钉技术。然而，充分显露可以看到骨折形态与软组织的附着及多平面移位程度的三维轮廓。充分的术前计划可协助显露。

2. 骨折的复位　一旦明白了骨折的解剖和力学因素，可通过牵引重新施加致畸作用力而使骨折对线，通常能复位，这是骨折脱位闭合治疗的理论基础所在。但是，此方法的成功依赖于附着在骨折段上的相关肌肉和韧带的功能。当肌肉韧带的整体作用丧失时，则必须行切开复位。对器械及机械撑开器的放置和应用应当仔细计划，以便使用最小的力，尽可能少地破坏骨折处损伤的软组织。在评估复位的适合度时必须考虑骨折的解剖位置和对畸形复位的耐受能力。股骨髁负重部位的关节内骨折需要解剖复位，而股骨中段的闭合性粉碎性骨折，如采用交锁髓内钉固定，可允许中间碎片有明显的移位。通过下列四个重要性依次减低的标准衡量骨干及干骺端骨折复位的适合度。

第一，应在前-后面和内-外侧平面矫正骨的轴向对线。对线的过度偏斜将导致负重关节出现异常的负荷形变，这可能会引起创伤后骨关节炎或步态改变，进而有可能改变传导到另一关节或脊柱上的力。

第二，应尽可能将骨的轴向旋转畸形纠正到与对侧正常肢体接近的程度。上肢旋转畸形较下肢更易耐受，这是因为与髋关节相比，肩关节有较大的活动范围。下肢外旋畸形似乎比内旋畸形能更好地被耐受。虽然对畸形复位的容受尺度没有具体的标准，但 5°～10°的成角畸形和 10°～15°的旋转畸形可作为功能上的容受度。

第三，如果有骨缺损，纠正长度是困难的，如果不妨碍骨折的再生生物学，缩短或延长 1cm 是能够很好耐受的。

第四，如果对线、旋转和长度均已恢复，骨折断端的错位能被很好地耐受，骨折经闭合治疗或采用闭合髓内钉等间接复位技术治疗后，即可发生所谓的"继发性愈合"。

3. 骨折的临时性固定　骨折一旦达到可接受的复位，常用克氏针或螺丝钉做临时固定，以便用 X 线确定复位情况、选择确定性固定或决定是否需要植骨加强。如不做临时性固定，那么在进行确定性固定时，复位可能丢失。对临时固定的放置需要做仔细的术前设计，使其不干扰确定性固定的安放。

4. 骨折的确定性固定　确定性固定必须能获得手术前计划中所要求的力学稳定性，以便能够促进所选择的骨折愈合方式。机械构造（钉，钢板和螺钉或者外固定器）必须有足够的疲劳寿命来支撑受伤肢体，直到骨再生过程能承担逐渐增大的负荷为止。固定最好能使邻近的关节和肌肉-肌腱群有一定的无疼痛的活动范围，这样可以避免或减少继发性挛缩和僵硬。在不损害固定稳定性或损坏骨再生生物学的情况下，固定应允许骨折端分担一些负荷。

（刘燕青）

第六节　内植物设计和骨折固定的生物力学

在分析骨折时经常列举的因素为：负荷的类型、大小和频率以及骨的材料和结构特性。骨是一种各向异性材料，依施加应力方向的不同而具有不同的应力-应变关系。由于它们各自的横截面有相应的孔隙结构和不同的直径，在体外，当应变超过原长度的 2% 时皮质骨即发生骨折，而松质骨则要超过 7%

才发生骨折。在分析骨折类型时，根据负荷的方式可深入了解损伤的机制和可能伴有的损伤。负荷通常分为张力、压力、弯曲力、剪切力、扭曲力或这些力的联合。通过骨折的方式可以预测软组织损伤和骨折的稳定性。

用来固定骨骼的装置承受负荷和变形力，但很少发生如骨折那样的急性负荷断裂，但是，如果骨没有再生以帮助承受负荷，这些装置就会因疲劳而发生断裂。如图所示，材料的特性是以应力-应变曲线表示的，而结构的性质则是以负荷-形变曲线表示的。可通过改变区域性惯性矩和极性惯性矩的结构性质以得到所需的内植物的刚度和强度。大多数内植物都在负荷-形变曲线的弹性阶段内发挥功能。理论上讲，内植物有一个形变的弹性范围可能有利于骨的再生，但是对于骨的直接和间接愈合方式，该范围是不同的。如使用髓内钉、钢板螺钉或外固定器，术前计划时必须考虑内固定或外固定将承受的力和内植物的疲劳寿命；这一点对决定术后康复计划也是必需的。

一、针和钢丝固定

Kuntscher 描述过用作骨折固定的针、棒和钉之间的生物力学差异，针仅能对抗对线变化，棒能对抗对线和移位变化，而钉则能对抗对线、移位和旋转的变化。克氏针和斯氏针通常既可用作临时性骨折固定，也可用作确定性骨折固定。由于它们对抗弯曲负荷的能力很差，当单独应用时应辅以支架或石膏。在用作确定性固定时，它们常经皮或通过有限的切开复位置入。为防止对骨及软组织造成热损伤，使用动力设备时应当将其缓慢置入并间歇钻动。我们倾向于采用光滑钢针，以便在骨折愈合后容易拔除。

带螺纹的钢针在一些地方的骨折能起到很好的临时固定的作用，但在钢针置入时骨折块必须被拢到一起，以防分散。如果骨皮质很坚硬，也有钢针折断的风险。钢针或钢丝通常适于固定干骺端或骨骺部的小骨折片，特别是足、前臂和手部远端的骨折，如 Colles 骨折，以及闭合复位后仍有移位的掌、指骨骨折。钢针通常是在 X 线透视的监控下打入的，这样做可以保护软组织不再遭到进一步的破坏。理论上讲，它能允许最大限度的骨再生，但必须小心操作，以避免在插入时周围的肌腱和神经缠绕在钢针上。钢丝固定可单独应用或与其他植入物联合使用，作为某些干骺端骨折的确定性固定，如肱骨近端、髌骨和颈椎。应避免钢丝有切痕，因为切痕缩短植入物的疲劳寿命。单独应用钢丝很少能提供肢体功能康复所需的足够的稳定性。

二、螺钉固定

螺钉是一种复合器械，由四部分组成：头、体、螺纹和尖。头部用来与螺丝刀连接，可有六角形、十字形、槽形或 Phillips 形设计；头部也可用作螺钉对骨组织加压的对抗力量。体部或钉杆是螺钉头部与螺纹之间的光滑部分。螺纹是由根（芯）径、螺纹（外）径、螺距（两相邻螺纹间的距离）和它的导程（螺钉每转一圈进入骨组织的距离）确定的。根区决定了螺钉的抗拔出力，它与螺纹界面间的骨面积和攻丝的根区有关。横断面设计通常为扶壁柱状（ASIF 螺钉）或 V-螺纹（常用于机器螺钉）。螺钉尖端可呈圆形（需预先攻丝）或为自攻型（槽形或套针形）。临床上如果因为骨质较软而担心螺钉会被拉出时，以选用较大的螺纹径为宜；如果骨组织坚硬而更关心疲劳问题时，根径较大的螺钉对疲劳断裂有较大的抵抗能力。螺钉也常分为机械螺钉和 ASIF 螺钉。其他制造商目前所制作的螺钉和钢板都类似于 ASIF 小组的设计。

用螺钉将扭转力转变为骨折块间的压缩力是一项有价值的技术。这项技术的成功，需要使螺钉近端在近侧皮质骨内滑动，同时螺纹抓住对侧的皮质，这样螺钉头将发挥负荷作用使骨折靠近。必须仔细选择螺钉与骨折之间的角度，以免在加压时骨折块间移动。只要遵守原则，任何类型的螺钉都可用作骨折块间固定装置。任何螺钉经过骨折线时都应当采用骨折块间加压技术。将一内植物连接到骨组织的螺钉被称为位置或中和螺钉。

（一）机械螺钉

机械螺钉全长均有螺纹，可以自攻螺纹或需要在旋入前先攻出螺纹。大多数是自攻螺钉，尖端有一锐槽，当螺钉钻入时锐槽可切出螺纹。机械螺钉主要用于将髋部加压螺钉装置固定在股骨干上。机械螺钉钻孔大小至关重要；如果孔太大，将导致螺纹不能抓紧；如果孔太小，则不能钻入螺钉或钻入时造成骨的劈裂。所选择的钻头应略小于减去螺纹后的螺钉钉杆直径。对于自攻螺钉，用于在皮质骨上钻孔的钻头应较在松质骨上的大 0.3mm，术前应检查螺钉和钻头的大小是否正确。

（二）内固定螺钉

根据瑞士的 ASIF/AO 学组发展的接骨技术和原则设计的螺钉已被广泛应用。它的螺纹比机械螺钉更水平，并且几乎全部都是自攻螺钉。对于非自攻螺钉而言，拧入螺钉前钻孔必须用丝锥攻出螺纹。ASIF 螺钉有为皮质骨、松质骨和踝部设计的螺钉。用于固定小骨折块和小骨的微型螺钉（mini-screw）及标准的松质骨和皮质骨螺钉有各种长度和直径。标准松质骨和皮质骨螺钉头有专用螺丝刀的六角形凹槽，而较小螺钉则为 Phillip 型钉头。

1. 皮质骨螺钉　皮质骨 ASIF/AO 螺钉全长都有螺纹，有下列直径：4.5mm，3.5mm，2.7mm，2mm 和 1.5mm。皮质骨螺钉可用作位置螺钉，也可用作拉力螺钉。在用作拉力螺钉时，将近侧皮质扩孔，即可在骨折块间产生加压作用。

2. 松质骨螺钉　这种螺钉有较大的螺纹，可以更牢固地抓住较软的骨松质，因此它更常用于干骺端。松质骨螺钉有 6.5mm 和 4mm 两种直径、螺纹长度有 16mm 和 32mm 两种。空心松质骨螺钉有 6.5mm，7.0mm，7.3mm 直径，螺纹长度有 16mm 和 32mm 两种。无论螺钉有多长，只有这两种螺纹长度。踝螺钉为一种 4.5mm 螺钉，也包括在此组螺钉内，但它是唯一具有自攻环钻钉尖（self-tapping trephine tip）的螺钉。选择正确的直径钻头和钻孔攻丝是确保螺钉固定牢固的关键。这类螺钉通常要用塑料和金属垫圈，以便重新连接撕裂韧带或通过为螺钉提供较大的压迫骨皮质的接触面来给骨折块加压。

3. 自攻自钻螺钉　自攻螺钉与皮质骨螺钉的大小相同，这些螺钉的尖端设计成一小的凹槽，利于骨屑的清除。受设计结构的影响，自攻螺钉抗拔出的力量较弱，最好用作外固定针。

4. 锁定螺钉　锁定螺钉是钉帽带有螺纹的自攻螺钉。这些螺钉需要精确的预钻孔，从而与钢板锁定达到紧密的固定，置入时需要特殊的改锥。

（三）螺钉固定技术

对于横行或短斜行骨折，螺钉必须与钢板或其他类型的内固定联合使用。使用骨折块间加压技术比螺钉位置固定作用更受医师们的青睐。如果螺钉的全长都有螺纹，则只起固定作用，除非在近侧皮质扩孔，必须螺纹只抓住远侧皮质；然后当旋紧螺钉时就形成了经过骨折线的压力。如螺钉仅有部分螺纹，靠近钉头的部分没有螺纹，则不用近侧皮质扩孔就可获得经骨折线的加压，但咬合的螺纹部不应跨在骨折线上，否则不可能在骨折块间加压。如欲经骨折线在骨折块间进行加压，AO 学组建议采用下面的方法。

空心螺钉有数家制造商可以提供，对于固定小骨折块，其理想的临时固定位置要与确定性固定的位置相同。其与普通的拉力螺钉技术的最大区别在于要用空心钻沿导针钻孔。关于旋入螺钉的方向、临时性固定及所有螺纹仅把持对侧骨折块或皮质骨等，仍必须遵循骨折块间拉力螺钉固定原则。

髋螺钉用于固定各种类型的股骨颈骨折。早期髋螺钉的设计，如 Jewett 钉，是由固定在股骨头内并与固定在股骨上的侧板连接在一起的钉或螺钉构成。更现代的设计是在侧板上有一套筒，允许钉或螺钉在其内滑动，以适应骨折愈合过程中不可避免的塌陷。加压髋螺钉遵循张力带原则，即螺钉位于张力侧承受张力，在骨折部位的骨承受压力。侧板和螺钉或钉之间的角度决定了这些装置承受的弯曲力矩，以及疲劳强度。生物力学研究显示，角度较大而力臂较短产生的力矩小于角度较小而力臂较长产生的力矩。

三、钢板螺钉固定

对骨折的钢板螺钉固定一直进行着设计上的改良和完善。Pauwels 首先在骨折和骨不愈合的固定方面定义和应用了张力带原则。这一技术的原理是：偏心负荷下骨的凸侧产生的张力转变为压力，其办法是在骨的张力侧（或凸侧）跨过骨折处放置一个张力带（固定钢板）。这样张力受此处张力带的对抗作用而转变为压力。钢板如放置在骨的压力侧（或凹侧）则会弯曲、疲劳和断裂。所以，应用张力带钢板固定的一个基本原则是：必须把它放置在骨的张力侧，这样骨本身将承受压力，因而所使用的张力带不必太重和太坚固。利用张力带原则，可以用钢针或螺钉与钢丝治疗尺骨鹰嘴和髌骨骨折。钢板螺钉应用时，张力带原则和轴向加压原则常联合运用。

轴向加压促进松质骨骨折的愈合，现在已得到普遍接受。然而，压力对皮质骨的作用却曾有过争论。这些加压钢板自 1963 年问世以来，不断在发展，已经进行了数次改进。

钢板的好处是能在开放性手术下使骨折达到解剖复位，并能为肌肉-肌腱单元和关节的早期功能锻炼提供稳定性，但必须防止过早负重。钢板固定的缺点包括：拆除钢板后发生再骨折，钢板下方的应力保护和骨质疏松，钢板的激惹作用，以及少见的免疫反应。

钢板能中和单独使用螺钉时不能抵消的变形力。钢板需要塑形以维持骨折复位的最大稳定性。螺钉的应用也有严格要求，因为放置的位置或顺序不正确可导致移位或形成剪力及复位的丢失。任何类型的钢板要发挥其功能都需要有足够的螺钉固定。除支撑钢板外，在骨折的上方和下方通常需要 6~8 枚螺钉固定。最常见的错误是：选用的钢板长度不够。骨愈粗、应力愈大，选用的钢板就应越长。对于严重的粉碎性骨折，如果粉碎部分超过骨周径的 1/3，就应行松质骨植骨。在旋入螺钉时应避免螺钉的过度扭转。在闭合伤口前，应当重新拧紧所有螺钉，使螺钉-骨界面间有应力松弛的时间。

特殊的钢板设计包括半管型、1/3 管型和 1/4 管型、T 型和 L 型、匙状、动力加压和眼镜蛇样关节融合钢板。对于大骨，如股骨，使用带偏置孔的所谓的宽钢板，以减少应力集中。众多不同类型和设计的钢板按功能可分为四类：中和钢板、加压钢板、支撑钢板和桥接钢板。近年来，特殊解剖塑形的钢板发展迅速，用于关节周围骨折的尤为突出。

中和钢板与骨折块间可加压螺钉固定联合应用，可抵消扭转力、弯曲力和剪力。这种钢板常用于有蝶形或楔形骨片的骨折，在楔形部分经骨折块螺钉固定后再用钢板固定。骨折块间螺钉能明显改善钢板的稳定性。常见的用中和钢板固定的骨折为肱骨、桡骨、尺骨及腓骨的 B 型楔形骨折。除不经钉孔进行加压以外，中和钢板固定的技术要点与加压钢板相同。

加压钢板除了可消除扭力、弯曲力和剪力外，还能在骨折部加压，这种加压是通过外部张力装置或通过在动力加压钢板设计中专门设计的自身加压孔而实现的，这种孔可在螺钉旋入时使钢板发生移动而形成加压，动力加压钢板用于 A 型骨干骨折、横行或短斜行骨干骨折或楔形骨折片经骨折块固定后的 B 型骨折。手术方法的变化包括：在钢板之外拧入骨折块间螺钉，先旋入两个距离最近的螺钉通过钢板进行加压，然后自骨折处和钢板中部开始偏心旋入其余的螺钉。半管状钢板也能用作加压钢板，常用于固定腓骨骨折。

AO-ASIF 有限接触性动力加压钢板（LC-DCP）系统是为了解决生物学相容问题而设计的。将钢板塑形以改善钢板下的血液循环，允许在骨折处形成一个狭窄的环状骨痂区，从而有利于骨再生。钢板上的孔均匀排列，以便在骨折处最恰当地放置钢板。孔的下方倒角斜面使螺钉旋入时有较大的成角能力，其范围可达 40°。螺钉孔的加压特性还允许通过孔向两个方向加压。该钢板上市的有商用纯钛钢板和不锈钢钢板。

支撑钢板可消除骨骺-干骺端骨折时常产生的压力和剪力，如胫骨平台骨折和胫骨远端骨折（Pilon 骨折）。它常与骨段间螺钉固定联合应用。与其他功能型钢板不同，此类钢板锚入主要的稳定骨折片中，而不必进入它所支持的骨折段。必须进行正确的塑形，旋入螺钉时必须使螺钉靠近孔的骨折线侧，从而防止在承受负荷时发生轴向变形。

用桥接钢板横跨不能获得解剖复位，并且无法恢复骨折坚强稳定性的不稳定粉碎性骨折或骨缺损进行固定。对钢板来说，维持这种功能最为困难。这类固定通常需要自体植骨进行生物学加强。推荐使用间接复位技术，以便在骨折处保持最大的骨再生能力。

有了足够的骨再生后，因为患者的要求可能是为了恢复骨骼本身的强度，可能应取出置入物。可在骨折部位进行多方位的 X 线摄片予以评估，将钢板取出后发生再骨折的风险降低至最小。骨髓腔的再通和所有骨折线的消失提示骨折已充分愈合，但是仍可经螺钉孔处发生再骨折。AO－ASIF 报道的取出置入物的一般指导原则会有所帮助。

锁定钢板复合了钢板固定技术和经皮桥接钢板技术，应用锁定螺钉形成一种成角固定装置。研究表明，锁定钢板比普通钢板承受的负荷更大。微创稳定系统（LISS）（Synthes，Inc，West Chester，PA）使用单皮质锁定螺钉固定比传统的钢板固定系统允许更多的弹性形变。锁定钢板有锁定和非锁定两种设计，根据 Gardner 的理论，锁定钢板力学上近似于单纯的锁定结构。锁定钢板具有更好的抗拔出性能，特别适用于骨质疏松骨折的患者。锁定钢板可提供足够的力学强度，不需要在股骨远端、胫骨近端和胫骨平台的内外侧联合放置钢板。

四、髓内钉固定

20 世纪 50 年代中期以来，骨折的髓内钉固定技术得到了广泛的认可。在北美地区的大多数创伤中心，闭合交锁髓内钉固定是治疗股骨干骨折的首选方法，尤其是对多发性创伤患者。由于对髓内血液循环的破坏、发生脂肪栓塞的可能性以及缺乏对髓内钉固定生物力学原理的了解而造成手术操作不当引起并发症等问题的担心，这种治疗方式出现以来就存在争议。通过科学研究，这些问题已逐一得到了解答，髓内钉固定技术已成为多种骨折的标准治疗选择。

在下列情况下使用髓内钉可获得满意的骨折固定。

1. 髓腔最狭窄段的非粉碎性骨折可考虑用非交锁钉 它不仅能消除侧向力或剪力，也能很好地控制旋转力。如果一侧骨折段的髓腔较另一侧骨折段宽得多，通常难以控制旋转力，在这种情况下需要用交锁技术。一般来说，交锁螺钉应放在离骨折线至少 2cm 以上的位置，以便为术后主动的功能活动提供足够的稳定性。对于轴向不稳定骨折，最好用静力性或双重交锁髓内钉来治疗。

2. 在选择钉的类型和决定扩髓的程度时，必须考虑骨的弧度 从生物力学上讲，非交锁髓内钉是依靠钉和骨之间的弧度不匹配而获得稳定的，从而形成纵向挤压。如果弧度不匹配的程度较大，则需要更多地扩髓。对于所有的钉来说，入口都是关键，必须选在插入时用力最小的部位。对于股骨，选用直钉时应选择梨状窝内与髓腔在同一条线上的位置，而选用近端外侧弯曲的髓内钉时，其位置选择应在股骨大转子内侧。对于胫骨和肱骨，入口与髓腔线间的偏距会对相应的后侧和内侧皮质产生巨大的作用力。在胫骨，钉从腓骨头平面进入时用力最小。

3. 髓腔有足够的直径和连续性是应用髓内钉技术的前提 应避免过度扩髓，因为这样会使骨质明显减弱且增加热坏死的风险。建议扩髓至骨皮质"发出声"，也就是"扩髓恰到好处"。不能插入直径大于髓腔的钉。通常会选用直径比所用最粗的扩髓钻小 0.5～1.0mm 的髓内钉。

4. 带锁髓内钉技术允许髓内钉固定关节周围 2～4cm 范围的骨折这项技术要求使用锁钉或阻挡钉（"poller"螺钉）。应用更新型的带有斜行导向远端锁定螺钉和能够锁入钉内形成固定角结构螺钉的髓内钉，能够增加干骺端骨折固定的稳定性。

现在还未设计出完美的髓内钉。由于骨的形状轮廓各异，因而不可能设计出这样的一种钉，但髓内钉的设计还在不断地改进。对于每一块骨、每一类骨折或同一骨的不同部位的骨折，均可设计专门的髓内钉，髓内钉应当满足下列要求：

（1）要有足够的强度并提供足够的稳定性以保持骨折的对线和对位，包括防止旋转。必要时它应包括横行交锁螺钉。

（2）它的结构应能使骨折面受到接触压力，这是骨愈合所需要的生理性刺激。

（3）它应放置在容易取出的位置，要提供连接结构以协助取出。

在选择这种方法前，外科医师应当认识到，髓内钉与任何其他内固定一样会发生并发症。它不是一种可临时随意采用的手术方法。我们建议考虑下列情况：

（1）要求有适当的手术前计划，以确保在髓内钉的作用范围内妥善地稳定骨折。

（2）患者应能耐受大的手术：由于手术脂肪栓子的增加，可能引起肺部损伤，对于肺部有严重创伤的患者，应当予以特殊考虑。

（3）手术前必须获得并确认有合适长度和直径的髓内钉。

（4）成功的髓内钉手术必须具有合适的器械、训练有素的助手及最佳的医院条件。

（5）金属钉并非骨愈合的替代物，如果在恢复期发生过度的应变，可发生弯曲或折断。

（6）应当尽可能使用闭合穿针方法：据报道，应用这种方法的骨折的愈合率较高且较少发生感染。但外科医师必须熟悉切开和闭合两种手术方法。随着对闭合方法的经验增多，需要切开复位的骨折将越来越少。限制性切开复位较低质量的闭合复位更受青睐。这种情况常见于高能量的股骨转子下骨折，采取闭合复位牵引力不足以完全纠正屈曲和外展。

（一）髓内钉的类型

与钢板一样，髓内钉也可按解剖部位和功能进行命名。中心髓内钉沿髓腔进入骨内，它们通过纵向多点抵触与骨接触，依靠恢复骨段间的接触和稳定性来避免骨折的轴向和旋转畸形。中心髓内钉包括经典的克氏三叶钉和 Sampson 钉。髁头钉在干骺端的髁部进入骨内，通常进入对侧的骨骺-干骺区。经常打入一组髁头钉以增加旋转稳定性。髁头钉包括 Ender 针和 Hackenthall 针。头髓钉有一个中央髓腔段，但也能向上进入股骨头内进行固定。克氏 Y 形钉和 Zickel 粗隆下钉都属于这类髓内钉。

交锁技术进一步改进了这些经典髓内钉，增加了交锁型中央髓内钉和交锁型头髓钉。增加交锁螺钉对抗骨折的轴向、旋转形变，延长了髓内钉的工作长度。Modney 设计了第一枚交锁髓内钉。Kuntscher 也设计了一种交锁钉［锁销钉（detensor nail）］，由 Klemm 和 Schellman 加以改良，后来由 Kempf 等又进行了改进。这些先驱者们开发的技术和置入物形成了目前正在使用的几个髓内钉设计和技术的基础。交锁头髓钉是为治疗复杂骨折设计的，此类骨折的骨折线扩展到股骨近端，有轴向或旋转不稳定，如复杂的粗隆下骨折、病理性骨折以及同侧的髋部和股骨干骨折。这些髓内钉可通过螺栓、钉和专用拉力螺钉进行交锁固定，典型的如 Russell-Taylor 重建钉、Williams Y 形钉和 Uniflex 钉。目前，股骨髓内钉的设计主要表现在入钉点的不同，为股骨骨折设计的髓内钉置入的区域不同。顺行髓内钉可以通过梨状窝或大粗隆尖入钉，逆行髓内钉通过股骨髁之间入钉。

交锁固定可分为动力交锁、静力交锁和双重交锁。动力固定控制弯曲和旋转畸形，但允许骨进行接近完全的轴向负荷传递。动力固定适用于轴向稳定的骨折和某些骨不愈合。静力固定控制旋转、弯曲和轴向负荷，能使置入物更多地承受负荷，但可能缩短疲劳寿命。静力固定在胫骨、股骨的非峡部粉碎性骨折中尤其有用。双重交锁固定可控制弯曲力、旋转力和一些轴向畸形，因为螺钉可在髓内钉内轴向移动，可出现一些短缩。这种类型的固定用于肱骨骨折，偶尔也用在骨延迟愈合或不愈合。

交锁髓内钉的动力化最初被用来避免对骨折愈合的损害，这是因为从理论上讲静力交锁会使骨折修复中止。这种技术通过从最长的骨折段上除去交锁螺钉而使静态模式转为动态模式。动力化减少了髓内钉承受的负荷，但增加了髓内钉的疲劳，同时也增加了骨折处的压力，如果在动力化之前没有足够的皮质予以稳定或骨再生，就会出现短缩。目前静力锁定动力化很少使用。

（二）扩髓和不扩髓髓内钉

应用髓内钉治疗多发损伤患者的长骨骨折时是否扩髓一直存在争议。支持不扩髓髓内钉的研究强调了扩髓带来不利的生理影响，例如，髓内脂肪造成肺栓塞，并且实验证据表明，扩髓对肺功能有不利影响。然而，这对大多数患者来说没有临床意义，一些学者认为，肺部并发症的发生与相关胸部损伤的严重程度的关系比与扩髓的关系更为密切。而支持扩髓髓内钉的研究则通常报道，采用扩髓和不扩髓髓内钉的患者之间的肺部并发症没有统计学差异。因为有很多因素与成人呼吸窘迫综合征（ARDS）的发生有关，所以与可能因扩髓造成损害的患者很难区分。

另一个争论是长骨骨折行扩髓髓内钉固定是否增加感染率。现有的临床资料显示，扩髓与不扩髓股骨髓内钉之间的感染率没有差别。我们行髓内钉手术的经验也证实了这一点：在 125 例开放性股骨骨折患者中，95 例行扩髓髓内钉固定，30 例行不扩髓髓内钉固定，总感染率为 4%，扩髓髓内钉的感染率为 3.2%，不扩髓髓内钉的感染率为 6.4%。在 50 例以不扩髓髓内钉治疗的开放性胫骨骨折中，感染发生 4 例（8%），4 例全部为Ⅲ型损伤。

五、外固定

外固定在创伤治疗中很有用，无论是损伤控制，还是终极治疗。尽管外固定相比内固定需要更多的临床和影像学监管，但其应用和治疗的一般原则相对简单，且其灵活性允许其用于很多类型的骨折。但外固定并非对所有类型的骨折都是合适的，尤其是当存在其他更合适的固定方式时，如螺钉、接骨板或髓内钉。

（一）外固定的优点

外固定可为那些因这样或那样的原因而不适合应用其他固定形式的骨骼提供坚强的固定。这种情况在严重的Ⅱ型和Ⅲ型开放性骨折中最常见，此时如果采用石膏管型或牵引方法，则无法对软组织伤口进行处理，而且若显露和分离进行内固定物置入，则会使较大的区域失去活力并受到污染，可明显增加感染或丧失肢体的风险。

（1）按骨折的形态通过外固定可以对骨折断端进行加压、中和或固定性撑开。非粉碎性横行骨折最适合加压；在粉碎性骨折中，通过近侧和远侧主要骨折段上的钢针能维持肢体长度（中和模式）；在成对骨中，一侧骨有骨折并伴有缺损时可用固定性撑开法，例如，尺、桡骨或小腿延长术。

（2）外固定可直接对肢体和伤口的情况进行监管，包括伤口的愈合、神经血管情况、皮瓣存活情况及肌间室的张力。能够在不干扰骨折对线和固定的情况下进行相关的治疗，如更换敷料、皮肤移植、骨移植和伤口灌洗。坚强的外固定允许同时对骨及软组织进行积极的治疗。

（3）允许立即进行远、近侧关节的活动，这样有助于减轻水肿并使关节面获得营养，推迟关节囊纤维化、关节僵硬、肌肉萎缩和骨质疏松的发生。

（4）可在不压迫后侧软组织的情况下抬高肢体，钢针和支架可用绳悬挂在床的头顶架上，这样有助于水肿的消退和消除对后侧软组织的压迫。

（5）允许患者早期活动。在坚强的固定下，肢体能活动和换位，而不用担心会使骨折移位。在稳定的非粉碎性骨折，常能够早期下床，这是采用牵引或石膏治疗时所做不到的。应用外固定还能允许移动某些骨盆骨折患者。

（6）需要时可在局部麻醉下进行外固定。如患者的一般医疗情况对腰椎麻醉或全身麻醉有禁忌，那么可在局部麻醉下穿入固定针，虽然这并不是最好的方式。

（7）可对感染性骨折、新鲜骨折或骨不愈合进行坚强的固定。对于感染性骨折或感染性骨不愈合，骨折端的坚强固定是控制和消除感染的关键因素，应用石膏管型或牵引方法极少能做到这一点，而置入内固定装置常是失策的做法。现代的外固定器在这些情况下能提供其他方法所不能提供的强度。

（8）当感染的、失败的关节成形术不能再做关节重建和打算做关节融合时，外固定可提供坚强的固定。

（二）外固定的缺点

（1）需要有细致的穿针技术以及皮肤和针道的护理，以防止针道感染。

（2）对于没有基本操作训练的外科医师来说，在安装针和固定架时会遇到困难。

（3）外固定架笨重，患者可能会因美观的原因而拒绝使用。

（4）可能经针道发生骨折。

（5）外固定架拆除后可发生再骨折，除非对肢体加以足够保护直至该骨已重新适应应力作用时为止。

（6）价格昂贵。

（7）依从性差的患者可能会妨碍器械的调整。

（8）如骨折需要用固定器对邻近关节加以制动，可能发生关节僵硬。这种情况最易发生在包括骨的近端或远端在内的骨折，由于主要骨折碎块不能给钢针提供足够的抓持而需在关节上方用一组钢针和支架进行固定。

（9）外固定器组件可能干扰 MRI 检查。电流感应的产生和可能的外固定器发热是引起关注的两个问题。但是，目前对于这两种现象还没有确切的临床数据，而且对于携带外固定器的患者还缺乏使用 MRI 的临床"安全"行业标准。其他考虑包括可能对 MRI 机器的损伤，以及外固定器组件干扰引起的 MRI 扫描失败。

（三）并发症

外固定的广泛应用已带来了一系列特有的并发症。然而，像其他技术一样，遵守基本的原则和运用正确的技术可使并发症减少到最低限度。

1. **针道感染**　如果没有正确的穿针技术和细致的针道护理，针道感染可能是最常见的并发症，约发生于 30% 的患者。针道感染的严重程度也各不相同，轻度炎症仅需局部伤口处理即可治愈，浅表感染需要应用抗生素和局部伤口处理，偶尔需要拔除钢针，而骨髓炎则需要行死骨切除术。一项关于针道护理的研究综述发现了一个随机对照研究，该研究表明，未行针道清洁而发生的感染率低于采用盐水或乙醇（酒精）清洁的感染率；另一项研究发现，每天和每周行针道护理的感染率相同。因为穿针部位激惹会引起炎症反应而导致感染，故在预防感染方面，使穿针部位的皮肤活动最小化可能比使用特殊清洁物品或程序更为重要。

2. **神经血管损伤**　外科医师必须熟悉肢体的断面解剖及穿针的相对安全区和危险区。目前已有数本非常好的断面解剖学手册，在术前学习这些手册应作为外固定术前计划的一部分。上臂远侧半和前臂近侧半的桡神经，恰在腕近侧的桡神经背侧感觉支，小腿近侧 3/4 与远侧 1/4 交界处的胫前动脉和腓深神经，这些都是易被损伤的结构。血管穿破、血栓形成、晚期腐蚀、动静脉瘘和动脉瘤形成也都曾出现过。

3. **肌肉或肌腱损伤**　钢针穿过肌腱或肌腹时会使肌肉正常的滑动受到限制，并可导致肌腱撕裂或肌肉纤维化。胫骨骨折时如果应用多枚横行钢针，常发生踝关节僵硬。通过肌腱和肉穿针固定时，肢体必须摆在合适的位置以避免挛缩。

4. **延迟愈合**　坚强的钢针和支架能使骨折处失负荷（unload），如果固定物在骨折处保留数周或数月，就会如坚强加压钢板一样导致皮质骨松质骨化和减弱。文献已报道，长期使用坚强固定器时骨痂完全由骨内膜产生，骨折延迟愈合率达 20%~30%（有时高达 80%）。

5. **筋膜间室综合征**　钢针穿过肌间室时，在紧张的肌间室内可使室内压增加数毫米汞柱，造成典型的间室综合征。

6. **再骨折**　坚强外固定下的愈合大都是骨内膜性的，只有极少量的周围骨痂形成。坚强外固定所造成的骨皮质去应力（destressing）会导致皮质骨骨松质化，这样在取出固定器后，除非用拐杖、辅助石膏或其他支持物妥善地保护肢体，否则可发生再骨折。

7. **限制了将来的其他选择**　如针道发生了感染，其他一些方法，如切开复位等，就变得困难甚至无法施行了。

（四）适应证

外固定的适应证是比较具体和少见的，但没有绝对的适应证。每个病例都需要区别对待。对于那些能够应用其他经时间考验的常规方法的患者，如石膏固定或切开复位内固定，没有理由常规应用外固定。适应证可分为三类：①公认的；②可能的；③尚待商榷的。

1. **公认的适应证**
(1) 严重的 II 型和 III 型开放性骨折。
(2) 合并严重烧伤的骨折。
(3) 随后需要做交叉小腿皮瓣、吻合血管游离组织移植或其他重建手术的骨折。
(4) 一些需要骨折断端牵开的骨折（如有明显骨缺损的骨折，或同一肢体的成对骨的骨折，因为保持双骨等长是很重要的）。

(5) 肢体延长。

(6) 关节融合。

(7) 感染性骨折或骨不愈合。

(8) 畸形愈合的矫形。

2. 可能的适应证

(1) 一些骨盆骨折和脱位。

(2) 感染的开放性骨盆不愈合。

(3) 重建性骨盆截骨术（即膀胱外翻）。

(4) 根治性肿瘤切除并用自体或同种异体骨植骨后的固定。

(5) 儿童的股骨截骨术（可免除术后取出钢板螺钉这类内固定的需要）。

(6) 需同时行血管、神经修复或重建的骨折。

(7) 肢体再植。

3. 多发性闭合性骨折的固定　当多发伤患者的骨折可以单用牵引、石膏或切开复位内固定处理但在组合使用难以实现稳定时，外固定架技术是个不错的替代方法。它是一个可实现快速复位固定，并能跨关节固定关节周围骨折的技术，被称为"损伤控制骨科"。

4. 严重的粉碎性骨折　外固定架可以作为非坚强内固定的补充治疗，例如，在粉碎性骨折中，当大骨块已使用克氏针、螺钉进行固定但固定尚不够坚固时，可以使用。

5. 韧带整复术　这一术语常见于欧洲文献中，是指用外固定器对关节周围的关节囊和韧带结构进行牵引来治疗某些关节内骨折。此方法非常适用于桡骨远端的粉碎性关节内骨折，该骨折通常用石膏和钢针进行固定。

6. 头部损伤患者的骨折固定　对于因头部严重损伤而发生颅内压增高、癫痫发作或持续性痉挛，无法采用牵引、石膏或其他固定方法固定的患者，可用坚强的外固定做临时性骨折固定。对这类患者，除非应用坚强固定，否则癫痫发作、频繁严重的肌肉痉挛会造成复合性骨折。一旦头部损伤得到改善，便可拆除外固定器，换用其他形式的骨折治疗方法。

7. 对因诊断性检查、治疗或其他外科处置而需要频繁运送的患者进行骨折固定　用外固定可以在不干扰骨折复位的情况下运送患者，而用牵引则不允许运送患者。

8. 漂浮膝骨折的固定　对于不适合切开复位内固定的同侧股骨和胫骨骨折，采用外固定可允许早期膝关节功能锻炼。

9. 膝关节韧带稳定度评估　对胫骨上段或股骨下段的骨折，当难以判断膝关节韧带的完整性时，采用外固定后可以进行膝关节韧带稳定度的评估。应用外固定器稳定邻近的骨折后就能检查受累膝关节有无韧带断裂。当需要修复或重建合并骨折的膝关节韧带时，外固定器可用来固定骨折和修复的韧带。对这类病例，膝关节的坚强固定可能不需超过3~4周，此后即可换用铰链式固定装置开始活动关节。当关节制动的总时间达6~8周时，常会导致一定程度的关节强直。

10. 很少用的适应证　对于闭合骨折，如果传统方法已经证实很成功，此时采用外固定应受到质疑。尽管针道感染、延迟愈合和再骨折这些潜在的问题可以通过严格遵循基本的外架使用原则来减少，但实际上还是会发生。外固定技术对于长骨骨折的治疗很有价值，故对于无法通过传统技术实现复位和固定的患者应予以保留。

不管选用何种固定器，都要有基本的外固定操作技术。如果要获得外固定的最大收益，最大程度的减少严重并发症的发生，必须注重细节。以下是一些一期处理首先考虑选择外固定的情形：严重开放性骨折的灌洗、清创和复位；感染或不愈合骨折的引流、清创和死骨切除；感染失败关节成形术假体和骨水泥的去除。对于这些以及其他情形的一期处理，在使用外固定之前必须要有适当的监管考量。

（五）外固定器的设计和应用

外固定器是由钢钉或钢针等骨锚定系统、连接杆和纵向支撑杆组成的。Behrens将外固定器分为两种：针式和环式。针式固定器又进一步分为单针独立起作用的简单固定器和可对钢针组进行立体控制的钳夹固定器。钢针的钳夹常通过"万向"连接与支撑杆固定，可在安装后进行调节。针式固定器有四种基本构型。带一个支撑杆和一个平面上的半针单侧支架构成单侧单平面构型。另加第2个支撑杆和第2个平面上的半针即形成单侧双平面构型。横穿的钢针在其两端均与支撑杆相连接则构成双侧单平面构型。再增加第2个平面的半针横穿针即形成双侧双平面构型。

环式固定器由整环或半环与棒或连接器相连组成。用直径为1.5~2mm的半针或高张力钢针将环与骨锚定固定。除能固定新鲜骨折外，还可制作精心设计的铰链式框架来治疗骨不愈合和畸形愈合。

为了防止针的松动、针道感染和穿钉时可能伤及血管神经等问题，专门设计了无针外固定器，它是通过直接固定在皮质上的钳夹而不是通过穿过髓腔的钢针进行连接。在动物和人类尸体上进行的研究显示，无针外固定器有足够的强度，可用作骨折临时固定，此装置并被认为是一种理想的急救固定工具，因为它的操作简单易学，能很快安装完毕（在他们的研究中平均只需20min），而且不妨碍其他操作治疗（如反复清创、软组织覆盖和骨折的内、外固定等）。尽管此装置在美国已不作为商业应用，但在2015年，一篇中国报道称，96名使用该技术的患者经过平均2年的随访均表现出了良好的预后。

已开发的混合外固定技术把针式和环式结合起来。这些装置最常用于伴有软组织损伤、骨折线扩展至骨干及有微小的关节内粉碎性骨折的胫骨近端或远端骨折。一些学者报道，应用混合外固定治疗胫骨近端骨折收到了良好的效果。但他们都强调，无论是切开复位还是经皮复位，都必须准确复位关节面。

据报道，联合应用内、外固定可有效治疗严重粉碎性骨折：解剖上稳定、软组织切开较少和无大型置入物。采用闭合复位、关节内骨片间螺钉固定和单侧半针外固定，同样也获得了良好的效果。应用有限内固定结合外固定治疗复杂的胫骨平台骨折、胫骨远端骨折（Pilon骨折）、开放性胫骨干骨折均有满意的临床报道。一项比较单独应用外固定治疗与联合应用外固定和拉力螺钉治疗胫骨干开放性骨折的研究发现，两者在完全负重时间、愈合时间或发生延迟愈合、骨髓炎、畸形愈合、感染和针松动的频率等方面均无统计学差异。在再骨折和需做植骨以获得愈合这两方面，拉力螺钉固定组的发生率高出2倍以上。我们在用螺钉固定关节内骨折片的同时结合外固定获得了良好的结果，但没有将此技术用在骨干骨折上，因为这些骨折通常能通过标准的内固定或外固定方法获得足够的稳定。

采用外固定治疗可以出现各种类型的骨折愈合方式，从一期愈合到裂隙愈合及梭状二期骨痂愈合。虽然通过固定可以使愈合的初始阶段得到改善，但在愈合的晚期，包括代表二期骨愈合的骨痂生长在内，则可通过降低支架的稳定程度来促进愈合。轴向微动或动力化可能特别有益。大多数学者推荐在伤口愈合后早期至少应部分负重。必须以增加骨折稳定性来作为衡量负重的标准。在节段性缺损或粉碎性骨折中，应尽量减少负重，使其不超过针骨界面的临界压力，否则会引起骨吸收和松动。在骨折愈合后期，除轴向动力作用外，一些学者还建议逐渐调整或"削弱"支架，以便继续刺激骨折愈合。

1. 半针固定器的一般操作方法　务必小心处理皮肤和其他软组织。应当沿安全区纵行短切口锐性切开皮肤。如果不利用胫骨皮下缘，要轻柔地钝性剥离到达骨质，在钻孔、攻丝（如需要时）或穿针的过程中需要用套管加以保护。每一步骤都需要用新的钻头。最好用手摇钻或低速电钻间歇钻孔，将钢针经套管插入。热坏死可能是导致针松动和感染的初始因素。预钻（predrilling）能使骨温度减低50%左右。应每日用毛巾和肥皂水清洗钢针处，通常用淋洗，再用纱布稍加压覆盖，以减少针与皮之间的活动。

2. 环形钢针固定器的一般操作方法　一般而言，直径为1.5~1.8mm的钢针不需切口或套管，而穿入直径>2mm钢针时需要切口和套管。使用Olive钢针仅需在皮肤上做一个小切口。若钢针有特殊的可自动钻孔的尖端，则不需预先钻孔。同样，钻孔时应该用低速间歇电钻（或更倾向振动钻）或手摇钻。在给定的横断面水平当确定了穿刺针的安全角度后，将钢针经皮、肌肉穿刺至骨。然后用低速电钻将钢针钻过两侧皮质骨，当针钻透远侧皮质后，再用锤子捶击使其穿过对侧软组织。应注意准确地穿过软组织，使皮肤与针之间没有产生压力或张力。钢针固定在外架上时不能使其弯折以触及支架，有时需要用小的衬垫。一般来说，大的骨折片需要在两个水平固定，每一水平需要用2根针。小骨片可用1个环和1根下垂针固定，或者用1根与主环有数厘米偏距的钢针来固定。在解剖允许的限度内增加每个水平的针之间的角度，可使稳定性加强。

3. Ilizarov 外固定器　Ilizarov 通过应用革新的带张力钢针的可调节式环形外固定器发展了这项技术，用于治疗骨科的各种问题，包括骨折、骨不愈合和畸形。近年来，在外固定器的设计和应用上又有了很多改进，最重要的转变是应用半针支架和保留外固定器直至不稳定性骨折完全愈合。在获得初期坚强固定以维持骨折对线、减少开放性骨折的感染风险和获得轴向微动以刺激骨折愈合这两者之间需要权衡取舍。虽然 Ilizarov 外固定器的轴向刚度仅为单侧固定器的 25%，但在对抗弯曲和剪力方面与针式固定器相仿。钢针的直径和张力是影响框架稳定性的最重要因素。其他影响框架刚度的因素包括：环的大小、数量和位置、横穿针的分散度、应用 Olive 钢针、骨折或不愈合处的撑开或加压负荷。对每个患者来说，内在的生物力学因素都是特有的，包括体重、皮质的连续性和软组织的完整性。

Ilizarov 外固定器能在保持高能量骨折稳定性的同时，减少对软组织的手术损伤，保留关键的血液供应。允许并鼓励早期肢体活动，包括负重。应用 Ilizarov 技术常可免去广泛的软组织操作和骨移植的需要。张力性钢针固定器在治疗慢性骨不愈合和畸形愈合中特别有用，不论是否有感染。在多数复杂情况下，成角、移位、旋转和长度畸形都能被纠正并能使骨愈合。Ilizarov 装置的另外一个应用是可对膝关节、踝关节和后足关节进行补救性关节融合。

Ilizarov 外固定架的针与环之间概念的最新改变是其立体框架结构。应用计算机辅助，可明确骨折的部位，通过计算（应用电脑程序），可在不返回手术室的情况下纠正畸形、复位骨折，我们已用这套装置在 X 线透视下复位多例骨折。

（刘燕青）

第七节　骨折外科治疗并发症的处理

一、感染

用髓内钉治疗的开放性股骨骨折和胫骨骨折的感染率为 5%~10%，而用外固定治疗者针道感染的感染率为 0.5%~42%。据报道，骨科手术部位感染导致住院时间平均延长 2 周，再住院率增加 2 倍，医疗费用至少增加 300%。另外，发生骨科手术部位感染的患者出现显著的躯体受限和健康生活质量的降低。因此，重要的是，尽可能预防感染；当感染发生时，应立即给予合适的治疗。

最近引起关注的是创伤患者中耐甲氧西林金黄色葡萄球菌（MRSA）感染的发生率，文献报道为 11%，这几乎是总体骨科患者感染发生率（4%~5.6%）的 2 倍。一项研究发现，MRSA 入院时的携带状态、髋部骨折、高龄（年龄每增加 1 岁，相对风险增加几乎 2%）与创伤骨科患者的高感染率密切相关。另一项大样本病例对照研究发现，血管疾病、慢性阻塞性肺疾病、入住重症监护病房、存在开放性伤口、年龄增长是手术部位发生 MRSA 深部感染的危险因素。据报道，C-反应蛋白测定在内固定术后感染发生的诊断中具有价值。在所有被研究的患者中，C-反应蛋白术后增高，术后第 2 天到达高峰，随后下降。没有发生感染的患者 C-反应蛋白持续下降，而感染患者 C-反应蛋白在术后第 4 天出现第二次升高。术后第 4 天出现 C-反应蛋白升高 ≥96mg/L 提示感染的可能。

应当应用反复外科清创或病灶清除和抗菌谱适当的抗生素对这类感染进行积极的治疗，抗生素一般通过静脉给药。在有骨骼固定装置（钢板、钉、外固定器）的情况下发生感染时，在骨的稳定性和异物反应间就存在一个权衡利弊的问题。固定的稳定性对于消灭感染来说是必要的，但微生物又可能继续黏附在骨科置入物上而导致持续性感染。如果不需要置入物来维持骨的稳定，则应当将其去除。如果需要置入物维持稳定性，则应将其保留直到出现骨性稳定，或者改为另一种形式的固定（如去除钢板而代之以外固定器）。一项包含 121 例发生内固定术后早期感染的研究报道，通过手术病灶清除、保留内置物、使用特异性抗生素治疗和压制，71% 的病例最终完成了骨性愈合。与获得骨性愈合显著相关的变量为开放性骨折（58% 愈合，闭合性骨折为 79%）、使用髓内钉（46% 愈合，钢板或螺钉为 77%）。其他变量包括吸烟（66% 愈合，不吸烟者为 76%）、假单胞菌感染（44% 愈合，非假单胞菌感染为 73%）和 MRSA 感染（65% 愈合，非 MRSA 感染为 74%）。

如果感染没有得到积极的治疗,外科固定将受到损害。骨折愈合良好的骨髓炎较不稳定的感染性骨不愈合容易治疗。对胫骨骨折经髓内钉固定后的感染,现在大多数学者都建议保留髓内钉直至骨折愈合,然后再去除髓内钉并扩大清理髓腔。如果需要进行死骨切除术,则通常需要更换髓内钉。

在Elvis Presley地区创伤中心1984—1993年用股骨和胫骨髓内钉治疗的1 520例骨折中,共有34例发生了感染(2.2%,其中17例为股骨,17例为胫骨)。病灶清除和冲洗的同时保留髓内钉直到骨折愈合,之后拔除髓内钉,在骨折愈合处进行髓腔冲刷或扩髓。采用这种治疗的17例感染性股骨骨折病例100%愈合,而且100%消除了感染。感染性胫骨骨折的并发症较多:2例因软组织问题而必须行膝下截肢。不论是更换为外固定还是将钉保留在原位,其余骨折均获愈合;但是,用外固定器治疗的患者需2倍时间才能愈合。如果重新固定的目的是为了获得骨折稳定的话,更换髓内钉比用外固定更能加速骨折愈合。

二、气性坏疽

气性坏疽是指厌氧梭状芽孢杆菌感染,但是许多坏死性软组织感染是由需氧和厌氧、革兰氏阳性和阴性细菌混合造成的。梭状芽孢杆菌可以从将近30%的深部感染伤口中培养出来,但只有少数进展成为肌肉坏死。梭状芽孢杆菌属中最常见的是产气荚膜梭状芽孢杆菌、诺威梭状芽孢杆菌和腐败梭状芽孢杆菌,可以造成最严重的、致死性极强的感染,其报道的死亡率高达40%,而最近报道的生存率已经超过了90%。

产气荚膜梭状芽孢杆菌感染约占气性坏疽的90%,主要包含四种毒素:α毒素、β毒素、ε毒素和θ毒素。α毒素具有溶血性,可以破坏血小板和多核粒细胞,造成广泛的毛细血管毁坏。它已被认为是造成气性坏疽感染的最重要的毒素。

历史上,气性坏疽一直与战伤相联系。在第一次世界大战期间,气性坏疽在开放性骨折中的发生率为6%,而在所有开放性损伤中的发生率为1%;其发生率逐步下降,在第二次世界大战中为0.7%,在朝鲜战争中为0.2%,在越南战争中为0.002%。尽管通常与开放性骨折或其他严重的软组织创伤相联系,气性坏疽也可发生于术后或无创伤的情况下。

梭状芽孢杆菌感染通常涉及软组织,而很少影响骨。它们可以造成下述情况:简单的伤口污染,皮肤和软组织的局部感染而没有全身症状,播散性蜂窝织炎和筋膜炎伴有全身中毒,以及梭状芽孢杆菌性肌坏死(气性坏疽)。局部感染通常扩散缓慢,并且很少造成疼痛和水肿,而播散性蜂窝织炎和筋膜炎则进展迅速。一旦出现化脓、软组织气体和毒血症,通常会于48h内危及生命。

典型的气性坏疽开始于伤口区域突然出现疼痛。与播散性蜂窝织炎不同,疼痛仅局限于感染部位并仅随感染播散而播散,而感染可以以每小时10cm的速度进展。脉率可能加快,尽管可以出现发热、出汗、焦虑和谵妄,但体温通常不高,而重度休克和全身毒血症可以迅速发展。表面的皮肤通常紧张、苍白,并较正常部位皮温低,接着发展为暗红色或青紫色。病变涉及肌肉的范围通常较皮肤变化范围更为广泛。

气性坏疽可以通过伤口局部探查和X线、CT、MRI检查确诊。然而,对于高度怀疑且症状恶化的患者,应立即进行手术清除坏死、损伤和感染的组织(清创术)。而对于形成筋膜间室综合征的患者,必须行筋膜切开术。为控制感染扩散,可以行截肢术。尽管青霉素对梭状芽孢杆菌属敏感,但由于多数情况下为混合感染,需要联合应用氨基糖苷类抗生素、抗青霉素酶青霉素或万古霉素。如果患者对青霉素过敏,可以改用克林霉素、第三代头孢菌素、甲硝唑和氯霉素。应预防性注射破伤风抗毒素。而多价抗毒素未被证明有效,已经停止使用。

作为手术和抗生素的补充,高压氧治疗气性坏疽的结果还不尽相同。通常采用100%纯氧在3个大气压下治疗1~2h,每8~12小时重复1次,总共治疗6~8次。有学者认为,感染伤口中功能性毛细血管区域氧分压的升高可以抑制α毒素的生成,因此,可更加保守地清除坏死组织,从而能够保留更多的活性组织。数项临床研究已经表明,快速应用高压氧治疗能够降低气性坏疽的发病率和病死率。在Korhonen采用手术清创、广谱抗生素和高压氧治疗的53例梭状芽孢杆菌性气性坏疽患者中,病死率为

23%。而另外一些研究则注意到，应用或不用高压氧治疗的患者有相似的生存率。然而，还有一些学者质疑这一后勤保障困难疗法的价值。

成功治疗气性坏疽的最重要因素是早期诊断和早期治疗。为降低发病率和病死率，必须立即对气性坏疽进行积极的治疗，包括手术清创、静脉应用抗生素、联合或不联合高压氧治疗。

三、破伤风

由于免疫接种计划的推广，在多数发达国家，破伤风已经成为开放性骨折的少见并发症。根据美国CDC统计，2001—2008年，在美国约2.5亿人口中，每年平均发生29例破伤风，年发生率为0.10/百万人口。在被报道的病例中，总体病死率为13%，65岁以上患者的病死率则上升3倍以上。据美国CDC报告，18~64岁人群中破伤风疫苗接种覆盖率仅为57%，65岁以上人群仅为44%。

以破伤风类毒素进行主动免疫时，患者仅需要激发剂量。那些没有免疫的患者或有会感染破伤风伤口的患者，大部分只需250U的人免疫球蛋白。美国外科学院高级创伤生命支持（ATLS）分会确定了几个易感染破伤风伤口的特征：受伤超过6h；星形撕裂或擦伤；深度超过1cm；枪弹伤、挤压伤、烧伤或冻伤；有感染、失活、失神经或缺血组织；污染（如灰尘、粪便、泥土、唾液）。以破伤风类毒素进行主动免疫也应开始。人破伤风免疫球蛋白并不妨碍同时使用类毒素进行主动免疫，但是，两者必须分别使用各自的注射器和注射点。应用人破伤风免疫球蛋白所获得的抗体的保护水平比应用马破伤风抗毒素者持续的时间要长。而且当此保护水平下降时，主动免疫通常就能生效了。破伤风类毒素的第2次注射应当在首次注射后4周进行，第3次在6~12个月之后进行。如果在伤后1~2个月必须处理伤口或骨折，应再重复注射相同剂量的人破伤风免疫球蛋白。

过去，对于已用破伤风类毒素进行了免疫但在前4年没有接受激发剂量的患者，建议对严重Ⅲ型伤口注射破伤风抗毒素。现在知道应用主动免疫所产生的防护作用可以维持很长一段时间，而激发剂量可有效地使此免疫机制再活化至少达6年甚至10年。陈旧性开放性骨折即使已愈合且无引流已达数月或数年之久，仍会含有活的破伤风杆菌孢子，因此，在用破伤风类毒素对患者进行主动免疫之前不能进行植骨一类的重建手术。

据美国CDC的2011年报告，96%的有易于发生破伤风感染伤口的患者并没有获得正确的破伤风预防。应当鼓励医疗机构去定期评估患者的破伤风预防接种状态，尤其是缺乏足够接种或处于高危的患者，如65岁以上患者、糖尿病患者、静脉注射吸毒者。

四、软组织并发症

伤口裂开可能是隐匿的或即将发生感染的一个征象。治疗方法仍是外科清创，切除所有坏死组织。请整形外科会诊可能会有所帮助。许多创伤患者都有营养不良，而且在住院期间又缺乏营养，这些都会妨碍伤口愈合并会引起感染。治疗方法是经肠道或肠道外补充营养。

骨折水疱或大疱可发生于高能量所致的创伤、邻近关节的骨折或皮肤活动受限制的部位。骨折可引起血疱和水疱。血疱更易引起感染，所以手术应该避开血疱部位。水疱相对不易感染，可行手术干预。若可以，待水疱在10~14d自行消退后，延迟进行外科治疗；也可对水疱进行积极的治疗。

在组织学上骨折水疱类似于二度烧伤，我们曾用治疗烧伤的方案治疗骨折水疱，即用无菌技术加以切开，每日在创伤基底处用磺胺嘧啶银油膏。我们认为，采用这种治疗方案表皮的稳定生长通常很快（5~10d），发生浅表感染的机会也很少。

肿胀常导致伤口不能闭合，我们建议延迟手术时间，直至体检时见到皮纹形成。皮纹形成表示该区皮肤足够柔软，可以进行手术治疗。

五、血栓栓塞性并发症

虽然创伤患者中致命性的肺栓塞极少见，但肺栓塞的发生会使患者的全身状况进一步复杂化。难点在于，抗凝血治疗会引起出血并发症，腔静脉滤器会发生游走或引起慢性静脉淤滞，从这些方面来看，所有用于治疗血栓栓塞性并发症的方法没有一个是在发病率和死亡率方面没有重大风险的。下肢骨折患者通常都不用弹力袜和间断加压一类的物理治疗方法。现在，对于有较高的肺栓塞风险的多发性创伤患者，特别那些有脊柱或骨盆和髋部骨折的患者，我们主张应用腔静脉滤器。

预防和治疗深静脉血栓和肺部栓塞的方案现在正在评价中。联合使用小腿肌泵和低分子肝素是预防深静脉血栓和肺栓塞的最安全方法。小腿肌泵可在患者受伤或手术后早期应用，低分子肝素在后期出血倾向较低时开始使用。

六、生物力学结构的并发症

如果骨再生不能按时发生，那么所有的置入物和外固定系统最终都将失败。如果有可能，最好尽早进行自体植骨和负重练习来改善骨质再生，以便最大限度地增加骨折固定结构的疲劳寿命。延迟愈合和不愈合的其他治疗选择将在后续章节中叙述。骨折处理是医师所面临的最具有挑战性的问题之一，这需要对战略和战术都加以考虑。

（董宪传）

第二章

手部损伤

第一节 处理原则

手部骨折与脱位是常见病、多发病，但在门急诊常发生漏诊或处理不当，如腕舟骨骨折初诊时没有注意，当患者因腕肿痛多次到门诊检查时才发现。此时，已形成骨折不愈合，给治疗增加了难度。又如，第2~5腕掌关节脱位，也经常发生漏诊，晚期常造成手的功能障碍和疼痛，这除了有些损伤在诊断上有一定难度外，思想上不够重视也是重要的原因。有人认为手部骨骼是小骨头、小关节，即使发生了骨折脱位，也无足轻重。其实手是人们生活和劳动的主要器官，手的损伤和疾病将会严重影响人们的生活和工作。特别是用手从事精细操作的人。为此，我们强调应当重视手部骨折与脱位的诊断并掌握正确的处理原则。

一、要早期复位

骨折与脱位，在伤后24小时之内，复位容易。如果时间延长，由于骨折或脱位部位的出血，血肿机化，损伤软组织渗出、水肿等原因，使骨折脱位复位困难。如时间超过3周，则骨折脱位部位周围的软组织已发生纤维化，组织变硬，复位将更加困难。2个月以上，则由于韧带及软组织的挛缩，将形成固定畸形，有的骨折已有畸形愈合，此时手法复位显然已不可能。

骨折早期复位、妥善的固定、使骨折顺利愈合，就可以尽快转入康复治疗，以使手部功能获得更快的恢复。脱位后早期复位，可使损伤的软组织尽快愈合，一般2~3周后即可进行功能锻炼，可明显减少关节僵硬。

二、要解剖复位

手部骨折，要尽量做到解剖复位，不能有成角、短缩、旋转或移位。由于手部解剖精细，骨折复位欠佳将直接影响手部功能。如属关节内骨折，即使留有轻度成角或移位，由于关节的倾斜或移位骨质的阻挡，都会造成关节的活动障碍。另外，手部背侧，由于软组织少，骨折的成角或移位很容易看出，使外观受到影响。

三、要牢固地固定

手部骨折，无论是使用外固定或内固定，都要求牢固可靠，以维持骨折的解剖复位，便于及早开始功能锻炼，最后达到骨折愈合、功能恢复。如骨折固定不牢固，骨折会重新移位，造成畸形愈合。除非有特殊需要，一般均应将患肢固定在功能位，固定的范围要适当，范围过小达不到制动骨折的目的，范围过大又影响正常关节的活动。

四、要以恢复手的功能为主要目标

治疗骨折脱位的最终目的是恢复手部功能，而骨折获得愈合、脱位得到复位是最基本的条件。对于手部功能恢复的问题，在治疗开始时就应给予充分注意，如骨折的制动，应在功能位，可防止韧带和关节囊的挛缩。在进行手术治疗时，应避免过多剥离软组织，并采用操作简便、固定牢固又不影响手指活动的内固定器材。无论是内固定或外固定，都应避免不合理的、过长时间、过大范围的固定。骨关节损伤治疗的好坏，不能单凭X线片上骨折复位及愈合结果来衡量，还应检查手部感觉、运动等功能情况，以及能否完成日常生活和工作等来全面评价其治疗效果。

五、要重视康复治疗

无论骨折或脱位，都需要对患手进行一段时间的固定。骨折愈合后，由于软组织的损伤、疼痛、水肿等原因造成的关节僵硬、肌肉萎缩、肌腱粘连等骨折病将会严重影响手的功能。如果此时停止了治疗，患手将失去很多功能，甚至成为一只废手！因此，在骨折、脱位治疗后，应尽快转入康复治疗。康复治疗可以改善患手的血液循环，减轻水肿，增大关节活动度以及改善患手的感觉等，使手的功能得到恢复。20世纪70年代以后，骨科医生更加重视康复治疗，完善的康复科纷纷成立，有关康复的书籍也陆续出版。因此，大量的骨科患者也得到了更好的治疗。

（董宪传）

第二节　远节指骨骨折

远节指骨骨折可分为三种类型：爪粗隆骨折、指骨干骨折以及指骨基底骨折。

一、爪粗隆骨折

骨折常见于压砸伤，暴力直接作用在手指指端，造成骨折。骨折分为简单及复杂型。简单型骨折移位较少，可为闭合性骨折，但常伴有软组织损伤。此类病例，软组织伤的修复及预防感染应放在比治疗骨折更重要的地位。骨折块由于与连接皮肤和骨膜间的纵形韧带相连，又有指甲的支持而多比较稳定。

复杂型骨折，为粉碎开放性骨折。骨折块有较多的移位。清创时应将小块、分离的骨折块切除，但应避开切除过多的骨质，否则可能造成骨不愈合及甲床基底的缺失，而间接影响指甲的生长及功能。

爪粗隆因为有指甲作为支托，骨折一般不需要做制动。如发生骨折不愈合，因对功能影响不大，也不需特殊治疗。

二、指骨干骨折

指骨干骨折多由压砸伤造成。可有横行、斜形、纵行和粉碎性骨折，此处由于没有肌肉及韧带的牵拉而移位较少。但无论是哪种类型的骨折，任何有意义的移位都应进行复位。手法整复时需用骨折远端去对接近端，一般复位并不困难。复位后可将手指固定在屈曲位。有些开放骨折，由于甲床可能嵌入其中，难以整复，应做切开复位，修复甲床，并用克氏针纵行穿入固定骨折，但注意不要穿过远侧指间关节，以免损伤关节面；也不要损伤甲根，以免指甲生长畸形。

因末节指骨的骨质及髓腔细小，做克氏针内固定时，往往只需一根，行纵向、斜形固定，已足够，不必用两根甚至多根克氏针固定。

三、指骨基底骨折

指骨基底骨折均为关节内骨折。骨折可发生在指骨基底的掌侧、背侧或侧方，大多数为撕脱伤造成。

伸指肌腱撕脱骨折最常见，尤以50岁以上者多见。伸指肌腱两侧束在中节指骨远端汇合后，止于末节基底背侧。当暴力强烈屈曲远节手指时，可发生撕脱骨折。有时力量不大，仅在掏耳朵或手指伸直位时轻轻撞击一下，就造成了断裂。骨折片大小不一，可以小如针尖，大的可包括大部分关节面。新鲜骨折（1周以内）经整复后，可以用石膏或支具将近侧指间关节屈曲，远侧指间关节过伸位固定6~8

周，然后去除固定，开始活动。屈曲近侧指间关节，可以使近侧指间关节至远侧指间关节的一段伸肌腱侧腱束松弛；远侧指间关节过伸，则可使骨折对合，以利愈合。撕脱的骨折片如不超过关节面的1/3，可用上述外固定方法治疗；如骨折片超过关节面的1/3，且伴有远侧指间关节脱位者，可行切开复位，用钢丝或不锈钢针内固定；或行闭合复位后，用不锈钢针进行闭合穿针内固定，但如骨折块较小，则闭合穿针困难较大。如骨折块很小，可将其切除，然后用钢丝将肌腱固定在止点上。

掌侧的撕脱骨折，为指深屈肌腱附着在远节指骨基底处受暴力造成。常并发有远侧指间关节掌板的破裂。X线片上，可见到手指掌侧的骨折片。骨片的部位，视撕脱肌腱回缩多少而不同。如骨折块小于关节面的1/3，可将其切除，并使用钢丝将撕脱的肌腱重新固定在其止点部；骨折块超过关节面的1/3者，可做切开复位及骨折内固定。

侧方撕脱骨折，多由指间关节侧方受直接外力或旋转暴力所致，常伴有关节囊或韧带撕裂。骨折片多较小，移位不多。可在伸直位固定患指，3周后做主动功能练习；如骨折块较大，移位较多，关节有侧方不稳，可做切开复位，用克氏针或螺丝钉做内固定。

（夏国峰）

第三节　近节与中节指骨骨折

中节指骨骨折多发生于直接暴力，如机器伤、压砸伤等。骨折的移位受两种力量的影响，即损伤的外力和手指肌腱的牵拉力。如骨折线位于指浅屈肌腱止点的远端，由于指浅屈肌腱的牵拉，使近端骨折块屈曲，同时由于指伸肌腱在远节止点的牵拉，使远端骨折块背伸，则骨折向掌侧成角。

骨折线位于屈指浅肌腱止点远侧，骨折向掌侧成角治疗可采用手法复位，将骨折远端进行屈曲以获得复位，用石膏或绷带卷在屈指位固定。

若骨折线在指浅屈肌腱止点的近端，由于指浅屈肌腱的牵拉，使远端骨折块屈曲，而指伸肌腱中央腱束在中节指骨基底背侧止点的牵拉，可使近端骨折块背伸，则骨折向背侧成角。

整复时需将骨折远段伸直复位，用石膏托将伤指固定在伸直位。

上述两种骨折在整复时牵拉手指力量不要太大，要与骨折成角相反方向屈或伸手指，同时按压移位的骨折块使之复位。因为在骨折成角的对面一般有骨膜相连，相连的骨膜可起到张力带的作用，有利于骨折复位及愈合，不应在复位过程中将其破坏。

为了避免手指在伸直位外固定过久而影响关节功能，或损伤为开放性骨折需做清创术时，均可采用直视下复位不锈钢针内固定或微型钢板固定。但我们认为在中节指骨，由于其骨骼小，周围又有肌腱、韧带包绕，使用钢板必然影响肌腱的滑动和关节的活动，因此不提倡在中节指骨使用钢板。

近节指骨骨折在指骨骨折中最常见，常为直接暴力造成，如压砸、挤压、打击等。骨折线可有横形、斜形、螺旋形、纵形等。近端骨折块由于骨间肌的作用呈屈曲位，远端骨折块由于伸肌腱中央腱束在中节指骨止点的牵拉作用呈背伸位，使骨折向掌侧成角。

治疗可用手法整复、外固定。对某些闭合性稳定性骨折，也可采取闭合复位。整复时将伤指轻轻牵拉，使骨折断端分开，术者用另一手指从掌侧向背侧按压，矫正成角，然后在牵引的情况下逐渐屈曲，掌指关节屈曲45°，近侧指间关节屈曲90°，指尖对着舟骨结节，由前臂至患指末节，用石膏托固定，还可用绷带卷固定，卷的粗细可视手的大小而定，以握住后掌指关节及指间关节符合上述角度为合适，有些粉碎骨折也可用此法固定。

手法复位外固定失败者以及斜形骨折不稳定者，或是开放性骨折需做清创者，可考虑行切开复位内固定。

1. 克氏钢针内固定　用钢针内固定时，逆行穿针法比顺行穿针更容易，即先将钢针从骨折远端穿入远端骨折段，从皮肤穿出，复位骨折，再将钢针打入近骨折段，针尾留在远端骨折段皮肤外。一般单纯骨折使用两根克氏针即可达到固定目的，粉碎骨折则可用多根针固定。

另外，在穿针时还要注意要保护关节，如横形骨折，用交叉克氏针固定时，尽量避免穿过关节面，以使关节活动不受影响。Massengill 于 1979 年指出，交叉克氏针通手指中心轴的背侧穿入，其固定强度要大于从中心轴穿过者。斜形骨折，复位后可使钢针与骨折线呈垂直方向穿入。

克氏针作为一个异物，在内固定器材中是比较小的。另外，手术中不需要广泛剥离软组织，术后不妨碍关节活动，患指可早期开始功能锻炼，又不需要再次手术即可拔除。虽然不锈钢针的内固定作用尚不够理想，但鉴于以上优点，现在仍在广泛使用。

不锈钢针固定法如应用不当，不容易维持精确的解剖复位；也不能产生骨折块间的加压作用，而且可能使两骨折块间出现缝隙；针尾留在皮肤外边，虽然便于取出，但也可能成为感染源。

2. 切开复位钢丝内固定　为了克服不锈钢针的缺点，以求更稳定的制动，Robertson 于 1964 年提出用钢丝做内固定的方法。即利用两根平行或相互交叉成 90°的钢丝，垂直于骨折线做环绕固定骨折。

此法对横形骨折较为适用，对斜形、螺旋形或粉碎性骨折也常应用钢丝捆绑或协同钢丝一起使用。用钢丝固定骨折，需在骨折两端分别钻两个孔，然后钢丝穿过两边骨孔平行或互相交叉成 90°固定。手术时剥离软组织较多，操作较复杂，且其固定牢固程度不如钢板及螺丝钉。

钢丝固定骨折后还会因为所钻骨孔处的骨质吸收而造成固定松动。另外，骨折愈合后，由于骨痂的包裹，钢丝取出时常很困难或钢丝断裂遗留在骨中。因此，单纯指骨骨折使用钢丝固定的很少。

3. 复位、螺丝钉或微型钢板内固定　对斜形或螺旋形骨折，用螺丝钉做垂直于骨折线的固定，手术操作比较简单，软组织剥离少，固定牢固，术后可用石膏托短时间固定，或不做外固定而允许手指做有限制的早期活动。其缺点是螺钉可能干扰肌腱的滑动，或皮下有异物隆起，对横形及粉碎性骨折不宜使用。在骨折块较小时使用螺丝钉可能将小骨折块拧裂，故也不宜使用。骨折愈合后还需二次手术将其取出。尽管螺丝钉固定方法较好，但鉴于以上缺点，在使用上仍受到很大限制。

微型钢板固定牢固，可控制骨折块间的旋转，有的钢板还有加压作用。因此，术后可做早期活动。对横形、短斜形的骨干骨折均可使用，但接近关节的骨折，由于在关节侧无法容纳钢板而不宜使用。中节指骨较短小，周围有肌腱和韧带包绕，钢板固定后会影响肌腱的滑动，因此不宜使用。使用钢板固定手术操作复杂，需广泛剥离软组织，术后又妨碍肌腱的滑动，而且需要二次手术取出，因此，使其应用受到一定限制。

狩猎者骨折（game keeper thumb）：此为拇指近节基底尺侧的撕脱骨折，多由于暴力作用在拇指尺侧，使拇指过度向桡侧外展，附着于基底尺侧的拇收肌猛烈牵拉，可造成撕脱骨折。伤后拇指肿胀，掌指关节尺侧压痛，拇指活动受限。X 线片可见拇指近节尺侧有一小撕脱骨折块，但多半折块不大。

骨折如无移位，可行外固定 4 周即可，否则可手术治疗。如骨折块小于基底关节面的 10%～15%，可将骨块切除，然后再用钢丝以可抽出缝合法将韧带断端牵至骨缺损处，做韧带止点重建。如果骨折块较大，可行切开复位，克氏针或钢丝内固定，4 周后开始活动。

（夏国峰）

第四节　掌骨骨折

掌骨骨折可分为掌骨头、掌骨颈、掌骨干及掌骨基底骨折。

一、掌骨头骨折

有三种类型的骨折：

1. 常见的掌骨头骨折　多在手握拳位，掌骨头受直接打击所致。也可发生在机器的压轧伤。骨折常影响到掌骨关节面，故属关节内骨折。第 2、5 掌骨头骨折比第 3、4 掌骨头骨折多见，可能因为第 2、5 掌骨位于手掌边缘，容易受伤之故。

骨折类型有斜形、纵形、横形等。损伤多为闭合性，骨折愈合后，如关节面不平滑，则可影响关节活动；晚期，由于关节面反复磨损，还会造成创伤性关节炎。

治疗要根据骨折移位情况，如骨折稳定，关节面平整，可用石膏托固定掌指关节于屈曲位。3 周后，解除制动做主动功能锻炼。

有移位的骨折，因骨折块在关节内，又无肌腱或韧带的牵拉，复位比较容易。使关节在伸直位，轻轻牵拉该指，并使手指侧偏，轻轻挤压掌骨头，可使向两侧移位的骨块复位。屈曲掌指关节，向背侧推顶掌骨头，可使向掌侧移位的骨折块复位。

如手法复位失败，可行切开复位及不锈钢针内固定术。但应注意，掌骨头处为松质骨，骨折复位后，钢针打入应准确，争取一次成功，否则反复穿入，会使钢针松动，固定不牢或失败。一般钢针可保留3~4周，然后去除固定，开始活动。

2. 关节软骨骨折　此种损伤多由紧握拳时拳击较锐性物质所致，如牙齿、玻璃等，致使关节软骨破碎。多为开放性损伤，能从伤口看到破碎之软骨面。应彻底清创，应摘除脱入关节内的小骨折片，较大的骨折块可在复位后用石膏托做短时间固定，然后开始活动。

3. 掌骨头粉碎性骨折　多发生于较大暴力的损伤，常并发有相邻的掌、指骨骨折及严重的软组织损伤。

骨折移位不明显，关节面尚平整者，可用石膏托固定3~4周后开始主动功能练习。有移位的骨折在治疗上比较困难，可行切开复位，以多根较细的不锈钢针分别将骨折块固定；若骨折块较小，钢针粗，贯穿骨折块时容易碎裂。固定后，一旦骨折初步愈合，即可开始活动以防关节僵直。如掌骨头严重粉碎、短缩，已无法使用内固定时，可用骨牵引3~4周，然后开始主动功能练习。

二、掌骨颈骨折

以第5掌骨最多见，因多发生在拳击者，故又称"拳击者骨折"，其次是发生在第2掌骨。当握拳时由纵向暴力施加在掌指关节上，传达至掌骨造成掌骨颈骨折。

正常掌骨颈向背侧轻度成角，称"颈干角"。Lowdon（1985）测量过正常人的颈干角，第5掌骨在斜位片上平均为25°，骨折后由于骨间肌的牵拉，常加大向背侧的成角。真正的侧位片上由于掌骨的重叠很难看清骨折线，故常用斜位片来诊断骨折。

第1掌骨颈骨折很少见。第2~5掌骨颈骨折因为有掌骨间韧带和骨间肌的固定而很少有大的移位。骨折常在掌侧嵌插并向背侧成角。检查时可在掌指关节近端背侧触及一疼痛的隆起，如骨折成角不大，也可以没有隆起。因为疼痛，使手指的屈、伸活动受到限制。骨折后，还常出现手指旋转畸形。在手指伸展时，无明显的功能障碍，握拳时，患指可与相邻手指相互交叉，影响功能。

根据外伤史，结合体征及所拍摄正、斜位X线片，一般诊断无困难。但应注意：如骨折向背侧成角，在正位X线片上，由于骨质有嵌插，骨折线不易看清；侧位X线片上，又和其他掌骨相重叠，不易发现骨折，很容易贻误诊断。

稳定性骨折，且成角在30°以内者，对手的外观及功能都没有明显影响，可用石膏托固定腕关节于轻度背伸、掌指关节屈曲50°~60°、指间关节在休息位。6~8周，拆除石膏，鼓励患者活动患手。有的患者可能有15°~20°的掌指关节伸展受限，一般锻炼2~3个月后即可恢复正常。

掌骨颈不稳定性骨折，常有较大的成角畸形，可用手法整复。因为掌指关节侧副韧带附着于掌骨头两侧背部，掌骨颈骨折后，若在掌指关节伸直位牵引，则可使侧副韧带以掌骨头的止点处为轴，使掌骨头向掌侧旋转，反而加重掌屈畸形。整复时，必须将掌指关节屈曲至90°，使掌指关节侧副韧带处于紧张状态，使近节指骨基底托住掌骨头，再沿近节指骨纵轴向背侧推顶，同时再在骨折背部向掌侧加压，即可矫正畸形。

掌指关节屈曲90°，以近节指骨推顶掌骨头，使骨折复位整复后，用背侧石膏托将掌指关节制动于屈曲90°及握拳位。4周后，拆除石膏，开始活动。

还可用经皮克氏针固定。先将骨折复位，然后经皮在远骨折段横行穿入不锈钢针，用相邻的正常掌骨头固定。如第5掌骨颈骨折，可固定在第4掌骨上；第2掌骨颈骨折，可固定在第3掌骨上。钢针应从掌骨头侧副韧带止点处穿出，若穿过韧带中部时，则会限制掌指关节屈伸活动。

对成角超过30°的骨折，如手法整复困难或属开放性骨折，可行切开复位、不锈钢针内固定。因此处骨折线紧靠关节囊，无法使用钢板或螺丝钉，故仅能使用克氏针，但在使用时应注意，钢针不可反复穿插，因掌骨头为松质骨，反复穿针会使针孔扩大，固定不牢，造成固定失败。钢针应从掌骨头背侧两边穿出，不能损伤关节面，也不能穿过中央的伸指肌腱或两侧的侧副韧带。

三、掌骨干骨折

因为相邻掌骨间的韧带及骨间肌起着稳定的作用，故孤立的掌骨干骨折比较稳定，移位较少。掌骨干骨折发生在第3、4掌骨者较多，可能和这两指较长有关。作用在手或手指上的旋转暴力，常致成斜形或螺旋形骨折；由纵轴方向的暴力传达至掌骨上时，多造成横形骨折。

稳定性骨折，可使用石膏托将患手固定在腕轻度背伸、掌指关节屈曲、指间关节于休息位，6~8周后去除石膏，练习手部活动。

骨折端有短缩或旋转时为不稳定性骨折。可行手法复位后用石膏管形固定。但很多斜形或螺旋形骨折，复位后采用石膏固定很难防止畸形重新出现，应行切开复位及内固定。

斜形或螺旋形骨折可用不锈钢针垂直骨折线固定。为控制骨折块旋转，常需用2~3根钢针或螺钉作为内固定。

不稳定性掌骨骨折，也可经皮用钢针横行穿过远、近骨折块固定在相邻完整的掌骨上。斜形或螺旋形骨折也可使用螺丝钉或微型钢板固定。

四、掌骨基底骨折

掌骨基底骨折多有腕掌关节骨折脱位。常发生在第1、4、5腕掌关节，因为第1腕掌关节活动度最大，关节孤立，缺乏保护，故受伤机会较多，第4和第5腕掌关节分别可屈伸15°和20°，位于手尺侧边缘，容易受伤。

除第1腕掌关节外，其他腕掌关节相互间有韧带相连，骨折后移位较少。

腕掌关节的骨折，多由于纵向撞击力量作用在掌骨，传达至腕掌关节处，造成腕掌关节骨折及脱位。虽然骨折移位不多，但如治疗不当，常会遗留局部疼痛、隆起以及因屈、伸指肌腱张力失衡使手指活动受限。

手法整复后，以短臂石膏托固定。第2、3腕掌关节因其活动度小，骨折后移位少，复位后稳定，容易固定；而第4、5腕掌关节活动度大，复位容易，但固定困难，因而可行经皮或切开复位后不锈钢针内固定。

（闫庆明）

第五节 拇指掌骨骨折

第1掌骨因与其他掌骨间无韧带相连，活动度最大，受伤机会多，故第1掌骨骨折很多见。第1掌骨的掌骨头及掌骨干骨折和其他掌骨骨折一样，在诊断、治疗上没有更多的特殊点需要强调，但拇指的掌骨基底及第1腕掌关节却有不同的特点：其一是在诸掌骨基底骨折中，80%是发生在第1掌骨（Gunther，1984）；其二是在解剖上，第1腕掌关节面与其他腕掌关节不同，第1掌骨基底关节面在桡尺方向是凸出的，在掌背方向是凹陷的，而大多角骨远端在桡尺方向是凹陷的，这样，使腕掌关节成为马鞍状，且关节囊及其周围韧带松弛，关节有较大的活动范围。在掌骨基底尺侧髁和大多角骨之间，还有一个较强的斜形韧带，以稳定关节。拇指几乎参加手部的所有功能活动，受伤机会多。因此，拇指腕掌关节周围的骨折较多见且较复杂，拇指掌骨骨折主要需强调的是围绕腕掌关节的骨折。Green和O'Brien将第1掌骨基底骨折分为两型：

（1）关节外骨折：多为横形及斜形骨折，以横形者多见。骨折远段因拇长屈肌及拇收肌的牵拉，向掌侧、尺侧移位；骨折近段因拇长展肌的牵拉向桡、背侧移位。骨折呈向桡、背侧的成角畸形。

治疗可行手法整复，在牵拉拇指的情况下，用手指从骨折部的背侧、桡侧向掌、尺侧按压，以纠正畸形，术后可在拇指功能位用石膏托外固定。如骨折整复不良，可在第1掌骨基底部遗留一骨性突起，遗留压痛，如畸形角度较大，还会影响拇指的伸展角度。

如骨折线为斜形、不稳定或整复不良，可行切开复位、克氏针内固定。应注意在穿针时，不要损伤腕掌关节。对斜形骨折也可用螺丝钉固定。由于此处骨折线距关节较近，不宜使用钢板。

（2）关节内骨折：包括两种类型，即Bennett骨折和Rolando骨折。

1）Bennett骨折：常由作用在拇指纵轴线上的暴力所致，骨折线自掌骨基底内上斜向外下，进入腕掌关节内。掌骨基底内侧形成一个三角形骨块，由于掌骨基底尺侧的掌骨钩与大多角骨间有韧带相连，故此骨块仍保留在原位，或骨折块仅稍有旋转。而骨折远端因失去了与近侧骨折块的连续性，再加上拇长展肌的牵拉而滑向背侧及外侧，造成第1腕掌关节脱位。大多数近端骨折块小于掌骨基底关节面的1/3。

Bennett骨折比较容易漏诊，因为在手的正位X线片上，实际上是拇指的侧位，但骨折块往往位于掌骨基底偏掌侧，骨折块容易被第2掌骨基底遮盖，且骨折块又较小，往往容易被忽略。在手的侧位X线片上，实际上是拇指的正位，其骨折块正好被第1掌骨所遮挡，也不易被发现骨折。因此在门诊常常发现漏诊的患者。

检查时应结合外伤史，可发现患指肿胀、疼痛。应特别注意在Bennett骨折患者有腕掌关节脱位现象，当按压脱位的腕掌关节时很容易复位，当松开手指或做捏指动作时很快又出现脱位。要认真阅读X线片，必要时可拍手部斜位X线片，以便观察骨折块。

治疗：Bennett骨折的治疗比较困难，其特点是复位容易、固定难。复位时，可在外展位牵引拇指，同时向尺、掌侧压迫掌骨基底，骨折极易复位。但放松牵引后也极容易发生再脱位。反复操作数次，术者熟悉复位感觉后，先于基底部放一软垫保护，自前臂至拇指近节上一石膏管形，在石膏未凝固前，进行手法复位。术者一旦感觉骨折已复位时，可将拇指掌骨置于外展、掌指关节轻度屈曲位，直到石膏硬固为止。术后拍X线片，若骨折复位满意，制动5周左右，多可愈合。

在整复过程中，手法上容易犯的错误是：当外展和背伸掌骨时，不是把力量放在掌骨基底部，而是用力将拇指的掌指关节外展及背伸。掌指关节外展和背伸的结果，由于推顶的作用，常常反使掌骨本身呈内收和掌屈。如此操作，骨折不但不能复位，相反会加重骨折移位的程度，对此要特别注意。

还可在透视下复位后，经皮穿入不锈钢针，将两骨折块固定在一起。若近端骨折块较小，不易穿钢针固定时，复位后可将第1掌骨远骨折段固定在大多角骨或第2掌骨基底上。

Bennett骨折近端的小骨折块，由于韧带的牵拉常有某种程度的旋转，使闭合复位十分困难，常需切开在直视下复位。可用细长螺钉或钢针从远骨折块桡背侧斜向掌尺侧穿入，与小骨折块固定。

切口可选第1腕掌关节背侧短斜形切口或第1腕掌关节掌侧沿大鱼肌外缘的L形切口，但我们认为后一切口较好，用此切口可更好的暴露小骨折块。

术后用短臂石膏管形或石膏托将拇指固定在休息位，5周后拆除石膏，8~10周拔除钢针，开始活动拇指。

2）Rolando骨折：为第1掌骨基底的T或Y形粉碎性骨折，可伴有关节半脱位。

治疗：如关节面尚平整，复位后可用石膏托固定。如果骨折有移位，且骨折块较大，应使用内固定。如骨折粉碎严重，且骨折块较小，无法做内固定者，可行纵向牵引，并用石膏托保护。

3）其他腕掌关节骨折：腕掌关节的骨折，多由于纵向撞击力量作用在掌骨，传达至腕掌关节处，造成腕掌关节骨折及脱位。虽然骨折移位不大，但如治疗不当，常会遗留局部疼痛、隆起，由于骨折或脱位后的成角畸形，还可导致掌骨头短缩及向掌侧倾斜，同时由于屈、伸指肌腱张力失衡，从而使手的外观及功能受到明显影响。

治疗可行手法整复后，以短臂石膏托固定。第2、3腕掌关节因其活动度小，骨折后移位少，复位后较稳定，也容易固定；而第4、5腕掌关节活动度大，复位容易，固定困难，因而可经皮或切开复位后用不锈钢针做内固定。

（闫庆明）

第六节　指间关节脱位与韧带损伤

一、指间关节脱位

指间关节脱位多由于手指过度伸展损伤所致，其次是受侧方外力造成，因过度屈曲所致者极少。体征多表现为远位指骨向近位指骨背侧脱位，同时向侧方偏移。临床上近侧指间关节脱位比远侧指间关节脱位者常见。

根据外伤史以及伤指所出现的畸形、局部症状及 X 线片，很容易作出诊断。

可在指神经阻滞麻醉或不用麻醉下，牵引手指同时轻度屈曲，脱位的指骨很容易复位。部分患者就诊时已自行复位，但应注意，如复位后关节有明显侧方不稳者，应及时手术修复侧副韧带；如早期未行修复，晚期有症状者，也应做修复手术。

手法复位或手术修复后的手指，用石膏托固定 4 周，然后做关节活动。

也有的指间关节脱位很难整复，因破裂的掌板、指深屈肌腱以及侧副韧带和肌腱等结构嵌入其中，使手法整复失败，此时应早期行手术切开复位，术中只要将嵌入关节内的组织拉出，关节即可顺利获得复位。

陈旧性指间关节脱位，手法整复多不能成功，手术切开复位容易造成关节僵直及疼痛。因此，对陈旧性指间关节脱位，若无明显症状，且不太影响工作和生活时，可不进行特殊处理；若关节疼痛、无力，应做关节融合术。

对已经僵硬且有疼痛的关节，有人建议行人工关节置换；或用足趾的跖趾或趾间关节进行游离移植，以恢复指间关节的活动，但效果均不理想。

二、指间关节侧副韧带损伤

指间关节为单向活动的屈伸关节，关节两侧有侧副韧带以维持稳定。因指骨头关节面侧面呈半圆形，关节无论处于伸直或屈曲位，侧副韧带都保持同样的紧张状态，只有少许的被动侧方活动。

当手指远端受到侧方外力或扭力时，由于近侧指间关节比远侧指间关节力臂长，所受的外力更大，因而发生侧副韧带损伤的机会比远侧指间关节多。

伤后关节出现梭形肿胀、疼痛、屈伸活动受限、局部压痛，被动侧方活动关节时疼痛加重。若侧副韧带已经断裂，则有明显的侧方不稳，出现"开口征"阳性表现。加外力拍正位 X 线片，可见伤侧关节间隙增大。

早期部分韧带损伤，无明显关节不稳，可行伤指伸直位制动，使损伤的关节囊及侧副韧带得以愈合，4 周后开始练习活动。但需 3~4 个月才能使指间关节处肿胀消退、疼痛消失及恢复正常的活动范围。在恢复生产期间可配合理疗及关节主动功能锻炼，避免侧方搬弄手指及再受外伤。否则，可造成侧副韧带松弛，再次断裂，或指间关节遗留长期梭形膨大。

如侧副韧带完全断裂，应早期行手术缝合，特别是示、中指桡侧侧副韧带，因用手指做捏、握动作时，上述部位承受从桡侧来的外力较大，手术适应证就更强些。术后，均用无衬垫石膏管形固定手指于伸直位 4 周。

（任　威）

第七节　拇指掌指关节脱位和韧带损伤

拇指掌指关节是由近节指骨基底、掌骨头、掌板、桡尺侧籽骨、侧副韧带以及副侧副韧带和关节囊所组成的多轴关节，具有屈、伸、内收、外展、回旋和旋转运动。但由于掌骨头横径大，关节面宽阔，侧方偏斜运动的幅度明显小于手指的掌指关节。

掌骨头略呈四边形，曲率小，横径小于前后径，掌侧关节面内有两个与籽骨成关节的小面，这两个小面有时突出，在关节背侧脱位后可影响掌板恢复原位。籽骨一般为两个，分别位于掌板的桡、尺侧并接受拇短屈肌和拇收肌的抵止。侧副韧带起自掌骨头的侧方偏背侧，止于近节指骨基底偏掌侧，关节屈曲时，韧带紧张，伸直时松弛，是维持关节侧方稳定的重要结构。副侧副韧带薄而平，由掌骨头止于掌板和籽骨。在关节尺侧，拇收肌腱止于尺侧籽骨和近节指骨基底的尺侧，并有部分纤维加入指背腱膜的尺侧扩展部。在桡侧，拇短展肌腱和拇短屈肌腱除了止于桡侧籽骨和近节指骨基底桡侧外，也有部分纤维并入指背腱膜的桡侧扩张部。这些结构对关节的稳定也有一定的作用。

拇指掌指关节脱位和韧带损伤包括：尺侧侧副韧带损伤、桡侧侧副韧带损伤和关节脱位三种类型。

一、尺侧侧副韧带损伤

拇指掌指关节过度桡偏和背伸的暴力，常会导致尺侧侧副韧带及掌板的不全性断裂或完全性断裂。断裂多发生在指骨基底附着部，有时可并发基底撕脱骨折。侧副韧带断裂后，指背腱膜的尺侧扩张部往往会置于断端间，妨碍韧带愈合。

过去英国狩猎场的看护人，常有拇指掌指关节尺侧侧副韧带慢性损伤，与他们经常徒手宰杀小猎物的职业习惯有密切的关联。因此，Campbell 将此种损伤称之为"狩猎场看护者拇指"（gamekeeper thurrib）。有些学者认为使用"滑雪者拇指"（skier thumb）来表示尺侧侧副韧带的急性损伤似乎更贴切，因为滑雪杖与拇指的撞击是其常见的原因。

伤后，关节尺侧肿胀，疼痛并有明显的压痛，关节活动受限。将掌指关节被动桡偏时，如果侧偏角度有明显增大（大于健侧10°），则提示韧带完全性断裂，否则可能是不全性断裂。这项应力检查应在局部浸润麻醉后进行，以免因疼痛、肌肉痉挛而限制关节偏斜使结果呈现假阴性。此外，还应做双侧对比，以减少个体差异的影响。除了在掌指关节伸直时做侧方偏斜应力检查之外，还要在掌指关节屈曲时做侧方偏斜应力检查，因为侧副韧带在关节伸直位时是松弛的，关节的侧方稳定还有周围其他结构的支持，不易确定侧副韧带是否断裂。

尺侧侧副韧带断裂后，在应力下拍拇指正位X线平片，可见掌指关节尺侧间隙增宽，关节面不平行。在做应力下拍片检查之前，应先做常规X线平片检查，以免不知道骨折存在而使之移位。与韧带损伤并发的骨折，多为近节指骨基底的撕脱骨折，骨折块大小不等。利用掌指关节造影和关节镜来诊断侧副韧带损伤，虽有报道，但似乎无明显的临床意义。

治疗方法如下：

1. 急性不全性断裂　不需手术治疗，仅用短臂拇人字管形石膏将掌指关节固定在稍屈位4～6周即可，固定时间的长短与损伤的严重程度成正比。

2. 急性完全性断裂　应及时进行手术修复。如并发撕脱骨折，无论骨折有无移位，都应进行手术探查和修复。在关节的尺背侧做纵向弧形切口，切断拇收肌与指背腱膜的连接，显露损伤的韧带。如断裂发生在韧带的实质部，可用丝线进行褥式缝合，术后使关节处于轻度屈曲位固定；若损伤为指骨基底附着部的撕脱，可行钢丝可抽出式缝合以重建韧带止点；小的撕脱骨折块可以切除，使韧带断端与骨缺损处直接对合，撕脱骨折块较大时，可用克氏针做固定，如克氏针固定不够牢固，还可加用钢丝联合固定以恢复韧带的原有张力。

有时，骨折块很大，约占基底关节面的1/3，同时也有韧带断裂，这种骨折不属撕脱骨折，而是为剪式应力所致的骨折。手术时，除了修复断裂的韧带之外，也还要用克氏针或钢丝固定骨折。关闭切口前，吻合指背腱膜尺侧扩张部的断端。术后给予短臂拇人字石膏固定5～6周。

3. 陈旧不全性断裂　单纯的不全性断裂常常被忽略，直到疼痛症状加重时才来就诊。被动活动，如果没有关节不稳现象，可先用石膏制动4周，以后再予以理疗。数月后症状可能逐渐消退。

4. 陈旧完全性断裂　如果无创伤性关节炎，关节活动良好，可行韧带重建，入路同上。充分暴露掌骨头和指骨基底后，在尺侧面距关节面0.5cm处，各钻一个横行穿透掌骨和指骨的孔洞，然后将游离的掌长肌腱穿行于内，两断端在尺侧抽出，稍拉紧后做重叠缝合。短臂拇人字管形石膏固定5～6周后，开始功能锻炼。术后关节屈曲活动可能会有所减少。有创伤性关节炎的陈旧断裂，宜行关节融合术。

二、桡侧侧副韧带损伤

较少见。多为门窗挤压或竞技暴力所致。损伤局部有肿胀、疼痛和压痛，向尺侧推压指骨时可见关节尺偏运动幅度增加。

急性损伤的治疗与尺侧韧带损伤相同。正常时，由于桡侧受力较尺侧小，因而疗效也较好。陈旧性损伤，可将拇展短肌止点前移1cm，使其止于拇指基底的桡侧，用以维持关节桡侧的稳定。

三、拇指掌指关节脱位

远比手指掌指关节脱位多见，其中背侧脱位多于掌侧脱位。

（一）背侧脱位

常为关节过伸暴力所致，掌板多从膜部撕裂，并随指骨一起向掌骨头背侧移位。此种损伤，桡、尺侧侧副韧带常不断裂，而是随指骨基底滑向背侧。但是如果损伤时暴力偏向一侧，也可导致一侧韧带断裂。临床上，可分为简单性脱位和复杂性脱位。

1. 简单性脱位　又称半脱位。掌指关节常常呈过伸畸形，40°～90°不等，既不能主动屈曲，也不能被动屈曲。X线侧位平片可见近节指骨基底坐落在掌骨头背侧，与掌骨头关节面仍有接触，掌侧间隙稍有增宽。

2. 复杂性脱位　近节指骨长轴差不多与掌骨平行，只有轻度过伸，还可在大鱼际远端掌侧皮肤见一凹陷，系关节向背侧牵拉掌侧筋膜及皮肤所致。主动和被动屈曲均受限。X线平片上可见掌指关节间隙明显增宽，其中有籽骨影。此时，掌骨头向掌侧脱位，常穿破掌侧关节囊直达于皮下，关节囊纵行裂口可夹住掌骨头；另外，掌指关节处籽骨可能嵌在两关节面之间，拇长屈肌腱也可能绕住掌骨头。在此情况下，越是牵拉拇指，上述的一些组织越是紧张，结果常将掌骨颈卡住，使脱位的关节难以复位。

治疗：简单性脱位，闭合复位多可成功，手法是被动屈曲腕关节和拇指指间关节，以放松拇长屈肌腱，然后背伸掌指关节并由背侧向远侧推挤近节指骨基底，同时屈曲掌指关节直到复位。如复位开始即施以纵向牵拉，有可能会加大掌板的背向移位，变简单脱位为复杂脱位；关节囊、拇长短屈肌腱等结构也会因此而紧张，夹持掌骨颈，阻挡复位。因此，复位时不要做单纯的纵向牵引。复位后用石膏托将掌指关节固定于屈曲位3周。过早的锻炼可干扰掌板的愈合，使掌指关节出现过伸不稳。在实施固定之前，应仔细检查有无侧副韧带损伤，如有断裂，应同时予以处理。掌骨头掌侧与籽骨相对的小关节面有时凸起，可阻挡撕裂的掌板恢复原位，导致闭合复位失败。此时，手术治疗则不可避免。

复杂性脱位，闭合复位极难成功，但还是应在手术室臂丛麻醉完全后先试行一次闭合复位，失败后再行切开复位。手术多采用拇指桡侧纵形切口，在掌板与侧副韧带结合部纵向切开，将嵌夹在关节面之间的组织，如关节囊、籽骨、拇长屈肌腱等推开，掌骨头即容易由关节囊的纵形裂口处推回。如掌骨头仍不能复位者，可在嵌夹于两关节面之间的关节囊纤维软骨板处做一纵形小切口，则掌骨头很易推回。复位后，切开的关节囊不需缝合，仅缝合皮肤即可。术后固定同上。急性脱位因诊治延误而变为陈旧脱位的情形并非少见。此时，如果患者要求改善功能，切开复位是唯一可供选择的治疗方法，但治疗效果往往较差。

（二）掌侧脱位

极罕见，往往并发侧副韧带损伤，治疗以切开复位为主。

（任　威）

第八节　拇指的腕掌关节脱位

拇指腕掌关节位于第1掌骨基底和大多角骨之间，由两个相互对应的鞍状关节面所组成。冠状面观，基底关节面隆凸；矢状面观，凹陷。大多角骨远侧关节面的形状则与之相反，但曲率稍有减小。拇指腕掌关节的关节囊和韧带厚而松弛，关节面并不贴合，故关节的活动范围较大，除屈伸、内收外展、回旋外，还有轴向旋转运动，即第1掌骨随着关节屈伸而呈现旋前旋后运动。关节周围的韧带共有4条：①外侧韧带：较宽，起、止于大多角骨和第1掌骨基底的外侧部。②掌侧韧带：起自大多角骨结节，然后向远侧斜形止于第1掌骨基底的掌尺侧结节。③背侧韧带：也为斜形，起自大多角骨背侧部，止在第1掌骨基底掌尺侧结节。④第1掌骨间韧带：很短，起自第2掌骨基底桡背侧部，呈扇面状止于第1掌骨基底尺侧部，并有纤维与掌、背侧韧带汇合，止在第1掌骨基底掌尺侧结节，此韧带有制约第1掌骨基底向桡侧脱位的作用。但也有人认为，掌侧韧带对第1腕掌关节的稳定更重要。

单纯的腕掌关节脱位较少见，临床上见到的多为半脱位。当第1掌骨处于轻度屈曲位时，作用于其上的纵向暴力可使掌骨基底向桡背侧脱位。有时，可并发掌侧基底撕脱骨折。但由于有掌侧韧带和第1掌骨间韧带的附着和牵拉，基底掌侧部相对稳定，这一纵向暴力更易导致掌侧基底骨折，即Bennett骨折脱位。

急性单纯性脱位，予以纵向牵引和向掌侧推挤掌骨基底，可以很容易获得复位，然后经皮穿针将关节固定于充分旋前位，最后再用拇人字管形石膏做固定。6周后，去石膏，拔针，开始主动活动。但拔针后仍有个别患者会再次发生脱位或半脱位。因此，拔针后还应佩戴保护性石膏4~6周，活动锻炼也应循序渐进，不可操之过急。

陈旧性半脱位，应进行切开复位和韧带重建。手术可在掌骨近端1/2沿大鱼际肌桡侧缘做纵形切口，在腕远侧横纹处弯向尺侧，然后再沿桡侧腕屈肌向前臂延伸，止于腕上2~3cm处。从骨膜下显露第1掌骨基底掌侧面，骨膜外显露大多角骨掌侧部，显露和游离桡侧腕屈肌腱，在前臂远端将肌腱的桡侧半切断并向远端劈开，使其成为远端附着在第2掌骨基底，近侧端游离长约6cm的腱条，将脱位的掌骨复位，然后用细克氏针将拇指固定在功能位，但要注意针的位置对后面所要进行的钻孔不要有妨碍。用直径2.5mm的钻头由第1掌骨基底背侧（拇长展肌腱止点尺侧）向掌侧钻孔，将预制好的腱条由背侧口进入，经拇长展肌腱的深面绕至腕掌关节掌侧并抽紧，然后将腱条与入口处的骨膜、拇长展肌的止点缝在一起。在接近止点处，将腱条绕经桡侧腕屈肌腱的尺侧半，抽紧后折回，与第1掌骨基底的骨膜、韧带缝合在一起。术后，予以石膏托外固定。4周后，去除固定物，开始进行主动活动。并发创伤性或退行性关节炎的脱位，可做关节成形或融合术。

（李泞杞）

第三章

前臂损伤

第一节 前臂双骨折

一、损伤机制

引起桡骨和尺骨骨折的机制很多。可分为以下几种类型:

1. **直接暴力** 打击、碰撞等直接暴力作用在前臂上,能引起尺桡骨双骨折,其骨折线常在同一水平,骨折多为横行、蝶形或粉碎形。见图3-1。

2. **间接暴力** 暴力间接作用在前臂上,多系跌倒,手着地,暴力传导至桡骨,并经骨间膜传导至尺骨,造成尺桡骨骨折。骨折线常为斜形、短斜形,短缩重叠移位严重,骨间膜损伤较重。骨折水平常为桡骨高于尺骨。见图3-2。

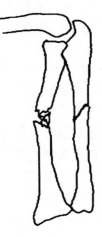

图3-1 直接暴力引起的尺桡骨双骨折

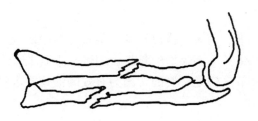

图3-2 传导暴力造成的尺桡骨双骨折

3. **机器绞伤** 骨折为多段粉碎。常合并肘、腕、肱骨骨折及肋骨骨折,并有严重软组织损伤包括皮肤肌肉肌腱及神经血管损伤。见图3-3。

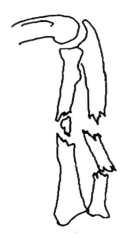

图3-3 绞轧暴力造成的尺桡骨双骨折

二、临床症状

外伤后前臂肿胀,疼痛,活动受限,可出现成角畸形。前臂局部有压痛感,骨折有移位时,可触及骨折端,并可感知骨擦音和骨折处的异常活动。骨擦音和异常活动并无必要特意检查,因其有可能造成附加损伤。

尺桡骨骨折的诊断多可依靠以上的临床体征而确定。但骨折的详细特点必须依靠X线片来了解。所拍X线应包括腕关节及肘关节,并须拍摄正、侧2个位置的X线片。X线片包括腕及肘关节,既可避免遗漏上下尺桡关节的合并损伤,又可判断桡骨近折段的旋转位置,以利整复。

临床检查中容易遗漏对上下尺桡关节的检查和对手部血运、神经功能的检查。成人无移位的前臂双骨干骨折少见。患者常有疼痛、畸形及前臂和手的功能丧失。在骨折处可局部肿胀,引出触痛。

体格检查应该包括详细的桡神经,正中神经及尺神经运动和感觉功能的神经学评价。在闭合骨折中神经损伤不常见。检查时除肿胀情况之外也应该检查前臂的血管状态。如前臂肿胀且张力较大时,筋膜间室综合征可能发生或正在发生。一旦诊断筋膜间室综合征,应立即行筋膜切开减压治疗。

前臂X线片应包括肘和腕以确定是否合并脱位或关节面骨折。造影对于确定是否存在关节脱位或半脱位可能是需要的。在前臂双骨折患者中对上述两关节的造影检查可发现共存的上、下尺桡关节损伤。任何肘部X线片上,经过桡骨干、颈、桡骨头画一直线应该通过肱骨小头中心。这对于合并桡尺关节损伤的诊断是重要的,因为它严重地影响预后和治疗。通常,在正位和侧位X线中确定前臂旋转的排列是困难的。肱二头肌桡骨止点影像可能对此有帮助。

下尺桡关节脱位或半脱位的程度最好由CT评估。进行下尺桡关节CT检查时,应包括双腕对比确定前臂位置。

三、分类

前臂双骨折通常依照骨折水平、方式、移位程度、是否有粉碎或多节段骨缺损,以及是否开放或闭合进行分类。每一因素都可能产生一不同类型的骨折。明确是否有上或下尺桡关节损伤对治疗和预后有重要意义。确定骨折是否合并关节损伤是必要的,因为有效的治疗要求骨折和关节损伤是作为一个整体被治疗的。

四、治疗

前臂主司旋转功能,其对手部功能的发挥至关重要。因此对前臂骨折的治疗不应该作为一般骨干骨折来处理,而应像对待关节内骨折一样来加以处理。这样才能最大限度地恢复前臂的功能。

1. **闭合复位外固定** 在内固定物出现之前,闭合复位外固定是治疗的主要方法。时至今日,一些移位不显著，或较为稳定的尺桡骨骨折，在有经验的医师手中也仍然可以采用闭合复位外固定（夹板或石膏）的方法治疗而获得较好的结果。但桡骨上1/3骨折、不稳定骨折以闭合复位外固定方法来治疗则常会遇到困难，失败率较高。

强求闭合复位，反复多次的整复，常会事与愿违，甚至创伤加重，肿胀严重，出现水疱。既未能达到闭合复位的目的，又失去了早期手术的时机。其结果反不如早期手术者。

正确的闭合复位应注意以下各点：

（1）良好的麻醉：使患者在无痛的情况下能与术者满意的配合，并使肌肉松弛，减少整复时的困难，以臂丛阻滞为最常用。

（2）纠正旋转畸形：由于前臂存在着旋前方肌、旋前圆肌、旋后肌等，故不同水平的骨折，两骨折端所处的旋转方位不同（受旋转肌牵拉之故），所以必须将前臂远折端置于与近骨折段相同的旋转位置上，再开始复位，为此必须首先判明桡骨近端处于何种旋转位置。Evans采用以肘关节正位片上桡骨上端在不同旋转位置上的不同形态，来作为判断旋转位置的依据，曾在临床上广泛应用。更为准确的判断方法：根据肘关节的侧位片和腕关节的正侧位片上桡骨结节、尺骨茎突的形态，下尺桡关节的形态不同来判断尺桡骨所处的旋转方位。

（3）牵引纠正短缩、重叠、成角畸形：牵引应由2名助手进行（1名牵引，1名做反牵引）。远骨折段仍应保持在与近骨折段相同的旋转方位上。

（4）分骨并纠正侧方移位：分骨是在远、近骨折端，尺桡骨之间的掌背侧以手指捏压，其目的是使尺桡骨之间距离加大，使骨间膜紧张，利用骨间膜对尺桡骨骨间距离的限制作用，使远近骨折端的尺桡骨骨间距离相等，旋转方位一致。在此基础上，纠正侧方移位，方能达到满意的复位。

（5）外固定：在复位满意的基础上，应用石膏外固定，前臂中段以下的骨折可使用"U"形石膏夹，前臂中段以上的骨折，可使用长臂石膏前后托。在石膏凝固之前，尺桡骨骨间掌背侧以手指指腹塑形，使之呈双凹状，起到分骨的作用。复位后的前臂应尽量固定于中立位，以利旋转功能的恢复。特殊情况下，必须置于非功能位时，应待骨折端初步粘连后更换中立位石膏。应用小夹板固定时，应密切观察、随诊、及时调整松紧度。密切注意压力垫、分骨垫的位置及是否造成了压疮。

闭合复位、石膏固定治疗前臂双骨折，其愈合情况不理想。Knight和Purvis报告的41例保守治疗者，不满意率高达74%，功能优良者仅3例；Bolton及Quinlou报告的90例中结果有功能障碍者37例（41%），不愈合为4.4%，迟缓愈合为4.4%。Bohler报告的15个前臂骨折中6%不愈合。De Buren报告的131个前臂骨折中6.3%不愈合。

闭合复位外固定治疗前臂骨折，其后果不理想，除方法本身所固有弊病外，与对前臂功能的认识不深，可接受的整复标准过低也有密切关系（特别是对尺骨的成角畸形、旋转畸形的忽视）。

我们通过新鲜尸体实验，制定了更为严格的复位标准。这个标准是：桡骨近端的旋后畸形不得大于30°；尺骨远端的旋转畸形不得大于10°；尺桡骨的成角畸形不得大于10°；桡骨的旋转弓应予恢复。低于此标准，将会造成明显的功能障碍。

总之，保守疗法治疗成人前臂骨折，充满了困难，其结果并不理想。因此，多数人的观点是：对成人前臂骨折的治疗应持积极手术的态度。我们认为保守治疗应仅限于移位不著或稳定型的前臂双骨折，应该避免反复多次的闭合复位。

2. 髓内固定　Rush和Lambrinudi首先使用克氏针做前臂骨折的髓内固定以治疗Monteggia骨折。1940年以后，骨折的髓内固定流行起来，各种尺桡骨髓内固定物相继出现。1957年Smith和Sage收集了555例前臂骨折髓内固定病例，使用的内固定物包括克氏针、Rush针、史氏针、"V"形针。其总的不愈合率为20%（克氏针不愈合率高达38%，而其他更坚固的髓内固定物的不愈合率为14%）。

1959年Sage基于尺桡骨解剖的认识，介绍了三角形剖面的Sage前臂髓内钉，尺骨者为直钉，桡骨者为弯钉以保持骨弓的存在。其不愈合率为6.2%，迟缓愈合率4.9%。唯其穿入技术较为复杂困难。

1961年Marek使用方形髓内钉，但仍使用石膏外固定。所报告的32例虽全部愈合，但4例发生交叉愈合，功能结果差者达16%。

3. 钢板螺钉内固定　由于钢板质量问题，早年应用的钢板螺钉内固定治疗前臂骨折，其结果并不理想。后来钢板的质量和设计逐渐改进，治疗结果的满意率也逐渐提高。近20年期间，研究结果表明：内固定物越坚强，不愈合率越低。因而采用了坚强内固定，双钢板、加压钢板等。由于内固定物坚固可靠，术后不使用外固定物，获得了很好的功能结果。使用钢板固定，近年来在观点上有较大变化，强调了生物学固定的原则。

关于手术时机，Smith建议：成人前臂骨折应于伤后1周进行。他比较了两组患者，其愈合情况有明显的不同。伤后7日内手术者78例中17例不愈合，而伤后7~14日手术者，52例全部愈合。

五、预后

成人前臂双骨折的预后与许多因素有关：骨折是否开放性；损伤程度如何；骨折移位多少；是否为粉碎性；治疗是否及时、适当；是否发生并发症。

成人有移位的前臂骨折闭合复位方法治疗，通常结果并不理想，功能不满意率甚高；而切开复位，坚强内固定治疗者愈合率可达90%以上，功能结果的优良率亦达90%以上。开放骨折，合并严重软组织伤，情况更复杂，如果发生感染则预后不良。有时严重感染可导致截肢的恶果。

（李泞杞）

第二节　尺桡骨干骨折

一、损伤机制

直接暴力，传导暴力均可引起桡骨干骨折，骨折多为横形、短斜形。因有尺骨的支撑，桡骨骨折的短缩、重叠移位甚少，但常有桡骨骨折端之间的旋转畸形存在。

由于桡骨各部附着的肌肉不同，因此，不同部位的桡骨骨折将出现不同的旋转畸形。成人桡骨干上1/3骨折时，骨折线于肱二头肌，旋后肌以远、旋前圆肌近端、附着于桡骨结节的肱二头肌及附着于桡骨上1/3的旋后肌，牵拉骨折近段向后旋转移位，使之位于旋后位；而附着于桡骨中部及下端的旋前圆肌和旋前方肌，牵拉骨折远段向前旋转移位，使之位于旋前位。桡骨干中段或中下1/3段骨折时，骨折线位于旋前圆肌抵止点以下，由于肱二头肌与旋后肌的旋后倾向被旋前圆肌的旋前力量相抵消，骨折近段处于中立位，而远段受附着于桡骨下端旋前方肌的影响，位于旋前位。

二、临床症状

临床检查时，局部肿胀，骨折端压痛，旋转功能障碍。可闻及骨擦音。摄X线片时，应包括腕关节，注意有无下尺桡关节脱位。

三、治疗

1. 桡骨单骨折　多可闭合复位，夹板或石膏固定。桡骨干中段或中下1/3段骨折，因其周围软组织相对较薄，多可通过闭合复位治疗。若移位较多，不能复位者可考虑切开整复内固定。而桡骨近1/3骨折，由于周围软组织丰富，闭合复位如有困难，应考虑行切开复位钢板固定。如钢板固定可靠，术后不用外固定，早期进行功能锻炼。

桡骨中下1/3处掌面较平坦，此部位的桡骨骨折行切开复位内固定术时，切口可选择掌侧或背侧切口。桡骨近侧骨折时掌侧切口对桡神经损伤的概率要小于背侧切口，所以选择掌侧切口可能更为妥当。

2. 尺骨干骨折　无桡骨头脱位的尺骨单骨折是常见损伤。它们通常是对前臂直接打击的结果并且时常是无移位的或仅有少量移位。

Dymond将在任何平面成角超过10°或者移位超过骨干直径50%的尺骨骨干骨折称为移位骨折。这些移位骨折比无移位骨折更不可预知，而且应该注意下述情况：①移位的尺骨骨折可能伴有桡骨头不稳定。②移位的尺骨骨折有成角倾向，或许因为骨间膜支撑稳定性的损失所引起。③远端尺骨骨折可能出现短缩畸形并引起下尺桡关节的症状。

尺骨全长处于皮下，浅在，闭合复位多能成功。不稳定性骨折，经皮穿入克氏针是个简便有效的办法，但仍需应用石膏外固定。使用加压钢板可免去外固定，且有利于愈合和功能恢复。多节段骨折应用1个长钢板在尺骨表面固定或髓内钉固定。对所有开放移位的尺骨干骨折在伤口冲洗和清创之后使用钢板固定。尺骨下 1/4 移位骨折，因旋前方肌的牵拉，可造成远骨折段的旋后畸形，整复时将前臂旋前，放松旋前方肌，可以纠正远折段的旋后畸形，以利复位。

（马 远）

第三节　孟氏骨折

伴有桡骨头脱位的尺骨骨折在所有前臂骨折里是少见的，发生率小于 5%。1814 年，Monteggia 描述了这种尺骨近 1/3 骨折合并桡骨头前脱位的损伤（即孟氏骨折）。在 1967 年，Bado 建议称之为 Monteggia 损伤，指出 Monteggia 的最初描述是尺骨近 1/3 到鹰嘴之间骨折伴有桡骨头前脱位。

大多数类型的 Monteggia 骨折包括成人和儿童，根据文献报告对成人每个类型的发病率做出估定是困难的。Speed 和 Boyd 在 1940 年报道了当时最常见的桡骨头前脱位。Jupiter 等强调后方的损伤比原先的更常见，而且如果损伤机制和治疗的潜在并发症未引起足够重视，治疗将出现问题。

一、损伤机制

Evans 认为 I 型损伤的损伤机制是前臂被迫旋前造成。在他的 I 型损伤病例中既没有显示在尺骨皮下的挫伤也没有显示任何在直接打击损伤中看到的骨折碎块，所以他假定了这一机制。Evans 更进一步用实验研究支持他的理论。他通过用钳固定尸体肱骨并且慢慢旋前臂产生了伴有桡骨头前脱位的尺骨骨折。尺骨骨折而外力继续存在前臂继续旋前，桡骨头被迫从稳定的肘关节囊里向前脱出。

II 型损伤在 1951 年被 Penrose 所描述。在观察骨折这一变化后，他将一个带有弯曲肘的尸体肱骨固定，并且施加力量到远端桡骨，引起肘的后脱位。然后他通过在尺骨近侧钻孔使尺骨强度变弱，并再一次在远端桡骨上直接加力，随后引出了 Bado II 型损伤。即产生前面带有粉碎块向后成角的尺骨骨折和带有桡骨近端关节面边缘骨折的桡骨头后脱位。他从这些结果得出结论，II 型损伤是在肘内侧韧带破裂之前尺骨骨干变弱后肘脱位的一种变化。

III 型损伤被 Mullick 描述，他假定作用在肘上的主要力量是外展力。假如前臂旋前，则桡骨头向后外侧脱位。

Bado 认为 IV 型损伤是 I 型损伤伴有桡骨干骨折。

二、影像学表现

移位的尺骨骨折及任何上肢损伤一定要包括肘部真实正位和侧位的 X 片。肘部真实正位只有肱骨和前臂平放在 X 线片夹上时才可获得；肱骨和前臂横置于 X 线片夹上屈曲近 90°，无论前臂是否旋前、旋后或中立位，都可获得真实肘的侧位 X 片。

桡骨头脱位和尺骨骨折在 X 线片上极易判断，但孟氏骨折的漏诊率却出乎意外的高。其原因首先是 X 线片未包括肘关节；其二是 X 线机球管未以肘关节为中心，以至于桡骨头脱位变得不明显；其三是体检时忽略了桡骨头脱位的发生，以致读片时亦未注意此种情况；其四是患者伤后曾做过牵拉制动，使脱位的桡骨头复了位，以致来院检查时未发现脱位，但固定中可复发脱位。

三、分类

1967 年 Bado 将其归纳为 4 型：

I 型：约占 60%，为尺骨任何水平的骨折，向前侧成角，并合并桡骨头前脱位。

Ⅱ型：约占15%，为尺骨干骨折，向后侧（背侧）成角，并合并桡骨头后脱位。

Ⅲ型：约占20%，为尺骨近侧干骺端骨折，合并桡骨头的外侧或前侧脱位，仅见于儿童。

Ⅳ型：约占5%，为桡骨头前脱位，桡骨近1/3骨折，尺骨任何水平的骨折。

见图3-4。

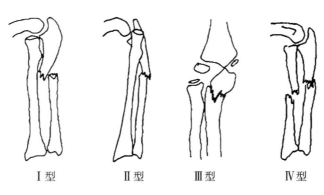

图3-4 Monteggia骨折的分型

四、临床症状

症状和体位与骨折类型有关，第Ⅰ型可于肘前窝触到桡骨头，前臂短缩，尺骨向前成角。第Ⅱ型可于肘后触及桡骨头，尺骨向后成角。第Ⅲ型可于肘外侧触及桡骨头和尺骨近端向外侧成角。第Ⅳ型桡骨头处于肘前，尺桡骨骨折处有畸形及异常活动。所有4型骨折，肘关节及前臂均有明显肿胀，疼痛、压痛。患者不能活动肘关节和旋转前臂。桡神经深支损伤为最常见的并发症，应检查相应的神经功能。

五、治疗

儿童Monteggia骨折，闭合复位治疗是满意的，但如何治疗成人孟氏骨折，存在着争论。Speed发现大多数人孟氏骨折经闭合复位治疗，其结果并不满意，因而主张切开复位并内固定尺骨，同时重建环状韧带（以筋膜条为主）。Evans则主张旋后位复位并维持6~8周。Bado同意Evans观点，认为保守治疗是新鲜的成人Monteggia骨折的最好治疗办法。Boyd和Boals建议以加压钢板或髓内针做尺骨的坚强内固定，但桡骨头应闭合复位，除非闭合复位失败，否则并无切开复位的指征。当桡骨头有明显骨折时他们建议切除桡骨头，他们治疗的病例优良率达77%。经过多年的争论，趋于一致的意见是桡骨头脱位并无手术的必要。如尺骨内固定坚强，亦无必要重建环状韧带。

对Ⅰ型、Ⅱ型、Ⅲ型骨折过去习惯于采取闭合复位的治疗方法。近年来随着对前臂旋转功能认识的深化，对尺骨复位要求严格。凡闭合复位不能达到要求时应切开复位，坚强内固定，以期获得更好的治疗结果。对Ⅳ型骨折，无疑更应早期切开复位，尺桡骨骨折均行坚强内固定。

闭合复位需于臂丛阻滞下进行，牵引该患肢，并于脱位的桡骨头处加压（Ⅰ型向后，Ⅱ型向前）即可整复桡骨头脱位，此时尺骨骨折多已复位，如仍有成角及侧方移位应加以纠正。整复完成后以长臂前后石膏托固定。Ⅰ型固定于前臂旋后，屈肘110°位；Ⅱ型固定于前臂旋后，屈肘70°（半伸直位）。直至尺骨愈合后，去除石膏，进行功能锻炼。

早期未治疗，或治疗不当而致畸形愈合或不愈合者，应视情况分别加以处理。如果仅是轻度尺骨成角畸形愈合、桡骨头脱位，而仅切除桡骨头。如为中度的尺骨成角畸形、桡骨头脱位，行桡骨头切除、尺骨骨突切除及骨间膜松解术，当可改善前臂的旋转功能。如为严重的尺骨成角畸形愈合、桡骨头脱位，应做尺骨的截骨复位内固定术及桡骨头切除术，术中同时松解骨间膜。当尺骨不愈合，桡骨头脱位或半脱位，应行尺骨内固定植骨术，桡骨头同时切除。

桡骨头虽能复位，而尺骨骨折位置不良时应切开复位，钢板或髓内针内固定。有时破裂的环状韧带妨碍桡骨头的复位，或桡骨头的脱位是自近端穿过环状韧带，交锁于肱骨外上髁处，此时切开复位宜采用Boyd切口，可以兼顾两者。手术内固定治疗者，术后应用长臂石膏托制动4~6周。Ⅰ、Ⅲ、Ⅳ型骨折固定于前臂旋转中立位，屈肘110°位；Ⅱ型骨折固定于屈肘70°位。

合并桡神经深支损伤为一常见并发症，桡骨头复位后几乎都能自行恢复，不需要手术探查。

1. 手法复位　应用手法治疗新鲜闭合性孟氏骨折是一种有效而简便的治疗措施。尤其小儿肌肉组织较纤弱，韧带和关节囊弹性较大，容易牵引分开，桡骨头也易还纳。尺骨近端无移位者，复位更加容易。

2. 手术治疗　适应证：①某些经手法复位失败者，多系青壮年；②陈旧性损伤，肘关节伸屈功能受限及前臂旋转障碍。

手术治疗的目的在于矫正尺骨畸形及维持桡骨头稳定性并恢复功能。

开放复位和骨折内固定：手法复位失败者宜早施行开放复位，某些陈旧性损伤，但时间尚短，桡骨小头尚可复位者（3～6周内）。

尺骨畸形矫正，桡骨头复位及环状韧带重建术，适用于陈旧性损伤，尺骨骨折愈合畸形严重及桡骨头脱位者。以成人多见。

3. 特殊治疗　如下所述。

（1）不能复位的桡骨头：假如对桡骨头闭合复位不成功，将行切开复位。可通过Boyd切口显露肘关节。复位常见的障碍物是桡骨头前方的关节囊或环状韧带。桡骨头复位后，可考虑修复关节囊或环状韧带。

（2）桡骨头骨折：如伴有桡骨头的严重骨折，可先行桡骨头切开复位内固定，假如骨折不能修复重建则行桡骨头切除术。假如桡骨头切除危害肘关节稳定性时，应考虑行人工桡骨头假体置换。

（3）术前桡神经损伤：对于损伤时伴有桡神经或骨间背侧神经瘫痪且桡骨头很容易复位的患者，不推荐这次手术时探查桡神经或骨间背神经。通常这只是神经失用，对于大多数患者来讲，其功能将在损伤后6～12周恢复。假如神经在3个月后仍无恢复，应进行诊断检查，根据结果决定是否行神经探查术。

（4）开放骨折：开放骨折作为急性损伤，假如伤口允许，应早期切开复位和钢板固定。一期可以不关闭皮肤，但应彻底清创。外固定仅用于严重污染不能钢板固定的骨折。

累及到鹰嘴的尺骨干广泛粉碎骨折可能存在恢复尺骨解剖长度的问题。假如桡骨头复位后稳定，将促进尺骨长度的复原以便它可在正常解剖长度被钢板固定。假如桡骨头不稳定，则应打开肘关节，确保在直视下将桡骨头复位。尺骨长度是重要的，应以1或2个被塑形的3.5mm有限-接触动力加压钢板固定近端粉碎的尺骨骨折，使之与鹰嘴外形相符。假如需要，一条经过鹰嘴顶端的张力带金属丝经过钢板的一个孔，与之绑成一体，有助于进一步稳定骨折。

对于BadoⅣ型损害（桡骨和尺骨的双骨折），宜首先固定尺骨，在桡骨骨干骨折切开复位前复位桡骨头，如果桡骨头复位困难，既可通过桡骨进路也可通过尺骨进路打开肘关节。但两个骨干应分别应用两个切口进入。

4. 治疗结果　Anderson等对前臂骨折的治疗评估标准如下。

优秀：骨愈合伴有肘和腕屈曲/伸展小于10°的损失。

良好：骨愈合伴有肘和腕屈曲/伸展小于20°的损失；和前臂旋转小于50%的损失。

不满意：骨愈合伴有肘和腕屈曲/伸展大于30°的损失；和前臂旋转大于50%的损失。

失败：畸形愈合，不愈合或无法解决的慢性骨髓炎。

应用这些标准，Anderson等和Chapman等报告超过90%的被调查者获得满意结果。不满意的结果归因于冠状突畸形愈合、近端桡尺骨骨性连接、尺骨畸形愈合和疼痛性近侧桡尺关节病。对Monteggia损伤治疗的最具挑战性的问题是有关冠状突和桡骨头的处理。

5. 手术后的处理　术后应用长臂石膏托固定4～6周，Ⅰ、Ⅲ、Ⅳ型骨折固定于前臂中立位，屈肘110°位，Ⅱ型骨折固定于屈肘70°位。石膏去除后行功能锻炼。Robin认为包扎和石膏在5～7天去除并以长臂支具代替较好。根据在手术时稳定性的评估，如果患者合作且手术中骨折经完整范围的运动仍稳定，则7～10天后可允许患者去除后侧支具，并在医师指导下做增加肘关节主动活动度训练。

如手术时骨折处稳定性或桡骨头稳定性有问题，当患者仍处于麻醉时，应确定稳定范围。术后应用长石膏，在7~10天后使用支具，在先前确定的稳定范围内允许运动。在最初3周内每周拍X线片，然后每月拍摄直到尺骨骨折愈合。

六、预后

如果早期正确诊断，正确处理，其预后是良好的，近年来文献报道使用手术治疗坚固内固定者优良率甚高。如为严重开放损伤，或合并感染，则预后较差。

（马　远）

第四节　盖氏骨折

盖氏骨折指桡骨中下1/3骨折，合并下尺桡关节脱位或半脱位，并不常见，占前臂骨折3%~6%。Galeazzi在1934年描述了这一桡骨骨折合并下尺桡关节脱位或半脱位的损伤。

一、损伤机制

Galeazzi骨折可因直接打击桡骨远1/3段的桡背侧而成；亦可因跌倒，手掌着地的传递应力而造成；还可因机器绞扎而造成。受伤机制不同，其骨折也有不同特点。

二、影像学表现

通常骨折部位在桡骨中下1/3交界处，为横形或短斜形，多无严重粉碎。如桡骨骨折移位显著，下尺桡关节将完全脱位。于前后位X线片上，桡骨表现为短缩，远侧尺桡骨间距减少，桡骨向尺骨靠拢。侧位X线片上，桡骨通常向掌侧成角，尺骨头向背侧突出。

三、分类

（1）桡骨远端青枝骨折合并尺骨小头骨骺分离，均为儿童，此型损伤轻，易于整复。

（2）桡骨远1/3骨折：骨折可为横形、短斜形、斜形。短缩移位明显，下尺桡关节脱位明显。多为跌倒手撑地致伤。前臂旋前位致伤时桡骨远折段向背侧移位；前臂旋后位致伤时桡骨远折段向掌侧移位。临床上掌侧移位者多见。此型损伤较重，下尺桡关节掌背韧带、三角纤维软骨盘已断裂（三角纤维软骨盘无断裂时多有尺骨茎突骨折）。骨间膜亦有一定的损伤。

（3）桡骨远1/3骨折，下尺桡关节脱位，合并尺骨干骨折或尺骨干外伤性弯曲。多为机器绞轧伤所致，损伤重，可能造成开放伤口，此时除下尺桡关节掌、背侧韧带，三角纤维软骨盘破裂外，骨间膜多有严重损伤。

四、临床症状

对于无移位或相对无移位的骨折，唯一症状可能是肿胀和骨折附近的触痛。如果移位较大，将有桡骨短缩和后外侧成角。下尺桡关节脱位或半脱位可引起尺骨头突起和在关节上的明显压痛。桡骨头脱位很少出现在桡骨干骨折中。大部分骨折是闭合骨折，开放骨折通常由近端骨块末端刺破皮肤所致。神经和血管损伤比较少见。

发生于桡骨中下1/3交界处的骨折，通常有一横形或短斜形骨折线。大部分为非粉碎性骨折。假如骨折移位很大，则下尺桡关节将出现脱位或半脱位。在正位X线片上，由于下尺桡关节间隙增大，桡骨相对缩短。在侧位X线片中，骨折通常向背侧成角，而尺骨头向背侧突出。下尺桡关节损伤可能是单纯韧带损伤，或韧带保持完整但尺骨茎突可被撕脱。

五、治疗

Hughston指出，闭合复位和固定后骨折位置难于维持，4个主要变形因素可能导致复位失败：①手的重量及地心引力作用，容易引起下尺桡关节半脱位和桡骨骨折向背侧成角；②在桡骨骨折远端掌侧面上旋前方肌嵌入，使它转向尺骨而且牵拉它向近端和掌侧移位；③肱桡肌容易使桡骨远端的碎片以下尺桡关节为轴产生旋转移位同时引起短缩；④拇外展肌和伸拇肌引起侧韧带短缩和松弛，使腕处尺偏位。

由于上述因素，即使最初骨折无移位，或通过闭合复位术获得良好位置，但在石膏管形内移位是常见的。应用手法整复、夹板固定能够克服上述部分因素，因此对于一型及部分二型横断骨折，可行夹板固定，对于不稳定二型及三型骨折，应行切开复位内固定以获得良好的旋前和旋后功能和避免下尺桡关节紊乱和关节炎变化。

为了获得良好的前臂旋转功能；避免下尺桡关节紊乱，桡骨骨折必须解剖复位。因此，切开复位内固定术几乎是必选的方法。髓内针于此处宽大的髓腔内难于提供坚固的固定作用，较难防止骨折端间的旋转。

采用掌侧 Henry 进路。应用止血带，做一纵形切口，以骨折为中心在桡侧腕屈肌和肱桡肌之间进入。骨折几乎总是位于旋前方肌近侧缘上方，将嵌入的旋前方肌从桡骨分离显露远端骨块掌面以放置钢板。

治疗中下段和下1/3桡骨骨折应用加压钢板固定，钢板应置于桡骨掌面，术后中立位石膏固定4~6周。对于可复位但不稳定的下尺桡关节应用一尺桡针固定。尺桡针3周之后拔除。

钢板螺钉固定显然是最好的方法，但要获得好的结果，钢板要有足够的长度及强度，且螺丝钉在碎片近端和远端有良好的固定。术后用前臂石膏前后托，前臂旋转中立位制动4~6周，以使下尺桡关节周围被损伤的组织获得愈合。去除石膏后，积极进行功能锻炼。

六、预后

闭合复位或内固定不当而失效者，预后不良。如内固定坚固，下尺桡关节及桡骨骨折解剖复位者预后良好。

（赵　锐）

第五节　前臂开放性骨折

前臂开放骨折发病率较高，处理困难，若处理不当，常引起不良后果。

随着内固定技术水平的提高及人们对开放骨折的进一步认识，对开放骨折通常不做内固定的观点逐渐改变，治疗方法应根据损伤机制，软组织及骨损伤的程度。

我们的临床实践经验是：在认清伤口特点的基础上彻底清创；使用坚强的内固定；无张力的闭合伤口；合理的使用抗生素。

由于受伤机制不同，前臂开放骨折的软组织损伤特点也不相同。前臂开放骨折以内源性开放骨折为多见，伤口较小，伤口为骨折远端移出而造成。此种伤口污染较轻，清创后多能一期闭合伤口。外源性前臂开放骨折如系锐器砍伤，其伤口较清洁整齐，易于清创缝合；如系绞压致伤，多有严重的皮肤捻挫、撕脱，甚至脱套，骨折亦较为严重，常为粉碎性或多段骨折。此类损伤要慎重对待，清创不易充分。清创不足的结果是无生机组织坏死、液化，细菌繁殖而致感染。

伤口的闭合方法，视清创后的情况而定。直接缝合当然是最简便的方法，但必须没有张力。在张力很大情况下，勉强闭合伤口，等于没有闭合伤口，因为张力下缝合的皮肤边缘将发生坏死，继而绽开。前臂肌肉组织丰富，不能直接缝合的伤口多能二期以游离植皮覆盖。大面积皮肤脱套伤者，可利用脱套的皮肤将脂肪层切除后游离植皮。

开放性前臂骨折是否应用内固定，是有争论的。Cameron 等提出开放骨折时不应用内固定物；而内源性前臂开放骨折时先行清创闭合伤口，2~3周伤口愈合后再行手术切开复位内固定。Farragos 等报告的28例患者38个前臂骨折（开放性）均采用此种延迟内固定方法，结果无1例感染。他对严重的前臂开放骨折，采取在清创的同时使用内固定于尺骨，他认为这样便于软组织损伤的修复，待伤口愈合后再处理桡骨。我们主张清创同时使用坚强内固定。实践证明，开放骨折时使用坚强内固定不是增加了感染率而是降低了感染率。开放骨折时使用内固定物有以下好处：①稳定骨折端，消除了骨折再移位对伤口的内源性压迫的可能性，利于伤口愈合；②减少或不用外固定，便于对伤肢的观察处理。特别是一旦感染发生，伤口引流、换药无法应用外固定时，有个坚固的内固定物维持骨折的良好位置，更属必要；③严重开放骨折时使用内固定物，利于软组织损伤的修复（进行植皮、皮瓣等处理）。

（赵　锐）

第四章

肩部损伤

第一节 肩胛骨骨折

肩胛骨是一扁而宽的不规则骨，周围有较厚的肌肉包裹而不易骨折，肩胛骨骨折（scapular fracture）发病率约占全身骨折的0.2%。若其一旦发生骨折，易同时伴发肋骨骨折，甚至血气胸等严重损伤，在诊治时需注意，并按病情的轻重缓急进行处理。25%的肩胛骨骨折合并同侧锁骨骨折或肩锁关节脱位，称为浮肩损伤。

按骨折部位不同，一般分为以下类型（图4-1）。

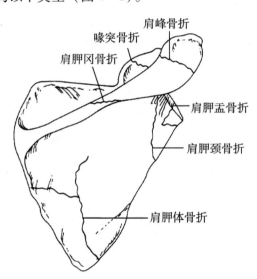

图4-1 肩胛骨骨折分类示意图

一、肩胛体骨折

（一）致伤机制

肩胛体骨折（scapular body fracture）多由仰位跌倒或来自侧后方的直接暴力所致。暴力多较强，以肩胛体下部多见，可合并有肋骨骨折，甚至伴有胸部并发症。

（二）临床表现

1. 疼痛 限于肩胛部，肩关节活动时尤为明显，其压痛部位与骨折线多相一致。
2. 肿胀 需要双侧对比才能发现，程度根据骨折类型而定。粉碎性骨折者因出血多，肿胀明显易见，甚至皮下可有瘀斑出现。而一般的裂缝骨折则多无肿胀。
3. 关节活动受限 患侧肩关节活动范围受限，并伴有剧痛而拒绝活动，尤其是外展时。
4. 肌肉痉挛 包括冈上肌、冈下肌及肩胛下肌等因骨折及血肿刺激而出现持续性收缩样改变，其至可出现假性肩袖损伤的症状。

（三）诊断

1. 外伤史　主要了解暴力的方向及强度。
2. X线片　一般拍摄前后位、侧位及切线位。拍片时将患肢外展，可获得更清晰的影像。
3. 其他　诊断困难者可借助于CT扫描，并注意有无胸部损伤。

（四）治疗

1. 无移位　一般采用非手术疗法，包括患侧上肢吊带固定，早期冷敷或冰敷，后期热敷、理疗等。制动时间以3周为宜，可较早地开始肩部功能活动。
2. 有移位　利用上肢的外展或内收来观察骨折端的对位情况，多采用外展架或卧床牵引将肢体置于理想对位状态固定。需要手术复位及固定者仅为个别病例。

（五）预后

肩胛骨骨折一般预后良好，即使骨块有明显移位而畸形愈合的，也多无影响。除非错位骨压迫胸廓引起症状时才考虑手术治疗。

二、肩胛颈骨折

（一）致伤机制

肩胛颈骨折（scapular neck fracture）主要由作用于手掌、肘部的传导暴力所引起，但也见于外力撞击肩部的直接暴力所致。前者的远端骨片多呈一完整的块状，明显移位少见；后者多伴有肩胛盂骨折，且骨折块可呈粉碎状（图4-2）。

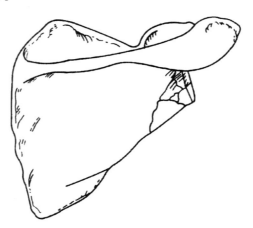

图4-2　肩胛颈粉碎状骨折示意图

（二）临床表现

1. 疼痛　局限于肩部，肩关节活动时疼痛加重。压痛点多呈环状，并与骨折线相一致。
2. 肿胀　见于有移位骨折，显示"方肩"样外形，锁骨下窝可完全消失，无移位骨折则变形不明显。
3. 活动受限　一般均较明显，尤其是有移位骨折活动受限更严重。如将肩胛骨下角固定活动肩关节时除剧痛外，还可闻及骨擦音；对一般病例无须此种检查。

（三）诊断

1. 外伤史　一般均较明确。
2. 临床症状特点　以肩部症状为主。
3. X线片　能够较容易地显示骨折线及其移位情况。伴有胸部伤，或X线片显示不清的，可行CT扫描检查。

(四) 治疗

1. 无移位　上肢悬吊固定3~5周。X线片证明骨折已临床愈合时，可逐渐开始功能锻炼。
2. 有移位　闭合复位后行外展架固定。年龄超过55岁者，可卧床牵引以维持骨折对位，一般无须手术治疗。对于移位超过1cm及旋转超过40°者，保守治疗效果较差，可通过后方Judet入路行切开复位重建钢板内固定术。术中可在冈下肌和小圆肌间进入，显露肩胛骨外侧缘、肩胛颈及肩关节后方。术中需防止肩胛上神经损伤。

(五) 预后

肩胛颈骨折患者预后一般均良好。

三、肩胛盂骨折

(一) 致伤机制及分型

肩胛盂骨折（fractures of the glenoid）多由来自肩部的直接传导暴力，通过肱骨头作用于肩胛盂引起。视暴力强度与方向的不同，骨折片的形态及移位程度可有显著性差异，可能伴有肩关节脱位（多为一过性）及肱骨颈骨折等。骨折形态以盂缘撕脱及压缩性骨折为多见，也可遇到粉碎性骨折（图4-3）。

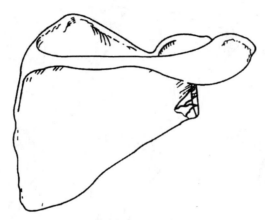

图4-3　肩胛盂粉碎性骨折示意图

常采用Ideberg - Gross分型（图4-4）：

1. Ⅰ型　关节盂缘骨折，又分为ⅠA型：前方关节盂缘骨折；ⅠB型：后方关节盂缘骨折。
2. Ⅱ型　关节盂横断骨折，骨折线分为横形或斜形，累及关节盂下方。
3. Ⅲ型　关节盂上方骨折，骨折线向内上达到喙突基底，常合并肩峰骨折、锁骨骨折及肩锁关节脱位等肩关节上方悬吊复合体（superior shoulder suspensory complex，SSSC）的损伤。
4. Ⅳ型　关节盂横断骨折，骨折线向内到达肩胛骨内缘。
5. Ⅴ型　Ⅳ型伴Ⅱ、Ⅲ型或同时伴Ⅱ和Ⅲ型。
6. Ⅵ型　整个关节盂的粉碎性骨折，伴或不伴肱骨头半脱位。

(二) 临床表现

由于骨折的程度及类型不同，症状差别也较大，基本症状与肩胛颈骨折相似。

(三) 诊断

除外伤史及临床症状外，主要依据X线片进行诊断及鉴别诊断。X线投照方向除常规的前后位及侧位外，应加拍腋窝位，以判定肩盂的前缘、后缘有无撕脱性骨折。CT平扫或三维重建有助于判断骨折的移位程度。

（四）治疗

肩胛盂骨折是肩胛骨骨折中在处理上最为复杂的一种。依据骨折类型的不同，治疗方法有明显的差异。

1. 非手术治疗　适用于高龄患者，可行牵引疗法，并在牵引下进行关节活动。牵引持续时间一般为 3~5 周，不宜超过 6 周。Ⅵ型骨折应采用非手术治疗。

2. 手术治疗　手术治疗目的在于恢复关节面平整，避免创伤性关节炎，防止肩关节不稳定。对关节盂移位大于 2mm、肱骨头存在持续半脱位或不稳定者，合并 SSSC 损伤者可行手术切开复位内固定术。根据不同的骨折类型，选择前方及后方入路，用拉力螺钉固定骨折。关节内不可遗留任何骨片，以防继发损伤性关节炎。关节囊撕裂者应进行修复。术后患肢以外展架固定。

3. 畸形愈合　以功能锻炼疗法为主。畸形严重已影响关节功能及疼痛明显的，可行关节盂修整术或假体置换术。

（五）预后

肩胛盂骨折患者一般预后较佳，只有关节面恢复不良而影响肩关节活动的，多需采取手术等补救性措施。

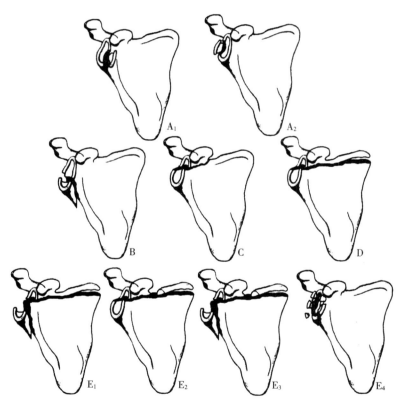

图 4-4　肩胛盂骨折 Ideberg-Gross 分型示意图

四、肩峰骨折

因该骨块坚硬且骨突短而不易骨折，故肩峰骨折（acromion fracture）较少见。

（一）致伤机制

主要有以下两种机制：

1. 直接暴力　即来自肩峰上方垂直向下的外力，骨折线多位于肩锁关节外侧。

2. 间接传导暴力　当肩外展或内收位时跌倒，因肱骨大结节的杠杆顶撬作用而引起骨折，骨折线多位于肩峰基底部。

（二）临床表现

1. 疼痛　局部疼痛明显。
2. 肿胀　其解剖部位浅表，故局部肿胀显而易见，多伴有皮下瘀血或血肿形成。
3. 活动受限　外展及上举动作受限，无移位骨折者较轻，合并肩锁关节脱位或锁骨骨折者较明显。
4. 其他　除注意有无伴发骨折外，应注意有无臂丛神经损伤。

（三）诊断依据

1. 外伤史　注意外力的方向。
2. 临床表现　以肩峰局部为明显。
3. X线片　均应拍摄前后位、斜位及腋窝位，可较全面地了解骨折的类型及特点；在阅片时应注意与不闭合的肩峰骨骺相鉴别。

（四）治疗

视骨折类型及并发伤的不同而酌情采取相应的措施。
1. 无移位　将患肢用三角巾或一般吊带制动即可。
2. 手法复位　指通过将患肢屈肘、贴胸后，由肘部向上加压可达复位目的的，可采用肩-肘-胸石膏固定；一般持续固定4~6周。
3. 开放复位内固定术　手法复位失败的，可行开放复位张力带固定；一般情况下不宜采用单纯克氏针固定，以防其滑动移位至其他部位。

（五）预后

肩峰骨折患者一般预后良好。如复位不良可引起肩关节外展受限及肩关节周围炎等后果。

五、喙突骨折

喙突骨折（coracoid fracture）相当少见，主因其位置深在，且易漏诊。

（一）致伤机制

1. 直接暴力　多因严重暴力所致，一般与其他损伤伴发。
2. 间接暴力　当肩关节前脱位时，因肱骨头撞击及杠杆作用所致。
3. 肌肉韧带撕脱暴力　肩锁关节脱位时，喙肱肌和肱二头肌短头猛烈收缩或喙锁韧带牵拉，可引起喙突撕脱性骨折，此时骨折片多伴有明显移位。

（二）临床表现

因解剖部位深在，主要表现为局部疼痛和屈肘、肩内收及深呼吸时肌肉收缩的牵拉痛。个别病例可合并臂丛神经受压症状。

（三）诊断

除外伤史及临床表现外，主要依据X线片检查，拍摄前后位、斜位及腋窝位。

（四）治疗

无移位及可复位者，可行非手术疗法；移位明显或伴有臂丛神经症状者，宜行探查术、开放复位及内固定术；晚期病例有症状者，也可行喙突切除及联合肌腱固定术。

六、肩胛冈骨折

肩胛冈骨折多与肩胛体部骨折同时发生，少有单发。诊断及治疗与体部骨折相似。

七、浮肩

25%的肩胛骨骨折合并同侧锁骨骨折或肩锁关节脱位，称为浮肩损伤（floating shoulder injury，

FSI）。如治疗不当，可致肩关节功能障碍。

（一）致伤机制

Gross 提出了肩关节上方悬吊复合体（SSSC）的概念，指出其是维持肩关节稳定的重要结构，并解释了其病理意义。SSSC 由锁骨外侧端、肩锁关节及其韧带、肩峰、肩胛盂、喙突及喙锁韧带所组成的环形结构。上方支柱为锁骨中段，下方支柱为肩胛体外侧部和肩胛冈。SSSC 一处骨折或韧带损伤时，对其稳定性影响较小，不发生明显的骨折移位或脱位；有 2 处或 2 处以上部位损伤时，才会造成不稳定，形成浮肩，并有手术指征。了解 SSSC 的构成有助于浮肩治疗方案的选择。浮肩中肩胛带由于失去锁骨的骨性支撑悬吊作用，使得肩胛颈骨折移位和不稳定，其移位程度主要取决于同侧锁骨骨折或肩锁关节脱位。当肩关节悬吊的稳定性受到严重破坏时，局部肌肉的拉力和患肢重量将使骨折远端向前、下、内侧旋转移位。这种三维方向的移位可使肩峰及盂肱关节周围肌群的起止关系和结构长度发生改变，造成肩胛带严重短缩，从而导致肩关节外展乏力、活动度下降等功能障碍。

（二）诊断

通过 X 线片，诊断一般并不困难。为了判断损伤程度，除常规前后位外，还应通过肩胛骨外侧穿胸投照侧位。如怀疑肩锁关节损伤，有时还须加拍 45°斜位片。CT 扫描对准确判断损伤的程度很有价值。

（三）治疗

为恢复肩关节的动力平衡，首先需恢复锁骨的完整性和稳定性。

1. 非手术治疗　适用于肩胛颈骨折移位小于 5mm 者，非手术治疗疗效等于或优于手术治疗，且无并发症的风险。患肢制动，8 周后开始功能锻炼。

2. 切开复位内固定术　适用于肩胛颈骨折移位大于 5mm 或非手术治疗中继发骨折移位者。通常对锁骨进行切开复位内固定术即可。通过完整的喙锁韧带和喙肩韧带的牵拉来达到肩胛颈骨折复位，也可同时进行肩胛颈和锁骨骨折钢板内固定术。肩胛颈部切开复位钢板内固定须防止伤及肩关节囊、旋肩胛肌，特别是小圆肌，以免削弱肩关节的活动范围，尤其是外旋功能。术后患者早期行功能锻炼，最大限度地避免创伤及手术后"冻结肩"的发生。

（林开宇）

第二节　锁骨骨折

锁骨为长管状骨，呈"S"形架于胸骨柄与肩胛骨之间，成为连接上肢与躯干之间唯一的骨性支架。因其较细及其所处解剖地位特殊，易受外力作用而引起骨折，属于门急诊常见的损伤之一，约占全身骨折的 5%；幼儿更为多见。通常将锁骨骨折（clavicle fracture）分为远端（外侧端）、中段及内侧端骨折。因锁骨远端和内侧端骨折的治疗有其特殊性，以下将进行分述。

一、致伤机制

多见于平地跌倒手掌或肩肘部着地的间接传导暴力所致，直接撞击等暴力则较少见（图 4-5A）。骨折部位好发于锁骨的中外 1/3 处，斜形多见。直接暴力所致者，多属粉碎性骨折，其部位偏中段。幼儿骨折时，因暴力多较轻、小儿骨膜较厚，常以无移位或轻度成角畸形多见。产伤所致锁骨骨折也可遇到，多无明显移位。成人锁骨骨折的典型移位（图 4-5B）所示：内侧断端因受胸锁乳突肌作用向上后方移位，外侧端则因骨折断端本身的重力影响而向下移位。由于胸大肌的收缩，断端同时出现短缩重叠移位。个别病例骨折端可刺破皮肤形成开放性骨折，并有可能伴有血管神经损伤（图 4-5C），主要是下方的臂丛神经及锁骨下动、静脉，应注意检查，以防引起严重后果。直接暴力所致者还应注意有无肋骨骨折及其他胸部损伤。

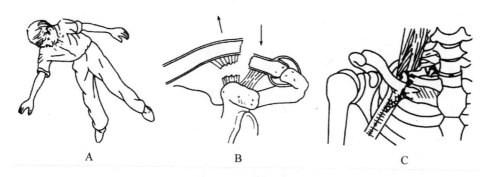

图 4-5 锁骨骨折
A. 致伤机制；B. 典型移位；C. 易引起血管神经损伤

二、临床表现

1. 疼痛　多较明显，幼儿跌倒后啼哭不止，患肢拒动。切勿忘记脱衣检查肩部，否则易漏诊，年轻医师在冬夜值班时尤应注意。
2. 肿胀与畸形　除不完全骨折外，畸形及肿胀多较明显。因其浅在，易于检查发现及判断。
3. 压痛及传导叩痛　对小儿青枝骨折，可以通过对锁骨触诊压痛的部位来判断，并结合传导叩痛的部位加以对照。
4. 功能受限　骨折后患侧上肢运动明显受限，特别是上举及外展时因骨折端的疼痛而中止。
5. 其他　注意上肢神经功能及桡动脉搏动，异常者应与健侧对比观察，以判定有无神经血管损伤；对直接暴力所致者，应对胸部认真检查，以除外肋骨骨折及胸腔损伤。

三、诊断

1. 外伤史　多较明确。
2. 临床表现　如前所述，应注意明确有无伴发伤。
3. X 线片　不仅可明确诊断，还有利于对骨折类型及移位程度的判断；有伴发伤者，可酌情行 CT 或 MR 检查。

四、治疗

根据骨折类型、移位程度酌情选择相应疗法。

（一）青枝骨折

无移位者以"8"字绷带固定即可，有成角畸形的，复位后仍以"8"字绷带维持对位。有再移位倾向较大的儿童，则以"8"字石膏为宜。

（二）成年人无移位骨折

以"8"字石膏绷带固定 6~8 周，并注意对石膏塑形以防止发生移位。

（三）有移位骨折

均应在局部麻醉下先行手法复位，之后再施以"8"字石膏固定，操作要领如下：患者端坐、双手叉腰挺胸、仰首及双肩后伸。术者立于患者后方，双手持住患者双肩前外侧处（或双肘外侧）朝后上方用力，使其仰伸挺胸；同时用膝前部抵于患者下胸段后方形成支点（图 4-6），这样可使骨折获得较理想的复位。在此基础上再行"8"字石膏绷带固定。为避免腋部血管及神经受压，在绕缠石膏绷带全过程中，助手应在蹲位状态下用双手中、示指呈交叉状置于患者双侧腋窝处。石膏绷带通过助手双手中、示指绕缠，并持续至石膏绷带成形为止。在一般情况下，锁骨骨折并不要求完全达到解剖对位，只要不是非常严重的移位，骨折愈合后均可获得良好的功能。

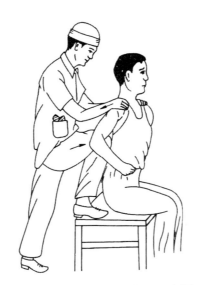

图 4-6 锁骨骨折手法复位示意图

(四) 开放复位及内固定

1. 手术适应证　主要用于以下几种病例：

(1) 有神经血管受压症状，经一般处理无明显改善或加重。

(2) 手法复位失败的严重畸形。

(3) 因职业关系，如演员、模特儿及其他舞台表演者，需双肩外形对称美观者，可放宽手术标准。

(4) 其他：包括合并胸部损伤、骨折端不愈合或晚期畸形影响功能或职业者等。

2. 手术病例选择　如下所述。

(1) 中段骨折钢板固定：目前应用最广泛，适用于中段各类型骨折，可选用锁骨重建钢板或锁定钢板内固定（图 4-7），钢板置于锁骨上方或前方。钢板置于锁骨上方时钻孔及拧入螺钉时应小心，防止过深伤及锁骨下静脉及胸腔内容物。

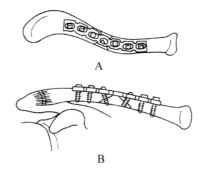

图 4-7 锁骨中段骨折钢板螺钉内固定示意图
A. 上方观；B. 前方观

(2) 髓内固定：适用于中段横断骨折，多用带螺纹钢针或尾端带加压螺纹帽的钛弹性髓内钉经皮固定骨折，以防术后钢针滑移，半数患者可闭合复位内固定。现已较少用克氏针固定锁骨中段骨折（图 4-8），因为其易滑移，向外侧移位可致骨折端松动、皮下滑囊形成。文献曾有克氏针术后移位刺伤脊髓神经、滑入胸腔的报道。

(3) MIPO 技术：即经皮微创接骨术（minimal invasive percutaneous osteosynthesis，MIPO），考虑肩颈部美观因素，通过小切口经皮下插入锁定钢板进行内固定。

3. 术后处理　患肩以三角巾或外展架（用于固定时间长者）制动，并加强功能锻炼。

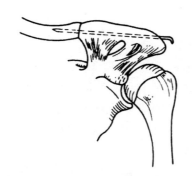

图4-8 锁骨骨折克氏针内固定示意图

五、预后

除波及肩锁或胸锁关节及神经血管或胸腔受损外,绝大多数锁骨骨折患者预后均佳。一般畸形及新生的骨痂多可自行改造。

(林开宇)

第三节 锁骨两端骨折

一、锁骨远端骨折

锁骨远端骨折(distal clavicle fracture)与锁骨中段骨折不同,由于涉及肩锁关节,治疗有其特殊性。

(一)分类及病理

最常用为Neer分型:

1. Neer Ⅰ型 附着于骨折近端的喙锁韧带保持完整。
2. Neer Ⅱ型 附着于骨折远端的喙锁韧带与近折端断裂分离,又分为两个亚型:
(1) ⅡA型:锥状韧带和斜方韧带都保持完整,且两者均位于远端骨折块,骨折常在锁骨中远1/3交界处产生一短斜形骨折线。
(2) ⅡB型:锥状韧带断裂,斜方韧带附着于远端骨折块保持完整,骨折线常在锥状韧带断裂和斜方韧带附着之间,较ⅡA型更垂直锁骨,也位于锁骨更远端。
3. Neer Ⅲ型 骨折累及肩锁关节面。

由于喙锁韧带无损伤,Neer Ⅰ型和Ⅲ型属稳定型骨折。Ⅱ型骨折由于失去喙锁韧带对骨折近端的牵拉,骨折不稳定,易移位,非手术治疗不愈合率为30%,需二期切除锁骨远端以解除疼痛。

4. Ⅳ型 Craig在此基础上又增加了Ⅳ型——儿童远端骨折伴骨膜脱套伤,骨折内侧端从骨膜袖脱出并骑跨重叠,骨膜袖中会填充新骨,锁骨重塑形。
5. Ⅴ型 锁骨远端粉碎性骨折,喙锁韧带与远、近骨折端均不相连,而与粉碎性骨折块相连,较Ⅱ型更不稳定、不愈合率更高。

(二)诊断

除常规前后位及侧位X线片外,还需要判断有无合并韧带损伤。Neer建议在摄前后位片时必须包括双侧肩关节,每侧腕关节悬吊5kg重物,如锁骨近端与喙突间距增大,提示有附着于骨折近端的韧带损伤。X线片不能确诊断时,可用CT扫描进一步明确诊断。

(三) 治疗

根据骨折类型选用相应的治疗方案：

1. 非手术治疗 适用于稳定的 Neer Ⅰ 型和 Ⅲ 型骨折，包括手法复位、肩肘吊带或肩胸石膏固定6周。去除固定后行肩部理疗及功能锻炼。对于发生于儿童的 Ⅳ 型骨折，因儿童锁骨外侧端骨膜鞘大多完整，具有很强的愈合和塑形能力，非手术治疗效果满意，复位后用"8"字带固定 3~4 周。

2. 手术治疗 主要用于不稳定的 Neer Ⅱ 型骨折和 Ⅴ 型骨折，非手术治疗后出现肩锁关节创伤性关节炎的 Ⅲ 型骨折。手术技术分为四大类：

(1) 单纯骨折固定技术：采用克氏针张力带、小 T 钢板（图 4-9）及锁骨钩钢板固定骨折。术中一般不修复或重建喙锁韧带，骨折愈合即可维持肩锁关节稳定。

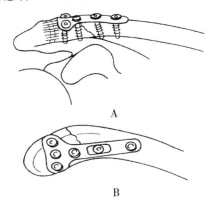

图 4-9 锁骨外 1/3 骨折钢板内固定术示意图
A. 前方观；B. 上方观

(2) 喙突锁骨间固定：将骨折近端与喙突坚固固定，从而起到骨折复位作用，可用螺钉、钢丝张力带、微型骨锚等固定，一般不修复或重建喙锁韧带。

(3) 喙锁韧带动力性重建：行喙突尖移位重建喙锁韧带（Dewar 手术），或术中发现锁骨远端骨折块较小且粉碎严重而无法保留时，可一期行 Weaver-Dunn 手术，即切除锁骨远端并将联合腱外侧 1/2 部分进行喙锁韧带重建。

(4) 锁骨外端切除术：多用于骨不连或后期合并创伤性关节炎的 Ⅲ 型骨折。切除锁骨远端 1.5cm 以内对肩锁关节的稳定性无明显影响。

(四) 预后

手术和非手术效果均较好，但非手术治疗所致骨折畸形愈合及不愈合率较高。

二、锁骨内侧端骨折

锁骨内侧骨折是由间接暴力作用于锁骨外侧而导致的内侧骨折。如肋锁韧带完整并与锁骨骨折外端相连，骨折移位程度轻或无移位。在常规 X 线前后位片上，锁骨内侧与肋骨、椎体及纵隔影重叠，常与胸锁关节相混淆。锁骨内侧端骨折易漏诊，尤其是儿童锁骨内侧骨骺损伤，CT 扫描有助于诊断。多数患者进行上肢悬吊即可，若合并血管神经损伤行探查时，骨折处应行内固定，以解除血管神经压迫。对锁骨内侧端骨折多数不建议用金属针固定，因若针游走，可出现严重后果。

（廉 波）

第四节 肱骨近端骨折

肱骨近端骨折（proximal humerus fracture）多发于老年患者，骨质疏松是骨折多发的主要原因。年轻患者多因高能量创伤所致。

目前最为常用的为 Neer 分型,将肱骨近端骨折分为 4 个主要骨折块:关节部或解剖颈、大结节、小结节、骨干或外科颈。并据此将移位的骨折分为 2 部分、3 部分及 4 部分骨折(图 4-10)。此外,常用的还有 AO 分类,基于损伤和肱骨头缺血坏死的危险性,将骨折分为 A(关节外 1 处骨折)、B(关节外 2 处骨折)及 C(关节内骨折)三大类,每类有 3 个亚型,分类较为复杂。以下仍结合传统分类进行分述。

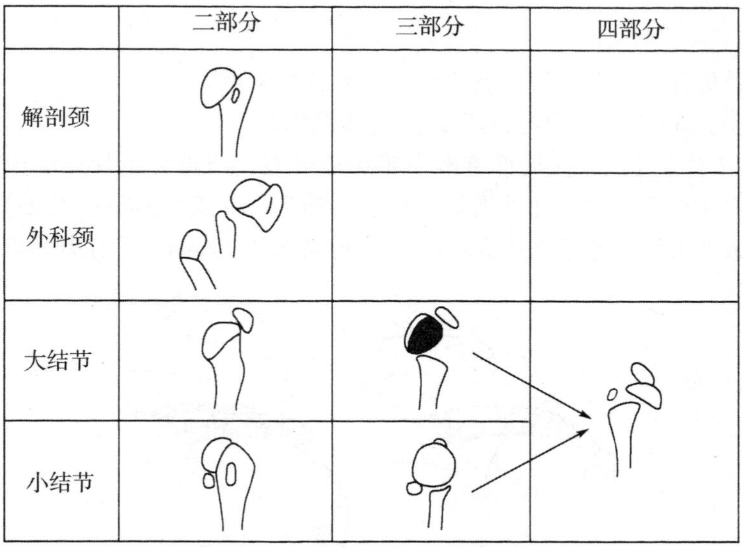

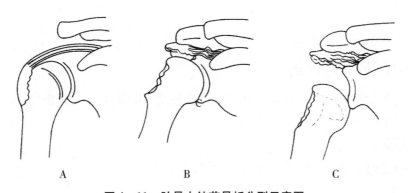

图 4-10　肱骨近端骨折 Neer 分型示意图

一、肱骨大结节骨折

根据骨折的移位情况,肱骨大结节骨折(greater tuberosity fracture of the humerus)可分 3 种类型(图 4-11),少数为单独发生,大多系肩关节前脱位时并发,因此,对其诊断应从关节脱位角度加以注意。

图 4-11　肱骨大结节骨折分型示意图
A. 无移位型；B. 移位型；C. 伴有肩关节脱位的大结节骨折

(一) 致伤机制

1. **直接暴力**　指平地跌倒肩部着地、重物直接撞击,或肩关节前脱位时大结节碰击肩峰等。骨折以粉碎型居多,但少有移位者。

2. **间接暴力**　跌倒时由于上肢处于外展外旋位,致使冈上肌和冈下肌突然收缩,以致大结节被撕脱形成伴有移位,和暴力较小相比,骨折可无明显移位。

(二) 临床表现

如伴有肩关节脱位、还未复位的,则主要表现为肩关节脱位的症状与体征,可参见有关章节。已复位或未发生肩关节脱位的,则主要有以下几种表现。

1. 疼痛 于肩峰下方有痛感及压痛，但无明显传导叩痛。
2. 肿胀 由于骨折局部出血及创伤性反应，显示肩峰下方肿胀。
3. 活动受限 肩关节活动受限，尤以外展外旋时最为明显。

（三）诊断

主要依据：外伤史、临床表现和X线片检查（可显示骨折线及移位情况）。

（四）治疗

根据损伤机制及骨折移位情况不同，其治疗方法可酌情掌握。

1. 无移位 上肢悬吊制动3~4周，而后逐渐功能锻炼。
2. 有移位 先施以手法复位，在局部麻醉下将患肢外展，压迫骨折片还纳至原位，之后在外展位上用外展架固定。固定4周后，患肢在外展架上功能活动7~10天，再拆除外展架让肩关节充分活动。手法复位失败的年轻患者大结节移位大于5mm，老年患者大于10mm，可在臂丛麻醉下行开放复位及内固定术（图4-12）。

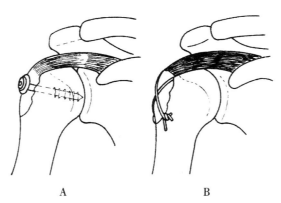

图4-12 肱骨大结节骨折常用的固定方法示意图
A. 螺丝钉内固定；B 张力带固定

（五）预后

肱骨近端骨折患者预后一般良好。

二、肱骨小结节撕脱骨折

除与肩关节脱位及肱骨近端粉碎性骨折伴发外，单独发生肱骨小结节骨折（lesser tuberosity fracture of the humerus）者罕见。

（一）发生机制

由肩胛下肌突然猛烈收缩牵拉所致，并向喙突下方移位。

（二）临床表现

主要表现为局部疼痛、压痛、肿胀及上肢外旋活动受限等，移位明显的可于喙突下方触及骨折片。

（三）诊断

除外伤史及临床症状外，主要依据X线片进行诊断。

（四）治疗

1. 无移位 上肢悬吊固定3~4周后即开始功能锻炼。
2. 有移位 将上肢内收、内旋位制动多可自行复位，然后用三角巾及绷带固定4周左右，复位失败且移位严重者，可行开放复位及内固定术。
3. 合并其他骨折及脱位 将原骨折或脱位复位后，多可随之自行复位。

三、肱骨头骨折

临床上肱骨头骨折（humeral head fracture）较为少见，但其治疗甚为复杂。

（一）致伤机制

与直接暴力所致的肱骨大结节骨折发生机制相似，即来自侧方的暴力太猛，可同时引起大结节及肱骨头骨折；或是此暴力未造成大结节骨折，而是继续向内传导以致引起肱骨头骨折。前者骨折多属粉碎状，而后者则以嵌压型多见。

（二）临床表现

因属于关节内骨折，临床症状与前两者略有不同。

1. 肿胀　肩关节弥漫性肿胀，范围较大，主要由于局部创伤反应及骨折端出血积于肩关节腔内所致，嵌入型则出血少，因而局部肿胀也轻。
2. 疼痛及传导叩痛　除局部疼痛及压痛外，叩击肘部可出现肩部的传导痛。
3. 活动受限　活动范围明显受限，粉碎性骨折患者受限更严重，骨折嵌入较多、骨折端相对较为稳定的，受限则较轻。

（三）诊断

依据外伤史、临床症状及X线片诊断多无困难，X线片应包括正侧位，用来判定骨折端的移位情况。

（四）治疗

根据骨折类型及年龄等因素不同，对其治疗要求也有所差异。

1. 嵌入型　无移位的仅以三角巾悬吊固定4周左右。有成角移位的应先行复位，青壮年患者以固定于外展架上为宜。
2. 粉碎型　手法复位后外展架固定4～5周。手法复位失败时可将患肢置于外展位牵引3～4周，并及早开始功能活动。也可行开放复位及内固定术，内固定物切勿突出到关节腔内，以防继发创伤性关节炎（图4-13）。开放复位后仍无法维持对位或关节面严重缺损（缺损面积超过50%）的，可采取人工肱骨头置换术，更加适用于年龄60岁以上的老年患者。

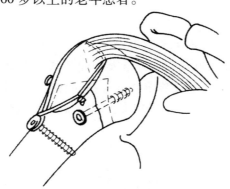

图4-13　肱骨头骨折开放复位内固定示意图

3. 游离骨片者　手法复位一般难以还纳，可行开放复位；对难以还纳者，可将其摘除。
4. 晚期病例　对于晚期病例应以补救性手术为主，包括关节面修整术、肱二头肌腱的腱沟修整术、关节内游离体摘除术、肩关节成形术及人工肩关节置换术等。

四、肱骨近端骨骺分离

肱骨近端骨骺分离（separation of the proximal humeral epiphysis）在骨骺闭合前均可发生，但以10～14岁学龄儿童多见，易影响到肱骨的发育，应引起重视。

(一) 致伤机制

肱骨近端骨骺一般于 18 岁前后闭合，在闭合前该处解剖学结构较为薄弱，可因作用于肩部的直接暴力，或通过肘、手部向上传导的间接暴力而使骨骺分离。外力作用较小时，仅使骨骺线损伤，断端并无移位；作用力大时，则骨骺呈分离状，且常有 1 个三角形骨片撕下。根据骨骺端的错位情况可分为稳定型与不稳定型，前者则指骨骺端无移位或移位程度较轻者；后者指向前成角大于 30°，且前后移位超过横断面 1/4 者，此多见于年龄较大的青少年（图 4-14）。

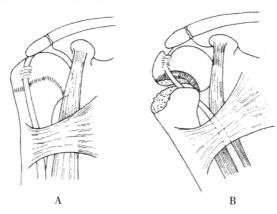

图 4-14 肱骨上端骨骺分离示意图
A. 正常状态；B. 骨骺分离

(二) 临床表现

肱骨近端骨骺分离与一般肱骨外科颈骨折相似，患者年龄多在 18 岁以下，为骨骺发育期，个别病例可达 20 岁。

(三) 诊断

主要根据外伤史、患者年龄、临床症状及 X 线片所见等进行诊断。无移位的则依据于骨骺线处的环状压痛、传导叩痛及软组织肿胀阴影等。

(四) 治疗

根据骨骺移位及复位情况而酌情灵活掌握。

1. 无移位　一般悬吊固定 3~4 周即可。
2. 有移位　先行手法复位。多需在外展、外旋及前屈位状态下将骨骺远折端还纳原位，之后以外展架固定 4~6 周。手法复位失败而骨骺端移位明显（横向移位超过该处直径 1/4 时），且不稳定型者则需开放复位，之后用损伤较小的克氏针 2~3 根交叉固定（图 4-15），并辅助上肢外展架固定，术后 3 周拔除。

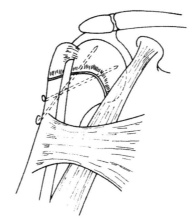

图 4-15 骨骺分离用克氏针交叉固定示意图

（五）预后

肱骨近端骨骺分离患者一般预后良好。错位明显，或外伤时骨骺损伤严重的，则有可能出现骨骺发育性畸形，主要表现为上臂缩短（多在3cm以内）及肱骨内翻畸形，但在发育成人后大多被塑形改造而消失。

五、肱骨外科颈骨折

肱骨外科颈骨折（surgical neck fracture of the humerus）较为多见，占全身骨折的1%左右，多发于中老年患者。该年龄的患者此处骨质大多较为疏松、脆弱，易因轻微外力而引起骨折。

（一）致伤机制及分型

因肱骨骨质较薄，较易发生骨折。根据外伤时机制不同，所造成的骨折类型各异；临床上多将其分为外展型及内收型两类，实际上还有其他类型，如粉碎型等。Neer分型也较为常用。

1. 外展型　跌倒时患肢呈外展状着地，由于应力作用于骨质较疏松的外科颈部而引起骨折。骨折远侧端全部、大部或部分骨质嵌插于骨折的近侧端内（图4-16）。多伴有骨折端向内成角畸形，临床上最为多见。

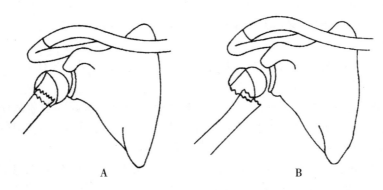

图4-16　肱骨外科颈骨折外展型示意图
A. 嵌入型；B. 部分嵌入型

2. 内收型　指跌倒时上肢在内收位着地时所发生的骨折，在日常生活中此种现象较少遇到。在发生机制上，患者多处于前进状态下跌倒，以致手掌或肘部由开始的外展变成内收状着地，且身体多向患侧倾斜，患侧肩部随之着地。因此，其在手掌及肘部着地，或肩部着地的任何一种外伤机制中发生骨折。此时骨折远端呈内收状，而肱骨近端则呈外展外旋状，以致形成向前、向外的成角畸形（图4-17）。了解这一特点，将有助于骨折的复位。

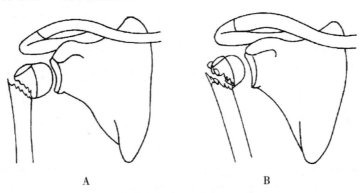

图4-17　肱骨外科颈骨折内收型示意图
A. 轻度；B. 中度

3. 粉碎型　更为少见，由外来暴力直接打击所致，移位方向主要取决于暴力方向及肌肉的牵拉力。此型在治疗上多较复杂，且预后不如前两者为佳。

(二) 临床表现

肱骨外科颈骨折与其他肩部骨折的临床表现大致相似,但其症状多较严重。

1. 肿胀 因骨折位于关节外,局部肿胀较为明显,内收型及粉碎性骨折患者更为严重。可有皮下瘀血等。
2. 疼痛 外展型者较轻,其余二型多较明显,活动上肢时更为严重,同时伴有环状压痛及传导叩痛。
3. 活动受限 内收型和粉碎型患者最为严重。
4. 其他 应注意有无神经血管受压或受刺激症状;错位明显者患肢可出现短缩及成角畸形。

(三) 诊断

1. 外伤史 多较明确,且好发于老年患者。
2. 临床表现 均较明显,易于检查。
3. X线片检查 需拍摄正位及侧位片,并以此决定分型及治疗方法的选择。

(四) 治疗

1. 外展型 多属稳定型,成角畸形可在固定的同时予以矫正,一般多不用另行复位。

(1) 中老年患者:指60~65岁以上的年迈者,可用三角巾悬吊固定4周左右,等到骨折端临床愈合后,早期功能活动。

(2) 青壮年:指全身情况较好的青壮年患者,应予以外展架固定,并在石膏塑形时注意纠正其成角畸形。

2. 内收型 在治疗上多较困难,移位明显的高龄者更为明显,常成为临床治疗中的难题。

(1) 年迈、体弱及全身情况欠佳者:局部麻醉下手法复位,之后以三角巾制动,或对肩部宽胶布及绷带固定。这类病例以预防肺部并发症及早期功能活动为主。

(2) 骨折端轻度移位者:局部麻醉后将患肢外展、外旋位置于外展架上(外展60°~90°,前屈45°),在给上肢石膏塑形时或塑形前施以手法复位,主要纠正向外及向前的成角畸形。操作时可让助手稍许牵引患肢,术者一手在骨折端的前上方向后下方加压,另一手掌置于肘后部向前加压,这样多可获得较理想的复位。X线片或透视证实对位满意后,将患肢再固定于外展架上。

(3) 骨折端明显移位者:需将患肢置于上肢螺旋牵引架上,一般多采取尺骨鹰嘴骨牵引,或牵引带牵引,在臂丛麻醉或全身麻醉下先行手法复位,即将上肢外展、外旋(图4-18)。并用上肢过肩石膏固定,方法与前述相似。X线片证明对位满意后再以外展架固定,并注意石膏塑形。

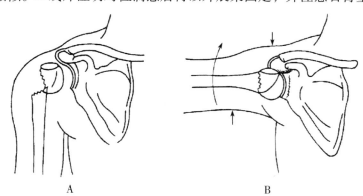

图 4-18 对肱骨外科颈骨折移位明显者,可将远端外展外旋对合示意图
A. 移位状态;B. 上肢外展对位状

(4) 手法复位失败者

1) 牵引疗法:即尺骨鹰嘴克氏针牵引,患肢置于外展60°~90°,前屈30°~45°位持续牵引3~5天。拍片显示已复位者,按2法处理。复位欠佳者,应按3法再次手法复位及外展架固定。此时因局部肿胀已消退，复位一般较为容易。对位仍不佳者，则行开放复位和内固定术。

2）开放复位和内固定术：用于复位不佳的青壮年及对上肢功能要求较高者，可行切开复位及内固定术，目前多选用肱骨近端锁定钢板（图4-19）或支撑钢板内固定，以往多选用多根克氏针交叉内固定、骑缝钉及螺纹钉内固定术等（图4-20）。操作时不能让内固定物进入关节，内固定不确实者应加用外展架外固定。

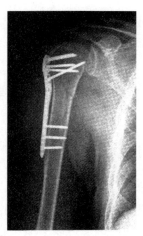

图4-19　肱骨近段骨折锁定钛板固定

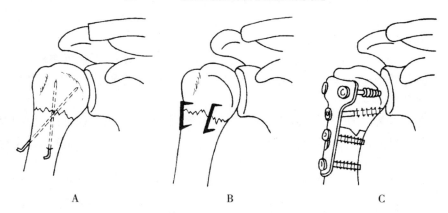

图4-20　以往肱骨外科颈骨折常用内固定方法示意图

3）肱骨颈粉碎性骨折：由于复位及内固定均较困难，非手术治疗时宜行牵引疗法。在尺骨鹰嘴克氏针牵引下，肩外展及上臂中立位持续牵引3~4周，而后更换三角巾或外展架固定，并逐渐开始功能活动。牵引重量以2~3kg为宜，切勿过重。在牵引过程中可拍片观察。对于老年患者，若能耐受手术，首选切开复位肱骨近端锁定钢板内固定术，也可一期行人工肩关节置换术（图4-21）。

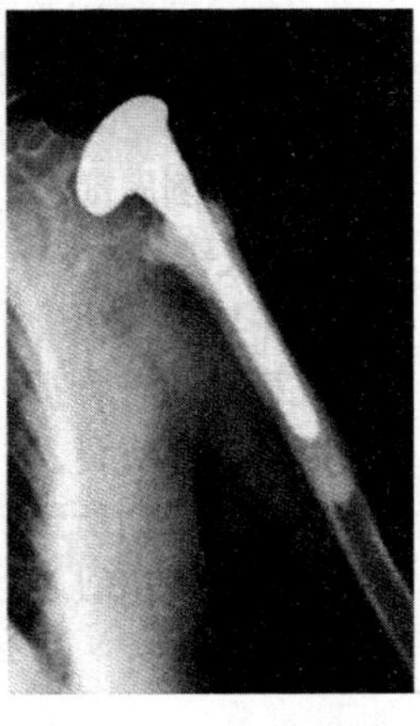

4）合并大结节撕脱者：在按前述诸法治疗过程中多可自行复位，一般无须特殊处理。不能复位者可行钢丝及螺丝钉内固定术。采用肱骨近端锁定钢板内固定时，复位后用钢板的近端压住大结节维持复位，并用螺钉固定（图4-22）。

图4-21　人工肩关节置换术

（五）预后

肱骨外科颈骨折一般预后良好，肩关节大部功能可获恢复。老年粉碎型、有肱骨头缺血坏死及严重移位而又复位不佳的骨折，预后欠佳。

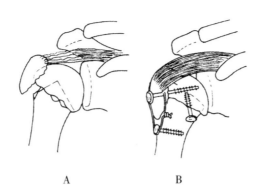

图4-22 对肱骨颈骨折合并大结节撕脱者以钛丝及螺钉内固定示意图
A. 术前；B. 内固定术后

六、肱骨近端骨折的手术治疗

（一）开放复位内固定术

1. 手术适应证　适用于手法复位失败及移位严重，以及对上肢要求较高者。实际上，近年由于内固定设计及手术技术的进步，加上内固定后肩关节可以早期功能锻炼，开放复位内固定术的手术适应证已大为拓宽，这是目前骨折治疗的趋势。对于具体病例可参照AO手术指征，即切开复位内固定患者主要包括年轻患者，或者活动量较大的老年患者，合并下列至少一种骨折情况：结节移位超过5mm；骨干骨折块移位超过20mm；肱骨头骨折成角大于45°。

决定是否手术时，患者的功能期望是非常重要的考虑因素。年轻患者希望重新达到受伤前的水平，活动量较大的老年患者希望能继续进行伤前的体育活动，其他患者则希望能恢复正常的日常生活。

2. 手术方法　如下所述。

（1）胸大肌三角肌入路：切口起自喙突，向肱骨的三角肌方向延伸，在三角肌和胸大肌间隙进入，保护头静脉。将三角肌拉向外侧，切开喙肱筋膜，即可显露骨折端，手术中需注意结节间沟和肱二头肌长头腱的位置，是辨认各骨折块和复位情况的参考标志。

（2）经三角肌外侧入路：用于单独的大、小结节骨折及肩袖损伤。切口起自肩峰前外侧角的远端，向下不超过5cm（为防止腋神经损伤），沿三角肌前束和中间束分离达到三角肌下滑囊。

3. 内固定方法及种类　如下所述。

（1）肱骨近端锁定钢板内固定：是目前最新的内固定器材，锁定钢板为解剖型设计，有独特的成角稳定性，并有缝合肩袖的小孔设计，尤其适用于骨骼粉碎严重及肱骨近端骨质疏松患者。

（2）MIPO技术：即经皮微创接骨术（minimal invasive percutaneous osteosynthesis，MIPO）。通过肩外侧横形小切口经三角肌插入锁定钢板，通过间接复位方法完成骨折内固定。可降低出血量，减少软组织剥离，保护肱骨头血运，有利于肩关节功能恢复，降低骨不连及肱骨头坏死等并发症。

（3）髓内钉：主要用于外科颈及干骺端多段骨折，而大小结节完整者，也可用于病理性骨折固定。

（4）其他：常用的还有支撑钢板及螺钉，以三叶草钢板首选。较陈旧的内固定，如多根克氏针交叉内固定、骑缝钉现已基本不用。

（二）肱骨近端粉碎性骨折的手术治疗

主要指Neer分类中的三部分和四部分骨折，或AO分型中$C_1 \sim C_3$骨折，应首选切开复位内固定术进行肱骨近端重建。考虑到术中肱骨头不能重建、术后有复位丢失及肱骨头缺血坏死等因素，老年患者也可一期行半肩关节置换术。

（廉　波）

第五章

膝部损伤

第一节 解剖学基础

膝关节由三个分别的关节组成，即由胫骨股骨关节、髌骨股骨关节、胫骨腓骨关节组成。当人在行走时，膝关节所受到的力大约是体重的5倍。膝关节有三个轴向的活动，有六个方向的自由度。膝关节的正常活动度为过伸10°至屈膝140°，伴随着内旋10°至外旋30°的旋转活动。

人类胚胎发育期内，妊娠第28天时下肢萌芽开始出现，第37天股骨胫骨腓骨开始软骨化，前交叉韧带、后交叉韧带、半月板约在第45天发生，在胚胎发育期的最后10天，膝关节才完全形成。

皮肤的血液供应主要来自两方面，即轴向的和随机的血液供应。膝关节周围的皮肤主要靠随机的血液供应。随机血液供应包括内在的和外在的分支供应。内在分支来源于腘动脉的关节上下支，在膝关节前髌骨周围形成血管环，当膝前皮肤与皮下组织剥脱时，此供应将被破坏，此时膝前皮肤只有依靠外在分支的血液供应。外在分支主要来源于三方面。其一是股浅动脉关节降支。其二是胫前动脉返支。其三为旋股外侧动脉关节降支。因此，在做膝关节前的皮肤切口时，以横行或纵轴中线切口为宜（图5-1）。

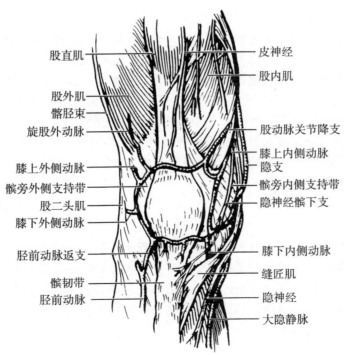

图5-1 外在分支的血液供应

一、骨结构

膝关节由髌骨、股骨远端、胫骨近端组成。医生在描述膝关节的部位方向时，由于位置变化的干扰，通常会使用混乱的方向语言。因此，解剖命名法及髁间窝手术野命名法规范了描述膝关节的方向语言。

解剖命名法：膝关节位于伸直位，近心端为近端，远心端为远端，还有通用的内侧、外侧、前面和后面。

髁间窝手术野命名法：患者仰卧，膝关节位于屈膝位，近心端为深部，远心端为浅部，近髌骨为上（高），远髌骨为下（低），以及内侧、外侧（图5-2）。

股骨远端由股骨内髁和股骨外髁组成。前面的滑车沟与髌骨构成髌股关节。从髁间窝手术野的角度，股骨内髁较股骨外髁倾斜，与矢状面交角约22°。股骨内髁较外髁低并且窄，股骨外髁高有利于阻挡髌骨外侧脱位。从解剖位正面看，股骨内髁比股骨外髁低。从解剖位侧面看股骨内髁的关节面比外髁的长。在股骨内上髁上有一骨性体表标记，系内收肌结节，是内侧副韧带的起点。

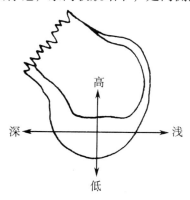

图5-2 髁间窝手术野命名法

胫骨近端的关节面从前向后有7°~10°的倾斜。胫骨近端内侧平台大，内侧平台较平或凹，内髁长，前高，内髁后缘呈方形；外侧髁平台凸或平，外侧髁短，前低，外侧髁后缘尖圆。胫骨外髁前方有一骨性体表标记，称Gerdy结节，它位于胫骨结节外侧2~3cm，髂胫束止于其上。

髌骨是人体内最大的籽骨。从膝前面看它似三角形，从髌骨的关节面看似椭圆形。髌骨共有7个关节面，内外侧关节面间有一纵嵴，嵴两侧各有三个成对的关节面，最内侧面是第七个关节面，称为单面。根据内外侧关节面的宽度比例，Wiberg最先将髌骨分为三型。Ⅰ型：髌骨的内外侧关节面的宽度几乎相等。Ⅱ型：内侧关节面宽度是外侧关节面宽度的一半。Ⅲ型：内侧关节面几乎不能观察到（图5-3）。髌骨与股骨关节面在伸直位接触很少，只有当屈膝45°时，才有最大面积的接触。在完全屈曲位，髌骨的单面与股骨相接触。

二、半月板

膝关节半月板分为内侧和外侧半月板。外侧半月板近于环形，前后部分宽度相似，与胫骨的接触面积较内侧半月板大，后侧以前半月板股骨韧带和后半月板股骨韧带经后交叉韧带的前后方，与股骨髁间窝相连。外侧半月板与其周边的关节囊相连，而在后外侧腘肌腱通过处，关节囊与外侧半月板不相连，为腘肌腱裂。外侧半月板只与关节囊而不与外侧副韧带相连。图5-4、图5-5内侧半月板呈C形，其周缘与内侧关节囊，内侧副韧带相连。

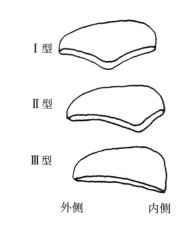

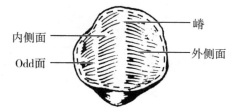

图 5-3 髌骨三型

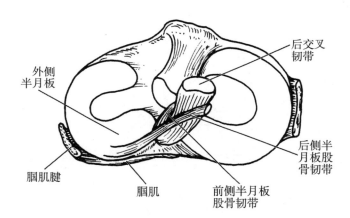

图 5-4 半月板及韧带

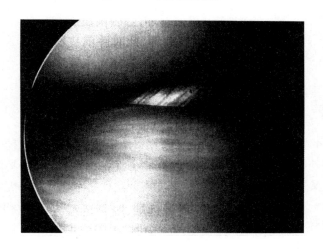

图 5-5 关节镜图示腘肌腱通过关节囊

半月板自胚胎发育的第 45 天发生，开始时半月板内分布大量的血管，但至发育中期，游离缘的血管消失，只有近关节囊周缘 1/3 的区域分布有血运。血液来源于上下关节动脉，上下关节动脉分支后形成毛细血管网，经关节囊滑膜至半月板周缘。

三、前交叉韧带

前交叉韧带长约 38mm（25~41mm），宽约 10mm（7~12mm），厚 5mm。前交叉韧带由大量的胶原纤维束组成，其周围有关节内滑膜包裹，滑膜内有来自关节中动脉的毛细血管网。来自于膝后的胫神经的神经支分布于前交叉韧带内。前交叉韧带起自股骨外髁内侧面后部，止于胫骨髁间棘。股骨附丽区呈椭圆形或半圆形，附丽区长轴与股骨纵轴交角是 26°。胫骨附丽区呈三角形，平面形分布于胫骨髁间棘处，其附丽三角区内侧为胫骨平台内侧关节面，外侧为外侧半月板前角，前方为半月板间横韧带，后方为外侧半月板后角（图 5-6，图 5-7）。

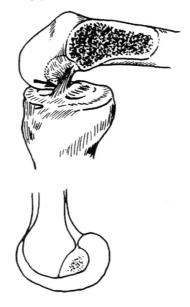

图 5-6 股骨附丽区地图

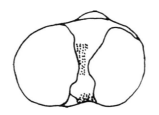

图 5-7 股骨胫骨附丽区地图

四、后交叉韧带

后交叉韧带约有 13mm 宽，38mm 长，比前交叉韧带的容积大。后交叉韧带起于股骨髁间窝股骨内髁的外侧面，止于胫骨内外髁之间的后侧面，关节平台以远 1cm 处。后交叉韧带是关节外组织，后关节囊滑膜反折后包绕后交叉韧带内外侧和前侧，该韧带的后侧部分与骨膜和后关节囊相混合。其股骨附丽区呈半圆形（图 5-8），其胫骨附丽区为三角形（图 5-9）。后交叉韧带和前交叉韧带一样，具有相同的血液供应和神经分布。

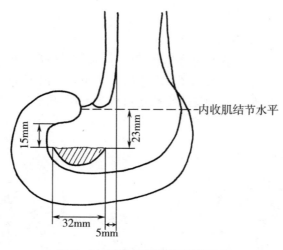

图 5-8 后交叉韧带股骨附丽区

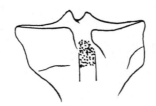

图 5-9 胫骨附丽区图

五、前侧结构部分

前侧结构主要有股四头肌和伸膝装置。股四头肌包括股直肌、股中间肌、股外侧肌和股内侧肌。股直肌最浅表，经过髋膝两个关节，起自髂骨止于髌骨。股内侧肌分成股内斜肌和股内长肌，附丽于髌骨内上缘。股外侧肌肌腱比股内侧肌肌腱长，附丽于髌骨外上缘。股中间肌位置最深，止于髌骨上缘。股四头肌在髌骨上缘处形成混合的股四头肌肌腱，共同附着于髌骨，并形成薄膜跨越髌骨表面加入近髌腱，同时与髌旁支持带融合。

伸膝装置则包括了股四头肌、股四头肌肌腱、内外侧髌旁支持带、髌骨股骨韧带、髌骨胫骨韧带、髌腱（髌韧带）、胫骨结节。其中，髌腱是由股直肌肌腱中心纤维延续后，经髌骨表面再至胫骨结节，宽度平均为 2.5~4.0cm，长度平均为 4.3~4.6cm，近髌骨部分比近胫骨结节部分宽约 15%。膝关节周围有四个滑囊：髌骨前滑囊、髌骨下浅囊、髌骨下深囊和鹅足滑囊（图 5-10）。

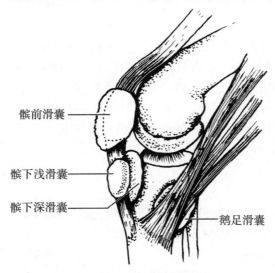

图 5-10 膝关节周围滑囊

六、内侧结构部分

内侧结构也可以称作内侧支持结构,包括从髌腱旁起至后交叉韧带止的内侧区域。分为前中后三个亚区域。前 1/3 主要由髌旁支持带所覆盖,韧带少。中 1/3 主要是内侧副韧带,后 1/3 则是关节囊增厚部分称作后斜韧带。依据深浅分布,内侧支持结构还可分为三层(图 5-11)。

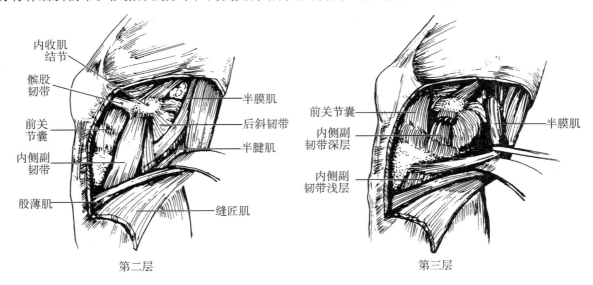

图 5-11 内侧结构三层

第一层:浅筋膜层。前 1/3 区域主要由髌旁支持带所覆盖。内中 1/3 区域可以看见鹅足止于胫骨上端内侧的轮廓,鹅足是此层的重要结构,是内侧支持结构四重组合之一,其中包括缝匠肌、股薄肌、半腱肌肌腱。内后 1/3 区域可见腓肠肌内侧头。

第二层:这层的标志是浅层内侧副韧带。浅层内侧副韧带是内侧支持结构四重组合之二,位于中 1/3 区域,起自股骨内上髁的内收肌结节,止于胫骨上端内侧鹅足后方,关节间隙远端 5cm 处,分为前平行部和后斜行部,在膝关节屈伸过程中,其中某一部分纤维始终保持着一定的张力。股四头肌内侧头可将其拉得更紧,以对抗胫骨的外旋。但它的抗胫骨的外旋作用比后斜韧带的作用稍差。此层的前 1/3 区域为前内关节囊和髌骨股骨韧带。后 1/3 区域为半膜肌及浅层内侧副韧带后斜部分的混合部。半膜肌是内侧支持结构四重组合之三。半膜肌止于膝关节后内角区域,它有 5 个扩展附丽点,除主附丽点——直头外,第一是腘斜韧带,从主附丽点向外上反折至腓肠肌外侧头。第二扩展至内后角的关节囊加入至后斜韧带及内侧半月板后角。第三扩展到内下方加入浅层胫侧副韧带斜行部。第四扩展至直头的前内侧。半膜肌的作用是屈曲内旋胫骨,回拉内侧半月板,腘斜韧带拉紧后关节囊(图 5-12)。

第三层:关节囊层。在浅层内侧副韧带的深部,是深层内侧副韧带,也称关节囊韧带,是关节囊的增厚,位于中 1/3 区域。此层的前 1/3 区域是滑膜腔。后 1/3 区域是后斜韧带。后斜韧带是内侧支持结构四重组合之四,是对抗外翻应力的首要结构。在膝关节屈曲 60°以内,该韧带处于紧张态,屈曲 60°以后处于稍松弛状态。半膜肌可以将其拉紧,是对抗胫骨外旋的主要结构。真关节囊层与内侧半月板相连接。位于股骨与半月板之间的滑膜称半月板股骨韧带,位于胫骨与半月板之间的滑膜称半月板胫骨韧带。

七、外侧结构部分

外侧部分是从髌骨外侧缘开始,向外侧至后交叉韧带止的区域。可以分为前中后三个亚区域。前区部分主要是髌旁外侧伸膝支持带和外前关节囊韧带。中区部分主要是髂胫束。后区部分则主要是后外侧弓形复合,包括外侧(腓侧)副韧带、弓形韧带、腘肌。同时,腘肌、腓肠肌外侧头、股二头肌的作用可以加强弓形复合。依据深浅分布,外侧支持结构还可分为三层(图 5-13)。

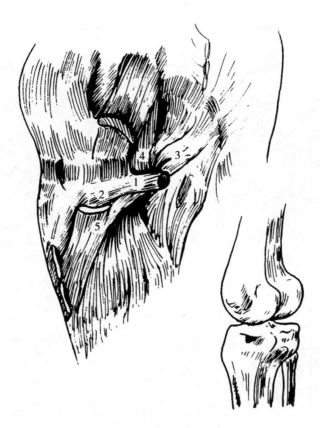

图 5-12 半膜肌 5 附丽区

1. 主附丽点，直头；2. 扩展至直头前内侧；3. 主附丽点向外上反折至腓肠肌外侧头及腘斜韧带；4. 扩展至内后角的关节囊加入至后斜韧带及内侧半月板后角；5. 扩展到内下方加入浅层胫侧副斜韧带斜行部

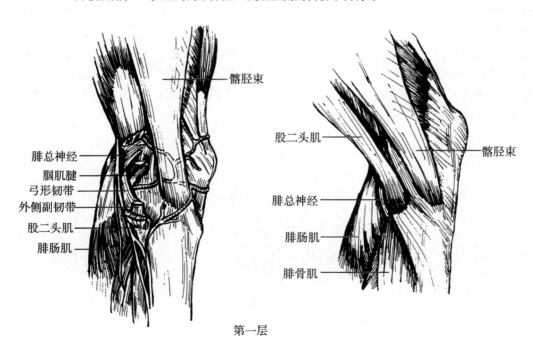

第一层

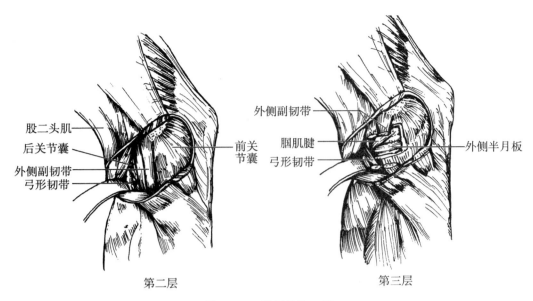

图 5-13 外侧结构三层

第一层：浅筋膜层。前区为髌旁外侧伸膝支持带，股外侧肌位于其近侧。中区为髂胫束，是外侧支持结构四重组合之一。髂胫束在股骨外上髁处插入股骨，并继续向远端覆盖后止于胫骨前外侧的 Gerdy 氏结节。在膝关节屈伸过程中，髂胫束有前后方向的移动。后区为股二头肌，是外侧支持结构四重组合之二。股二头肌止于腓骨头后面，胫骨外侧及后外侧关节囊结构，具有屈膝、外旋胫骨，加强后外侧弓形结构的作用。

第二层：外侧（腓侧）副韧带层。在这一层中最重要的结构是外侧（腓侧）副韧带。是外侧支持结构四重组合之三，它位于后部区域，近端附丽于股骨外上髁，远端附丽于腓骨头。在伸膝位置有明确的抗内翻作用。此层其他的结构主要有髌骨股骨韧带和髌骨半月板韧带。

第三层：在这一层中最重要的结构是弓形韧带和腘肌，是外侧支持结构四重组合之四，它也位于后侧区域。腘肌有三个起点：第一个是最强壮的，来源于股骨外上髁的腘肌腱。腘肌腱起于股骨外上髁外侧副韧带附丽点的前方，然后向后远侧行走在关节腔内，经过外侧半月板与关节囊间的腘肌腱裂，至胫骨的后侧面。第二个来源于腓骨的后侧腘腓韧带。第三个来源于外侧半月板后角。腘肌腱和腘腓韧带形成了弓形韧带（图 5-14）。腘肌具有内旋胫骨，屈膝，后拉外侧半月板和后交叉韧带协同作用（图 5-15）。此层其余区域为滑膜组织所覆盖。

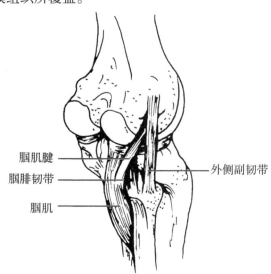

图 5-14 腘肌起点

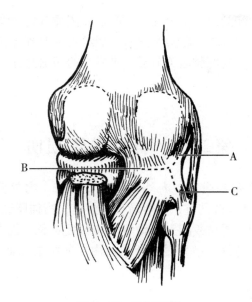

图 5-15 弓形韧带
A. 主腱附丽于股骨外髁；B. 外侧半月板；C. 腓骨头

八、后侧结构部分

后侧部分主要包括后侧关节囊，腓肠肌的内外侧头和跖肌。后侧关节囊起自股骨远端干骺线水平，止于胫骨上端后侧关节线以远 3~4cm 处。腓肠肌的内外侧头起自股骨后髁接近关节囊的起点部位，内外侧头随后合为一体。跖肌起自腓肠肌外侧头的近端，以细长肌腱止于跟骨的内侧。这些结构加上腘斜韧带和腘肌在股骨后髁后面组成了腘窝的底部，膝后有很多神经血管通过腘窝。腘窝呈菱形，外侧边由腓肠肌外侧头和股二头肌组成。内侧边由腓肠肌内侧头和半腱肌半膜肌组成。通过腘窝的神经血管有：腘动、静脉，腓总神经，胫神经，隐静脉，股后侧皮神经，闭孔神经关节支。

九、血液供应

膝关节周围的重要结构主要由关节循环来供应血液。关节循环主要有四方面的血液来源：①股动脉主关节降支。②腘动脉发出的内、外侧的关节上动脉，关节下动脉以及关节中动脉。③胫前动脉返支。④旋股外动脉。

股动脉主关节降支直接来自于股动脉，它有三个分支，即隐支、关节肌支和深斜支。隐支加上内侧关节下动脉，与关节肌支加上内侧关节上动脉共同组成关节循环髌骨周围丛的内侧部分。

内上关节动脉和外上关节动脉在股骨髁上部位由腘动脉直接发出。内上关节动脉走行于腓肠肌内侧头的近端，半腱肌和半膜肌的前侧。外上关节动脉则走行于股二头肌的深部，并与环股外侧动脉降支结合，组成关节循环髌骨周围丛的外上部分。在关节线水平，腘动脉发出内下关节动脉和外下关节动脉，内下关节动脉位于关节线远端 2cm 处，外下关节动脉位于关节线水平，它们先走行于腓肠肌内外侧头的深部，继而于内外侧副韧带的深部到达膝关节的前面。外下关节动脉与胫前动脉返支共同组成了关节循环髌骨周围丛的外下部分。

关节中动脉来自于腘动脉的直接分支。它在股骨髁间窝水平穿过后关节囊至关节内，供应交叉韧带血液。

十、神经分布

膝关节接受闭孔神经、股神经、坐骨神经的支配。在膝关节区域，神经分为两组。前组由股关节支、腓总神经、隐神经组成，支配膝前关节囊及股四头肌腱，多为传入纤维。腓总神经在膝关节处有两个分支，腓返神经和外侧关节支，外侧关节支自腓骨头的后上方关节线水平发出，支配前外侧关节囊和外侧副韧带。腓返神经是腓总神经的第一个分支，支配前外侧关节囊。隐神经是股神经后侧分支，位于股薄肌和缝匠肌之间，支配内下关节囊、髌腱及皮肤。后组由后关节支和闭孔神经组成，后关节支起自胫后神经，与后斜韧带交叉而过，支配腓后关节囊、半月板的周围部分、髌下脂肪垫、交叉韧带周围的滑膜。闭孔神经支配腘丛。

（黄　飞）

第二节　伸膝装置损伤

伸膝装置包括股四头肌、股四头肌腱、内外侧髌旁支持带、内外侧髌股髌胫韧带、髌腱（髌韧带）、胫骨结节。伸膝装置位于膝关节前方，很容易受到损伤，当伸膝装置发生横断损伤时，它所经受的力比体重大5倍。临床常见的主要是股四头肌腱断裂和髌腱断裂。创伤、代谢性疾病、结缔组织病、肥胖和肌腱瘢痕等是诱发损伤的诱因，特别是老年人，由于肌腱的血液供应较差，就更容易发生这类损伤。

一、股四头肌腱断裂

股四头肌腱断裂主要是由于髌骨近端的股四头肌的强力收缩所致。Galen最早报道股四头肌腱损伤。1887年，McBurney应用手术方法治疗股四头肌腱断裂。

（一）症状和体征

股四头肌腱断裂的主要症状是疼痛和行走障碍。疼痛的程度相对于跟腱断裂来说是比较重的。但是，当髌旁支持带没有断裂时，疼痛也可能是比较轻的。患者往往在没有人帮助下不能自行行走。

体格检查时可以检查到肿胀、空虚感。当患者主动伸膝时，可以在肌腱断裂处触及肌腱空虚感。肌腱完全断裂的患者不能做直腿抬高或伸膝运动，不完全断裂的患者则有可能做直腿抬高，但不能将屈曲位的膝关节伸直。陈旧性股四头肌腱断裂的患者可以行走，但是患膝关节僵直，摆动期时要抬高患侧髋关节。

X线检查可见到髌骨低位，必要时可双侧摄片对比髌骨位置。侧位相上可以看见髌骨退行性变化"牙征"。磁共振检查可以获得完全或不完全断裂的鉴别诊断。正常的股四头肌腱信号为低密度信号，纤维影连续。断裂者则有密度增高的信号，纤维不连续，周围有水肿。

（二）治疗方法

股四头肌腱断裂的治疗方法有保守治疗和手术治疗。

保守治疗主要用于股四头肌腱部分断裂。石膏制动患膝关节于伸直位，时间为4~6周。根据损伤的范围和股四头肌力恢复情况，当患肢可以直腿抬高10天后，即可去除制动，在支具保护下逐渐恢复肌力及膝关节的活动。

手术治疗主要应用于股四头肌腱完全断裂。对陈旧性或新鲜的股四头肌腱断裂应采用不同的手术方式。急性股四头肌腱断裂的手术方法主要是端对端吻合修复术。国外大量文献报道其满意率可以达到83%~90%。在行股四头肌腱断裂端对端吻合修复术时，最常用的是Scuderi缝合技术。首先做膝关节前方正中纵向切口，将断裂的肌腱清创后，端对端用不可吸收线间断缝合，然后在断端近侧的股四头肌腱浅层，锐性分离出一等腰三角形肌腱薄片，底边靠近断端，宽为2cm，腰为3cm的三角形，顶角位于断裂口近端5cm处，剥离好后，将顶角翻向远侧，覆盖已缝合的断端，与其周围组织缝合加强端对端吻合口（图5-16）。同时，跨过吻合端在髌骨内外两侧做Bunnell减张缝合（图5-17），减张缝合线尾放在皮外打结，要注意防止局部皮肤压迫坏死，3周拆除缝线。手术后长腿石膏伸膝位固定6周，去除石膏后行肌力练习，支具保护下屈膝练习，逐渐负重行走。

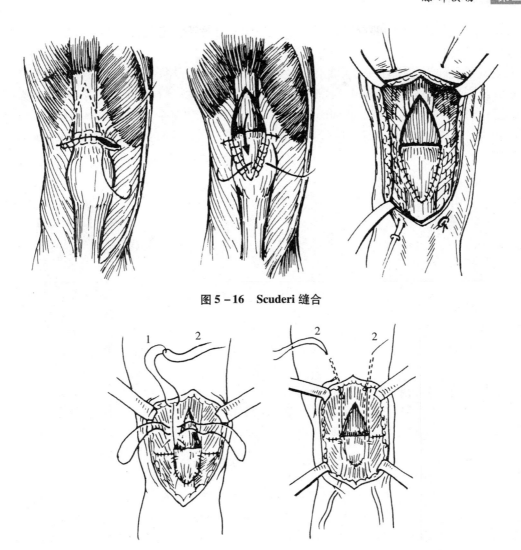

图 5-16 Scuderi 缝合

图 5-17 Bunnell 减张缝合

如果股四头肌腱断裂在髌骨上极，可采用骨槽骨道法缝合修复。在髌骨上极的后部做一横行骨槽，在骨槽内打 3～4 个骨道至髌骨下极，将股四头肌腱断端用不可吸收线缝合后，留出 3～4 个长线尾，穿过骨道至髌骨下极打结，使断端吻合（图 5-18）。

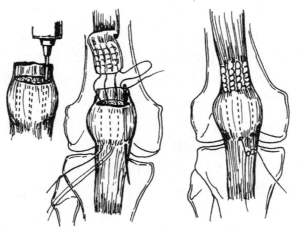

图 5-18 骨槽骨道法

在端对端吻合肌腱修复断裂时应考虑缝合对髌骨位置的影响。避免髌骨倾斜，股四头肌腱张力过大而引起髌骨位置升高。

股四头肌腱断裂的误诊率较高，其原因主要是该损伤特异性体征少，医生对此认识不足。对于陈旧性股四头肌腱断裂，往往采用 Codivilla 肌腱延长法。做法很类似于 Scuderi 技术，不同点就在于切取近端三角形肌腱片时，切的厚度不同，Codivilla 肌腱延长法要求切取全层的三角形肌腱片，而不是薄片。另一处不同点是，切完三角肌片后再缝合断裂端，并缝合供肌腱区。其余步骤同 Scuderi 技术（图 5-19）。

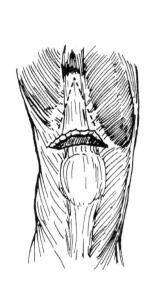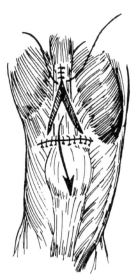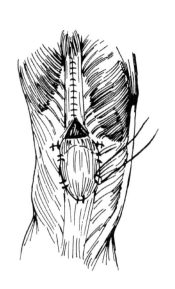

图 5-19 Codivilla 肌腱延长法

手术后处理：手术后为防止髌骨股骨粘连，早期的髌骨活动是很必要的。对于急性断裂修补，早期的石膏下直腿抬高练习可以从手术后 7~10 天开始，在完成动作良好的情况下，借助支具的帮助，活动膝关节，最好在一个月内患膝活动度达到屈膝 90°，同时股四头肌力量能举起 5% 体重时，可以去掉拐杖和支具行走，一般需要 6 个月的时间。对于陈旧性股四头肌腱断裂修补，时间可能还要更长一些。

二、髌腱断裂

髌腱位于髌骨下极与胫骨结节之间，上宽下窄，自髌骨下极至胫骨结节走行偏向外侧约 15°。髌腱断裂在临床上并不多见。其损伤机制主要是股四头肌收缩过程中，由于外力的作用，股四头肌被动拉长，髌腱不能承受而断裂。此时的髌腱常常患有肌腱炎。

（一）症状和体征

同股四头肌腱断裂一样，患者有明确的创伤史，有明显的疼痛。髌腱空虚感，髌骨上移，在侧位 X 线片上可以看到高位髌骨。磁共振有良好的影像供医生判断完全断裂还是部分断裂。

（二）治疗方法

对于部分髌腱断裂，伸膝位长腿石膏制动 3~6 周，去除石膏后功能练习，方法类似于部分股四头肌腱断裂。手术治疗用于急性完全髌腱断裂和陈旧性断裂的重建。

急性断裂如果在髌骨下极骨与肌腱交接处，可采用骨槽骨道法缝合修复。在髌骨下极的后部做一横行骨槽，在骨槽内打 3~4 个骨道至髌骨上极，将髌腱断端用不可吸收线缝合后，留出 3~4 个长线尾，穿过骨道至髌骨上极打结，使断端与骨槽吻合（图 5-20）。在打结固定之前，注意调整髌骨的高度和无倾斜度，髌骨不可位置太低，以屈膝 45°髌骨下极不低于髁间窝的高度为标准。手术后长腿石膏伸膝位制动 4~6 周，同时进行股四头肌力量练习，去除石膏后在支具的保护下，练习膝关节活动度，当股四头肌力量足够强，膝关节活动度达到 90°时，可以去除支具。

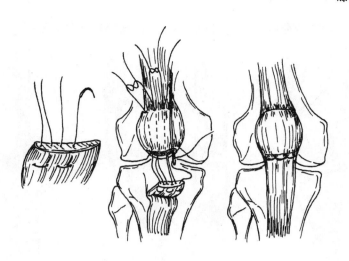

图 5-20 骨槽骨道法缝合修复

如果急性髌腱断裂在实质部，可采用环行内锁缝合法修补（图 5-21），近侧断端通过骨道在髌骨缝合打结，远侧断端通过胫骨结节横行骨道缝合。术后长腿石膏制动 4~6 周，功能练习同上面的叙述。

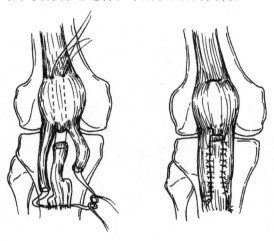

图 5-21 环行内锁缝合法

对于急性实质部中间断裂的髌腱，修补时应当用半腱肌或股薄肌做加强缝合。取膝关节正中切口，保留半腱肌远端止点，用肌腱剥离器切取肌腱近端，所取肌腱要尽可能地长，取下的肌腱首先通过胫骨结节处一内低外高的斜行骨道至外侧远端，向上至髌骨下极外侧，再通过髌骨下极的横行骨道至髌骨内侧，然后向下至肌腱止点缝合。如果还不够强度，可以再用股薄肌反方向加强。术后处理同其他修补术（图 5-22）。

陈旧性髌腱断裂的方法有直接缝合加强法，同种异体肌腱移植法，人造肌腱移植法。不管使用何种方法，重建时应注意髌骨的位置高度，旋转及股四头肌的张力。手术前拍摄双侧对比膝关节侧位 X 线片，了解髌骨位置高度。手术中要保证髌骨下极不低于股骨髁间窝水平。手术重建肌腱完成后，股四头肌腱张力应保持在可以屈膝 90°，伸直后肌腱有 1~1.5cm 的活动余地的状态。当髌腱缺损后长度不足时，可以将股四头肌腱 Z 形延长，但应拍摄术中 X 线片来确定髌骨的位置高低，并在合适的位置上固定缝合，同时要用半腱肌或股薄肌加强。

异体肌腱移植最常用的是骨跟腱移植。用带跟骨骨块的跟腱移植时，首先在胫骨结节上做一宽 1.5~2cm，长 2.5~3cm，深 1.5cm 的骨槽，然后将跟骨骨块塞入骨槽内，用两枚皮质骨螺丝钉固定。将跟腱分成三份，中间一份宽为 8~9mm，将此份跟腱从髌骨下极穿入髌骨的纵向骨道至髌骨上极，在 45°屈膝位将髌骨下极的高度定在股骨髁间窝顶水平，缝合固定跟腱，再将另外两份跟腱缝于髌骨两侧。

术后长腿石膏制动5周,去除石膏后在支具保护下进行功能练习(图5-23)。

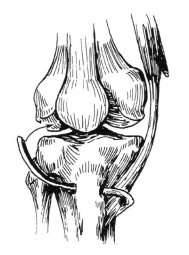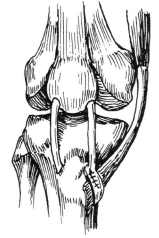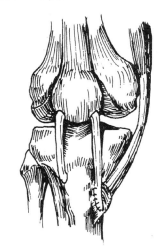

图 5-22 半腱肌股薄肌加强

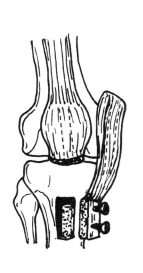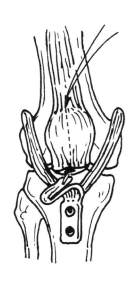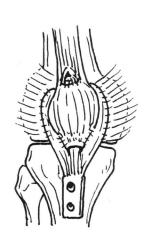

图 5-23 骨跟腱移植法重建

(三)结果和预后

早期急诊修复髌腱断裂可以取得比较好的结果。国外学者两份报道共有35例急诊修复髌腱断裂,结果达到优良的占92%,只有1例在术后8周发生再断裂。而且各种修复方法没有区别。在报道的10例对陈旧性髌腱断裂进行髌腱重建术的结果中,结果满意率低,往往留有髌骨下移、活动受限及关节疼痛。但对于使用半腱肌和股薄肌重建髌腱给予了肯定。

(黄 飞)

第三节 髌骨的急慢性疾患

一、生物力学和损伤机制

髌骨是人体内最大的籽骨,其近端与股四头肌腱相连接,远端与髌腱相连,外侧有髂胫束的牵拉。肌肉力量的内强与外弱是正常髌骨生物力学的特点之一。髌骨与股骨髁滑车构成髌股关节,而髌股关节是最不适合的关节,尽管股骨外髁高于股骨内髁,可以弥补肌力不平衡,但是髌股关节稳定性差。当股四头肌收缩时,髌骨借助髌腱产生合力向后压迫股骨髁滑车,使膝关节伸直。股直肌起自髋关节近侧的髂前下棘,跨越髋关节稍斜向内侧附丽于髌骨上极,而髌腱自髌骨下极斜向外止于胫骨结节,结果两者在髌骨处形成了一个尖端向内的角度,这是髌股关节的生物力学特点之二,临床上常用其余角表示为 Q 角,正常男性为 8°~10°,女性为 5°~15°,如果超过 20°应被视为不正常(图 5-24)。

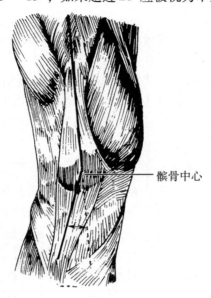

图 5-24 Q 角

在股四头肌收缩时,Q 角的形成产生了使髌骨外移的趋势。另外,髌骨类型及股骨外髁的高度也对髌股关节的稳定性有很大影响。髌骨的损伤机制很复杂,往往无规律可以遵循。过屈膝关节常常损伤髌骨下极,俯卧位是髌骨损伤的常见体位,各方向的力量均可使髌骨受伤。

二、分类

对髌骨疾患的分类实际上起源于对髌骨软化的认识,1961 年 Outerbridge 医生首先对髌骨软化进行了分级。以后在 1970 年,Insall 医生根据髌骨软骨的情况对髌骨疾患进行了分类。随着技术的发展,于 1990 年 Fulkerson 医生发表了有关髌股关节排列紊乱的分类。目前,最全面的髌股关节疾患分类是 1988 年由 Merchant 医生建立的分类。

Merchant 分类法主要由六部分组成。第一部分是创伤及过度使用综合征,第二部分是髌骨不稳定,第三部分是无病因的髌骨软化,第四部分是剥脱性骨软骨炎(Dissecans),第五部分是滑膜皱襞,第六部分是医源性疾患。

髌骨软化的病因很多,主要与关节表面退化、年龄相关性退化、髌骨嵴的不正常、排列异常、髌骨形状、创伤、生物力学改变和骨顺从性变化有关。髌骨软化的程度可以分为四级(Outerbridge 髌骨软化分级):一级:髌骨关节软骨完整,软骨肿胀变软;二级:髌骨软骨变,软区域有裂纹和碎片;三级:髌骨软骨剥脱或束样改变已深达软骨下骨,蟹肉样改变;四级:髌骨软骨腐蚀性改变,软骨下骨暴露。

三、关节外疾患

尽管髌骨疾患的分类很全面,在临床应用上还应判断疾患所在的部位,例如,关节内疾患或关节外疾患。而关节外疾患主要指滑囊炎和肌腱炎。

(一)滑囊炎

膝关节周围有四个滑囊:髌前滑囊、髌下滑囊、髌下深滑囊和鹅足滑囊。滑囊内有滑囊液,主要功能是减少摩擦,保护骨、肌腱和皮下组织(图 5-10)。

髌前滑囊最容易被侵害。髌前滑囊炎就是所谓的"家庭妇女膝",原因是长期跪地而引起髌前滑囊炎症。膝前的直接打击也可造成髌前滑囊炎。急性损伤表现为局部肿胀、发红、有波动感。而慢性损伤则滑囊增厚造成长期不适。化脓性滑囊炎主要是在创伤后由细菌感染引起的。

髌下滑囊及髌下深部滑囊的作用是保护髌腱,不容易受到损伤。一旦发生损伤,很难与髌腱炎、半月板损伤、脂肪垫撞击、骨突炎相鉴别。

鹅足滑囊位于鹅足附丽点下,胫骨的前内侧面。鹅足滑囊炎的诊断比较困难,必须排除慢性损伤、半月板撕裂、骨坏死后才能确诊。

滑囊炎的治疗以保守治疗为主,休息、冷敷、加压包扎和石膏制动等方法均可采用。非类固醇激素类消炎药物有较好的疗效。抽取滑囊液的方法既可以用于治疗也可以用于诊断,可以用来进行细菌性或非细菌性分析。抽取滑液还可减轻疼痛。但是,在抽取滑液的过程中,应注意防止进一步损伤和污染。

(二) 肌腱炎

肌腱炎和滑囊炎一样同属使用过度综合征,反复的过度负荷,造成伸膝肌腱的微损伤或肌腱骨化,或是髌骨与肌腱接合部处的微损伤,髌骨两极的微小碎块。肌腱炎也称"跳膝",多发生在运动员,特别是跳远、跳高、跑步、篮球、排球等运动员身上。肌腱炎包括髌腱炎和股四头肌腱炎。有65%的肌腱炎发生在髌骨与髌腱交界处,25%的肌腱炎发生在股四头肌腱与髌骨接合处,10%发生在髌腱与胫骨结节交接处。

肌腱炎的局部表现为红肿痛。Blazina医生对髌腱炎的临床表现作了分期:第一期:只有活动后疼痛。第二期:活动前或活动后疼痛,活动中不疼痛。第三期:活动中或活动后疼痛,并影响到动作的完成。

肌腱炎的治疗主要以保守治疗为主。处于第一、二期的患者,经过休息,症状基本都会消失,要避免进行加重症状的运动,如跑、跳等。肌肉力量练习应在无痛状态下进行,短弧肌肉力量练习对股内斜肌的恢复最有效。处于第三期的患者,治疗的重点要放在局部状况和伸膝力量方面。有症状时可以进行休息、冷敷及使用消炎药。对于症状难以控制的患者也不要使用激素在局部注射,因为激素可以引发肌腱断裂。如果有顽固性病变,可以手术切除病变,有医生报道手术效果良好。

(三) 交感神经反射性髌骨营养失调

在创伤或手术后,有少数患者主诉伸膝有剧烈的疼痛,并且与创伤不成比例,这时应注意患者是否有交感神经反射性髌骨营养失调症。交感神经反射性髌骨营养失调症的特点是,广泛的不成比例的疼痛,膝关节僵直,皮肤变暗,皮温降低。患者面部表情表现为忧虑。一些检查如骨髓腔内压力,骨内静脉造影、活检、温度测量及交感神经节检查可以帮助明确诊断。

四、关节内疾患

(一) 滑膜皱襞

滑膜皱襞来源于胚胎发育中的滑膜间隔。有20%~60%的人会长期遗留在膝关节内。滑膜皱襞的类型主要有三种:髌骨上滑膜皱襞、髌骨下滑膜皱襞和髌骨内侧滑膜皱襞。偶尔髌骨内侧滑膜皱襞有变异而出现在外侧(图5-25)。

髌骨下滑膜皱襞起自股骨髁间窝前交叉韧带前面,止于髌前脂肪垫。髌上皱襞横位于髌上滑囊处。髌内侧皱襞起自髌上皱襞内侧,斜向前下经股骨内髁止于髌前脂肪垫。滑膜皱襞的临床症状特征性不强。有症状的常常表现为膝前痛。髌内侧皱襞的患者可在股骨内髁上触及条索,约有64%的有滑膜皱襞者会出现弹响症状,59%的患者会出现打软腿现象,45%会有假性膝关节绞锁。因此,有人把髌内滑膜皱襞综合征的诊断标准定为:①膝关节前方疼痛史。②关节镜下发现皱襞的纤维缘在屈膝时碰击股骨内髁。对于滑膜皱襞综合征的治疗,首先行保守治疗,以消除炎症为目的。如果保守治疗无效,关节镜下切除滑膜皱襞可以取得良好结果。

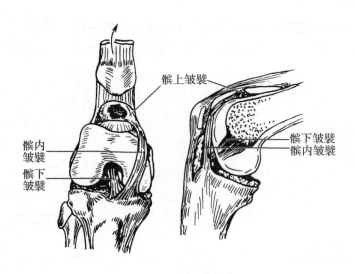

图 5-25 膝关节内滑膜皱襞

（二）脂肪垫损伤

髌下脂肪垫损伤通常是由于直接的外部打击或股骨髁与胫骨平台的直接撞击造成的局部炎症反应。局部疼痛、红肿，保守治疗可以使症状缓解。大多数患者不用手术清除。

五、髌骨发育异常

髌骨的发育异常可以造成髌骨疼痛。髌骨发育异常主要表现为髌骨的 X 线片上出现裂纹，有两裂型二分髌骨，三裂型三分髌骨和多裂型多分髌骨。这些裂的出现是由于髌骨附属继发骨化中心与髌骨主体没有融合而造成的。裂纹可以出现在髌骨的外上、外、内和下极。通常没有不适症状。二分髌骨的发生率在人群中占 0.05%~1.9%，双侧存在的约占 50%。当遇到外力打击或创伤时，裂部就会出现症状。有症状的髌骨发育异常裂隙应与髌骨骨折相鉴别。髌骨骨折有明显的外伤史，皮下出血或肿胀，局部红肿痛，有不规则的骨折线分离。而髌骨发育异常裂隙，特别是有症状的两裂患者，往往骨裂隙是双膝关节对称存在，裂隙多在外上方，有圆形的规律外形边缘，裂隙有硬化边缘。对髌骨发育异常裂隙的治疗，如果有症状，可以选用融合或切除手术，手术效果一般不会影响到伸膝活动。

六、髌股关节半脱位和全脱位

髌骨半脱位和全脱位属于髌股关节排列顺序紊乱疾病的范围。半脱位的定义是髌股关节部分脱位，而全脱位是指髌股关节完全脱位。与半脱位和全脱位相联系的是随之而来的关节软骨损伤。

（一）X 线评估

X 线片对判断髌股关节半脱位和全脱位，以及髌股关节排列顺序紊乱很有意义。拍摄 X 线片主要有三个位置：①前后位：显示髌骨的完整性，髌骨的大小，形状，纵形裂纹骨折线，以及骨软骨的剥脱情况。②侧位：显示髌骨位置的高度。③轴位：轴位对判断髌骨排序是否正常有很重要的意义，通过伸膝轴位摄片方法发现，在膝关节伸直位，髌股关节并不是处于半脱位的状态。

在 X 线评估髌股关节排列顺序时，髌骨的高低以及髌骨与股骨滑车适合情况是两个重要的问题。

1. 髌骨高低的判断　常用的有三种方法：

（1）Blumensaat 线判断法：画线方法是拍摄屈膝 30°位侧位 X 线片，以股骨髁间窝顶的影像为准画线，髌骨的下极位于线上表示髌骨位置正常（图 5-26）。如果髌骨下极位于线上较远位置，表示髌骨高位。不过，有医生测量了 44 例正常人在准确屈膝 30°位上的髌骨位置，结果所有髌骨均不在 Blumensaat 线上。这项调查降低了 Blumensaat 线判断法的应用价值。

（2）Insall 测量方法：拍摄屈膝 20°~70°位侧位 X 线片，髌骨上极至髌骨下极的长度定义为髌骨长度，髌骨下极至胫骨结节的长度定义为髌腱长度，如果髌骨位置正常，两者应大致相等。即髌腱长度与髌骨长度之比值等于 1.02±0.13，如果髌腱长度多于髌骨长度的 20%，则表示髌骨高位（图 5-27）。

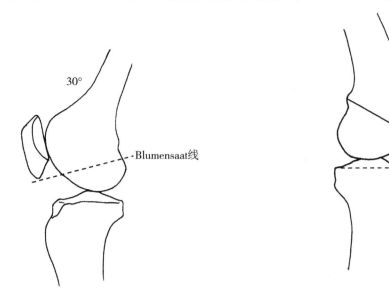

图 5-26　Blumensaat 线判断法　　　　　　　图 5-27　Insall 测量方法

（3）Blackburne 测量判断法：由于 Insall 测量方法在患者患有胫骨结节疾病或髌骨下极显示不清时不利于应用，因此产生了此法。拍摄屈膝 20°~70°位侧位 X 线片，胫骨平台至髌骨下极的垂直长度（a）与髌骨关节面的长（b）之比，a 比 b 等于 0.80，无性别间差异（图 5-28）。

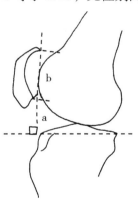

图 5-28　Blackburne 测量方法

2. 髌骨与股骨滑车适合情况　主要靠膝关节轴位片来判断。在拍摄膝关节轴位片时，应同时拍摄双侧膝关节以利于对比，屈膝在 20°~45°，屈膝过大可能掩盖髌股关节的不正常关系，双膝关节保持无旋转位，股四头肌腱放松以防止不正常的髌股关系因肌肉收缩而发生变化，X 线片应垂直 X 线管球以防止骨影变形。下面主要介绍几种髌骨轴位拍摄法。

（1）Hughston 方法：被摄者俯卧位，屈膝 55°，X 线胶片平放于膝下，X 线射线 45°拍照双膝关节。此法的不足之处是屈膝过大，X 线胶片未放在垂直于 X 线射线的位置上，所得影像有变形。

（2）Merchant 方法：被摄者仰卧位，小腿垂于床尾外，屈膝 45°，X 线胶片垂直于 X 线射线置于膝远侧胫骨前方，X 线射线 45°在膝关节近侧拍照双膝关节。

（3）Laurin 方法：被摄者坐位，屈膝 20°，X 线胶片垂直 X 线射线放于膝近侧股骨前方，X 线射线自双足间拍摄双膝关节。

3. 膝关节轴位片读片法

（1）沟角：股骨滑车沟底向两侧髁做直线所成的交角。Hughston 方法所测沟角的正常值为 118°，Merchant 方法所测沟角的正常值为 138°或 137°，表示滑车沟的深浅度。角度大者易发生髌骨脱位。

（2）适合角：做沟角的分角线，再做滑车沟底至髌骨脊的连线，其交角为适合角。髌骨脊在角平分线内侧表示为负角，髌骨脊在角平分线外侧表示为正角，用 Merchant 方法所测适合角的正常值为 -8°，角度越小或为正角，表示髌骨容易外侧脱位。

（3）髌股外侧角：用 Laurin 方法拍照。在股骨内外髁间做直线，再做髌骨外侧关节面线，两者交角为髌股外侧角。表示髌骨是否存在外侧倾斜。交角顶尖在外侧或平行，表示髌骨存在脱位倾向。交角顶尖在内侧，表示正常。

（4）髌股指数：用 Laurin 方法拍照。将髌骨脊至滑车沟的距离（A）比上髌骨外侧关节面至股骨外侧滑车的距离（B）等于髌股指数，正常值为 1.6。

（二）手术治疗

1. **急性髌骨脱位的内侧修复手术** 急性髌骨脱位往往在患者就医过程中已经自行复位。医生应根据病史及体检去发现这一过程。至少应对其保持警惕。对尚未复位的髌骨急性脱位，应采取闭合复位。凡怀疑有髌骨脱位或已复位的髌骨脱位患者，均应拍摄膝关节轴位片。如有以下情况应行急诊手术治疗：①发现髌骨处于半脱位或倾斜状态。②关节内髌骨软骨骨折。③关节内股骨髁骨软骨骨折。

手术方式可以选择关节切开术或关节镜下手术。手术的术式主要是内侧支持带修复、外侧支持带松解、骨软骨切除、髌骨近侧重建。关节镜下手术的发展，对关节内疾患的治疗效果起到了良好的促进作用。国外报道了一些关于急诊关节镜下内侧支持带修复、外侧支持带松解、髌骨近端重建的研究，结果有 92% 的患者主观上对手术满意。

急性髌骨脱位手术修复技术。做膝关节前方正中切口。经过内侧裂探察关节内部结构，检查骨软骨骨折碎片，如果有大碎片或是髌骨内侧单面大骨折片，应进行内固定，小的碎片可以切除。探查关节腔后，做髌骨外侧支持带松解，最后用不可吸收线间断缝合内侧撕裂的关节囊，髌骨内侧支持带，如果髌骨内侧边缘小碎片切除后，应将内侧支持带通过人造骨道缝合在髌骨内侧人造凹槽内（骨道凹槽法）。缝合时注意髌骨内外侧张力的平衡，内侧张力过紧，也会导致髌骨内侧半脱位。手术后第二天即可使用膝关节被动屈伸练习器进行功能练习。

2. **外侧支持带松解手术** 1974 年，Merchant 医生首先发表了有关髌骨外侧支持带松解的论文。外侧支持带松解的适应证是：髌骨外侧压迫综合征，髌股关节疼痛伴髌骨外侧倾斜，髌骨外侧支持带疼痛伴外侧髌骨移位。外侧支持带松解的手术禁忌证是：内侧张力不足，高位髌骨，小型游走性髌骨，明显的髌股排列顺序紊乱。对于外侧支持带过于紧张的或非韧带松弛性髌骨内侧移动受限的患者，做外侧支持带松解术能收到较好的成功的效果。而对于没有"松弛病"征象的患者，手术的结果也是可以接受的。所谓"松弛病"征象是指以下情况，如股四头肌角度过大（Q 角），全身韧带松弛症，游走性髌骨，严重的弓形腿（O 形腿、X 形腿、膝反张），过分的股骨反生理弧度的前倾，胫骨过分旋转或不正常的旋前。

外侧支持带松解术可以在关节镜下或切开关节进行。关节切开外侧支持带松解术采用髌骨旁外侧纵形切口，在髌骨外缘外侧 1~2cm 处开始松解，从髌骨上缘向远端至关节线下胫骨结节，尽可能保护支持带下滑膜。经过彻底止血后关闭切口，加压包扎。手术后可以进行膝关节活动以及理疗。关节镜下手术松解时，将关节镜放在髌骨前内侧，电烧放在关节内髌骨前外侧，自髌骨旁 5mm 开始松解，从髌骨上缘至关节线纵行切开滑膜，髌旁支持带，股外侧肌腱，深达皮下脂肪而结束，电烧止血后加压包扎。手术后处理与其他手术一样。

3. **髌骨近端重新排列手术** 髌骨近端重新排列的作用在于加强髌骨内侧拉力，改进股四头肌牵拉髌骨的方向，使倾斜的或外侧偏移的髌骨恢复其正常位置。髌骨近端重新排列手术多在外侧支持带松解手术后实行，其适应证是：髌骨复发性半脱位保守治疗无效者；复发性髌骨脱位者；年轻运动员急性脱位者；髌骨脱位复位后并发髌骨内侧撕脱骨折、髌骨外侧倾斜、半脱位者。

手术切口选择髌前正中切口,起自髌骨上缘经髌骨至胫骨结节。首先做适度的髌骨外侧支持带松解,再切开髌骨内侧股内侧肌肌腱,内侧支持带,将其重叠 1~1.5cm 缝合于远端偏外侧,以加强髌骨内侧拉力。手术后放引流管,加压包扎。手术后尽可能早的开始被动膝关节屈伸练习,当屈膝至90°时即可开始股四头肌力量练习。

髌骨近端重新排列手术的结果经统计得出,其满意率达到81%~92%,髌骨脱位复发率较低,约1.2%,手术可以改善患者症状、脱位体征,特别是对年轻男性患者有效。但是,对改善软骨软化没有明确的意义。

4. 髌骨远端重新排列手术 髌骨远端重新排列主要是针对胫骨结节的位置变化以及股四头肌腱角度过大（Q角）所采取的措施。Q角过大时会增加髌骨外侧拉力,使髌骨外侧倾斜,半脱位或脱位。胫骨结节的位置可以影响到 Q 角的大小,胫骨结节的高低则影响伸膝装置水平力臂的大小。髌骨远端重新排列手术的适应证是：因 Q 角增大而引起的髌骨倾斜,半脱位或脱位、高位髌骨并发髌骨脱位、低位髌骨。其禁忌证是：胫骨结节骨骺未闭合、Q 角正常、股四头肌发育不健全,当对股四头肌发育不全者施行此手术时,会引起膝反张、膝外翻、髌腱挛缩、髌骨软化以及低位髌骨。

髌骨远端重新排列手术方法首先是由 Hauser 于 1938 年提出的。整个髌腱附丽连带骨块从胫骨结节游离下来,重新固定于胫骨结节的内侧偏后部位,同时进行髌骨近端重新排列。后来的研究者发现胫骨结节内侧移位时,由于胫骨是三角形,内移的同时会自动后移,而后移导致髌股关节间压力过大,并且由于高位髌骨矫正不彻底,Hauser 手术后骨性关节炎的发生率很高。

Elmslie - Trillat 胫骨结节内移方法。膝关节前外侧髌旁纵形切口。髌骨外侧松解,游离髌腱并将胫骨结节截骨长 4~6cm,保留远端髌腱连续不断,将胫骨结节内侧骨膜剥离后,再将胫骨结节截骨向远内侧拉紧,用双皮质骨螺丝钉固定。如果还不能纠正髌骨外侧移位,增做髌骨近端重新排列（图5 - 29）。有些医生用 Elmslie - Trillat 方法治疗患者并做了随访。对 52 例手术进行 2 年随访的结果是,77% 的结果属于良好,脱位复发率为 7%。另外对 116 例手术进行 7 年随访的结果是,93% 的患者无复发性髌骨半脱位或脱位,主观满意率较好为 73%,客观评价有 66% 的结果是优良。还有对 114 例手术进行 2 年随访的结果,满意率为 81%,脱位复发率是 1.7%,19% 的患者有外侧骨性关节炎膝关节痛。用 Merchant 放射学方法评估,70% 的髌骨位置良好,11% 有外侧移位,19% 有矫正过度的内侧半脱位。

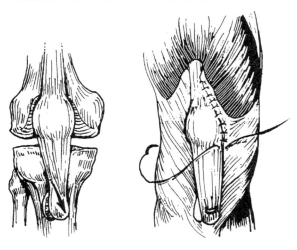

图 5 - 29　Elmslie - Trillat 胫骨结节内移法

5. Maquet 胫骨结节增高术 1976 年 Maquet 医生提出,将胫骨结节垫高 1~2cm 以增加伸膝装置的水平力臂,而减少髌股关节接触压力,以此来缓解髌股关节的压力（图 5 - 30）。从理论上讲这种手术并没有改变髌股关节的排列顺序,只是对髌股关节间的压力产生了影响。有人对这种影响进行了调查分析,当胫骨结节增高后,髌股关节间的压力传导部位将向近侧转移,但压力的大小没有改变。还有人认为,在膝关节屈曲 30°以内时,髌骨外侧面压力减轻,屈曲大于 30°以后,压力大小没有改变,但压力部位确实向近侧转移。因此，当髌股关节外上侧有关节炎时禁止实行该手术。

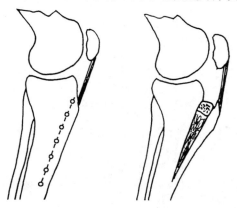

图 5-30　Maquet 胫骨结节增高术

对胫骨结节增高术的临床报道结果分析，近期 2～7 年随访的满意率多在 50% 以上，平均约为 83%（6 份报道）。特别是对髌股关节炎患者减轻疼痛，此手术有较好的满意率，平均约为 93%（3 份报道）。但是，由于此手术有较高的并发症，如皮肤坏死、感染、缺损、截骨处骨折、骨不愈合等等，在外科技术上已被改进。

6. Fulkerson 胫骨结节内移增高术　1983 年，由 Fulkerson 医生提出了大块胫骨结节斜行截骨，胫骨结节内侧移位增高手术。关于该手术的适应证，他将患者分为三个治疗组：第一组是髌骨外侧半脱位者，以外侧支持带松解加胫骨结节内移手术治疗，有轻度髌内侧关节面变化者，结节内移可以解决问题，对于较重的退行性关节变化，常常需要结节增高前移以减少髌股关节的压力。第二组是髌骨外侧倾斜半脱位，采用胫骨结节前内移位法治疗，前移增高的角度视骨关节炎的程度而定，骨关节炎越严重前移的角度越大。第三组是髌骨外侧倾斜并发骨性关节炎者，轻度退行性变者以外侧支持带松解治疗，中重度者采用胫骨结节前内移位法治疗。

手术取髌前正中切口。首先松解髌骨外侧支持带。对髌股关节再次评估以决定胫骨结节内侧移位以及增高前移的角度。做胫骨近端前部骨膜下剥离，保护胫前动脉，在胫骨结节周围用骨钻钻孔以利于截骨，截骨的形状为倒楔形，短底边在髌腱远端宽 2～3mm，宽底边在近端髌腱深层，两侧斜边在髌腱旁，长 5～8cm，截骨的深度是远端浅，近端深，其坡度也就是增高的角度将根据髌股关节骨性关节炎的程度来决定，重度关节炎者坡度大，反之，不需要前移增高者可以去除坡度。截骨完成后试行移位，检查髌股关节情况合适后用两枚皮质骨螺丝钉固定。手术后可以冷敷，第二天开始膝关节主动或很小心地被动活动练习。手术后 6 周有骨痂生长骨愈合后，开始全面膝关节练习。

结果性研究显示有 26 例手术 2 年后的满意率是 89%，75% 的有严重髌股关节炎的患者结果良好。另外有 11 例手术 5 年随访者，其中 90% 的结果稳定没有加重疾病。

（赵丹丹）

第四节　膝关节软骨损伤

一、关节软骨的组织学

（一）组成成分

由水、基质、软骨细胞组成。

1. 水　关节软骨中的 60%～80% 为水。随着负荷的变化，部分水可以形成自由通透、营养软骨细胞、润滑关节。关节软骨发生退变后，水的含量减少。

2. 基质　主要由胶原及蛋白聚糖组成（图5-31）。

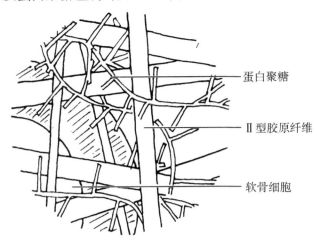

图5-31　关节软骨的组成

3. 胶原　90%~95%为Ⅱ型胶原，Ⅴ型、Ⅵ型、Ⅸ型及Ⅺ型胶原的含量很少。Ⅰ型胶原主要存在于骨、角膜、皮肤、半月板、纤维环、肌腱中。Ⅱ型胶原存在于关节软骨、脊索及椎间盘的髓核中。

4. 蛋白聚糖　蛋白聚糖可以单体及聚合体的形式存在（图5-32）。单体由蛋白核心及多个硫酸葡胺聚糖组成，聚合体由透明质酸形成的主链及单体形成的侧链构成。

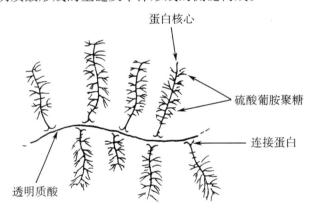

图5-32　蛋白聚糖聚合体的组成

胶原纤维及蛋白聚糖形成晶格样网架结构，使得软骨具有抗张强度及弹性。

5. 软骨细胞　源于间充质干细胞，主要功能为合成基质。软骨细胞与基质构成共生关系，软骨细胞合成基质，而基质通过液相机制维持软骨细胞营养。软骨细胞的功能活性与机体的年龄相关，幼年时，软骨细胞增生分化迅速，合成基质速度快；成年后，细胞数量减少，很少分化，功能降低。

（二）关节软骨的组织结构（图5-33）

自表层至深层，存在典型的结构变化，可分为四区：即浅表切线区、中间区、深层区、钙化区。浅表区的胶原纤维与关节面平行，又称为切线区。软骨细胞变长，平行于关节面排列。中间区的纤维粗大，非平行排列，软骨细胞接近球形。深层区的纤维走向与关节面垂直，彼此平行排列，软骨细胞呈球形，柱状排列，垂直于关节面。钙化区的纤维附着于钙化的软骨，形成软骨-骨之间的固定。

胶原纤维、蛋白聚糖及水同时还以软骨细胞为中心呈特征性分布，分为细胞周围区、近细胞区、远细胞区。细胞周围区内很少有胶原纤维而富含蛋白聚糖；近细胞区的胶原纤维呈网状，保护软骨细胞；远细胞区的胶原纤维含量大，排列方向如上所述。

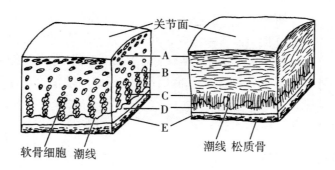

图 5-33 关节软骨的结构
A. 浅表切线区（10%~20%）；B. 中间区（40%~60%）；C. 深层区（30%~40%）；D. 钙化区；E. 软骨下骨

二、关节软骨的生物学特性

（一）关节软骨的营养

关节软骨的黏弹性特性，产生水分的弥散效应，使得营养成分携带入基质，代谢产物运出。因此，当软骨的机械特性出现异常变化时，软骨细胞的代谢会受到影响，进一步使软骨基质受损，软骨逐渐退变。

（二）关节软骨的双相特性

关节软骨具有液相及固相的特点。液相由水及电解质组成，固相由胶原及蛋白聚糖组成。当关节软骨受压时，水分透过网状结构的基质溢出，负荷解除后流回，而基质的低通透性防止水分流出过快。据研究，在负荷开始作用的数秒内，75%的应力由液相承担，缓冲负荷，保护固相结构，负荷持续作用时（数百秒至数千秒），由固相承担。

（三）关节软骨的功能

节软骨是一种黏弹性物质，最主要的功能为承担载荷，满足关节的全程活动及功能需要，这种功能依赖于其特殊的组成成分及结构特点。其他功能包括减小关节磨损，保护软骨下骨。

（四）关节软骨的愈合反应

组织愈合的过程：分为组织坏死期、炎性反应期、塑形期。

第一期：组织损伤时开始。根据损伤及缺血的程度，立即出现数量不等的细胞死亡，但随后还会有更多的细胞死亡。血肿及血凝块形成。血小板释放各种生长因子及细胞因子，多能干细胞迁移，血管长入。

第二期：血管扩张，血管壁通透性增加，液体、蛋白质、细胞渗出，致密纤维网架形成，炎性细胞及多能干细胞聚集。

第三期：新生血管长入纤维网架，形成肉芽组织，进一步成熟并收缩，形成瘢痕组织。也可以通过细胞化生，复制为原有的组织。

组织愈合的两个要素：特定细胞及血运的存在。前者的作用为清除坏死组织、合成新生组织，这些特定细胞来源于细胞复制及细胞迁移。血运系统不仅是许多生物活性分子的来源，还可形成适当的生物化学环境。

关节软骨的愈合缺陷：关节软骨的损伤反应与上述典型的组织愈合过程有两方面根本的不同。首先是缺乏最为重要的血运系统，另外是软骨细胞被包埋在晶格网架样结构中，无法完成迁移。

关节软骨的愈合反应：根据损伤是否穿透软骨下板，反应过程不同。

非全层损伤：损伤区边缘出现坏死区，出现短暂的软骨细胞有丝分裂及分泌基质期，表现为一些小的、增生的软骨细胞丛。但随即停止，没有明显的愈合过程。此种软骨损伤稳定，不会发展为骨关节炎。

全层损伤：由于穿透了软骨下板，血管系统得以介入。纤维凝块充填缺损区，源于血液及骨髓内的细胞聚集、细胞化生，6~12周时形成典型的纤维软骨，其弹性、刚度及耐磨性均较差，很容易出现退变，发展为骨关节炎。另外，修复软骨的胶原纤维束不能与周围纤维整合，存在间隙，在垂直剪切力作用下出现微动，也是导致退变的原因。

影响关节软骨的愈合的因素：缺损大小、持续被动活动、年龄。

三、关节软骨损伤的治疗

（一）手术修复方法

1. 截骨术 通过转移关节的负重面改善症状，疗效通常是部分及暂时的，大多为3~12年。适用于不适宜做关节置换的年轻患者。

2. 打磨刨削术/清理术 此方法不会促进软骨愈合，但去除了机械性刺激症状（如交锁、弹响、别卡感）、减轻了滑膜的炎症反应，可使症状得以暂时的缓解。

3. 间充质干细胞刺激法 通过穿透软骨下板的方法引出深层骨髓内的间充质干细胞、细胞因子、生长因子、纤维凝块，诱发纤维软骨愈合反应。具体的手术方法有很多种，如钻孔、微骨折、海绵化、软骨成形术等。

这类方法的疗效具有不可预测性，更主要的是：这种愈合反应只产生纤维软骨即Ⅰ型胶原，而鲜有透明软骨所需要的Ⅱ、Ⅵ、Ⅸ型胶原成分，耐磨性差，即使早期具有好的疗效，也会逐渐减退。

4. 组织移植 目前受到广泛关注的是软骨及软骨细胞移植。软骨移植的关键是移植物必须包含活的软骨细胞。软骨移植与骨移植的根本不同点在于软骨移植物必须靠自身活的软骨细胞不断产生基质来维持移植物的长期存活，而骨移植是提供组织支架，供宿主进行爬行替代。由于软骨没有愈合能力，无法与宿主软骨愈合，所以通常是植入骨-软骨块，形成供体骨与受体骨间的愈合。

（1）异体骨软骨移植：优点是移植物来源充分，供体年龄可以选择，移植物可以精确匹配。缺点包括传播疾病（如HIV）及免疫排斥问题。

软骨本身没有血运，与血液中的免疫系统隔绝；基质内的大分子仅有弱的免疫活性；软骨细胞含有表面抗原，但由于周围基质的遮蔽作用，不会激发免疫反应；骨组织含有免疫活性细胞，所以骨-软骨块移植会出现排斥反应，同时也影响骨-骨间的愈合。为降低免疫活性，通常采取冷冻的方法，但同时也会减弱软骨细胞的活性。虽然采取安全有效的冷冻方法（如两阶段降温及使用细胞保护剂），但软骨细胞的活性还是会受到影响，移植物远期的结局更容易出现退变。

异体骨软骨移植成功的关键因素包括：①匹配精确（形态，高度），固定牢固。②供体年轻。③避免出现骨吸收。

（2）自体骨软骨移植：自体软骨移植的优点是不存在免疫反应及传播疾病的危险，软骨细胞活性好，骨间愈合可靠；缺点是组织来源有限，存在供区并发症，年龄固定，匹配困难。目前流行的方法之一是镶嵌成形术和马赛克成形术（图5-34），即在关节面的非重要区域，如股骨外髁的外侧边缘及髁间窝，取多个小的骨软骨栓植入缺损区，如此可以避免大块移植匹配不良的问题。

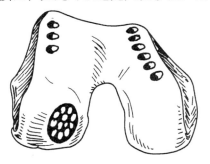

图5-34 马赛克成形术

(3) 软骨膜移植：取肋软骨膜覆盖缺损区。1990年及1996年，Homminga与Okamura分别报道了30例及21例临床应用，都发现了有透明软骨样组织充填缺损区。

1）骨膜移植：此方法的理论基础为：受损区的生物学环境可以决定移植物的基因表达。低氧张力可以促使形成软骨，而高氧张力则促使成骨。因此，在血运不丰富的区域移植骨膜可以形成关节软骨。目前临床已有报道，Lorentzon报道了18例。

2）间充质干细胞移植：自骨膜及骨髓分离骨软骨祖细胞进行培养，生成大量间充质干细胞植入缺损区。此方法的优点为：间充质干细胞为分化细胞，软骨表达范围比成熟软骨细胞更广，能更准确复制局部区域的显微结构与生化环境。

(4) 人工合成基质移植：将体外培养自体或异体软骨细胞种植于通过组织工程学方法合成的人工基质上，同时携带生物活性分子及生长因子，使用关节镜技术植入体内，软骨细胞不断合成Ⅱ型胶原，形成新的关节软骨，人工基质被逐步吸收。作为软骨细胞的载体，许多材料用于人工合成基质，如聚葡萄糖酸（PGA）、聚乳酸（PLA）、碳纤维垫、纤维原材料、胶原凝胶。

(5) 药物学调控：目前有很多研究都在致力于生物活性分子对软骨合成及退变的影响，如生长因子、骨形态发生蛋白、细胞因子等。

(6) 软骨细胞移植：通过切开或关节镜技术，在股骨内髁非主要负重区取软骨片段，在实验室将其切碎，经酶消化，分离软骨细胞，培养增生。2~3周后，在胫骨近端内侧取骨膜瓣并与关节软骨缺损区缝合，将培养增生的软骨细胞注入骨膜下方。术后持续被动活动，2~3月后负重。Brittberg在New England journal of Medicine杂志发表了23例临床报道。Peterson发表了100例的临床报道。此后至今的5~6年间，在国际上已经完成了大量的这种手术并有专门的国际机构在监察认证。其疗效尚需严格的评估及长期的随访。

（二）关节软骨损伤的临床治疗对策

将软骨缺损分为以下四组：即小于$2cm^2$的股骨髁缺损、大于$2cm^2$的股骨髁缺损、髌骨缺损、胫骨缺损。

1. 小于$2cm^2$的股骨髁缺损　预后最好。如果包含性程度好，可以首先考虑行间充质干细胞刺激术，即清理、钻孔、微骨折法。治疗后3~5年内不会出现退行变及关节病。如果这种方法失效，可以考虑自体软骨细胞移植术，其成功率达到90%。另一种选择为马赛克成形术，可以进行关节镜下的微创操作，费用低。

2. 大于$2cm^2$的股骨髁缺损　包含性差，退形变发生率很高。对于低运动水平者，可首先考虑间充质干细胞刺激术；如果失效，可行自体软骨细胞移植；对于高运动水平者，自体软骨细胞移植为一期治疗手段，其成功率为90%；失效后可再次行此种手术或者行异体骨软骨移植；如果再次失效可以行人工关节置换术。

3. 髌骨缺损　重要的是同时纠正髌股关节的对线不良，可行联合手术。

4. 胫骨缺损　难于治疗。这种缺损虽然小，但自体软骨细胞移植及马赛克成形术的疗效均不好，间充质干细胞刺激术是唯一的选择。

对于股骨剥脱性骨软骨炎，首先考虑骨块的可吸收内固定术；如无法固定且缺损小于$2cm^2$，可行钻孔、微骨折或马赛克成形术；如大于$2cm^2$且深在、有囊性变，可首先考虑自体软骨细胞移植；如果缺损特别深，可以分阶段治疗，即一期植骨，二期于4~12个月后行自体软骨细胞移植。

四、关节软骨损伤的临床评估

治疗前首先要对软骨损伤进行综合评估。国际软骨修复学会（International Cartilage Repair Society）制订了一套综合评估系统，包括以下因素：

1. 病因　急性或慢性？是否有特殊的急性损伤机制或是慢性反复的损伤？

2. 缺损深度　使用 Outerbridge 分型（图 5-35）。

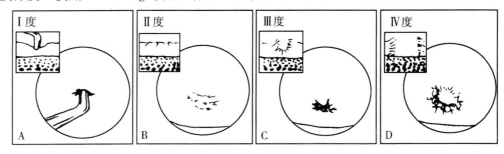

图 5-35　Outerbridge 分型
A. Ⅰ度-软化；B. Ⅱ度-纤维化；C. Ⅲ度-非全层裂伤；D. Ⅳ度-全层缺损

0 度：正常；

Ⅰ 度：软化；

Ⅱ 度：纤维化；

Ⅲ 度：撕裂；

Ⅳ 度：软骨缺损、软骨下骨外露。

另一个重要点是判断潮线是否穿透。如深在的骨软骨损伤、钻孔术、软骨下囊性变都会破坏潮线。缺血、坏死、骨挫伤及梗死，也有助于判断。

3. 缺损大小　要用探针精确测量并记录以 cm^2 为单位。

小缺损：$<2cm^2$；

中缺损：$2\sim10cm^2$；

大缺损：$>10cm^2$。

4. 包含程度　需要观察矢状位 MRI，包含程度差的 X 线表现为关节间隙消失。需要判断其包含程度差的原因，如缺损过大、边缘软骨质量差等。

5. 缺损位置　单髁？双髁？多髁？

6. 韧带完整性　是否有部分或完全撕裂？关节是否稳定？是否做过重建术？

7. 半月板完整性　是否做过半月板部分、次全或完全切除术？是否做过半月板缝合、异体移植术？

8. 力线　是否存在内外翻，严重程度？是否做过截骨术，类型？髌骨的力线是否异常？是否做过矫形术？

9. 既往治疗　是否为初次治疗？以前的治疗方法？是否做过手术？清创术？钻孔术？微骨折术？移植术？马赛克成形术？

10. X 线表现　标准的投照方法为负重位正位 X 线片。记录关节间隙狭窄程度：轻、中、重度及骨赘、囊性变。

11. MRI 表现　缺损深度、骨挫伤、剥脱性骨软骨炎及缺血坏死是否存在？

12. 一般状况、系统病史、家族史　是否存在类风湿病史？检查红斑狼疮、类风湿关节炎、HLAB27 相关疾病。是否有内分泌疾病，如甲状腺疾患、糖尿病、肥胖？是否有骨关节病、结缔组织病，如 Ehlers-Danlos 或 Marfan 综合征的家族史。

（赵丹丹）

第五节　半月板损伤与疾患

半月板曾被认为是肌肉退化后的残留物，没有任何功能。但是随着近 60 年来对半月板的了解越来越多，它被公认为是膝关节生物力学诸环节中的一个重要部分。大量的半月板损伤无论对患者还是医疗消费都具有重要的影响。例如，近年来，全美国每一年中有 850 000 名患者做过至少一次半月板手术，而全球的数字至少是其两倍。可以肯定,一侧或双侧半月板部分或全部缺失会导致后期的关节退变。

一、半月板损伤

(一) 实用解剖及生物力学

1. 半月板的大体解剖　半月板是 C 形的纤维软骨盘,与胫骨相延续。弓背向外侧,与关节囊相连,滑膜缘厚、逐渐向中央过渡为薄的游离缘。覆盖 1/2 ~ 2/3 的胫骨关节面。半月板的股骨面呈凹形,加深了胫-股关节的深度。胫骨面平坦,与胫骨的关节面相匹配。

两侧半月板的形态不同。内侧半月板为半圆形,前后角间的直线距离为 3.5cm,后角明显宽于前角。前角的附丽点在前交叉韧带前 6 ~ 8mm,与内侧髁间棘同处于一条矢状线上。由于位置靠前,所以常为髌下脂肪垫所遮盖。关节镜下如果要观察清楚,就必须适当清除髌下脂肪垫。前角的纤维融合为连接两侧半月板的半月板板间韧带或称横韧带。后角附丽于后交叉韧带胫骨附丽点的前方、外侧半月板后角附丽点的后方,即位于外侧半月板后角与后交叉韧带胫骨附丽点之间。内侧半月板的全长均与关节囊相连。

外侧半月板的形态更接近圆形。它覆盖外侧胫骨平台 2/3 的关节面,较内侧半月板多。前后角宽度几乎相等,前后角间的长度稍小于内侧。前后角均附丽于胫骨,前角的附丽点位于外侧髁间棘的前方,非常接近前交叉韧带的胫骨附丽点,后角附丽于外侧髁间棘的后方、后交叉韧带附丽点的前方。外侧半月板与关节囊结合松散,在腘肌腱裂孔处与关节囊分离。外侧半月板的一个特征是存在半月板股骨韧带。起自外侧半月板后角,止于股骨内髁的外侧面,紧邻后交叉韧带的股骨附丽点。位于后交叉韧带前方者称为 Humphrey 韧带,位于其后者称为 Wrisberg 韧带。半月板股骨韧带的大小及发生率都有很大的变异:可以缺如,也可以有一条或两条。由于不恒定性,其确切功能未明,推测半月板股骨韧带可以向前牵拉半月板的后角,增加股-胫关节的适合性。

Brantigan 与 Voshell 认为,外侧半月板直径小、周围厚、体部宽、活动度大、与交叉韧带相连,而内侧半月板正相反,所以内侧半月板更易于损伤。

2. 半月板的显微解剖　半月板由致密的纤维软骨构成。胶原纤维编织成网架结构,纤维软骨细胞充填其间。纤维软骨细胞是成纤维细胞与软骨细胞的混合体。浅层的细胞形态为梭形及纺锤形,类似成纤维细胞。其余部位的细胞接近卵形或多角形,许多特性类似于软骨细胞。

细胞外基质主要由胶原纤维构成,它由纤维软骨细胞分泌并维持恒定。大部分胶原纤维呈环形分布,同时还存在放射状排列的纤维及穿支纤维(图 5 - 36)。

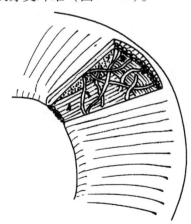

图 5 - 36　半月板胶原纤维的排列方向:放射状纤维、环形纤维及穿支纤维

胶原纤维的排列方向有其生物力学意义。环形纤维的作用颇类似于木桶周围的铁箍:当木桶受到向外扩张的水压作用时,铁箍的张力可以维持木桶的稳定性。同样,当半月板承受股骨-胫骨间的轴向负荷时,有被挤出关节间隙的趋势,而环状纤维的张力抵消了这种向外的放射状应力,从而维持了半月板的整体稳定性。当半月板出现完全性的放射状裂时，这种作用就完全消失。所以，一个简单的、完全性的放射状裂相当于半月板全切除（图5-37，图5-38）。放射状纤维的作用类似于网格中的"结"，可以增加结构的稳定性，协助抵抗压缩应力，防止出现纵形撕裂。胶原纤维分为浅层、表层、中间层，由浅至深纤维逐渐粗大，在结构上更为重要。

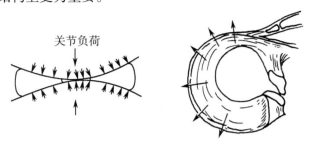

图5-37 半月板的环箍样作用可以抵消半月板向关节间隙外移位的趋势

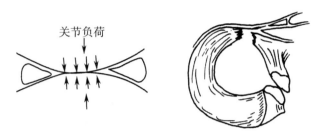

图5-38 当半月板撕裂时，其环箍样作用消失，半月板有被挤出关节间隙的趋势

Arnoczky及Warren对半月板血运的研究清楚地表明：膝内、外侧动脉的上、下支供应半月板前部及周围关节囊的血运、膝中动脉供应半月板后部的血运，这些血管分支形成半月板周围的毛细血管丛，位于滑膜及关节囊，呈环形分布，发出放射状分支供应半月板的边缘区域。

两侧半月板靠近滑膜缘的10%～30%区域接受毛细血管网的血供，前后角的血运更丰富，有一些小血管直接进入。外侧半月板的腘肌腱裂孔处没有直接的血运进入，靠周围的血运供给。

有血运的半月板区域称为红区，即半月板滑膜缘的血供区；靠近游离缘的无血运部分称为白区；二者中间的区域称为红白区，此区靠近红区的一侧有血运，而靠近白区的一侧没有血运。半月板血运分区的概念对于判断半月板的愈合能力及手术操作有重要的意义（图5-39）。

半月板体部的神经分布类似于血运分布，前后角的神经支配比体部丰富。半月板的神经末梢有本体感觉功能，其确切的功能尚未明确。

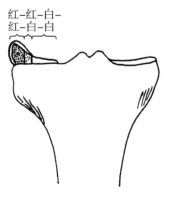

图5-39 半月板血运分区

如前所述，半月板的细胞外基质主要由Ⅰ型胶原构成纤维网架，占90%～95%。Ⅱ型、Ⅲ型、Ⅴ型、Ⅵ型胶原的含量很少，其功能未明。也可能存在弹性蛋白（elastin）。

半月板中存在不同类型的葡胺聚糖（GAG）。其含量随半月板的区域及年龄有所差异，主要包括硫酸软骨素、硫酸角质素、硫酸皮质素、透明质酸。也存在功能未明的非胶原性蛋白。

3. 半月板的生物力学功能　半月板具有液、固态双相的特点。液相主要为间质内的水分，固态主要为胶原组成的细胞外基质。间质内的水分可以通透固态基质内的空隙达到不同程度的形变，适应不同的生物力学要求。与关节软骨一样，半月板也是黏弹性物质，形变的程度可随负荷的大小及速率而变化。

半月板具有重要的生物力学功能，包括：承重、分配载荷、稳定关节、润滑关节、本体感觉。

承担股骨-胫骨间的负荷为最基本的功能。半月板可以承担很大的负荷，它与关节的接触面积可随屈伸及旋转活动而变化。如上所述，胶原纤维的走行方向对于半月板的承重功能具有重要的意义。

分配载荷也可认为是吸收振荡。半月板将大的应力分配在较大的接触面积上，从而对关节软骨及软骨下骨起到了保护作用。Walker及Erkman的研究表明：站立位时，半月板承受体重的40%~60%。许多研究都证实：部分或全部切除半月板使得股骨-胫骨间的接触面积减小，导致应力集中。切除内侧半月板可以使接触面积减少40%。这样，按照Wolf定律，关节面将会重新塑形，出现扁平状股骨髁，同时软骨软化、关节间隙变窄、骨赘形成，即出现骨性关节炎。

半月板也有助于稳定股骨-胫骨的相对位置关系，即通过加深关节的球臼关系增加股骨-胫骨间的适合性，尤其是内侧半月板后角的稳定作用最为重要。半月板对关节各方向的运动，尤其是旋转运动具有稳定作用，例如在伸膝最后20°的胫骨旋转时。半月板切除后对关节松弛度的影响取决于韧带的完整性：韧带完整时影响较小，而一旦并发韧带损伤，关节的不稳定将明显增加。由于内侧半月板与关节囊结合紧密性大于外侧半月板，所以限制胫骨前移的"楔子作用"更加重要。Levy的研究表明：切除内侧半月板明显加重前交叉韧带的失效程度。

虽然半月板润滑关节作用的确切机制尚存争论，但可以肯定的是：半月板实质部的液体可以渗出。同时半月板也可以均匀分配关节内滑液，协助营养关节软骨。

半月板内分布的神经末梢完成本体感觉功能。虽然目前还没有动物模型的证实，但临床可以发现：半月板切除后，膝关节的本体感觉功能减退。

（二）半月板的损伤机制

创伤性的半月板损伤常发生于屈膝位时的扭转动作。屈膝时，如果股骨强力内旋，可迫使内侧半月板向后及髁间窝区域移动。一旦半月板后方的稳定结构无法抵御这种应力，半月板的后部会被推向关节的中央区域并被股骨、胫骨所挟持固定。此时如果突然伸膝，就会发生后角的纵形撕裂。如果纵裂向前方继续延伸，撕裂的部分就会进一步向髁间窝区域移动并嵌顿，无法复位，形成典型的桶柄样撕裂及关节交锁。撕裂程度及位置取决于受伤时半月板后角与股骨-胫骨髁的相对位置。

同样的机制也可见于外侧半月板，但由于外侧半月板活动度大，所以出现桶柄样撕裂的机会比内侧小。外侧半月板曲度大且与外侧副韧带无连接，更易于出现不完全的放射状裂。内侧半月板相对固定，更容易受损。移动度差的半月板（囊性变或是外伤性病变）在轻微外力下即可受损，盘状软骨更易于退变及撕裂，退变半月板的承受能力下降，也易于受损。关节面不吻合、韧带损伤、先天性关节松弛、股四头肌异常都可以导致力学环境的异常，使半月板处于高危状态。

半月板后角的纵裂最为常见，内侧的损伤率是外侧的5~7倍。撕裂可以是完全的或不完全的，多数累及半月板的胫骨面。Andrews、Norwood及Cross统计：内侧半月板各部位的损伤中，后角占78%。后角的小撕裂不会造成交锁，但会导致疼痛、反复肿胀及不稳定感，大的纵裂可以造成交锁。Smillie认为，只有当撕裂部分向中央区明显移位，造成机械性阻挡时才会出现交锁。如果桶柄样撕裂进一步向前延伸，嵌顿的部分就会离开髁间窝区域向前方移位，导致伸膝受限。如果桶柄样撕裂的前或后部断裂，就会出现带蒂的半月板撕裂瓣。

放射状或斜形裂更常见于外侧半月板，通常位于前中结合部，为作用于半月板游离缘、使前后部分离的应力造成。由于外侧半月板接近圆形、曲率半径小，所以比内侧更易于出现此种撕裂。放射状裂还可见于退变的半月板或半月板囊肿。

包含放射状裂与纵裂的复合裂也会出现并且更易于出现退行性改变。

半月板囊肿通常并发撕裂，外侧的发生率是内侧的 9 倍。常见的原因为创伤后半月板退变，继发黏液性变并在半月板周边形成囊肿。

盘状软骨由于体积的异常庞大及过度活动，在受到压缩及旋转应力时，易于出现间质部的退变或撕裂。

（三）半月板损伤的分类

1. 根据损伤原因分型　可以分为创伤性及退行性两种。创伤性撕裂最常见于经常从事体育运动的年轻患者，为非接触性损伤，常并发 ACL 及 PCL 损伤，最常见的撕裂类型为纵裂及放射状裂。退行性损伤出现于 40 岁以上的患者，没有外伤史，通常并发关节的退行性变，这种损伤没有愈合能力，最常见的损伤类型为水平裂、瓣状裂及复合裂。

2. 根据解剖形态分型　①纵裂，其特殊类型为桶柄样撕裂。②放射状撕裂或斜形裂。③纵裂加放射状裂，特殊类型为瓣状裂。④水平裂。⑤半月板囊肿伴撕裂。⑥盘状软骨撕裂。

（四）半月板损伤的诊断

诊断症状及体征不典型的半月板损伤有时对于有经验的医生也是很困难的。通过综合评估，包括详细的病史、体检、放射学检查、特殊的影像学检查直至关节镜检查，可以将误诊率减小至 5% 以下。但有时的确存在这样的情况：术前怀疑半月板损伤而关节镜下却未见或仅见轻微的异常，与症状不相符。此时，常易犯的错误是诊断为过度活动型半月板或脂肪垫肥厚。正确的做法是不要草率地切除不足以解释症状的异常结构。

半月板损伤常并发关节软骨及韧带损伤，应该同时熟悉这些并发症的特点，以免误诊或漏诊。

1. 病史　通常都有明确的外伤史。异常或退变的半月板不一定存在外伤史，这类损伤通常为中老年患者。

2. 症状　可以分为两大类。第一类为交锁症状，诊断明确，但需要强调的是：表现为伸膝轻度受限的交锁，有时需要双膝对比才能发现。因为正常情况下，有的膝关节会有 5°~10° 的过伸，而交锁后仍可以伸膝至 0° 中立位。只有纵裂才会造成交锁，其中，内侧半月板的桶柄样撕裂最常见，但交锁绝不是桶柄样撕裂的同义语，因为关节内肿物、游离体等都会造成交锁。无论哪一种原因造成的交锁，在经过抽吸关节内积血及一段时间的保守治疗后仍无效者，都应手术治疗。假性交锁（false locking）最常见于关节损伤后，积血刺激后方关节囊及侧副韧带，加上腘绳肌痉挛，引起伸膝受限。抽吸关节内积血及短期的制动可使反应消退，伸膝恢复正常。第二类为非交锁症状。常见的症状为反复关节不适，常伴有关节积液及短暂的功能障碍。也可能存在其他的非特异性症状，如：疼痛、轻度肿胀、活动后膝前痛、打软腿、弹响、别卡感等。

打软腿现象本身无助于诊断，因为关节内的其他疾患如游离体、髌骨软化、韧带损伤所致的关节不稳定、肌力弱都可以造成打软腿。半月板损伤造成的打软腿常见于关节扭转时，伴有关节错位的感觉。其他原因所致的打软腿常出现于抗阻力屈膝位，如下楼梯时。

积液表明滑膜受到刺激，无特异性诊断价值。损伤性的积液常为血性，包括半月板血运区损伤；半月板体部或退变的半月板损伤不会积血；带蒂的半月板碎块反复移位，刺激滑膜产生慢性滑膜炎，出现非血性积液。没有积液或积血并不能排除半月板损伤。

3. 体检　最为重要的体征为局限性关节间隙（半月板边缘）的压痛。最常见于后内及后外侧。压痛来源于局部滑膜炎。

4. 诊断性试验　在膝关节屈伸及旋转活动中出现可触及或闻及的弹响都具有诊断价值，需要反复引出并精确定位。如果弹响位于关节间隙，那么半月板损伤的可能性很大。另外需要注意鉴别的是髌股关节的类似弹响。McMurray 试验及 Apley 试验是最常用的试验，目的都在于引出弹响及定位。

McMurray 试验最广为熟悉，具体做法如下：患者仰卧位，膝关节全屈位。检查内侧半月板时，一只手触及后内关节间隙，另一只手抓住足部。维持全屈位，尽量外旋或内旋小腿，并内收小腿，逐渐伸膝。当股骨髁滑过半月板撕裂部分时，会引出弹响。在出现弹响前多先有疼痛，出现弹响后疼痛缓解。相反，膝全屈位，小腿外展，内旋或外旋并逐渐伸直，出现疼痛及弹响可以检查外侧半月板损伤。McMurray试验引出的弹响通常为半月板后部的边缘裂、于全屈及屈膝90°位时引出。接近伸膝位时的关节间隙弹响提示半月板的中、前部损伤。出现弹响时的膝关节屈伸位置有助于定位。

股四头肌萎缩常在半月板损伤中存在。

膝关节被动过伸试验产生疼痛，且局限于关节间隙部位时对诊断半月板损伤有一定意义。

有学者是通过4项临床检查来诊断半月板损伤的，即股四头肌萎缩、关节间隙固定压痛点、膝过伸试验阳性以及McMurray试验阳性。在这4项检查中，以固定压痛点与McMurray试验阳性尤为重要。

以Apley命名的研磨试验的具体做法如下：患者俯卧位，屈膝90°，大腿前方压在检查床上。检查者将足下压并旋转小腿，同时做屈伸膝活动，如引出关节间隙弹响及疼痛，则提示半月板损伤；向上方牵引足并旋转小腿，如引出疼痛，则提示韧带损伤。

McMurray及Apley试验阴性不能排除半月板损伤。

另一个试验称为"下蹲试验"，具体做法为：小腿及足交替内外旋位，反复做下蹲动作。内旋位疼痛提示外侧半月板损伤，外旋位提示内侧半月板损伤；关节间隙疼痛对应两侧半月板损伤，其定位作用更准确。

5. X线检查　常规拍摄正侧位及髌股关节切线位片。意义在于排除游离体、剥脱性骨软骨炎及其他关节内扰乱。

6. 关节造影　诊断的准确率与检查者的经验密切相关，有时具有极其重要的诊断意义，但不应作为常规检查。随着CT及MRI的出现，关节造影已经很少使用。

7. 其他　超声、X线断层、CT、MRI均为无创性辅助检查，关节镜检查为微创操作。Polly的前瞻性研究表明：MRI对内侧半月板的准确率为98%，外侧为90%。Manco研究了高解析度CT对半月板损伤的诊断意义：敏感性为96.5%，特异性为81.3%，准确率为91%。

（五）半月板损伤的治疗

1. 非手术治疗　不完全的、小的（<5mm）、稳定的边缘撕裂，如果不并发关节不稳定，可采取保守治疗而且预后很好。经3~6周的保守治疗后，撕裂可以愈合。症状轻微的半月板撕裂可以采用康复治疗并限制关节活动。

并发关节不稳定者，如果不进行韧带重建，也应保守治疗。因为此时切除半月板，尤其是内侧半月板，会加重关节不稳定。

保守治疗需制动4~6周，可持拐进行足尖点地式负重，加强髋、膝周围肌肉的等长收缩。制动解除后，进行髋、膝、踝肌肉的康复锻炼。保守治疗最为重要的是急性期过后肌力的恢复，尽量通过进行关节活动及一系列锻炼恢复四头肌、腘绳肌、屈髋、外展髋肌力。如果症状复发，则需要进行特殊检查，如MRI等，并采取手术治疗。

经保守治疗的陈旧损伤再次急性发作后，不应再采取保守治疗，应手术治疗。对于桶柄状撕裂引起交锁者，不要试图强行复位，因为复位只能缓解疼痛症状，并可能造成撕裂进一步增大，而且这种陈旧撕裂即使复位也不会愈合。

2. 手术治疗　关节镜下手术为常规的治疗方法。

大量的动物实验及临床观察都证实：关节软骨的退变程度及范围直接与半月板的切除量相关。因此要尽量行部分切除术，只切除半月板的病损区域，保留健康的部分。只有当损伤范围过大，实在无法保留时，才行全切除术，但也要尽量保留边缘部分，特别是对于运动员及活动量大的年轻人。但也不要强求保留可能会引起症状的病损区域，因为这种危害要远远超过远期的关节退变。

总之，半月板损伤的治疗原则为：遵循缝合、部分切除、次全切除、全切除的次序。在保证半月板残留边缘稳定、光滑的前提下，尽量多保留半月板组织。尽量行关节镜下手术。

（1）半月板缝合术（meniscus repair）：早在1885年，Annandale就报道了半月板的缝合方法。但是直到近20年，由于对半月板的功能及缺失后的结果有了充分的认识，半月板缝合技术才受到广泛重视。

半月板愈合的生物学基础：半月板的愈合能力取决于血运状况，即损伤部分必须要进入红区才有可能愈合，位于白区的损伤基本不会出现愈合反应，但如果设法使之与红区相通，血运就可以进入，愈合就有可能。有许多基础及临床研究都证实，半月板周围的血运区可以产生类似于其他结缔组织愈合的反应。初始阶段为纤维血管瘢痕的形成，需要约10周时间。经过数月，甚至数年，逐渐转变为正常的纤维软骨。半月板完全愈合后的强度及生物力学特性尚无法证实。

1）半月板缝合的手术指征：最理想的手术指征为急性的、创伤性的、位于血运区的、半月板周围纤维环完整的、半月板体部未受损、长度大于8mm的撕裂（过短的撕裂不会出现症状且有自发愈合的能力）。符合上述标准的最常见撕裂类型为边缘的或接近边缘的纵形撕裂；半月板前角附丽点的骨性撕脱也适于缝合。

相对适应证为非血运区或血运不肯定区域的撕裂。如果要缝合这种撕裂，可采用促进愈合的措施。

其他的相对适应证包括延伸至半月板滑膜边缘的完全性放射撕裂及体部严重受损的撕裂。这种撕裂即使愈合，其最终的生物力学功能也难以肯定。

2）半月板的可缝合性：术前判断对于医生及患者都很重要，医生可以进行充分的手术设计，患者也可以做好术后康复的准备。

体育运动损伤（大部分并发ACL损伤）的年轻患者（年龄20岁左右），可缝合性通常较大。

MRI对于半月板损伤诊断很可靠，但无法准确判断其可缝合性。最适合缝合的半月板边缘裂，通常在MRI上表现为假阴性。最准确的方法为关节镜检查：需要确切辨认损伤类型、位置、程度、半月板滑膜边缘的情况。

进一步要判断血运状况。松止血带观察创缘出血是一种方法。但是创缘不出血或没有肉芽组织也不能断定没有血运，因为关节内的水压同样也可以阻断毛细血管出血，而且位于血运区的撕裂经常没有肉芽组织存在。此时就需要根据撕裂的部位与滑膜边缘的距离进行判断。根据Arnoczky及Warren的结论：距滑膜缘3mm以内的区域为有血运区；大于5mm者为无血运区；3～5mm者血运状况不肯定。由于大多数的纵裂都是斜形的，所以就需要判断是否大部分的撕裂区处于血运区，如果决定缝合位于无血运区或区域难以判断是否有血运的撕裂，应使用促进愈合的技术。

3）缝合技术：近20年来，出现了许多半月板缝合方法，而且还在不断完善。基本技术分为关节镜下缝合及切开缝合两类，关节镜下缝合又包括自内向外缝合、自外向内缝合、全关节内缝合三种。

无论采用何种缝合方法，必须遵循两个基本原则：第一，处理创缘，包括半月板侧及滑膜缘。切除游离的、不稳定的半月板碎块，打磨创缘。第二，滑膜新鲜化，即打磨半月板周围滑膜，包括半月板股骨侧及半月板胫骨侧。

半月板的愈合还需要一个稳定的力学环境，即半月板缝合后必须稳定，所以缝合强度是需要考虑的一个重要问题。实验结论是垂直缝合的初始强度大于水平缝合（大约是其2倍以上），关节内一端打结缝合的强度最小。各种可吸收缝合内固定物中：T形缝合棒（T-Fix Suture Bar、Smith & Nephew、Endoscopy Division、Andover、Massachusetts）及半月板缝合箭（Meniscus Arrow、Bionx、Blue Bell、Pennsylvania）的初始强度略小于水平缝合。总之，垂直缝合的强度最大，水平缝合次之，可吸收内固定最小。

A. 关节镜下自内向外缝合（arthroscopic insideout repair）：这种技术最先为北美的Henning医生于20世纪80年代初期开始使用，随后有Clancy、Graf、Rosenberg、Cannon、Morgan等也加以采用。基本原理为：在关节镜监视下将特制的缝合器置入关节内，自内向外穿过半月板撕裂区，缝线在关节囊外打结固定。根据缝合器的不同，又分为以下三种方法：

Henning/Cannon法：使用双臂、锥形尾端的Keith缝合针，采用不可吸收缝线。术中根据情况预弯缝合针，通过短直的套管置入关节内。

Clancy/Graf法：即双套管法。可同时通过两根针。两根长缝合针带2-0可吸收或不可吸收缝线。配置不同曲度的套管，以便接近各种缝合区域。

Rosenberg法：即单套管法。配备各种形状的系列单套管，可以接近半月板的前、中、后部。缝线采用 2-0 的 Ethibond 缝线或 2-0 的可吸收线。

Henning/Cannon 法的特点是关节镜置于损伤半月板的对侧，缝合操作在同侧，而 Clancy/Graf 法及 Rosenberg 法正相反，即缝合在对侧，关节镜在同侧。

缝合内侧半月板后 1/3 区域时，必须在膝后内侧做辅助切口。以关节间隙为中心，做长 11cm 的切口。膝关节屈曲 90°以避开隐神经的髌下支及缝匠肌支，切开深筋膜，显露但不切开关节囊，放置挡板保护膝后方的神经血管束，然后进行缝合。

缝合外侧半月板后 1/3 时也需做类似的辅助切口。膝关节屈曲 90°，在二头肌与髂胫束后缘的间隙进入深层，显露后外关节囊及腓肠肌外侧头，注意保护位于二头肌深方的腓总神经，放置挡板进行缝合。

B. 关节镜下自外向内缝合（arthroscopic outsidein repair）：基本原理为在关节镜监视下使用硬膜外麻醉穿刺套管针自关节外向关节内穿刺，穿过关节囊及半月板裂缘，将缝线通过穿刺针套管引入关节内，接下来的步骤有以下两种方法：①Johnson 的方法：再次进行如上平行穿刺并引入圈套器，将关节内的缝线引出关节外，在关节囊外打结固定完成单纯缝合。②Warren、Morgan、Casscells 的方法：将关节内的缝线端自前方入路引出，在关节外打结后回送入关节内，牵引缝线的关节外一端，使打结后的关节内缝线端固定于半月板体部，可反复进行如上操作。完成多针缝合后，邻近的缝线在关节囊外打结固定。自外向内的缝合方法相对安全，但缝合半月板后方时仍需做辅助切口保护神经血管束。

C. 关节镜下全关节内缝合（arthroscopic all-inside repair）：为 Morgan 首创，适用于缝合距滑膜边缘 2mm 以内的后角撕裂。这种方法避免了额外的切口，减少神经血管损伤的机会。术中需要使用 70°关节镜，经髁间窝置入后内或后外室。缝合操作通过后入路进行，大直径的缝合套管作为工作通道，使用特制的钩状缝合器进行垂直缝合，使用关节镜下打结技术进行关节内打结固定，根据撕裂长度进行多针缝合，针距 3~4mm。这种方法的技术要求较高。

近期，人们越来越多的应用全关节内缝合的内固定物，它可以简化手术步骤，方便操作，通常可以降解，或者至少有部分可以降解。

最早的全关节内缝合内固定物为可吸收半月板缝合箭（Meniscus Arrow、Bionix）。首先使用特制的穿刺针预制通道，然后将缝合箭通过套管，置入预制好的通道内。这种内固定物有很多缺陷，它只能进行半月板股骨侧表面的固定；它的坚硬质地和突出结构会损伤关节软骨；吸收时间过长，会导致移植物断裂、游离体的产生以及滑膜炎等一系列问题。

另一类全关节内缝合的内固定物带有缝线。T 形缝合棒（T-Fix Suture Bar、Smith & Nephew）发明于 1994 年，它由横形的、不可吸收的短棒及与之垂直相连的缝线组成。通过空心套管针，穿过撕裂区置入。横形短棒部分顶压在撕裂区的对侧，即半月板的滑膜缘，缝线部分暂留置于关节内。如此可多针缝合，相邻两缝线在关节内打结固定。现阶段应用最广泛的是 Rapid-Loc（Mitek Products，Westwood，MA）和 FasT-Fix（Smith & Nephew Endoscopy、Andover、MA）。Rapid-Loc 发明于 2001 年，它通过套管将锚钉部分穿过撕裂区，用推结器将头帽和预置滑结推进关节，固定撕裂的半月板。2001 年，Smith & Nephew 发明了 FasT-Fix，这是 T-Fix 的改进型，它的缝合强度可以和垂直褥式缝合相媲美。FasT-Fix 包括 2 个 5mm 的锚钉，中间连接缝线以及预置滑结。它类似于自内向外缝合技术，只是前端锚钉需要由引导针引入。应用引导针穿刺半月板撕裂处，前端锚钉和相连缝线都穿过撕裂半月板。移除引导针，将后方锚钉插入同一位置并将预置滑结推入打紧，完成缝合。FasT-Fix 预置深度是 17mm，但针的全长是 22mm，为防止贯穿损伤表面结构，需要应用限深装置。但是，仍存在穿透的危险。

全关节内缝合操作完全在关节内进行，不必做后侧辅助切口，避免了损伤血管神经的危险，并可以达到缩减手术时间、减少组织损伤的目的，但是防止并发症发生的目的并没有达到。虽然滑膜炎、游离体、组织刺激的概率在减小，但是这些问题仍然是全内式手术所要面对的问题。

4）半月板缝合术的并发症：感染（浅表感染、深在感染）、深静脉血栓（包括肺栓塞）、关节粘连、交感神经性局部疼痛综合征。在关节镜下缝合技术出现的早期，即使很有经验的医生也会遇到腓总神经、隐神经及腘动脉损伤，需要修复甚至截肢。后来由于 Henning 的推荐，采用了后侧辅助入路及挡板保护，大大减少了这种并发症。

5）半月板缝合的术后处理：分为最大保护期及限制活动期两阶段康复。前者的目的在于提供半月板最佳愈合期内的保护；后者的意义为：在愈合后的成熟期加以保护，免受强力应力的损害，防止再撕裂。

较保守的康复方案为：6周的最大保护期，限制活动期至术后6个月。在最大保护期内，伸膝位制动2周，限制活动（10°～80°）2周，严格限制负重（只允许足尖点地式负重）。在限制期内，重点在于恢复膝关节的活动度、肌力、柔韧性、耐力。避免做深蹲、全速跑及剧烈运动，鼓励直线慢跑、半速跑、骑车、游泳。如果同时进行ACL重建，则要遵循ACL重建后早期活动的康复原则，但完全负重要术后6周。

积极的康复方案为：在肿胀消退及膝关节活动度恢复后，允许早期完全负重、不限制活动、不限制急转类的体育运动。康复方法的制订应该个体化，如根据损伤类型、位置、是否同时行ACL重建、缝合方式（垂直或水平缝合）、缝线类型、初始缝合强度来制订。

6）促进半月板愈合的方法：绝大多数的半月板损伤都发生在无愈合能力的非血运区，所以，有效地增强愈合能力的方法一直在受到关注。目前，大多数的技术还处于实验室研究阶段。

纤维凝块（fibrin clot）：已在临床使用，Arnoczky首先在实验室发现。Henning的临床报道为：缝合失效率由使用前的61%减小至使用后的8%；Cannon报道由60%减小至42%。

建立血运通道：Arnoczky及Warren首先在狗身上发现了在非血运区与血运区之间建立全层血运通道的方法。由于此方法有可能会减低半月板的机械性能，所以有人设计了非全层钻孔的微创方法并在山羊身上得以证实，但未在临床使用。

其他的方法如滑膜瓣、纤维凝胶、血小板衍生因子、纤维凝胶加内皮细胞、生长因子、氰丙烯酸凝胶、激光刺激等方法都处于研究阶段。目前可以充分肯定的是：选择适当的适应证、采用各种先进的手术方法，可以达到很高的成功率。愈合后即使承受很大的应力，也可以长时间保持稳定并达到半月板的生物力学要求。期望能有成熟的促进愈合的手段出现，使更多的半月板撕裂能以修复。

（2）半月板切除：晚期改变，目前有充分的证据表明，半月板切除会引起关节的退行性变化。Tapper及Hoover发现，半月板切除术后10年，有85%的病例出现X线片异常表现。Gear及Huckell的统计分别为62%及56%。如果同时并发前交叉韧带损伤，这种变化更早。Lynch、Henning及Glick报道，术后3年即有88%出现上述改变。而运动员的变化更明显。

Fairbank将上述的X线表现归纳为三类：①股骨髁关节面边缘出现前后方向的嵴；②股骨髁关节面边缘的1/2出现扁平样改变；③关节间隙狭窄。

北京积水潭医院1982年总结了63例73次半月板全切除术，平均随访16.7年的结果，其中随诊超过20年者35例，其X线改变为：关节间隙变窄、股骨髁变扁平、胫骨髁边缘增生、髁间棘变尖。另外发现，如手术时年龄已大于40岁，则结果较差。

切除后的再生：King曾在狗身上发现，半月板切除后，会有半月板样纤维组织自周围滑膜长入关节隙，而且外观上与正常半月板无差异。他还发现，尽管出现再生，关节软骨还是在半月板切除的相应区域出现退变。Cox发现，部分切除狗的半月板不会出现再生，完全切除的9例中，5例出现不同程度的再生，外观接近正常，但仍然出现关节软骨退变。因此，半月板样组织形成的条件是半月板完全切除或部分切除后，滑膜或半月板血运区外露。

目前不认为半月板切除后可以再生半月板，半月板样组织无论从组织学与形态学均不同于正常半月板。

再生的半月板样结构非常脆弱，胶原纤维排列混乱，没有环形纤维的排列结构，生物力学功能微不足道。因此，仍然要提倡尽量不做半月板的全切除。

（3）半月板手术的并发症：最常见的两种并发症为关节积血及慢性滑膜炎。缝合伤口之前松止血带，可以最大限度地减少关节积血。大量的积血可以抽吸。慢性滑膜炎可由于术后活动过早引起，特别是肌力没有恢复或关节积血没有消退前。抽吸、制动、免负重、等长收缩功能锻炼有助于恢复。

1) 滑膜瘘：少见。出现于关节严重肿胀时（积血或慢性滑膜炎），四头肌收缩或关节活动，使滑膜及关节囊的缝合受到牵拉、断裂，关节液自小伤口喷出。患膝伸直位制动7~10天，瘘管通常会闭合，无须再次手术。

2) 痛性神经瘤：通常为隐神经的髌下支受累。手术中需细致分离及定位，做前内侧关节切开时，要轻柔牵拉。通常需手术切除，保守治疗无效。

3) 血栓性静脉炎：使用止血带、过多牵拉腘窝部（切开手术时）及术后制动都是诱发因素。临床表现为术后小腿及肢体远端疼痛、肿胀伴低热。

4) 感染：是最为严重的并发症。如果术后2~3天开始肿胀、疼痛加重、体温升高，即可疑关节感染；需抽吸积液并做染色培养；立即静脉应用抗生素。如果为脓性积液，同时培养阳性，必须进行彻底的关节灌洗。如果24小时后反应好转，则表明感染已得到控制；如果再度肿胀、体温高，则必须采取手术切开引流。通过关节镜进行灌洗、清理、去除感染失活组织，是有效的治疗手段。

5) 反射性交感神经萎缩（RSD）：可出现于任何一种膝关节损伤，但更常见于半月板术后，即使是关节镜下手术也是如此。RSD是交感神经反应过重所致。临床表现为超过损伤及手术正常恢复期的长期疼痛，血管舒缩功能失调，皮肤过分敏感，皮肤营养不良，运动功能丧失，四头肌萎缩。X线片表现为斑点状骨疏松，最明显见于髌股关节；核素扫描可见受累膝关节，尤其是髌骨的血流增加；温度测量显示患膝皮温下降1℃以上。最重要的诊断方法为腰部交感神经阻滞后症状缓解。上述表现无法早期发现。虽然目前对它的认识越来越多并逐渐为人们所熟悉，但病因尚未明确。Schutzer及Gossling认为极有可能是周围及中枢因素共同起作用，因为只是中央部位的关节如膝关节受累，而不是整个肢体。

镇痛药及NSAIDs有效，心理及社会康复也有一定意义。在发病早期、症状轻时，可以采用交感神经阻止剂治疗，配合严密观察及理疗。此阶段是最佳的治疗时机。O'Brien曾治疗过60例RSD，其中55例采取交感神经阻滞治疗，症状消失。病情发展后，可反复行交感神经硬膜外吗啡阻滞及长疗程理疗。但顽固病例很难处理，即使行交感神经切断术也难以奏效。

必须充分认识这种并发症，不要轻易再次手术，包括关节镜检查。

（六）半月板移植

半月板切除是半月板损伤的常规治疗方法，但半月板切除的范围越大，相同时间内关节炎性改变越明显。当认识到半月板的重要作用后，半月板手术理念逐渐转变为尽量多的保留半月板组织，以防止膝关节炎过早发生。但是，仍有相当一部分半月板损伤患者需行半月板次全切除术甚至半月板全切术，半月板功能部分或完全丧失。为了恢复半月板功能，同种异体半月板移植是最佳选择。目前已有中期随访结果显示半月板移植术后关节疼痛明显减轻，关节功能明显改善。

当然，半月板移植并不能完全避免膝关节炎的发展，除半月板缺如外，膝关节稳定性、半月板撕裂类型、下肢力线均会影响膝关节炎的进程。

1. 相关基础知识

（1）免疫反应：半月板主要由胶原纤维构成，其中掺杂少量纤维软骨细胞和成纤维软骨细胞，血管分布仅限于靠近滑膜边缘部分，因此半月板移植术后，血液介导的体液免疫基本无法发挥作用，免疫排斥反应以细胞免疫为主。另外，半月板移植物附带的骨块以及滑膜同样存在免疫细胞。但根据现有文献报道，半月板移植术后有临床意义的免疫排斥反应发生率极低。

（2）半月板获取、保存、灭菌：半月板移植物的来源为无传染性疾病的志愿者，在供体去世后24小时内于无菌条件下获取。

取材完毕后，可应用以下4种方法进行保存：新鲜法、冷藏法、新鲜冷冻法和冻干法。新鲜法、冷藏法保留了半月板活体细胞，新鲜冷冻法和冻干法保存的半月板移植物不存在活体细胞。其中，冷藏法和新鲜冷冻法最常用。冷藏法需要控制降温速度以保持细胞活性，延长保存时间；新鲜冷冻法是将半月板置于-80℃下快速冰冻，细胞被灭活，但其生物力学特性得以最好的保留。早期应用的冻干法不仅使细胞灭活，而且影响半月板的生物力学特性，引起移植物皱缩，目前已基本停用。

移植物的灭菌方法主要有伽马射线照射、环氧乙烷熏蒸以及化学灭菌法。伽马射线照射

（＜2.0Mrads）可用于细菌灭活，对组织的生物力学特性影响较小。环氧乙烷用于冻干法保存的半月板灭菌，其副产品有导致滑膜炎可能，不推荐使用。化学灭菌法可用于灭活特定的病毒、细菌。

（3）生物力学：内侧半月板为 C 形，相对于外侧半月板活动度较差，后部比前部厚。外侧半月板为 O 形，前后厚度一致，活动性好。正常负重状态下，外侧半月板较内侧半月板分担更多重力。在半月板全切术后，外侧间室独特的生物力学和解剖学特性使其退变风险远较内侧间室高，更容易出现早期退行性改变，尤其对于膝关节外翻角度较大的女性患者更是如此。

2. 患者评估

（1）一般情况：半月板切除术后，患者关节间隙疼痛、交锁等症状立即消失。随着时间的推移，同侧关节间隙疼痛的症状会慢慢加重。临床医生需要仔细了解患者的病史，包括受伤机制、伴发损伤、手术方式等。详尽的体格检查同样重要，除关节炎体征外，还要着重检查患者下肢力线、韧带稳定性以及关节屈伸活动度。如果发现内、外翻畸形或者膝关节屈曲、伸直严重受限，应先予处理。既往手术方式不明的可根据手术切口以及关节镜入路做初步判断。

X 线检查可提示膝关节炎进展情况。负重相膝关节正位片可观察关节间隙有无变窄，侧位及髌骨切线位片有助于进一步观察骨赘生长情况。如查体发现膝关节存在内、外翻畸形，还应行下肢全长 X 线片。MRI 检查用于评价残留半月板位置以及关节软骨损伤情况。

（2）手术适应证与禁忌证：半月板全切术后，内侧间室疼痛经保守治疗 6 个月后疼痛仍然持续存在，关节软骨完整，下肢力线正常，关节稳定的患者可接受半月板移植手术。半月板移植术并没有绝对的年龄限制，但是年龄大于 55 岁的患者通常并发较严重的膝关节退行性改变，不适合该手术。同时，可根据需要进行同期、分期的力线矫正手术及韧带重建手术。

半月板移植的禁忌证包括下肢力线异常，严重膝关节炎性病变（Outerbridge Ⅳ级），过度肥胖，关节内感染等。

3. 术前准备　半月板切除患者出现同侧膝关节持续疼痛后，首先要进行最少半年的保守治疗，包括康复训练、减轻体重、服用非甾体类消炎药止痛等。对于年纪过大、严重关节炎性病变、疼痛症状轻微的患者不适合进行半月板移植手术。术前须向患者详细说明是否需进行分期手术以及术后可能出现的并发症。

半月板是新月形的纤维软骨，其环状胶原纤维可抵抗环向应力，而放射状纤维用以抵抗剪切力。要取得良好的移植效果，让移植半月板能够正常传导股骨－胫骨应力，首先要保证半月板移植物与原有半月板形状匹配。半月板移植物内、外侧不通用，MRI、X 线片等都可用于确定移植物大小。目前，通常采用 Pollard 在 1995 年提出的测量方法，利用前后位 X 线片测量移植物的宽度，利用膝关节侧位 X 线片测量移植物的前后缘长度。半月板宽度为胫骨棘最高处（内或外）至同侧胫骨平台边缘（不包括骨赘）的距离，内侧半月板长度为侧位胫骨平台长度的 80%，外侧半月板长度为侧位胫骨平台长度的 70%，所得结果存在一定的误差，同时应考虑 X 线片放大率的影响。有学者认为利用 MRI 估算半月板大小比普通 X 线片更准确。

4. 手术技术　符合半月板移植适应证的患者可行半月板移植手术以延缓其关节退行性改变。如患者同时存在交叉韧带断裂，可同时行交叉韧带重建手术。如患者存在膝关节内、外翻畸形，应一期行截骨手术纠正力线，二期行半月板移植术。

目前，半月板移植术多采用关节镜辅助技术。术中通常需要清理残留半月板组织，使移植物固定牢靠，且有助于关节镜下骨隧道的定位。另外还需要辅助小切口辅助半月板移植物进入关节。半月板移植物置入关节前，需用记号笔标注正反面。

内侧半月板前后角附着点距离前交叉韧带胫骨止点较近，很难在此处打骨槽，因此内侧半月板移植物应用骨栓技术以缝线穿引固定于半月板前、后角附着处。骨栓通常采用圆柱形，直径 7～9mm，长度 10～15mm。如移植物后方骨栓置入困难，可行局限的内侧副韧带松解或股骨髁间窝成型，但要注意保护后交叉韧带的股骨附丽。如果前交叉韧带缺如，移植物后角骨块置入关节将会变得容易。当骨栓固定完毕后，将半月板边缘与关节囊缝合固定，类似于半月板桶柄样撕裂的缝合技术。也可单纯采用缝合的方法固定内侧半月板移植物，这种移植物不需要骨锚，操作相对简便，但是有生物力学研究显示经骨锚固定的半月板移植物在分散应力等方面与正常半月板组织相似，而缝合固定的半月板移植物外凸的风险加大，且垂直应力大部分集中于胫骨平台中心处。

外侧半月板的前后角距离较近，采用骨栓固定易造成两条骨隧道打通影响固定效果，故通常采用骨桥固定或钥匙孔技术，即切取含有半月板前后角的骨块，移植物前后角之间有骨性相连，将其植入胫骨平台上事先打好的凹槽中。由于前交叉韧带胫骨附着点偏内侧，因此外侧有足够的空间在半月板前后角附着点之间打骨槽。移植物引入关节后，以螺钉固定骨性结构，最后可应用自内向外技术缝合半月板边缘。移植物前后角固定位置应尽量与原有半月板位置相同。

5. 康复　半月板移植术后康复计划同半月板桶柄样撕裂术后康复计划相似。术后可立即进行膝关节全范围的屈伸活动练习；术后3周可扶单拐；6周可弃拐，但应避免扭转、深蹲等动作；6个月后可做跳跃、跑步等活动。

6. 并发症　半月板移植术后可能发生的并发症包括深静脉血栓、感染、关节软骨损伤、感染疾病传播、关节粘连、移植物移位松动等。有研究表明，内侧半月板移植物在术后3年内有20%~30%会出现后角退行性撕裂，原因可能与膝关节屈曲时后角应力过大、后角尺寸过大以及半月板本身的组织结构等有关。另一种可能发生的术后并发症为半月板固缩，据报道发生率最高可达50%。固缩后的半月板移植物部分丧失了传导应力的功能。

7. 临床疗效　1989年，Milachowski等最先报道了22例半月板移植患者的术后评价14个月的二次关节镜探查结果，3例失效。Noyes等报道了96个半月板移植术病例，多数病例单独对半月板后角进行固定。术后2年内，有29例半月板移植物需要移除，余下的67个半月板移植物行二次关节镜探查或MRI评价愈合情况，结果显示完全愈合占9%，部分愈合占31%，失效占58%，失效率同关节炎性改变的程度相关。Carter等对46个半月板移植物进行评价2年的随访，其中38个行二次关节镜探查，结果提示失效仅为4个，22个主诉疼痛明显缓解。另外，还有很多学者的随访愈合率在80%以上。虽然理论上讲，半月板移植术后恢复了半月板传递、分散应力、减少关节软骨磨损的功能，然而半月板移植是否能延缓关节炎的发生仍无定论，目前并没有10年以上的长期随访结果证实半月板移植术可以减小关节退变的发生率。

二、盘状软骨

盘状软骨是一种半月板畸形，各个国家的发病率差异颇大，有报道，日本及韩国为26%，而有的国家不到1%。绝大多数的盘状软骨出现于膝外侧，内侧盘状软骨的发生率为0~0.3%。

（一）分型

Watanabe的分型：完全型、不完全型、Wrisberg韧带型。前两型相对常见，外形为盘状，覆盖全部或绝大部分外侧胫骨平台关节面，其后方有冠状韧带附着。这种盘状软骨在膝屈伸活动时无异常活动，属稳定型，所以通常无症状。一旦撕裂，症状类似于其他半月板损伤。

Wrisberg韧带型的盘状软骨的后方冠状韧带缺如，即没有关节囊附着，仅有Wrisberg韧带连接，在膝屈伸活动时存在过度异常活动，属不稳定型，有人又称之为过度活动型。此型的发病年龄更小，通常无外伤史，由于存在异常活动而出现弹响。

内侧盘状软骨罕见，更易于损伤，症状与内侧半月板相同。X线片无异常表现，可行MRI确诊。

典型的盘状软骨在伸直膝关节过程中出现弹跳，小腿可呈现侧方摆动。单纯盘状软骨除去膝伸屈活动时弹跳体征外，多无疼痛症状，盘状软骨并发撕裂后，弹跳声响可以改变并同时伴发疼痛及伸膝受限。盘状软骨的X线片可表现为关节间隙增宽、内侧髁间棘变高、腓骨小头位置有时也偏高，如需进一步明确诊断，可行MRI检查或关节镜检查。

（二）治疗

（1）在关节镜或关节切开手术中偶然发现的、无损伤的、完全型或不完全型盘状软骨无须治疗。

但无法预测这些未经治疗的盘状软骨最终究竟有多少会发展为撕裂或退变。因此，必须根据每个患者的特点制订治疗方案。稳定的、完全型或不完全型的盘状软骨通常无须治疗，除非引起软骨软化或其他病理变化。

（2）对于引起症状的完全型或不完全型盘状软骨撕裂，如果未累及边缘部分，最佳的治疗为关节镜下成形术。Dickhau、Delee、Fujikawa 都认为，幼年时进行成形术后，随着生长发育，被保留下来的盘状软骨边缘会出现适应性变化，最后塑形为稳定、正常的半月板。

（3）对于缺乏后方连接的 Wrisberg 韧带型盘状软骨，一般采取全切除术，因为成形术后仍然会遗留不稳定的边缘并引起症状。虽然全切除后会最终导致关节退变，但在儿童时期这种变化很小。Washington 对行全切除术的 9 膝随访了 15 年，其中 8 膝未见明显退行性改变。Aichroth 随访 48 膝 5.5 年，出现早期退变的仅有 3 例（6%），而这 3 例均为手术时年龄超过 16 岁的青少年。

Rosenberg 报道了一种手术方法——关节镜下成形术，被保留的边缘在关节镜下行后方缝合术，恢复其附丽区。术后 12 个月关节镜复查发现已愈合。目前这种方法由于随访期短，尚不能确定其远期疗效。

三、半月板囊肿

半月板囊肿相对少见。外侧的发生率是内侧的 3~10 倍。

（一）病因

（1）创伤后半月板实质部出血，继而出现黏液性退变。
（2）半月板随年龄老化而出现局部坏死及黏液性退变。
（3）滑膜细胞进入半月板实质部或泌黏液细胞化生，形成囊肿。
（4）滑膜细胞通过损伤区进入半月板实质部并分泌糖胺聚糖或黏多糖酸，形成囊肿。

最近，Bame 提出，滑液通过损伤区进入半月板实质部形成囊肿。他分析了 1 571 例半月板损伤中的 112 例半月板囊肿，发现所有囊肿均伴有半月板水平裂或桶柄样撕裂并发边缘水平裂。在半月板实质部与关节内形成通道，滑液在囊肿与关节间流动交换。囊肿的生化分析显示其成分与滑液类似，也进一步支持这种观点。许多学者都注意到，半月板囊肿与半月板病变的相关性很强（接近 100%），最常见的病变为外侧半月板中 1/3 的边缘裂。

（二）诊断

1. 症状　最突出的症状为疼痛，活动后加重。肿物多为患者自行发现。如果并发半月板损伤，可出现典型的症状如：弹响、打软腿等。偶尔，大的囊肿向后方延伸，易与腘窝囊肿（Baker 囊肿）混淆。

2. 体征　半月板囊肿可触及，多位于膝外侧、腓骨头的近端、外侧副韧带的前方，质硬、固定。囊肿通常为多房样结构，内容物为清亮的胶冻状液体。囊肿的特征为大小随膝关节屈伸活动变化，伸膝时增大，屈膝时减小或消失，称为 Pisani 征。

3. 影像学检查　MRI 可以很清晰地显示囊肿及半月板损伤。大的半月板囊肿可以侵犯胫骨外髁关节软骨，X 线片可见缺损区。

（三）治疗

保守治疗极少，即注射抗炎药物暂时止痛。通常为手术治疗。过去采取切开囊肿切除及半月板全切除术。目前公认的方法为，关节镜下手术处理病损半月板，同时行关节镜下囊肿减压或切开囊肿切除两种治疗方法。

Ryu 与 Ting 采用半月板部分切除加囊肿减压的方法治疗 26 例并随访 26 个月，未见复发；Glasgow 治疗 72 例，随访 34 个月，优良率 89%。

Reagan 发现，上述方法的优良率仅为 50%（6/12），而关节镜下半月板部分切除加切开囊肿切除方法的优良率为 80%（16/20）。

McLaughlin 及 Noyes 推荐的方法为，关节镜下行半月板中央部分切除术，小切口切除囊肿，同时缝合半月板边缘裂。他们认为这种方法可以最大限度地保留半月板的结构与功能。

1. 关节镜下半月板部分切除加囊肿减压术　首先建立常规的关节镜入路。确认半月板损伤并酌情行半月板部分切除。于体表触及囊肿并挤压，使囊液流入关节内，达到减压目的，同时可发现囊肿与半月板间的通道。如果这种方法无效，可用硬膜外穿刺针自外向内穿刺，寻找并定位通道；将蓝钳自内向外穿入通道并扩充，囊肿内容物可引流至关节内；还可以进一步将小直径的刨刀置入囊肿内，切断多房间隔进一步减压，同时清理囊肿及通道，使其瘢痕化并闭锁（图 5-40）。也有人建议缝合半月板侧的通道。

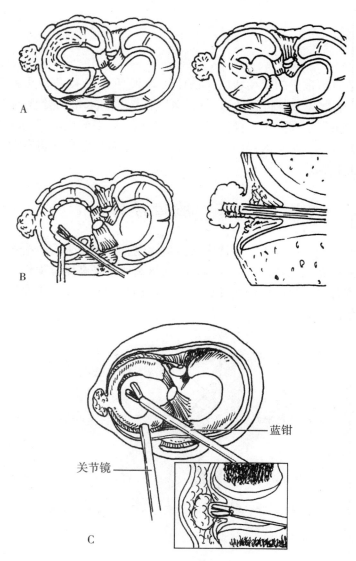

图 5-40　半月板囊肿的手术方案

A. 外侧半月板损伤伴囊肿形成；B. 半月板部分切除 + 囊肿减压；C. 用蓝钳进行半月板切除及囊肿减压

2. 囊肿切除术　在囊肿处取小切口，仔细分离并切除囊肿。偶尔可见到囊肿的蒂部，追踪至半月板退变区，切除通道并新鲜化半月板边缘，显露退变区并使之与血运区相通，用可吸收线进行缝合，术后伸膝位制动 4 周。

（陈华龙）

第六章

髋部骨折与脱位

在美国，随着髋关节骨折数量的继续增加（估计到2050年，在45岁或更大年龄的人群中，平均每年有458 000~1 037 000名髋关节骨折患者），骨科医师将被需要来帮助处理这个即将到来的公共卫生危机。尽管大多数髋部骨折发生在老年人群，但是，也有越来越多的机动车事故的年轻幸存患者存在高能量的髋部损伤。髋部骨折在这两个人群中可能非常不同，了解这些差异将有助于采取适当的治疗，使患者恢复到受伤前的功能状态。

第一节 股骨颈骨折

股骨颈骨折主要发生在老年人群中，通常为低能量摔倒，可能与骨质疏松相关。年轻人股骨颈骨折损伤方式不同，治疗方式也不同。年轻人股骨颈骨折的机制通常是高能量损伤，且合并损伤常见。大多数股骨颈骨折是关节囊内骨折，可能损伤股骨头脆弱的血供（图6-1）。股骨颈基底骨折是关节囊外骨折，治疗通常参考股骨粗隆间骨折的治疗。

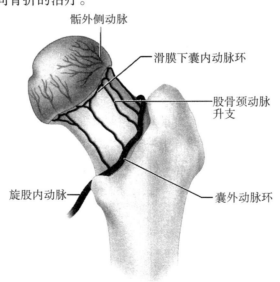

图6-1 股骨头血供

一、分型

股骨颈骨折可按骨折线位置（头下型、经颈型、基底型）分型（图6-2）或按Garden分型或Pauwels分型系统分型。Garden分型（图6-3）是最常使用的分型系统，是基于骨折移位程度的分型。

Ⅰ型：不完全骨折。

Ⅱ型：完全骨折，无移位。
Ⅲ型：完全骨折，部分移位。
Ⅳ型：完全骨折，完全移位。

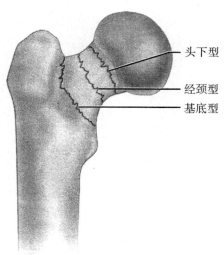

图6-2 根据骨折线位置的股骨颈骨折分型

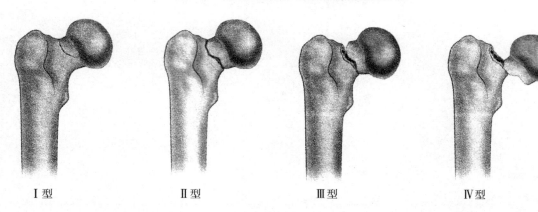

图6-3 股骨颈骨折的 Garden 分型

Ⅲ型和Ⅳ型骨折影像学的差别可通过仔细检查股骨颈和髋臼骨小梁的形态进行区分。Ⅲ型股骨颈骨折中股骨颈与股骨头之间存在连接，股骨头与髋臼之间的骨小梁失去联系。Ⅳ型股骨颈骨折中股骨颈与股骨头之间失去连接，股骨头与髋臼之间的骨小梁恢复排列。虽然观察者间一致性低，但大多数骨科医生可以区分无移位型（Ⅰ型和Ⅱ型）和移位型（Ⅲ型和Ⅳ型）股骨颈骨折。Garden 分型的缺点是没有考虑矢状位上的成角和移位情况。

Pauwels 分型（图6-4）最初是在1935年的德国文献中描述，被用于描述作用于骨折部位的主要暴力。该分类被文献错误地引用了多年，造成了一些混淆，其基本前提是股骨颈骨折线垂直性的增加，骨折处剪切力也增加。该分类是基于骨折线与水平线之间的成角。Pauwels Ⅰ型的骨折线与水平线之间的成角为0°~30°，Ⅱ型的成角为30°~50°，Ⅲ型的成角>50°（图6-5）。最近 Collinge 等报道了 Pauwels 角较大的股骨颈骨折中有96%有较为明显的粉碎。这个分型是有意义的，因为其最佳的治疗可能取决于 Pauwels 角。

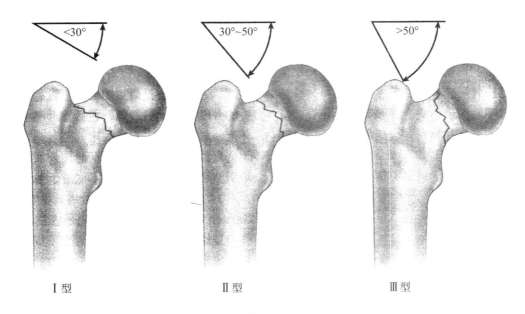

Ⅰ型　　　　　　Ⅱ型　　　　　　Ⅲ型

图6-4　股骨颈骨折的Pauwels分型

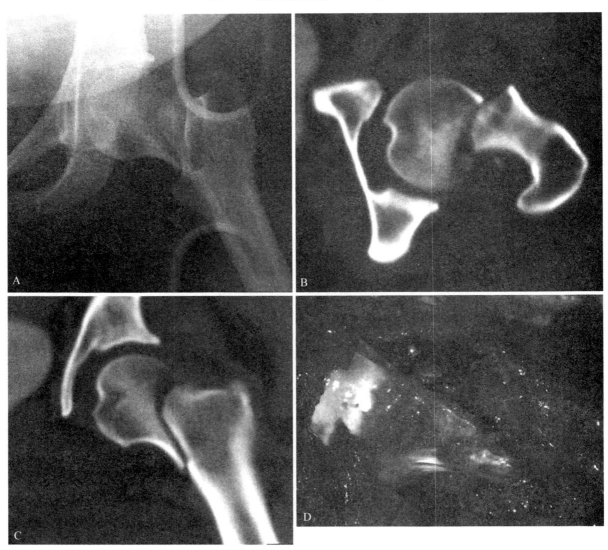

图6-5　Pauwels角股骨颈骨折
A. X线片；B、C. CT成像；D. 术中照片

二、诊断

股骨颈骨折的诊断基于病史、体格检查和影像学检查。除了股骨颈疲劳性骨折患者，大多数股骨颈骨折患者有明确的创伤史。许多高能量股骨颈骨折的年轻患者伴有合并损伤，包括颅脑损伤，可能无法提供病史。必须要提高股骨颈骨折的警觉性，因为一旦漏诊该骨折，后果是灾难性的。其体格检查典型的表现为：患肢的短缩和外旋畸形。标准的骨盆正位和髋关节交叉侧位 X 线检查是必需的。牵引下内旋位像有助于诊断。骨折 X 线片应包括股骨全长。MRI 可作为一个用来评估隐匿性股骨颈骨折的成像技术。CT 扫描可以为股骨颈骨折提供包括粉碎程度等有用信息，也常常用于胸部、腹部、盆腔的扫描以提供有用的信息。

三、治疗

满意的复位是最重要的，可以将股骨颈骨折相关的并发症减小到最低，包括骨折不愈合及股骨头坏死。对于计划实施内固定的患者，均可尝试进行闭合复位。惠特曼技术包括髋部外展、伸直外旋位牵引然后内旋。尝试复位不能过于暴力，不应超过 2~3 次。复位中，成角及对线是重要的评估参数。Garden 指数（图 6-6）被用于评估股骨颈骨折的成角及对线。可用前后位及侧位 X 线片或透视评估骨小梁对线方式（图 6-7）。在正位影像上，股骨干内侧皮质与内侧承压骨小梁中央轴的夹角为 160°~180°，<160°提示髋内翻，而 >180°提示髋外翻。在侧位图像上，该夹角约为 180°，>20°的偏差提示过度的前倾或后倾。有趣的是，Liporace 等报道，股骨颈后倾的比例很高（在他们的病例组中大约有 20% 的高加索人），这类后倾的高比例不仅在股骨颈骨折中必须注意，在股骨近端和股骨干骨折中也必须注意。Lowell 等将这种影像中解剖复位后的股骨颈描述为"浅 S 形或反 S 形曲线"（图 6-8）；这些曲线在手术过程中对于判断对线可能比 Garden 指数更为有用。

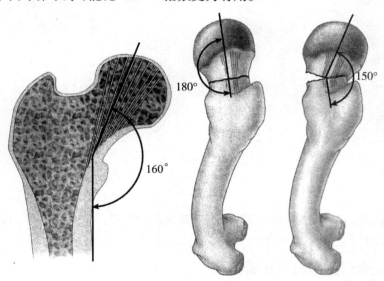

图 6-6　Garden 对线指数

可能除了股骨颈压力侧疲劳性骨折患者、无法行动或无法耐受手术者外，大多数股骨颈骨折需要进行手术治疗。

内植物选择：内植物和手术的选择很大程度上取决于患者的生理年龄。对于伴有移位的股骨颈骨折的老年患者，最佳处理方式为半髋关节置换术或全髋关节置换术。年轻患者给予内固定治疗。一段时间内，对于有移位的股骨颈骨折老年患者，实施半髋关节置换术。对于使用水泥或非水泥柄以及应用单极或双极假体，存在一定程度的争议。一些研究表明，社区范围活动的患者接受全髋置换结果要好于接受半髋置换。尽管在我们机构，大多数全髋关节置换术是通过后方入路完成的，但对于股骨颈骨折全髋关节置换术，对后内植物脱位的关注使前方入路或前外侧入路在理论上更具吸引力。

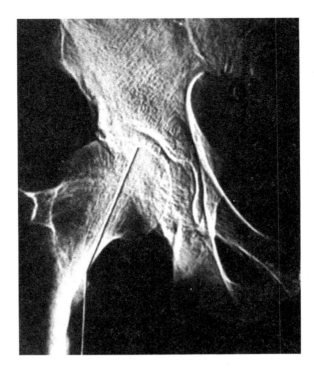

图 6-7 前后位 X 线片，显示股骨头内侧骨小梁束与股骨干内侧皮质之间的夹角

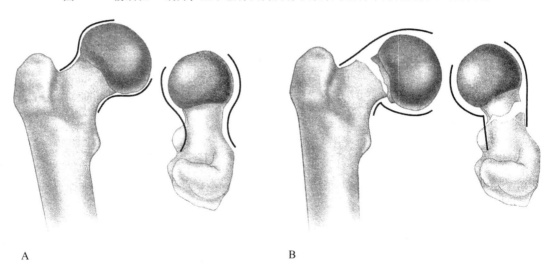

A　　　　　　　　　　　　　　B

图 6-8 股骨颈的凹面与股骨头的凸面形成"S"形及反"S"形，从上、下、前、后恢复"S"形态可提示力线的矫正

（一）空心加压螺钉固定股骨颈骨折

手术技术：

（1）患者仰卧位固定于骨折床上，尝试使用惠特曼或其他复位技术进行闭合复位。我们采用典型的剪刀脚体位（未受累髋关节相对于患侧延伸），但也可应用健侧肢体固定器。

（2）我们使用典型的半螺纹螺钉（直径 6.5mm 或 7.0mm 或 7.3mm）以倒三角构型配置（图 6-9A、B）。

（3）使用 X 线在两个平面透视确定中下部导针布局。做一个可向近端延伸 2~3cm 的皮肤切口。沿切口分离筋膜层，使用 Cobb 分离器沿股外侧肌纵行纤维分离。

（4）将导针放置于两个平面都完美的位置。沿股骨颈前方放置 1 枚导针有助于确定前倾角。确定不要低于小粗隆进针，沿着股骨距向近端走行。

(5) 第 1 枚导针固定后，使用平行导向器确定后上和前上导针获得股骨颈内后方和前方皮质支撑。使螺纹导针位于关节面下方。勿使导针穿破关节面。

(6) 确定合适的螺钉长度，测量导针长度后减去 5mm。通常使用自攻自钻螺钉，但有时对骨质厚的患者需要在外侧皮质预钻孔。如果空间允许，可使用垫片。

(7) 对于后方严重的粉碎性骨折的患者，可能有必要使用第 4 枚螺钉（菱形排列）（图 6-9C）。

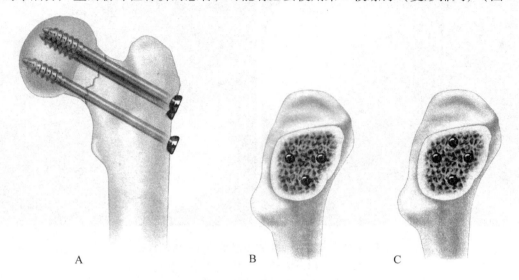

图 6-9 股骨颈骨折的固定方式
A、B. 用 3 枚螺钉按倒三角形置入；C. 若是粉碎性骨折，可用 4 枚螺钉按菱形置入

放置导针时必须特别小心，因为不恰当的导针通道（多种尝试或试图在小转子下方进针）可能会造成股骨粗隆下骨折。生物力学模型证明，螺钉的位置会影响股骨粗隆下骨折的发生。股骨颈骨折的模型使用远顶端螺钉或近顶端螺钉配置固定。远顶端配置比近顶端配置可展现出更强的负荷（在股骨粗隆下骨折出现之前）。最近也有临床研究报道了粗隆下骨折和不愈合率升高的问题。尽可能使用垫片，垫片的应用可能能增加压力。

空心钉固定只能在获得满意复位的情况下再置入。如果闭合复位不满意，则提示应采取切开复位，或对于老年患者，采取关节置换。不充分的闭合复位是不能接受的。切开复位可以采用 Watson-Jones 入路（见手术技术）或改良的 Smith-Petersen 入路（见手术技术）。头下型或经颈型股骨颈骨折通过改良的 Smith-Petersen 入路可以获得良好的显露和轻松的复位，但这种方法确实需要第 2 处切口放置内固定。

（二）切开复位内固定（改良的 Smith-Petersen 入路）

手术技术：

(1) 患者平卧于手术床上，骨折手术床有助于拍摄透视侧位像。

(2) 沿髂前上棘朝向髌骨外侧缘向远端延伸约 10cm 做手术切口。

(3) 切开阔筋膜张肌筋膜，分离阔筋膜张肌和缝匠肌间隙。如果遇到旋股外侧动脉升支，则将它们电凝。

(4) 识别并标记股直肌直头，然后使其从髂前下棘游离。

(5) 如果存在，沿着髂尾肌显露附着于关节囊的股直肌副头。

(6) 以 T 形、反 T 形或 H 形切开关节囊。我们通常采用 T 形切开。必须考虑股骨近端血管解剖。关节囊切开部分延伸必须小心。

(7) 股骨干近端放置放置 1 枚 5.0mm Schanz 钉来控制远端骨折，Schanz 钉加 T 型把手可增加操控性。

(8) 股骨头内插入 2 枚 2.0mm 螺纹导针作为摇杆进行骨折复位。像 Molnar 和 Routt 描述的那样，我们也使用复位钳（Farabeuf）获得股骨颈骨折的加压（图6-10）。

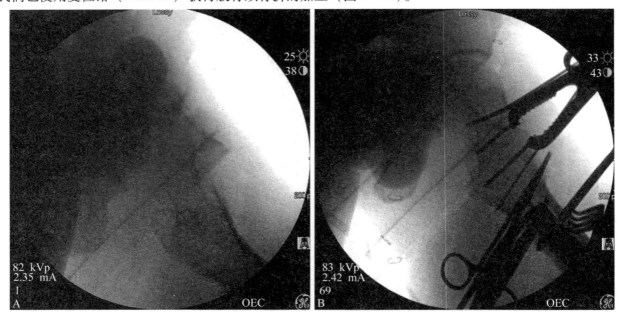

图6-10 复位夹可用来使股骨颈骨折断端加压
A. 骨折移位情况；B. 骨折复位后情况

（9）一旦直视下和透视检查证实复位满意，插入螺纹导针，1枚反向旋转加压髋部螺钉（见手术技术）。

术后处理：对于高能量损伤患者，术后应限制足尖踮地的负重方式（仅下肢重量）10~12周。老年人在平衡能力及其他并发症允许情况下，可以进行保护性负重行走。对于无法安全行走的患者，鼓励其坐起来以减小肺部并发症。

对移位的头下型和经颈型股骨颈骨折而言最好的固定方法仍存在争议，空心钉固定（图6-11）及加压髋螺钉固定均得到肯定。生物力学研究表明，在处理基底型股骨颈骨折时，加压髋螺钉比空心钉更坚强（图6-12）。一项回顾性的临床研究对比了PauwelsⅢ型股骨颈骨折，并未发现最佳的固定装置。空心钉比固定角度装置（动力髋螺钉、近端髓内钉、动力髁螺钉）有更高的骨折不愈合率；但是，差异不具有统计学意义。生物力学研究表明，股骨近端锁定钢板在PauwelsⅢ型股骨颈模型中优于空心钉和加压髋部螺钉，但是临床研究结果并不支持。Berkes等报道了股骨近端锁定钢板的灾难性失效发生率很高。与空心螺钉相比，另一种钢板设计显示出更好的效果，这种钢板设计允许一定程度的股骨颈短缩。我们通常选择股骨近端锁定钢板治疗粉碎性股骨颈骨折（图6-13和图6-14）。另一种针对大Pauwels角股骨颈骨折的治疗方式为增加粗隆部拉力螺钉，虽然得到生物力学数据的支持，但缺乏大样本临床数据支持。

加压髋螺钉手术技术在股骨粗隆间骨折部分描述（见手术技术）。对于非骨质疏松患者，使用粗直径的拉力螺钉要谨慎，应考虑常规使用丝攻还有反向螺钉。

股骨颈长度影响功能结果的重要性在多项研究中已强调。Zlowodzki等回顾性分析了四个机构的70例股骨颈骨折患者中股骨颈短缩对功能结果的影响（图6-15），64%为非移位的关节囊内股骨颈骨折。所有患者都使用螺钉固定，69例根据Garden指数获得了良好的复位。有趣的是，46名治愈患者的股骨颈短缩超过了5mm，27例内翻>5°。初步功能测量、SF-36物理功能评分与股骨颈短缩程度相关，表明股骨颈短缩对功能结果具有负面影响。

Boraiah等报道了对54例关节囊内股骨颈骨折患者给予解剖复位、术中加压、长度稳定的植入物。许多切开复位技巧则根据骨折类型和生理年龄使用。术中加压在动力髋螺钉（或动力螺旋髋螺钉）和全螺纹螺钉固定前实施。骨折完全愈合率为94%，平均股骨颈短缩1.7mm。平均36项健康调查简表（SF-36）物理功能评分为42分，Harris髋关节评分为87分。SF-36中躯体疼痛评分与外展肌力臂相关（股骨颈中心到大粗隆切线的距离）。骨折侧和正常侧外展肌活动臂差异明显的患者躯体疼痛评分较低。目前缺乏来自其他中心的病例组文献支持该技术，而至少有一篇文献报道该技术并发症率高。

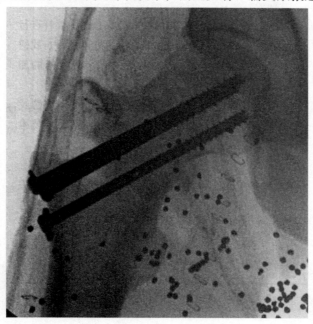

图6-11 切开复位及空心螺钉固定后的股骨颈骨折

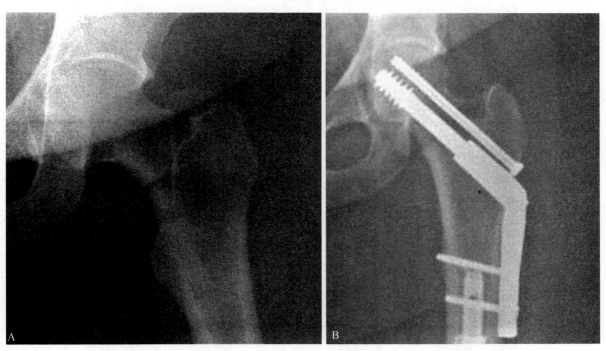

图6-12 基底型股骨颈骨折
A. 移位的股骨颈骨折；B. 合并同侧的股骨干骨折经髋加压螺钉和动力髋固定后的X线表现

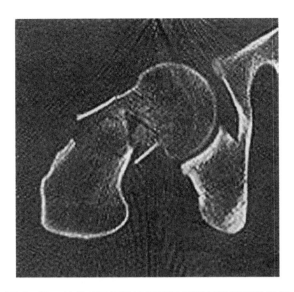

图6-13 轴位CT扫描显示股骨颈后侧的粉碎性骨折

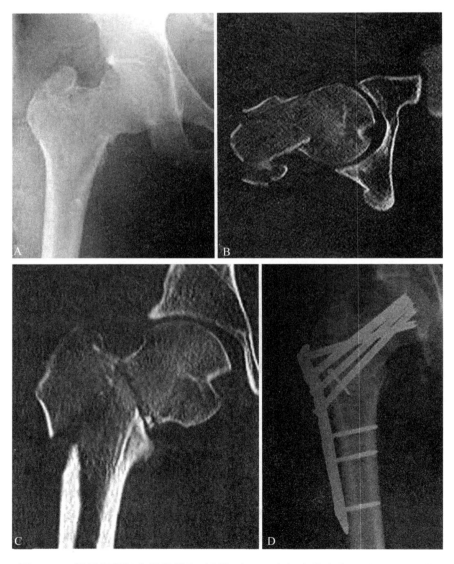

图6-14 股骨颈骨折合并股骨颈后侧粉碎累及大粗隆的术前X线（A）和轴状位（B）、冠状位（C）CT。内固定术后骨折端稳定（D）

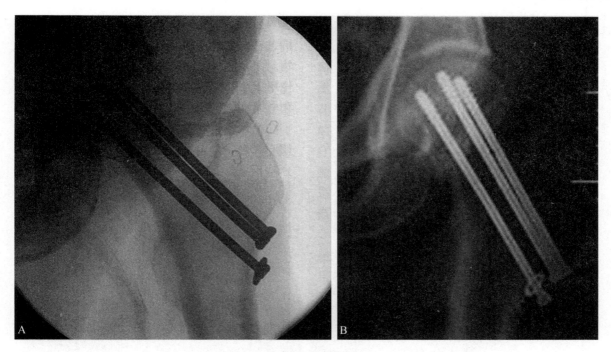

图6-15 微小移位的股骨颈骨折经半螺纹拉力钉固定后发生短缩
A. 术中X线透视正位图像；B. 术后X线片显示股骨颈短缩明显

对于股骨颈骨折的稳定，有必要在技术上进行一些小的改进。复位是最重要的。对于没有得到良好复位的骨折，使用长度稳定型内植物可能导致不愈合。假定骨折愈合和维持股骨颈长度的目标能够达到，移位骨折的闭合复位可以尝试，如果闭合复位无法达到解剖复位，应该采用Smith-Peterson或Watson-Jones入路进行切开复位。对于老年患者及移位不大的骨折患者，可以有限切开，使用球头锥顶棒、Cobb剥离器、克氏针进行解剖复位。复位满意后，半螺纹空心钉经过骨折区域放置以加压。足够的加压完成后，半螺纹空心钉可以逐一被带垫片的全螺纹螺钉取代。如果使用加压髋螺钉，如当Pauwels角度较大时，导针应垂直骨折线置入，插入1枚半螺纹螺钉，然后再置入加压髋螺钉。半螺纹螺钉随后被全螺纹螺钉替代（图6-16）。也可以使用2枚全螺纹螺钉。如前所述，文献中缺乏对该技术效果的大样本研究。

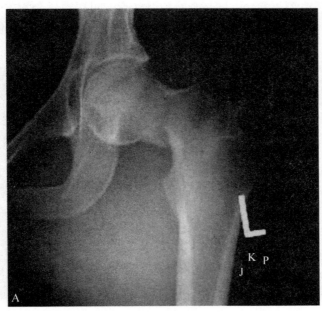

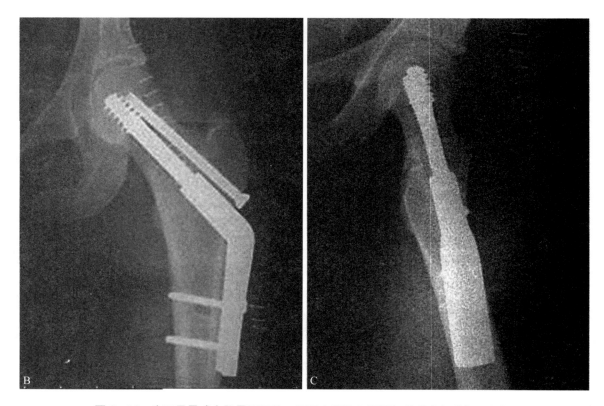

图 6-16 为了尽量减少股骨颈短缩,可用全螺纹加压螺钉代替半螺纹加压螺钉
A. 伤后 X 线表现;B 和 C. 手术复位及固定后的 X 线表现

四、结果和并发症

(一)内固定失败

许多因素可导致内固定失败,包括不良的复位、内植物选择和放置失误、不愈合、骨坏死、感染。在计划行翻修手术时,熟悉失败的原因极其重要。在年轻患者,早期认识到复位不良或内固定物选择、放置不当,可以通过切开复位内固定治疗(图 6-17)。骨折不愈合或畸形愈合可以通过粗隆间外翻截骨治疗。对于老年患者股骨颈不愈合、畸形愈合、骨坏死,可以通过全髋关节置换治疗。股骨颈骨折治疗后感染非常棘手。治疗目标是通过清创和给予敏感抗菌药物控制感染,维持内植物至骨折愈合后去除。因感染导致内植物失败,要求去除内植物时,可能需要关节切除成形术。

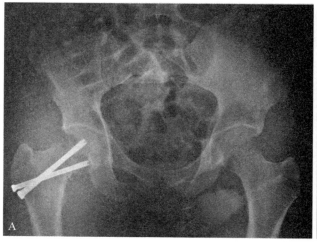
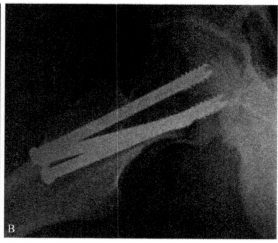

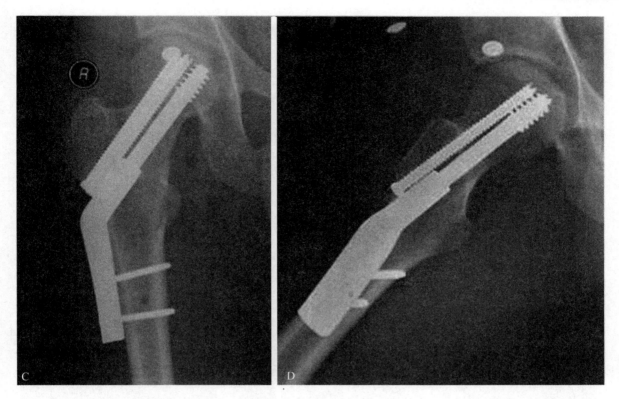

图 6-17 复位不良的股骨颈骨折可导致髋内翻（A）及股骨颈后倾（B）；C、D. 显示经过切开复位内固定后的 X 线表现

（二）骨不愈合和骨坏死

骨不愈合（图 6-18）和骨坏死（图 6-19）是导致关节内股骨颈骨折治疗后翻修手术的两个主要问题。在一项涉及股骨颈骨折的年轻患者（15～50 岁）的 18 项研究的 meta 分析中，骨坏死的发生率为 23%，不愈合的发生率为 9%。这些研究中 564 例包括移位的和非移位的关节内股骨颈骨折。73 例年龄在 15～50 岁的股骨颈骨折患者是在单一机构接受的治疗，Haidukewych 等发现，骨坏死的发生率为 23%、不愈合的发生率为 8%。骨坏死在移位型骨折中的发生率为 27%，在非移位型为 14%。13 例患者（18%）接受了关节置换术；11 例接受关节置换术的患者的原因是单纯的骨坏死。最初的骨折移位及复位质量影响预后。在另一项 62 例 Pauwels Ⅲ型股骨颈骨折患者的研究中，骨坏死的发生率为 11%、不愈合率的发生率为 16%。在这项研究中，患者的平均年龄为 42 岁（19～64 岁）。该研究中的不愈合的发生率更高，可能是因为对 Pauwels 角大的股骨颈骨折治疗存在难度。

骨坏死一直是股骨颈骨折的一大难题，即使是无移位的骨折。事实上，非移位的骨折关节囊内的压力较移位的骨折高。对常规进行关节囊切开术存在争议。关节囊切开术可能在 Garden Ⅰ型、Ⅱ型骨折中效果最明显，关节囊可能未撕裂或完全撕裂，压塞可能是骨坏死发展的主要原因。我们通常对年轻的、无移位的股骨颈骨折患者实施关节囊切开术，偶尔对老年人也进行上述处理。尽管没有结论性的研究证明关节囊切开术能够减少骨坏死的发生，但是，它是快速的、安全的，并且可能可以降低骨坏死的风险。

【X 线引导下髋关节关节囊切开术】

手术技术：

（1）股骨颈骨折固定后，准备一个 10 号手术刀片并将其固定于刀片/刀柄联合处，以减小刀片从刀柄上分离的可能性。

（2）通过空心钉、加压髋螺钉、股骨近端锁定钢板的外侧切口，在触摸和 X 线透视引导下，沿着股骨颈前方推动手术刀刀片向下滑动。

（3）当触及股骨头时，90°旋转刀片，回撤手术刀并施以向后的力量完成关节囊切开。

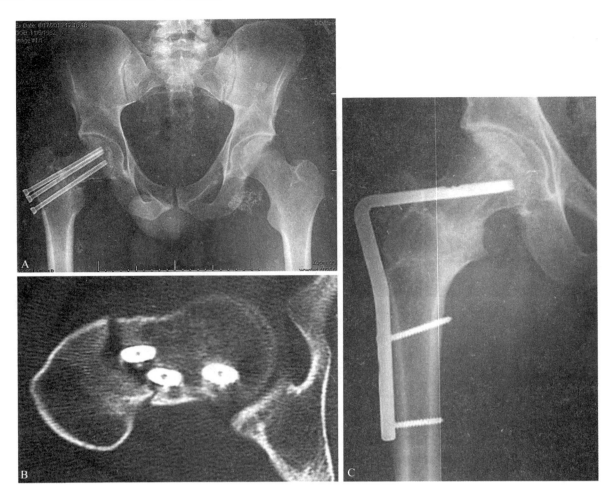

图6-18 股骨颈骨折不愈合的正位X线图像（A）；CT扫描图像（B）；经复位钢板固定后骨折愈合（C）

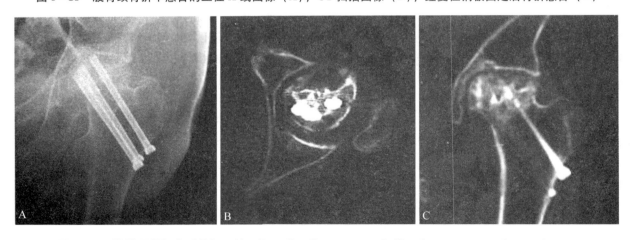

图6-19 股骨颈骨折术后骨坏死的正位X线图像（A）；CT扫描图像（B）；CT冠状位图像（C）

Christa等在一系列尸体研究中发现，X线透视引导下关节囊切开术是安全的，可有效地降低关节囊内的压力。尸体关节囊切开后解剖发现，切开部位到股动脉和股神经最外侧分支的平均距离分别为40.3mm和19.5mm。在尸体标本中，切开部位到股动脉的最短距离为36mm，到股神经最外侧分支的最短距离为15mm。关节囊切开后囊内压力明显降低。

一项meta分析显示，在106例老年人（>65岁）的移位的股骨颈骨折中，总体的骨坏死和不愈合发生率分别为16%和33%。内固定后2年内的再手术率为20%~36%，高于半髋关节置换术的再手术率。

五、关节置换术

决定是否实施内固定或关节置换术取决于骨折类型和患者的生理年龄。对于年轻的移位的股骨颈骨折患者（<65岁），应该给予解剖复位、坚强内固定。对于老年人的移位的股骨颈骨折，应当给予关节置换术。一项包括了9项随机试验的高质量 meta 分析显示，在65岁以上的老年人中，关节置换与内固定相比很大程度上减少了翻修手术的风险。但是，关节置换术失血量更多、手术时间更长、感染风险更高。Hudson 等发现，在80岁以上的老年患者中，内固定比半髋关节置换术的再手术率高；但是在65～80岁患者中，两者再手术率没有差别。Rogrnark 等在一项随机试验中对比了对70岁以上具有活动能力的移位的股骨颈骨折患者进行内固定和关节置换术的疗效。2年内，43%的进行内固定的患者手术失败，出现了早期骨折再移位、不愈合、骨坏死塌陷或感染；进行关节置换术的患者仅有6%出现手术失败。一项针对同组患者的更新的随访研究显示，以下结论不随时间变化：任何时候及时成功地给予患者内固定术在髋部疼痛和移动性方面均比成功实施关节置换术的患者显示出更好的结果。

一旦决定实施关节置换术，仍需要考虑几个争议性的问题：关节置换的类型（半髋关节置换术或全髋关节置换术），单极头或双极头（在考虑半髋关节置换术的情况下），骨水泥或非骨水泥股骨柄，外科入路。在过去几年中，具有活动能力、生理年龄大的老年人出现在这些有移位的股骨颈骨折的患者中，对全髋关节置换是否优于半髋关节置换存在争议（图6-20）。以往很少对移位的股骨颈骨折患者实施全髋关节置换术。但是，最近研究已经证实，全髋关节置换比半髋关节置换术具有潜在的优势，包括更高的功能结果评分、疼痛减轻、活动能力增加以及更低的再手术率。全髋关节置换术的缺陷似乎是轻微增高的脱位发生率。手术入路的改进（直接前方）可以改善全髋关节置换术脱位的问题：对于具有社区范围活动能力且预期寿命超过5年的患者，全髋关节置换术可能是更理想的选择。对于那些期望寿命低或有明显认知损害的患者，最好行半髋关节置换术。

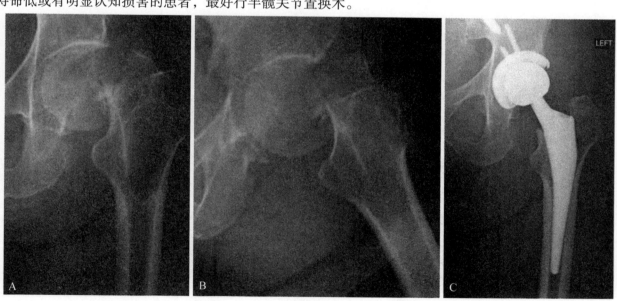

图6-20　正位（A）和侧位（B）X线片显示左侧股骨颈骨折移位，C为全髋关节置换术后

（陈华龙）

第二节　股骨转子间骨折

一、分型

许多转子周围和转子间的分型已提出多年了。Boyd 和 Griffin 将股骨转子间骨折分为四型（图

6-21)。

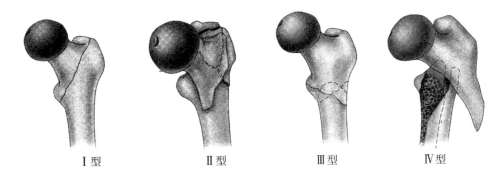

图 6-21 转子骨折的分型

Ⅰ型：骨折沿转子间线延伸。

Ⅱ型：粉碎性骨折，主骨折线沿转子间线走行，但伴有多发次要骨折线（可能在侧位 X 线片上存在冠状位骨折线）。

Ⅲ型：骨折延伸至小转子或小转子的远端。

Ⅳ型：至少在两个平面上存在转子区骨折和股骨近端干性骨折。

AO/OTA 分型可能是最有用的股骨转子间骨折的分型（图 6-22）。

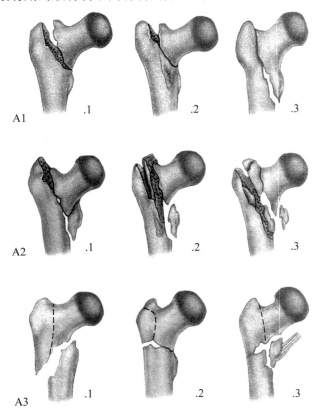

图 6-22 转子骨折的 AO 分型

A1 型．简单的两部分骨折；A2 型．内侧皮质在多于两个平面上出现骨折；A3 型．外侧皮质出现骨折

31A1：非粉碎性骨折（有向内延伸的单一骨折线）。

31A2：粉碎性骨折（有小的转子分离骨块）。

31A3：包括反向转子间骨折斜行、横行或骨折延伸至转子下。

每一型还包括亚型以进一步描述骨折特点。AO/OTA 分型有助于评估股骨转子骨折治疗效果和进行文献比较报道。

二、治疗

转子间骨折的非手术治疗非常罕见,但对于那些非手术治疗可以获得疼痛控制的丧失行动能力的患者是一种手段。内固定适用于大多数转子间骨折。最佳固定取决于骨折的稳定性。转子间骨折的主要治疗方式为螺钉—侧方钢板(图 6-23)和髓内装置固定(图 6-24)。

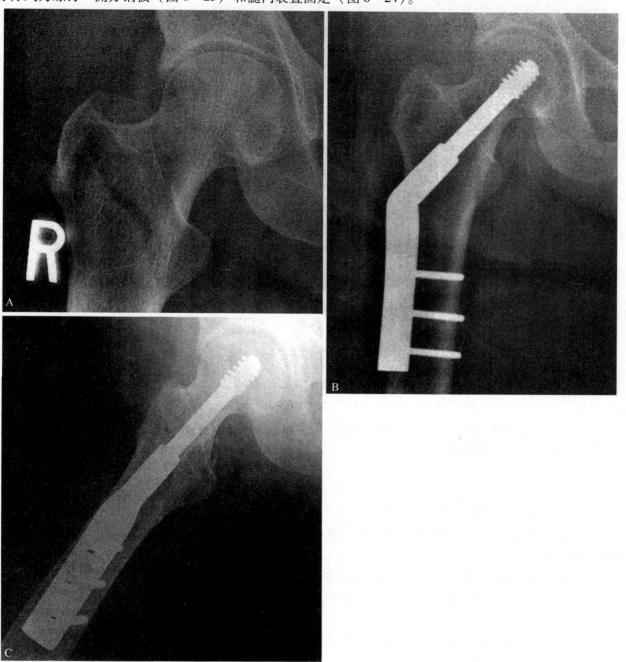

图 6-23　转子间骨折经加压髋螺钉固定
A. 术前正位 X 线图像;B、C. 术后 X 线图像

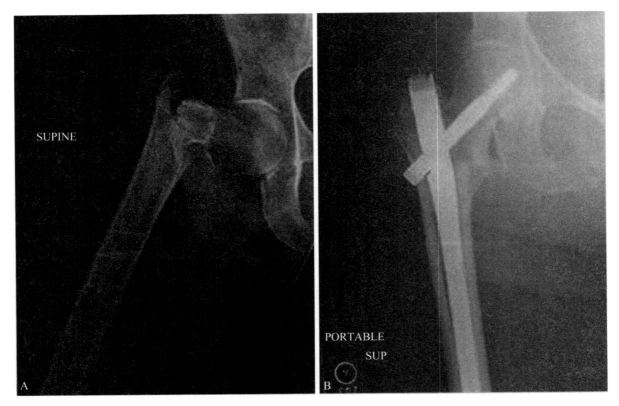

图6-24 用Gamma钉固定股骨转子间骨折
A. 术前X线图像；B. 固定后

（一）螺钉-侧方钢板装置治疗

加压或动力髋螺钉是稳定型转子间骨折治疗的良好选择（AO/OTA分型31A1和大部分31A2骨折）。螺钉侧方钢板的价格较髓内钉便宜，大多数有经验的骨科医生非常熟悉髋螺钉固定技术；然而，在过去10年内完成培训的骨科医生可能并不熟悉该操作过程。

【转子间骨折的加压髋螺钉固定】

手术技术：

1. 患者体位

（1）将患者固定于带会阴柱的手术台上。

（2）将患者对侧下肢的足放置在靴子内，摆成剪刀腿造型（非受累髋部相对于伤侧伸直）；或使用well-leg支架。

（3）复位手法完成后，将患侧下肢放置于靴子内。我们使伤侧下肢保持20°~30°屈曲位。

（4）将透视机根据健侧下肢位置放置于对侧或患者双下肢之间。操作前必须获得足够的X线透视。

2. 复位

（1）牵引、内旋完成患侧下肢的复位。在牵引、内旋完成前，对于典型的矢状位的畸形，向后下垂，可能需要在前方对骨折远端施加力量进行纠正。

（2）一旦骨折临时复位，将患肢固定于靴内，在矢状位和冠状位进行X线透视。通过增加或减少牵引，改变外展或内收和内外旋转进行调整。仔细检查透视影像，避免最常见的对线不良：内翻畸形、后方下沉、过度内旋。

（3）骨折机制（低能量和高能量损伤）应该引起注意，因为对于高能量股骨转子间骨折，标准复位手法可能无法成功（图6-25），可能需要Watson-Jones入路切开复位。

3. 显露

（1）在股骨近端做切口。分离髂胫束，纵向避开股外侧肌。

(2) 将股外侧肌与外侧肌间隔分离并从前方提起。当遇到股深动脉分支时给予凝固。

(3) 通过锐性切割股外侧肌起始部完成显露，允许其收缩并预留足够的钢板放置的位置。

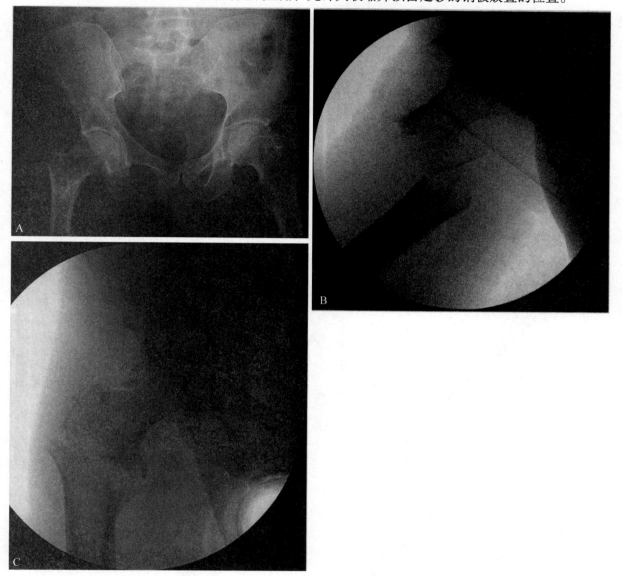

图 6-25　高能量伤导致的股骨转子间骨折
A. 术前 X 线影像；B、C. 术中复位 X 线影像（见手术技术）

4. 稳定

(1) 通过角度引导器将 1 根导针插入股骨头中心（图 6-26A）。导针沿股骨颈前倾角固定。导针插入至关节面下方约 5mm 并测量（图 6-26B）。

(2) 设置三棱钻，短于导针测量数值 5mm 并钻孔（图 6-26C）。确保钻孔时导针不要进入骨盆内。对骨质良好的患者可能需要使用丝攻（图 6-26D）。

(3) 选择与三棱钻相同长度的拉力螺钉。如果计划或需要明显短缩，选择 1 枚比三棱锥测量数值短 5mm 的拉力螺钉。确保拉力螺钉充分覆盖。

(4) 使用插入扳手，插入拉力螺钉和钢板到合适的深度（图 6-26E）。应该意识到，拉力螺钉旋转 180°可使螺钉前进 1.5mm。当完全进入后，插入扳手的手柄应垂直于股骨干长轴而不是垂直于地面。

(5) 将钢板放置于股骨外侧面。使用捣棒将钢板与拉力螺钉完全嵌合（图 6-26F）。旋下螺丝固定杆，移除插入扳手及导针。

(6) 使用螺钉或持骨器将钢板固定于骨面（图 6-26G）。骨干使用 2~3 枚双皮质螺钉固定，一般使用 2～4 孔钢板（图 6-26H）。如果螺钉用于钢板的复位，该螺钉因为过长需要被替换。

（7）松开牵引，必要时可置入 1 枚加压螺钉（图 6-26I）；也可使用手工加压。获取 X 线透视影像评估复位及内固定位置。

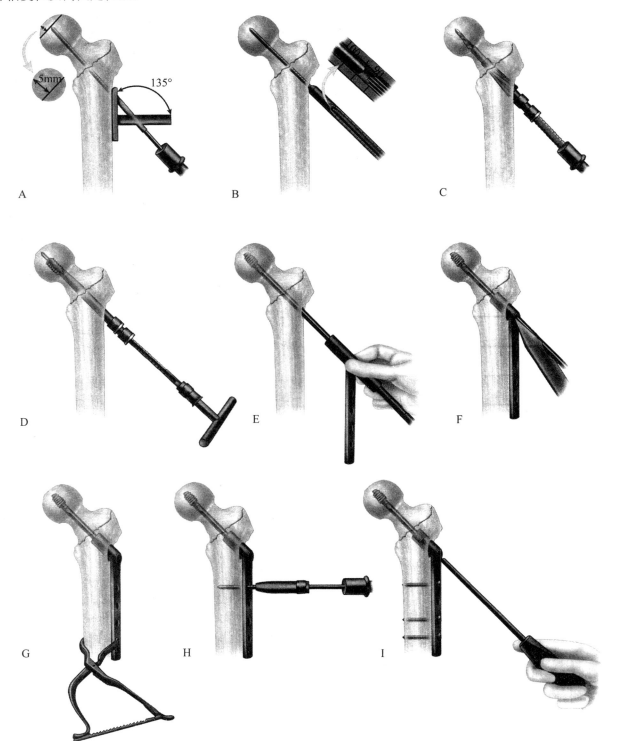

图 6-26 用加压髋螺钉进行股骨转子间骨折固定（见手术技术）

5. 术后处理　大多数情况下，对于使用加压髋螺钉固定的股骨转子间骨折患者，允许负重，因为该装置多数用于更稳定的骨折类型。

正确放置加压螺钉对于减少内固定失效（切割）至关重要。尖顶距（图 6-27）为：在前后位及侧位影像上，加压螺钉头尖端至股骨头顶部距离之和。当尖顶距＞25mm，失败的风险呈指数增加（图6-28）。

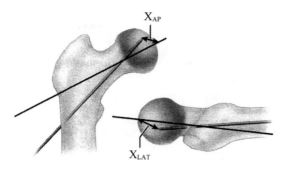

图6-27 尖顶距（TAD）的计算

TAD即前后位片（左侧）与侧位片（右侧）上置入物尖端到股骨头顶点的距离之和（$X_{AP} + X_{LAT}$）。TAD不超过25mm为正常

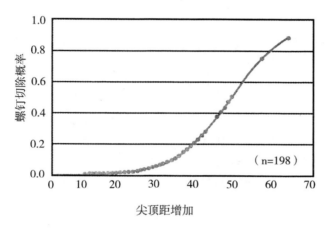

图6-28 尖顶距图表

转子间外侧壁的完整性是使用加压髋螺钉治疗股骨转子间骨折需要考虑的另一个问题。在一系列使用加压髋螺钉治疗股骨转子间骨折的病例组中，22%伴有外侧壁骨折的患者（A3骨折或A1和A2的医源性骨折）6个月内需要二次手术；74%的外侧壁骨折发生在手术中（A1骨折和A2骨折）。有趣的是，仅有3%的A1.1、A1.2、A1.3、A2.1骨折患者术中出现了外侧壁骨折，然而，31%的A2.2、A2.3骨折患者出现了外侧壁骨折。在另一项评价稳定型股骨转子间骨折失败因素的研究中，Im和Chung认为，医源性外侧壁粉碎是预测过度移位的最显著因素，如果术中发现，推荐使用转子间稳定钢板或应用其他固定装置（髓内钉）（图6-29）。这些研究建议，比A2.1更为复杂的骨折应谨慎使用加压髋螺钉，当相对稳定型骨折使用加压髋螺钉治疗时，对外侧壁必须进行仔细评估。

另一项用于降低外侧壁骨折风险的装置是Gottfried钢板（经皮加压钢板），使用2枚经皮置入股骨颈和股骨头的螺钉进行固定。这2枚螺钉在术中可提供加压，同时在患者活动时可给予动力加压。关于该钢板最早的报道包括97例转子间骨折患者（21例A1骨折、18例A2.1骨折、58例A2.2骨折），且并发症少。最近，两项随机试验比较了经皮加压钢板和加压髋螺钉；两项试验均报道了术中出血减少，一项报道了同时减少了手术时间。6周时，使用经皮加压钢板的患者的疼痛比使用加压髋螺钉的患者明显减轻，能够更好地负重。这些患者同样在所有时间点活动时疼痛都较轻，但该差异在3个月时明显。经皮加压钢板的其他优势包括：外侧壁骨折风险较低、旋转稳定性增加。最近，许多作者报道了使用Gottfried钢板治疗相对不稳定的31A3骨折，但并没有大规模的临床病例。我们对这项技术没有经验。

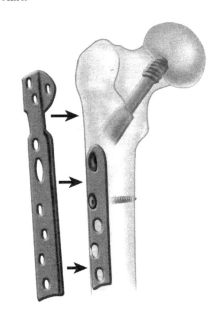

图 6-29 髋加压螺钉和侧方固定钢板可辅助应用转子稳定钢板

（二）髓内钉治疗

对于不稳定型股骨转子间骨折（A3 骨折和一些 A2 骨折），最佳的治疗方式是使用髓内钉固定。已有一段时间，第二代股骨近端髓内钉装置如 Gamma 钉和髓内髋螺钉（IMHS）已经成功使用。髓内钉较侧方钢板的理论优势在于其生物力学的改善（短力臂）、失血量减少、小切口、股骨颈短缩较少。来自循证医学数据关于髓内钉和侧位钢板比较的最大的 meta 分析显示，钢板在治疗股骨近端骨折时优于髓内钉。但是，该项分析包含了老版股骨近端髓内钉，其有使钉尾端发生骨折的问题。尽管该并发症仍然存在，但在新髓内钉的设计中不常见。

【髓内钉治疗股骨转子间骨折】

手术技术：

1. 患者体位

（1）患者一般取仰卧位。对于某些类型的骨折和病态肥胖患者，也可选择侧卧位（见手术技术）。

（2）将患者固定于带会阴柱的手术台上。

（3）固定健侧下肢于靴子内，剪刀腿体位（髋关节相对于健侧伸直）。

（4）手法复位后将患侧下肢固定于靴子内。保持患侧髋关节 20°~30°屈曲位。

（5）躯干内收，同侧上肢高于胸部固定。

（6）健侧放置 X 线透视机。手术开始前需要获得足够的影像。

2. 复位 复位技术与加压髋关节螺钉手术技术所述相同。

3. 入钉点

（1）对于股骨转子间骨折及许多其他股骨骨折的固定，我们使用改良的转子内侧入路（图 6-30）。内侧转子入钉点位于大转子内侧，正位像沿着转子间嵴，侧位像与股骨轴一致。在尸体研究中发现，该入路对臀中肌肌腱无损伤；与标准的转子入钉点相比，该入路很少造成外展肌力减弱。

（2）在大转子顶点向近端延伸做一个长约 3cm 的切口（切口根据患者体型可能需要延长）。

（3）切开臀大肌腱膜。

（4）在大转子内缘置入导针，并向骨折远端插入 2~3cm（图 6-31A）。需要在两个平面 X 线透视确定导针的位置。调整导针时，可使用双导针技术和蜂窝导向器。我们相信，使用双导针技术能够缩短手术中 X 线透视的时间。

（5）使用近端扩髓钻扩髓至小钻子下方（图 6-31B）。扩髓前纠正不良的复位。

（6）将末端球头的导针沿股骨干置入，直到生长板痕，测量导针长度，确定合适的髓内钉长度。

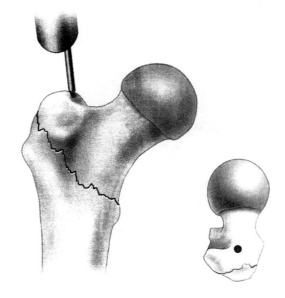

图6-30 经改良的粗隆间骨折内侧入钉点

(7) 我们使用直径为10mm的髓内钉治疗股骨转子间骨折。我们相信，在大多数情况下使用更大直径的髓内钉并无优势，且会增加前方皮质穿孔的风险。

(8) 扩髓时比髓内钉直径多1.5mm。特别要注意股骨前弓，必要时可比髓内钉直径多2mm。

(9) 选择合适长度、直径的髓内钉后，组配钉和钻导向器（图6-31C）。

(10) 插入髓内钉时保持导向器向前，利用钉子的弓使插入更容易。髓内钉插入至髓腔一半时，向外侧旋转导向器。在髓内钉固定时，应用侧位像评估，防止穿破前侧皮质。

(11) 将髓内钉插入至合适深度，使加压螺钉在正侧位像中在股骨颈内保持中央位置。移除球头末端的导针。

(12) 在侧位像上评估髓内钉。髓内钉、导向器、股骨颈、股骨头在一条直线时，髓内钉位置正确。

(13) 在股骨外侧做一个小切口，置入钻头套筒。

(14) 插入导针至软骨下5mm（图6-31D）。确定导针位于股骨头的中央位置。

(15) 确定加压螺钉长度（图6-31E）。

(16) 为加压螺钉扩髓（图6-31F）。

(17) 骨量良好的患者使用丝攻。

(18) 置入加压螺钉（图6-31G）。使用轴心插入装置插入轴心套筒（图6-31H）。放开牵引后，使用加压螺钉获得所需的压力（图6-31I）。

(19) 置入髓内固定远端锁钉。

4. 术后处理　对于使用髓内钉治疗的股骨转子间骨折的患者，大多数情况下允许负重。但是，当髓内钉用于多数不稳定骨折的治疗时，负重状态有时需要根据骨折类型进行调整。

（三）钢板固定与髓内钉固定的比较

决定使用加压髋螺钉或髓内钉固定受多方面影响，取决于医师的培训和喜好、价格、患者及骨折类型。髓内钉的支持者认为，髓内钉较加压髋螺钉更少发生短缩（图6-32）。一项最近的研究显示，最小短缩（平均5.9mm）出现在一组使用加压髋螺钉治疗的稳定的转子间骨折患者中；而类似的短缩（平均5.3mm）出现在使用髓内钉治疗的不稳定型转子间骨折中。该研究的目的并非是对比使用不同器械治疗的稳定与不稳定骨折的短缩情况，而是说明有经验的医师能够区别稳定的转子间骨折，并且这些稳定的转子间骨折能够使用加压髋螺钉固定并获得最小的短缩。在股骨颈骨折中，股骨颈长度缩短与功能下降间存在相关性，同样的关联也可能存在于股骨转子间骨折中。尽管在使用加压髋螺钉的骨折中发现了更多短缩，但是其与功能下降的关系并未明确。

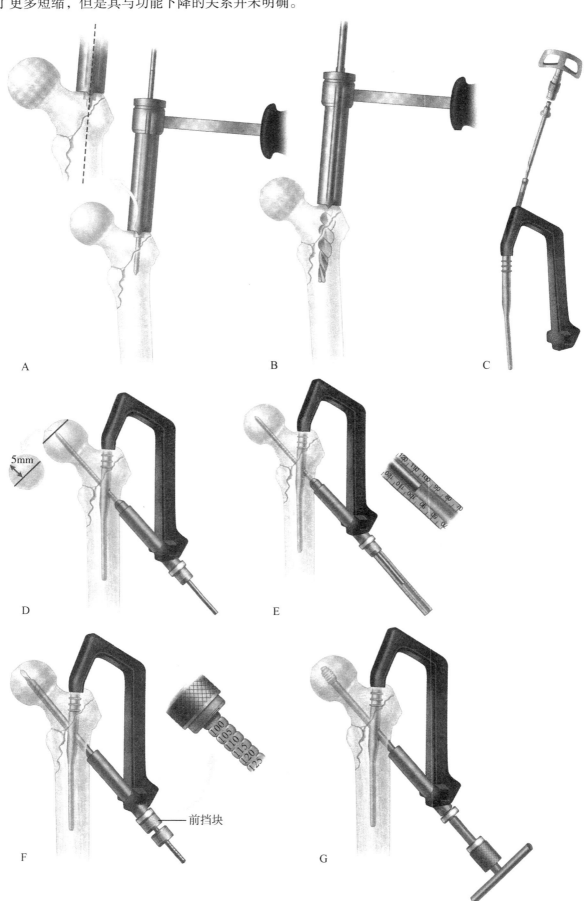

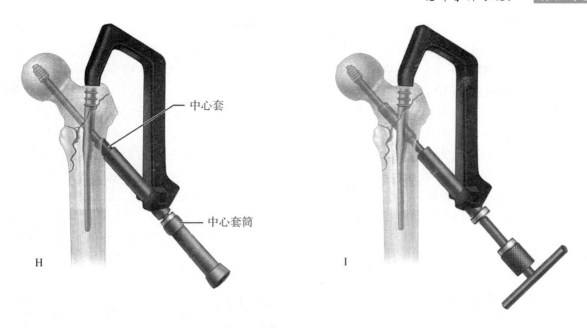

图 6-31 股骨转子间骨折的髓内钉固定
A. 将导针放置在大转子内侧并插入 2~3cm；B. 用开口器开口至小转子水平；C. 装配主钉和导向器；D. 将导针推进至股骨头软骨下角 5cm 处；E. 测量针尾长度；F. 扩孔的加压螺钉（深度为导针测量长度的 5mm 处）；G. 放置中心套筒后放入头钉（H）；I. 松开牵引后放入加压螺钉

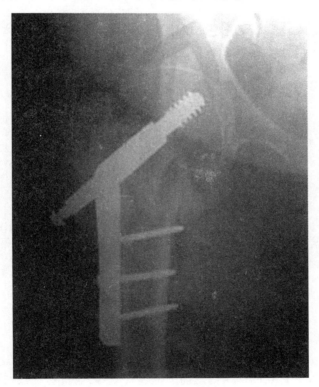

图 6-32 加压螺钉固定后的转子间骨折出现了严重短缩

有一些文献表明，特定骨折类型患者的功能结果可能受到内植物选择的影响。在一项 Utrilla 等主持的随机试验中，在使用 Gamma 钉或加压髋螺钉治疗的 65 岁或以上的股骨转子间骨折患者中，功能结果总体上并无差异；但是，当分析患者为不稳定型骨折时，使用髓内钉治疗者行走能力在术后 12 个月比使用加压髋螺钉治疗者更好。Pajarinen 等比较了股骨近端髓内钉和加压髋螺钉在治疗 AO/OT A31A 骨折的结果。手术后 4 个月与用加压髋螺钉治疗者相比（54%），使用髓内钉固定的患者的比例更大（76%）且他们恢复到了他们伤前的行走能力。使用髓内钉治疗的患者的股骨颈短缩程度（1.3mm）小于使用加压髋螺钉治疗者（6.1mm）。

一套更新的髓内钉装置（Inter TAN）（图6-33）使用2枚联合的近端交锁螺钉，允许术中线性加压。髓内钉的几何构型及联合近端交锁至少从理论上能够提高骨折近段的旋转稳定性。Ruecker等报道的第1批使用该髓内钉治疗的患者包括100例患者（32例AO/OTA A1-1骨折，54例A2.1~3骨折，14例反转子间骨折），其中对48名患者进行了1年随访。无畸形愈合或不愈合，73%的骨折无术后短缩，27%短缩<5mm，58%的患者1年随访时已恢复到伤前功能状态。尽管这项研究未报道股骨骨折，但其他学者报道了髓内钉的远端骨折，主要是使用短钉所致。该内固定装置的理论优势明显，我们使用其治疗不稳定的股骨转子间骨折获得了良好的疗效。Matre等报道了一项大型随机对照试验，对Inter TAN（Smith&Nephew，Memphis TN）与滑动髋螺钉进行了比较。不幸的是，患者组异质较大，42%的骨折是稳定的OTA/AO 31A1骨折。只有20%的骨折为不稳定OTA/AO 31A3骨折。转子支撑板用于所有A3型骨折，伴有骨质疏松的"A1"和"A2"型骨折"考虑使用"。两组的结果相似，仅在患者早期固定后疼痛方面Inter TAN组可能稍有优势。据作者报道，增加转子支撑板并没有阻止过度内移所致的术后疼痛。

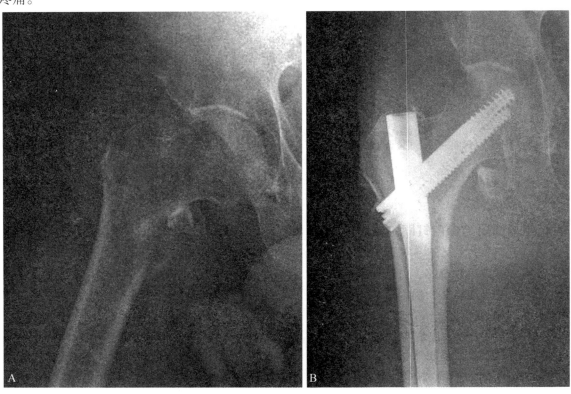

图6-33 Inter TAN是通过2枚交锁螺钉来达到线性加压
A. 术前X线影像；B. 术后X线影像

【股骨转子间骨折的髓内钉治疗（Inter TAN）】

手术技术：

（1）患者体位、复位和进针点的确定如之前的描述（见髓内钉治疗股骨转子间骨折手术技术）。

（2）一旦导针在X线透视下置入，通过软组织套筒（进针点管道）使用12.5mm开口钻/16mm钉道钻联合钻套入导针。插入通道钻至小转子水平（图6-34A）。我们通常使用长Inter TAN，取出入口钻及导针，保留通道钻。

（3）插入球头导针，或者先置入复位器再插入导针，推进导针至生长板水平。

（4）测量髓内钉长度。

（5）如果需要，连续使用扩髓钻至直径粗于髓内钉1.5mm（图6-34B）。我们一般使用直径10mm的髓内钉，扩髓钻扩髓至11.5mm。

（6）装配髓内钉，置入股骨内。所有股骨顺行髓内钉通过转子或改良的转子入钉点，使导向器向前，利用髓内钉弓使置入轻松（图6-34C）。当髓内钉插入至髓内通道一半时向外侧旋转导向器。侧位透视监视髓内钉插入过程，避免股骨前侧皮质穿孔。

（7）完全置入髓内钉前，侧位透视评估前倾角，旋转髓内钉使插入手柄内的导针平分髓内钉及股骨头/颈。

（8）使用校准臂及前后位X线透视确定髓内钉深度。

（9）去除球头导针。

（10）采用外侧小切口，切开皮肤、筋膜，在股骨外侧固定合适的钻头套筒（图6-34D）。

（11）固定2枚股骨近端联合交锁螺钉。使用4mm钻头为3.2mm导针创建开口，固定导针在股骨头中心位置，至软骨下骨5mm（图6-34E）。测量加压螺钉长度，根据需要的加压程度减去导针测量值的5~10mm。

（12）沿导针使用7mm开口钻钻孔，然后于导针下方用7.0mm加压钉钻为抗旋杆和后续的加压杆钻孔，固定抗旋杆（图6-34F）。

（13）使用10.5mm钻头沿3.2mm导针钻孔（图6-34G），插入合适长度的加压螺钉（图6-34H）。

（14）去除防旋杆，插入交锁加压螺钉（图6-34I）。在骨折完全加压前释放牵引。

（15）如果需要，撤下导向器手柄并放置近端钉帽。

（16）根据静力或动力需要，插入远端螺钉。

术后处理：在大多数情况下，使用Inter TAN治疗股骨转子间骨折的患者可以负重。但是，该装置可能用于更不稳定的骨折类型，根据骨折类型有时需要调整负重。

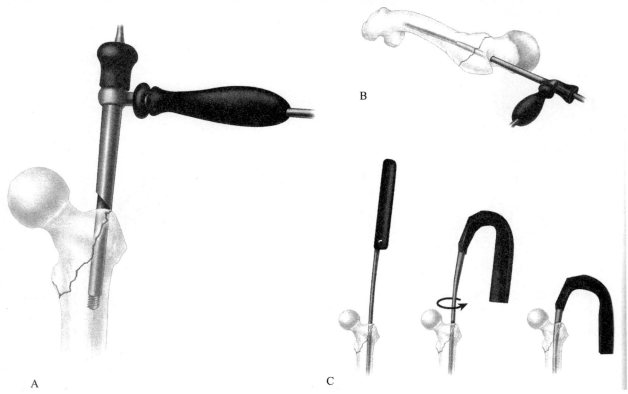

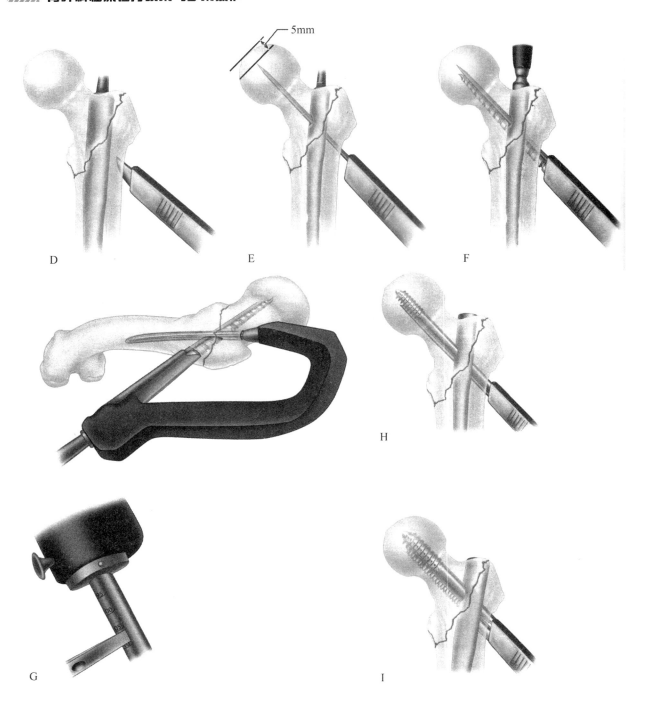

图 6-34 用 Inter TAN 治疗转子间骨折

A. 将开口钻旋至小转子水平；B. 然后用钉道钻开髓；C. 先将导向器朝向前方置入主钉；D. 经小切口插入套筒；E. 将导针在股骨头中心位置置入；F. 在瞄准臂上为抗旋杆及后续加压螺钉钻孔；G. 将抗旋杆放置在位并为拉力螺钉钻孔；H. 拧入拉力螺钉；I. 拧入交锁加压螺钉

无论选择哪种植入物，转子间股骨骨折都会频繁的出现旋转。Ramanoudjame 等经过 CT 扫描发现，在 40 例患者中有 16 例（40%）旋转超过 15°；14 例是过度内旋。May 和 Bannister 进行的经典研究显示，中立位或内旋对于复位来说大部分是必要的。然而，如果大转子不是远端骨折的部分，则外旋是必要的。虽然一些旋转，特别是在年轻股骨骨折患者，可能得到相当好的代偿，然而在老年患者可能不会发生类似的代偿。有趣的是，股骨近端的后倾在总人口中相当普遍，在高加索男性中高达 21%；约有 6% 的非裔美国人后倾超过 10°。计算未受伤患肢倾角的方法最初由 Tornetta 描述，用于股骨干骨折，也可用于股骨转子间骨折，即通过对未受伤的对侧肢体进行标准侧位摄片。髋关节和膝关节的值之间的差异就是这个倾角。然后可以将该值用作受伤侧的模板,这个方法真正的缺点就是时间,在程序上加约 15min。因此,这个方法可能不适合那些应尽量减少手术时间的重病患者。

(吴 楠)

第三节 股骨转子下骨折

转子下骨折是指发生在小转子和股骨峡部之间的骨折,即发生在小转子下 5cm 之内的骨折。最初,Boyd 和 Griffin 将其称为转子周围骨折的特殊类型,不满意结果发生率高,此类骨折的治疗仍然困难。

一、分型

自从 1949 年 Boyd 和 Griffin 提出分类方法后,相继出现了许多分类方法,但是没有任何一种分类方法被证明比其他方法具有优势。我们继续采用考虑到小转子的完整性和骨折线是否延伸至梨状窝的 Russell - Taylor 分类方法(图 6 - 35)。

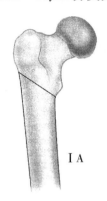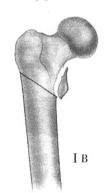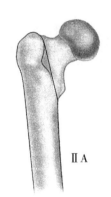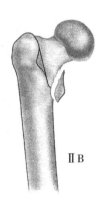

图 6 - 35 股骨转子下骨折 Russell - Taylor 分型

Ⅰ型:骨折未延伸至梨状窝。
ⅠA 型:小转子完整。
ⅠB 型:小转子不完整。
Ⅱ型:骨折线伸至梨状窝。
ⅡA 型:小转子完整。
ⅡB 型:小转子不完整。

尽管由于髓内钉内植物和技术的发展,该分型的价值不如从前,但仍具有可描述性且可以指导临床治疗。具有反向倾斜角度的骨折根据其表现,通常被定义为 Russell - Taylor 分类方法的ⅠB 型转子下骨折。

二、治疗

股骨转子下骨折的主流治疗是髓内钉技术。有证据证实,相对于髓外的内植物,髓内钉在治疗这个困难区域的多数骨折方面是有优势的。当然,有些情况使用刀片钢板和股骨近端锁定钢板是有用的,我们也会采用这两种装置。

(一)髓内钉

理解骨折后的致畸的力量(图 6 - 36)对于避免发生与转子下骨折相关的典型骨对线不良及畸形愈合的情况是极其重要的。骨折近端的断端会受到外展肌、外旋肌和髂腰肌的牵拉影响,而远端的断端会受到内收肌牵拉的影响。这些肌肉的牵拉导致的结果包括近端的外展、外旋、屈曲和远端的内移。相比发生在离小转子较远的转子下骨折,越靠近近端,受到的致畸力越大。股四头肌和腘绳肌腱的牵拉导致肢体的短缩。小转子的完整性也会影响致畸力，并且累及小转子的转子下骨折可能不会受到髂腰肌的作用，因此屈曲和外旋畸形稍小。

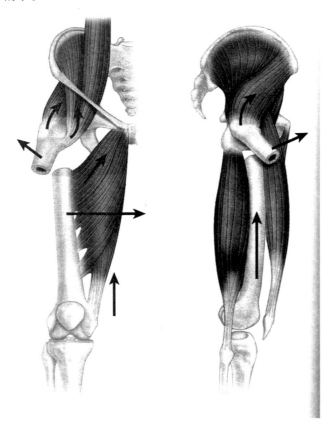

图 6-36　导致股骨转子下骨折发生畸形的拉力

手术体位的选择也会受骨折特点的影响。股骨转子下骨折髓内钉操作的体位可以是仰卧位也可以是侧卧位。我们更倾向采取改良的转子内侧入路方式的仰卧位，并且对于肥胖患者和一些骨折类型复杂的患者采用侧卧位。手术运用典型的骨折手术台，但是，如果有足够的助手，徒手操作技术依然是有效的。我们使用的是标准近端交锁钉和重建钉（有 2 枚头钉）的髓内钉系统。Russell-Taylor 分类方法中的ⅠB、ⅡA 和ⅡB 型的骨折使用近端重建锁定钉模式（图 6-37）。Russell-Taylor 分类方法中的ⅠA 型骨折可以用标准的锁定或重建钉。然而，对于ⅠA 型中较靠近小转子的骨折，我们还是倾向使用近端交锁重建钉的方法。对于股骨头骨量较少的患者，可能要使用 Gamma 钉类型的装置（Gamma 钉，髓内髋螺钉）或 Inter TAN。

同时，我们提倡在治疗转子下骨折时应用"轨道控制"（图 6-38）。"轨道控制"包含透视下近端髓内钉入口的精确建立（图 6-38A），以获得前面和侧面皮质的支撑和一个偏心和对线不良均较少的髓腔通道（Channel Reamer, Smith&Nephew, Memphis, TN）（图 6-38B）。有回顾性研究显示，在转子下骨折治疗中，自从"轨道控制"理念的贯彻和成为常规使用装置后，对线不良大大减少了。

【重建髓内钉】

手术技术：

（1）患者于骨折床上取仰卧位（或侧卧位），患肢通过骨牵引针或靴进行牵引，髋关节屈曲 30°～40°（图 6-39A）。

（2）使用透视确定适当的倾角。该确定可以通过前述的 Tornetta 方法进行。或者，如果骨折不涉及小转子（小转子的远端），则小转子相对于膝盖的轮廓可以与对侧进行比较。这种方法已被证明在检测旋转异常方面相当敏感。小转子尺寸上边对边的差异超过 20% 与大约 15° 的旋转差异相关。

（3）切开皮肤后（图 6-39B），在改良的转子内侧入针点（或梨状窝入针点）放置 1 枚导针，然后插入导针（图6-39C）。如果因为骨折近端的外展、屈曲和外旋畸形致使导针定位困难，则扩大外侧切口来放置重建螺钉，同时应用一把大的骨夹持钳来纠正近端的畸形，并简化导针的置入。

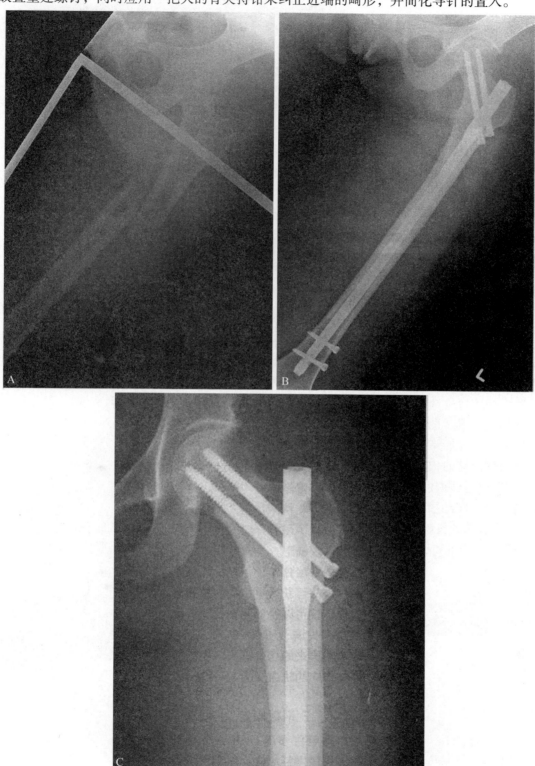

图6-37 股骨转子下骨折使用近端重建锁定钉模式治疗
A. 术前X线影像；B、C. 术后X线影像

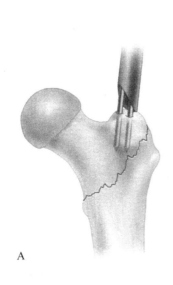
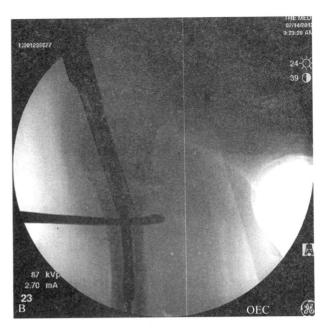

图 6-38 钉道控制：通过扩髓时对入口的保护（A）以获得更精确的入口位置（B）

（4）如果采用梨状窝入针，导针必须在侧位观上向前移动约 5mm 的距离以允许 2 个头髓钉的放入。

（5）在钻孔之前要纠正近端的畸形并使其保持。联合运用球头顶棒和骨膜剥离器纠正任何残留的外展和屈曲畸形（图 6-40）。或者可以经插入头髓钉的切口来放置 1 个夹钳。如果移去夹钳骨折处的不稳定持续存在，则使用环扎线来维持纠正畸形的稳定（图 6-41）。

（6）联合使用通道锉和开口锉（图 6-39D）来钻开股骨近端（图 6-39E），防止偏心钻入。

（7）使用复位器（图 6-39F）来协助骨折的复位（图 6-39G）。

（8）插入球头导针跨过骨折线（图 6-39H）。

（9）测量髓内钉的长度（图 6-39I）。

（10）然后通过通道锉逐渐钻开股骨干髓腔（图 6-39J）。

（11）置入型号合适的髓内钉并用重建方式在近端锁定（图 6-39K）。

（12）先为远端的头髓钉在股骨距的上方钻个孔。钻第 2 孔的时候留下之前的钻头，并且留下第 2 个钻头。先置入远端的钉，再置入近端的钉，置入的 2 个钉要在侧位像上位于股骨头的中央位置。

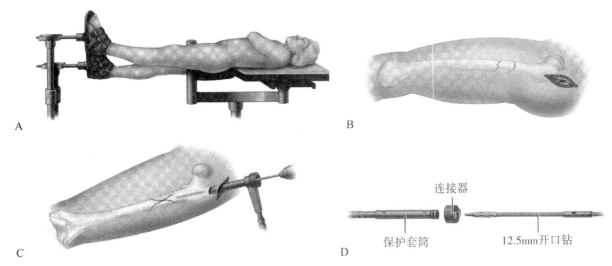

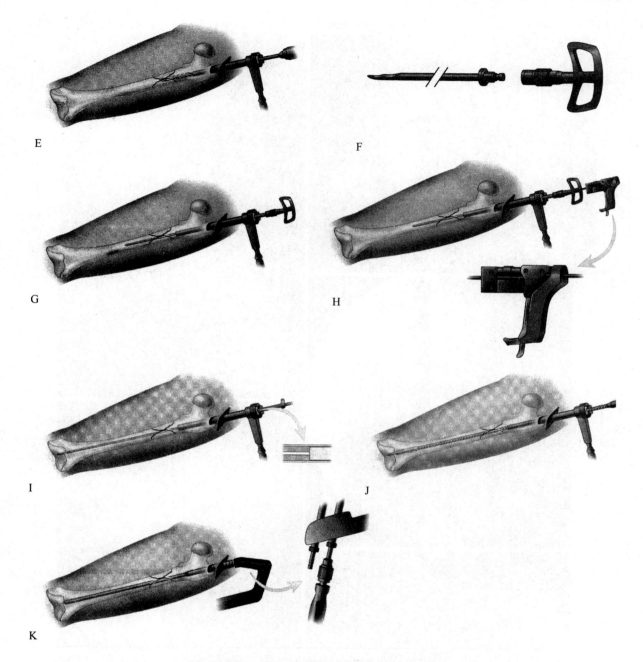

图 6-39　以顺行重建锁定髓内钉治疗转子下骨折

A. 患者仰卧（或侧卧）于骨折床上；B. 在大转子近端 3cm 切开，向近端延伸；C. 确保入口精确（根据髓内钉选择大转子内侧或梨状窝入口）；D. 连接套筒和导钻并向近端扩髓（E）；F. 用复位器复位骨折（G）；H. 插入球头导针并通过骨折线；I. 测量主钉长度；J. 按顺序对股骨干扩髓；K. 插入髓内钉并在重建模式下锁定近端

(13) 用徒手操作技术锁定远端髓内钉。

(14) 检查是否有任何的内旋或外旋。将髋关节在 90°范围内屈曲，并且和对侧对比。通过移除远端的锁钉、纠正旋转、然后再锁定髓内钉的方法就可以纠正明显的两边的差异。

术后处理：术后 6 周内患者可足尖踮地负重，根据复查 X 线片上的愈合情况逐渐增加负重。

关于转子下骨折的髓内钉治疗存在一个常见的失误，就是侧方的开口，这会导致内翻畸形（图 6-42）。支持梨状窝入针的支持者认为，梨状肌入针可以减少侧方开口的可能性且理论上可以获得更小的内翻畸形。并没有明确的证据显示梨状肌入针的髓内针治疗转子下骨折比改良的转子内侧入针的治疗方法可获得更小的内翻畸形。如果发现入针点欠佳，就可以经外侧钻孔道放置一个小型钢板来纠正这个失误（图 6-43），或者重新向更内侧钻孔或者用原来的切口置入一个前后向阻挡螺钉来纠正内外方向的轨道（图6-44）。

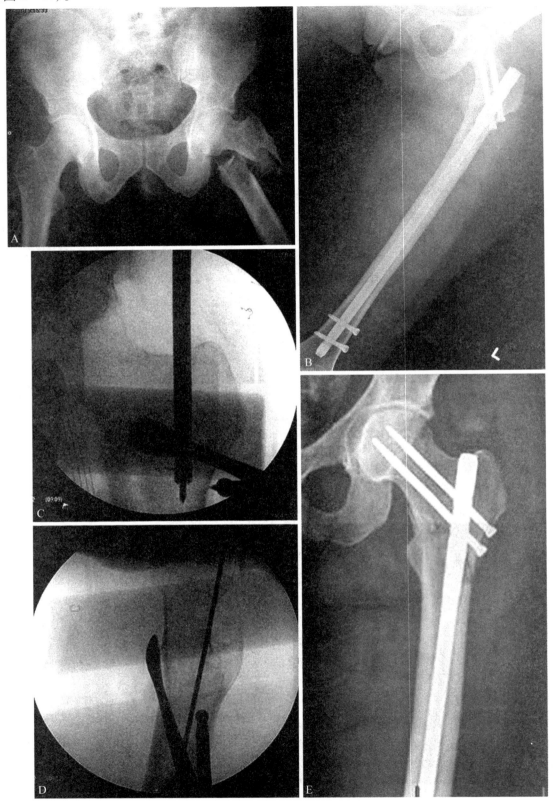

图6-40 用剥离子和球头顶棒来纠正近端骨块的残余移位
A. 术前骨折移位情况；B. 术中无复位辅助下的侧方X线透视影像；C. 术中正位X线透视影像；D. 术中侧位X线透视影像（用剥离子和球头顶棒纠正矢状面及冠状面移位）；E. 复位后

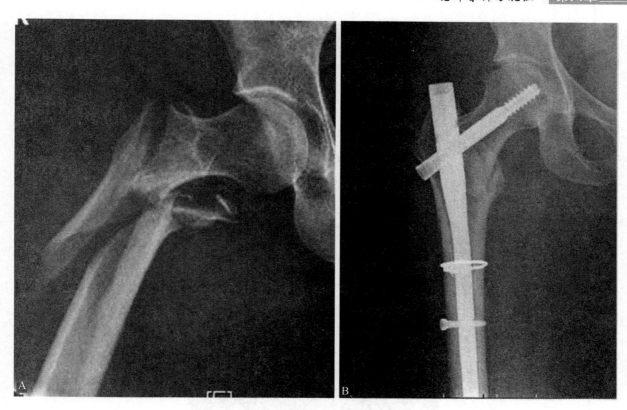

图6-41 近端骨块移位的环扎固定术
A. 术前；B. 术后

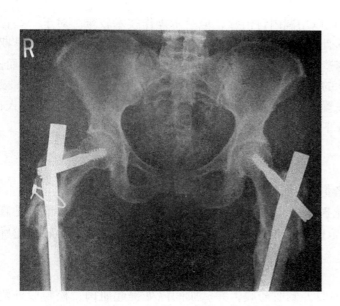

图6-42 错误的入点选择导致髋内翻及对线不良

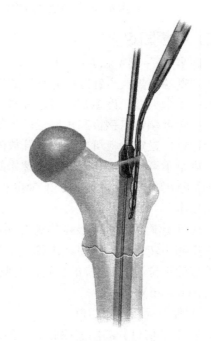

图6-43 为了获得更满意的入口，可在扩髓外侧臂放置一个小钢板，使入口向内侧移动

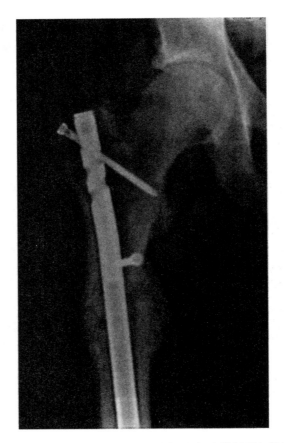

图 6-44 通过增加前后阻挡螺钉可以纠正入钉点错误引起的复位不良

(二) 钢板固定

尽管许多 RT-ⅡA 和 RT-ⅡB 型骨折患者可以用髓内钉治疗，但手术操作技术较难。对于一些骨折线延伸到近端、累及入针点的完整性的转子下骨折，最好选用股骨近端锁定钢板（图 6-45）。早期由于频繁的手术失败，许多临床报道都对一家制造商的股骨近端锁定钢板的有效性提出了质疑。然而，最近比较股骨近端锁定钢板和角形钢板生物力学的数据是有价值的。锁定钢板的置入技术上要容易。根据骨折的特点，锁定钢板可以经皮或开放的方式置入。角形钢板可以通过直接或间接的复位技术置入，然而，经皮是不可行的。角形钢板在翻修的情况下非常有效。

【股骨近端锁定钢板固定转子下骨折】

手术技术：

（1）像重建髓内钉手术技术描述的那样患者仰卧于手术台上。

如果患侧小转子是完整的，让髌骨正对天花板以获取对侧髋关节正位片（这个位置已被证实是真正的膝关节的正位）。在这样的位置照对侧髋关节的正位 X 线片。保存这张图像以用作随后小转子轮廓的参照（图 6-46）。

（2）做股骨近端外侧切口。

（3）沿手术切口分离阔筋膜张肌，然后分离股外侧肌筋膜，并从肌间隔处提起肌肉，松解股外侧肌在转子边缘的起点。

（4）根据术前的影像，选择桥接钢板或直接复位用骨折断端间固定和中和钢板。我们使用桥接钢板技术并用术前对侧图像来评估长度。

（5）骨折复位合适后，经近端的切口将钢板置入可以在股骨距近端插入导针的位置（图 6-47A）。作者机构通常使用较长的钢板，它可以允许 4 枚或 5 枚位置较好的螺钉（低密集度钉）的置入。

（6）用钉在近端和远端暂时钉住钢板（图 6-47B）。如果有必要，可以用 1 枚皮质螺钉将钢板固定到骨表面。

(7) 在股骨距上方拧入锁定钉（图 6-47C），然后在骨折远端拧入 1 枚皮质钉来固定股骨干和钢板，特别要注意复位的准确。

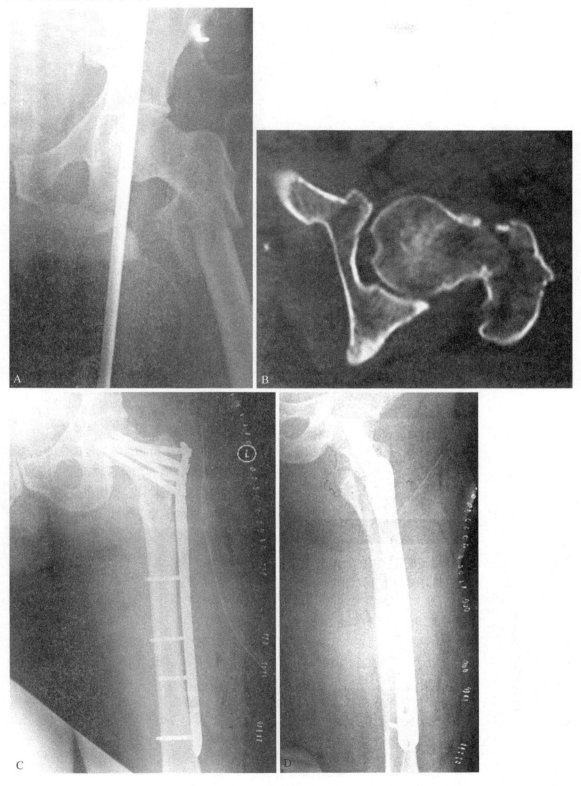

图 6-45　股骨转子下向近端延伸的骨折可用股骨近端锁定钢板治疗
A. 术前 X 线影像；B. 术前轴位 CT 显示近端已累及梨状窝；C、D. 锁定钢板固定术后 X 线影像

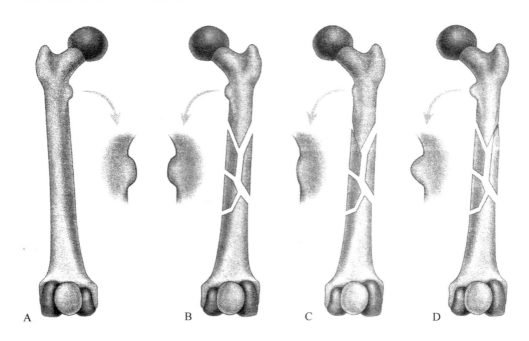

图 6-46　通过对侧小转子位置的比较可评估骨折旋转移位

A. 健侧下肢保持髌骨向前时小转子的轮廓；B. 纠正旋转后，髌骨向前时患侧小转子的轮廓应与健侧一致；C. 患侧近端骨折块相对于骨折远端内旋时，小转子轮廓消失。这提示患肢过度外旋畸形；D. 患侧近端骨折块相对于骨折远端外旋时，小转子轮廓增大。这提示患肢内旋畸形

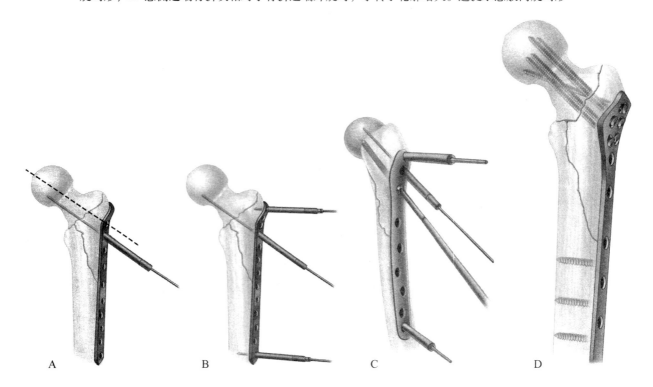

图 6-47　股骨近端锁定钢板治疗转子下骨折

A. 钢板通过近端切口置入，使导针位于股骨距近端且侧位像上针尖指向股骨头中心；B. 调整钢板位置至最佳并在其近远端分别固定；C. 在股骨距近端置入锁定钉；D. 近端螺钉置入后完成重建

（8）考虑到远端钢板末端应力增加的问题，有机构避免使用双皮质锁定钉，而采用双皮质非锁定钉或单皮质锁定钉。若需要使用双皮质非锁定钉，则应该在锁定钉使用前。而且，若考虑使用双皮质非锁定钉和瞄准器，则瞄准器应至少比钢板长度短 1 个孔的位置。

（9）根据患者个体解剖不同，钢板近端使用尽可能多的锁定钉来填充。如果最初已用皮质钉固定了，则将其换成锁定钉。

（10）评估旋转。如果小转子完整，旋转足至髌骨正对天花板的位置。与操作开始时照的对侧的 X 线片比较小转子的轮廓。仔细评估旋转是十分重要的，因为外旋的骨折近端骨块在复位和钢板放置的过程中至少向内旋转了一定的角度。

（11）然后在股骨干上拧上 2 枚或 3 枚螺钉，完成最终重建（图 6-47D）。股骨干上是否用锁定钉取决于患者骨的质量。

（12）所有螺钉拧入后，常规关闭手术切口。

（13）在患者麻醉清醒之前临床评估长度和旋转。

术后处理：术后 6 周内患者可足尖跖地负重，根据复查 X 线片上的愈合情况逐渐增加负重。

【角钢板固定转子下骨折】

手术技术：

（1）术前制订角钢板的置入计划是极其重要的。即使有计算机图像，我们还是将其打印出来以创建一个准确的模板。

（2）像重建髓内钉手术技术描述的，患者仰卧于手术台上。做一个与置入股骨近端锁定钢板类似的切口，但切口要向远端延伸更远，直到达到预期置入钢板的长度。

（3）以与股骨干成 95°的角度并依据术前的模板将 Kirschner 线插入到股骨近端的外侧部分。在侧位片上评估 Kirschner 线的位置和髋关节的前倾角。一些系统可以简化钻孔位置的准备。

（4）在 Kirschner 线远端用 3.2mm 钻头钻开外侧皮质为骨糟建立开口。

（5）将 Kirschner 线用作参考，进一步凿开股骨外侧部分并将骨凿插入到股骨颈中。确保骨凿的方向和近端骨折端成直线，可以不理会远端的方向。

（6）每 10~15mm 退出一次骨凿，以免嵌插。继续插入骨凿至术前预定的合适的长度。

（7）置入钢板。

（8）放置好后，用钢板复位骨折断端。螺钉拧入时可以暂时用骨夹持钳保持钢板远端的位置。先拧入偏心的螺钉。如果螺钉加压效果不佳，可以使用关节加压器。

（9）如股骨近端锁定钢板固定所提到的，评估旋转程度。可以采取取出远端锁定钉纠正异常的旋转，然后再将螺钉重新置入。

术后处理：同股骨近端锁定钢板固定骨折。

（吴　楠）

第四节　髋关节脱位和股骨头骨折

髋关节脱位和股骨头骨折的典型发生机制是高能量损伤。最常见的受伤机制是机动车事故。除了髋关节脱位或髋关节脱位合并股骨头骨折以外，受伤身体同侧的膝关节损伤也是相当普遍的。一项研究报道，通过 MRI 检查受伤身体同侧，膝关节损伤的发生率为 89%。警惕有膝关节和身体其他部位的损伤很有必要，以避免漏诊。有 40%~75% 的患者发生了其他部位的合并损伤。坐骨神经损伤也是髋关节后脱位的常见并发症，发生率为 10%~15%。

受损肢体的临床表现可以为髋关节脱位的类型和脱位方向提供重要的信息。大多数髋关节脱位为后脱位，常伴有受损肢体的短缩、内旋和内收。相比后脱位，前脱位非常少见（<10%），表现为肢体的短缩和外旋。比较少见的一类骨折脱位是单纯的脱位伴股骨头骨折，此类骨折有其特有表现，即髋、膝关节轻微弯曲，髋关节也仅处于旋转中立位（图 6-48）。Mehta 和 Routt 描述了此类型的骨折，并且警告了行闭合复位会带来的不良结果。

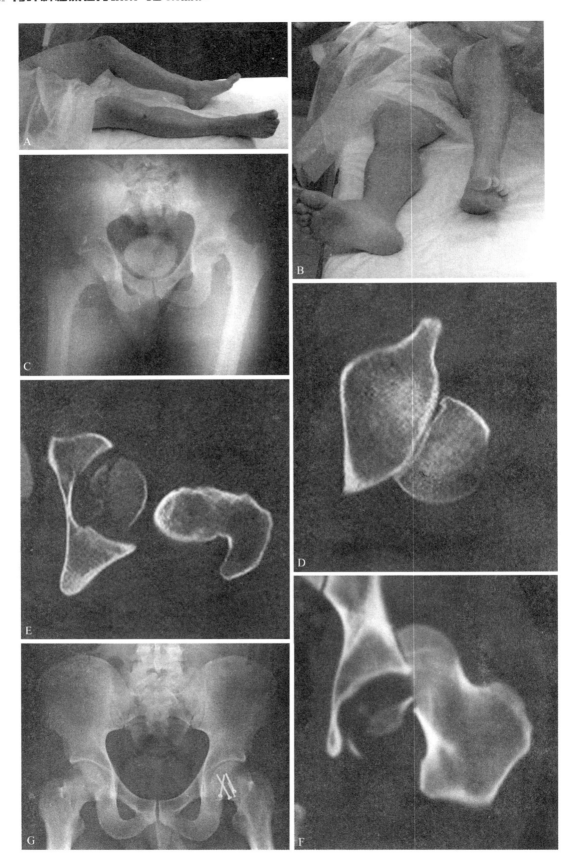

图 6-48 单纯髋关节脱位合并股骨头骨折

A、B. 典型肢体体位；C. 术前 X 线影像；D、E. 术后轴位 CT 扫描影像；F. 术后冠状位 CT 扫描影像；G. 术后骨盆正位 X 线片显示骨折愈合

对于被怀疑为髋关节脱位的患者，应该尽快进行评估，在任何复位尝试之前，首先应该急诊拍摄骨盆前后位 X 线片。股骨头的大小及与对侧肢体比较的小转子投影可为脱位的方向提供重要信息（图 6-49）。后脱位时，典型的 X 线表现是：股骨头变小，小转子有可能因为肢体的内旋而不可见。前脱位时，典型的 X 线表现是：股骨头变大，小转子可能因为肢体的外旋而变大。髋关节脱位时也可见股骨头和髋臼的同心性缺失。

单纯的髋关节脱位需要及时复位，以减小股骨头坏死的风险。最近有关于复位应该在急诊室还是在手术室进行的争论；此问题的决定应该取决于当地医院的资源与条件。骨坏死的风险随着复位时间的延长而升高。股骨头坏死有 1%～22% 可能继发于髋关节后脱位。应该

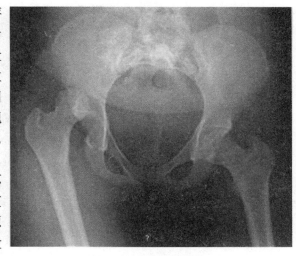

图 6-49　髋关节脱位

避免多次尝试股骨头闭合复位操作以减少对股骨头的医源性损害。闭合复位之后应再次行髋部的 X 线片和 CT 扫描。髋臼后壁或股骨头来源的关节内骨折块导致的复位不良是手术指征之一。继发于关节内骨折的髋关节不稳患者在闭合复位后应进行股骨远端的骨牵引（图 6-50）。CT 扫描可用于评估关节内骨折块的大小和位置（图 6-51）。然后（依据骨折块的大小和患者的情况）进行治疗。

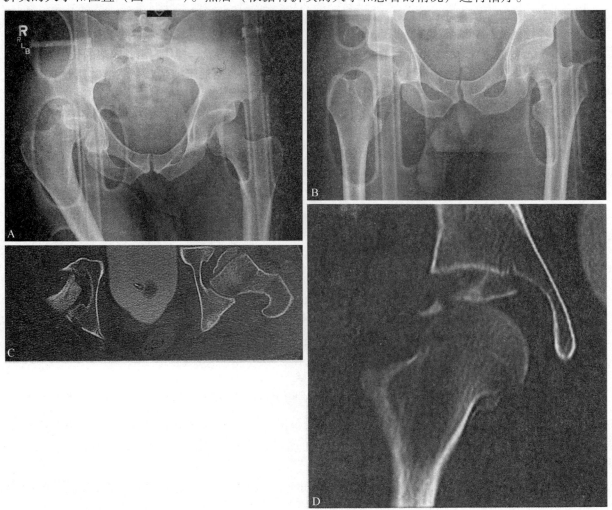

图 6-50　关节内骨折块导致的复位后关节不对称

A. 复位前 X 线影像；B. 复位后 X 线影像；C. 复位后轴位 CT 扫描影像；D. 复位后冠状位 CT 扫描影像

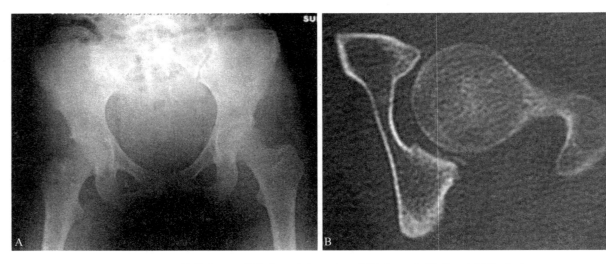

图6-51 X线片上显示的微小不对称（A），可通过CT扫描进一步评估（B）

一、股骨头后脱位的复位方法

我们已经介绍了很多种闭合复位法，包括：East Baltimore 提拉复位、Allis 手法复位、Bigelow 手法复位和 Stirnson 复位法。East Baltimore 提拉复位（图6-52）对于外科医师而言方便而且有效。复位时，医师站在患者患肢一侧。使患者屈膝屈髋90°。医师偏向患者头部的胳膊从患者小腿下穿过搭于助手的肩上。同理助手也把自己的手搭于主诊医师的肩上以获得稳定。医师用偏向患者下肢的手抓住患者的足踝，用于在必要时控制其肢体的旋转。第2助手固定患者的骨盆。医师和第1助手随后起身（沿着患者髋部和膝部的方向牵拉），从而施加一个向上的力使其关节复位。

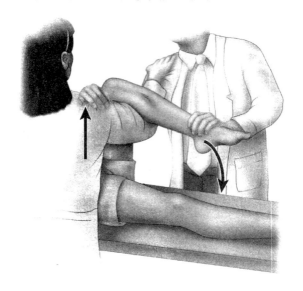

图6-52 髋关节脱位的 East Baltimore 提拉复位法

Allis 手法复位（图6-53）与 East Baltimore 提拉复位法相比可以少1个助手。患者取仰卧位，助手固定其骨盆，操作者沿其畸形的长轴方向反向纵向牵引，然后于持续牵引下使其屈髋90°，根据需要内旋或外旋髋关节直到复位。

Bigelow 手法复位（图6-54）需要的人数与 Allis 手法复位相同。患者取仰卧位，助手压住患者双侧髂前上棘固定其骨盆，操作者一手握住患者患肢踝部，另一前臂置于患者屈曲的膝关节下方，沿患者的畸形方向纵向牵引；然后于持续牵引下，保持其膝关节内收内旋位，并使患者屈髋90°；再外展、外旋、伸直患者髋关节，依靠杠杆作用将其股骨头撬进入髋臼内。

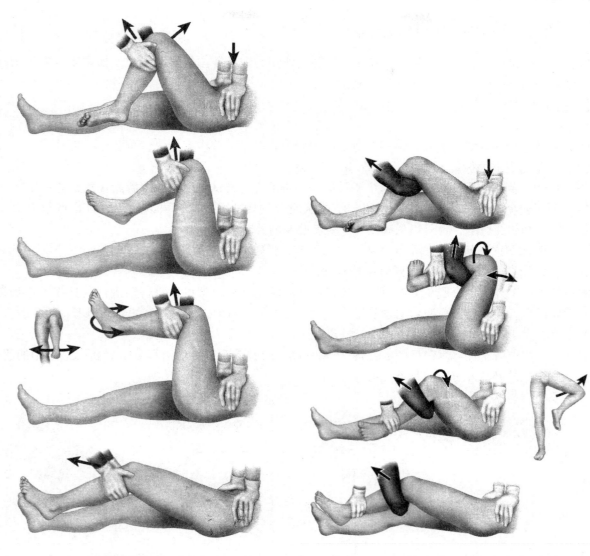

图 6-53　髋关节后脱位的 Allis 复位手法　　　　图 6-54　髋关节后脱位的 Bigelow 复位手法

Stimson 复位法（图 6-55）不是常用的复位方法，因为必须使患者俯卧于台上，患侧下肢悬空。

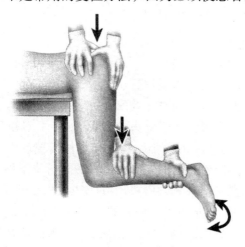

图 6-55　髋关节后脱位的 Stimson 复位手法

如果在充分镇静的情况下，闭合复位不能完成时，需要立即进行 CT 检查以确诊是否有阻挡复位的东西。在手术室进行全身麻醉下可以再次进行闭合复位，如果仍不能复位，则进行切开复位。

二、股骨头前脱位的复位方法

股骨头前脱位通常可以使用牵引,在大腿施加内外侧的力量和内旋使其复位。如果闭合复位失败,那么可使用 Smith-Peterson 入路进行切开复位。

【后路手术对髋关节后脱位进行切开复位】

手术技术:

(1) 患者取伸髋屈膝侧卧位以减轻坐骨神经的张力。如果关节内有骨块,需要进行牵引。

(2) 采用髋关节的标准 Kocher-Langenbeck 入路。

(3) 由于解剖结构发生改变,确认坐骨神经是困难的。应尝试在股方肌的后面查找到坐骨神经。

(4) 为了避免损伤股骨头周围的血供,不能从股骨上切断股方肌;可以从距各自止点至少15mm处切断梨状肌和闭孔肌腱,也可以从髋臼的边缘做必要的关节囊的松解。

(5) 移除髋臼内任何妨碍复位的结构,包括关节软骨碎片和关节盂唇。

(6) 在复位股骨头进入髋臼的同时保护坐骨神经。

术后处理:单纯股骨头脱位复位后,只要患者能够耐受疼痛,就可以进行渐进性的拄拐负重训练。股骨头后脱位患者需要遵循后脱位的预防措施至少6周。复位后的前2年需密切随访患者,因为股骨头的坏死很可能发生在这个时间段内。

股骨头后脱位通常伴有髋臼后壁的骨折;5%~15%的股骨头脱位伴有股骨头骨折。最常用的股骨头骨折分型系统是 Pipkin 分型(图 6-56)。

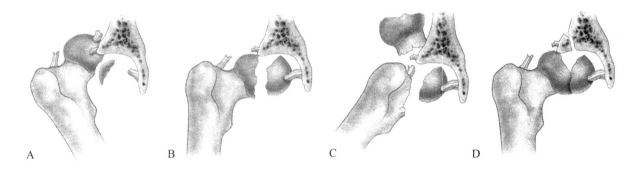

图 6-56 髋关节后脱位伴股骨头骨折的 Pipkin 分型

A. Ⅰ型:伴股骨头中央凹尾端的骨折;B. Ⅱ型:伴股骨头中央凹头端的骨折;C. Ⅲ型:Ⅰ型或Ⅱ型骨折伴股骨颈骨折;D. Ⅳ型:Ⅰ型、Ⅱ型或Ⅲ型骨折伴髋臼骨折

Ⅰ型:股骨头中央凹尾端的骨折。

Ⅱ型:股骨头中央凹头端的骨折。

Ⅲ型:上述Ⅰ型或Ⅱ型骨折同时伴股骨颈骨折。

Ⅳ型:上述Ⅰ型、Ⅱ型或Ⅲ型后脱位同时伴髋臼骨折。

与单纯股骨头脱位类似,股骨头脱位伴股骨头骨折(Pipkin Ⅰ型和Ⅱ型)也需要立刻复位。复位之后,需要做 CT 扫描以确定股骨头骨折块的大小、位置和复位情况。大多数人认为,大的 Pipkin Ⅰ型股骨头骨折块,特别是伴有移位时,需要坚强固定,因为大的骨折块增加了不稳定性。更多的争议体现在对小骨折块的处理上。一些人推荐立刻切除骨折块,另一些人相信非手术疗法。CT 检查对于复位的评估十分关键。任何不能被解剖复位的 Pipkin Ⅱ型骨折都需要手术治疗。手术复位和固定可以从前侧入路(Smith-Petersen)或后侧入路(Kocher-Langenbeck)完成。我们通常使用 2.7mm 埋头钉或 3.5mm 皮质螺钉或无头加压螺钉。

Pipkin Ⅲ型骨折十分少见,关于此类骨折的治疗的指导资料也缺乏。在年轻患者,我们通常采用切开复位加内固定。而在老年患者,则采用关节置换。

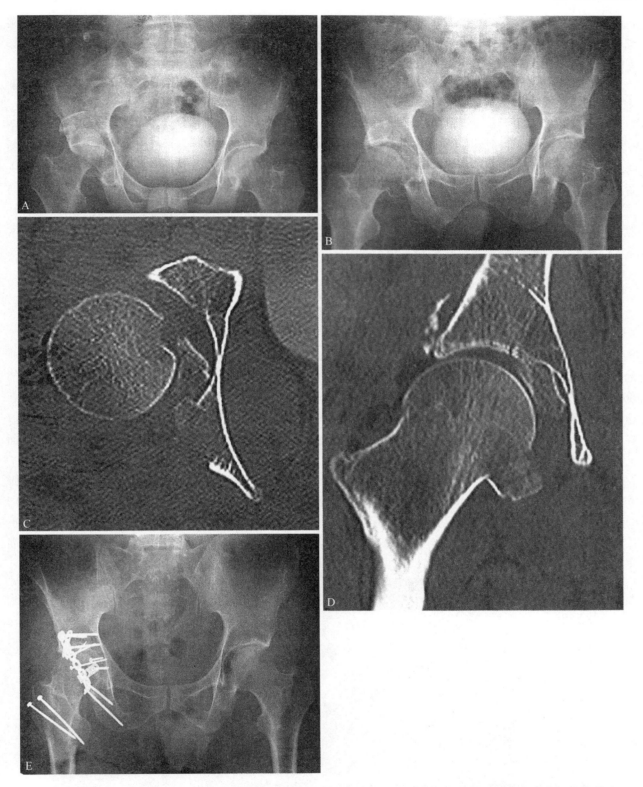

图 6-57 Pipkin Ⅳ 型骨折可用外科治疗髋关节脱位的方法治疗（髋臼后臂骨折的切开复位和内固定及圆韧带窝下股骨头骨折块清除）
A. 术前 X 线影像；B. 术后 X 线影像；C. 术后轴位 CT 扫描影像；D. 术后冠状位 CT 扫描影像；E. 术后骨盆正位 X 线影像

Pipkin Ⅳ型骨折最常见于股骨头的骨折和髋臼后壁的骨折。治疗这种合并损伤的最好方法可能是手术脱位（图 6-57）。通常根据髋臼骨折情况来决定治疗方法。一项最新的评估手术切开复位并发症的多中心研究表明，此方法安全且并发症发生率较低。在对 334 例行手术脱位治疗的各种髋部疾病患者进行的观察中，无一例发生骨坏死。转子骨不连发生率为1.8%。尽管此病例研究样本量较大，只有1例创伤患者。治疗股骨头骨折、髋臼骨折或进行关节清创的并发症的任何入路都没有被发现出现骨坏死。手术脱位可为大的股骨头骨折切开复位内固定或清创以及小的股骨头骨折块的切除提供良好的视野。

髋部脱位合并股骨头骨折需要足失踮地负重12周。除了行股骨头切除的患者，只要能挂拐即可下床负重。患者同样被要求遵守髋部保护措施并在术后前6周根据指导活动。

闭合复位可能因同侧的股骨头骨折或股骨干骨折变得复杂。任何复位尝试都必须在拍摄骨盆前后位X线片之后进行，这是因为：任何对髋关节后脱位合并股骨颈骨折的闭合复位尝试都有可能导致股骨颈骨折的移位或进一步移位，而且还有可能进一步造成股骨头血供的损伤。对于老年患者，应该行股骨头置换。对于年轻的患者，如果其有股骨颈骨折移位，则应行切开复位和髋关节脱位的复位。我们不会尝试对合并股骨颈骨折的患者进行闭合复位，除非骨折是稳定的且可以被导针临时固定。髋关节脱位合并股骨干骨折的治疗则不同于前者，需要尝试对其进行闭合复位。如果遇到困难，则需要将患者带到手术室并在骨折近端打1根斯氏针以辅助复位。

（姜　剑）

第五节　肢体同侧股骨颈和股骨干骨折

同侧股骨颈骨折伴随股骨干骨折约见于9%的时间。股骨颈骨折的及时诊断对于预后起到至关重要的作用，对伴随的股骨颈骨折的延迟诊断会造成灾难性的并发症。需要反复检查影像资料以避免这种情况的发生。股骨骨折的影像评估包括股骨的前、后位X线片及侧位X线片，还需要拍摄骨盆的前、后位X线片及患侧髋部的侧位X线片。由于难以获得股骨骨折患者的患侧髋部高质量侧位X线片，可以在每一位由钝挫伤造成股骨骨折的患者身上使用骨盆CT扫描。骨盆CT扫描需要包括冠状面和矢状面的重建影像。

如果术前诊断为股骨颈骨折，则需要先处理股骨颈骨折，再处理股骨干骨折。如果骨折有移位，则需要经Smith-Petersen或Watson-Jones入路进行切开复位，并且用空心螺钉或髋加压螺钉固定（图6-58）。无移位时也可用上述两种方法固定。如前面股骨颈骨折部分提到的，复位和固定需要在骨折床上完成，以便提供最高质量的侧位影像。对于股骨干骨折合并非移位的股骨颈骨折，可以使用一个简单的装置（顺向重建钉）进行治疗，不过这在技术上很难实现，而且有发生并发症的潜在风险。

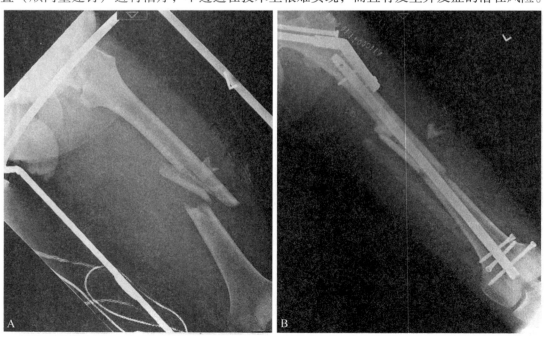

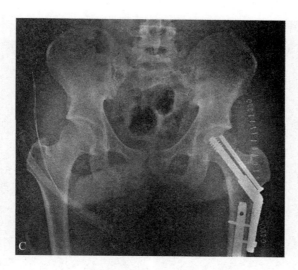

图 6-58　同侧股骨颈和股骨干骨折的固定方法
A. 术前 X 线片；B、C. 术后 X 线片

　　为避免漏诊合并的股骨颈骨折，髓内钉放置后需要进行实时的 X 线透视，以及手术室麻醉状态下的下肢内旋的骨盆前后位 X 线摄像。尽管进行了如上步骤，还是有可能漏掉一部分股骨颈骨折，因此，如果患者主诉髋部疼痛，则需要重复进行 X 线透视。

　　如果股骨颈骨折在安置髓内钉（图 6-59）后确诊，治疗选择要基于骨折的移位程度及所用的髓内钉系统。若此阶段还没有发现股骨颈的骨折，则很可能由于骨折无移位或微小移位。如果骨折无移位且髓内钉具有重建功能选择，则标准的近端交锁钉可以更换为 2 个头钉。通常需要向头端或尾端调整髓内钉以便安放 2 个近端头钉。如果必须进行这种调整，则需要使用 2 枚导针穿过股骨颈以防止骨折移位。如果骨折不能用髓内钉进行重建，则可以在其周围加用空心螺钉。

　　Ostrum 等报道了 92 例股骨近端骨折合并同侧股骨干骨折的病例（其中 68 例为股骨颈骨折）。其中只有 15 例股骨颈骨折的分型为经颈型和头下型，且所有 92 例当中只有 39% 发生了骨折移位。所有的骨折均以髋部滑动髋螺钉或空心螺钉治疗。68 例股骨颈骨折中有 2 例（3%）发生了骨折不愈合，92 例股骨干骨折有 8 例（8%）发生了延迟愈合或不愈合，需要二次手术干预。两种固定器械间的疗效比较没有差异。

　　有同侧股骨干合并股骨颈骨折的患者可以在术后前 10~12 周采取足尖踮地的方式行走。

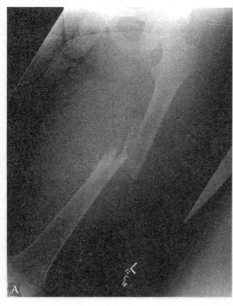
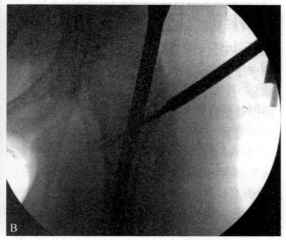

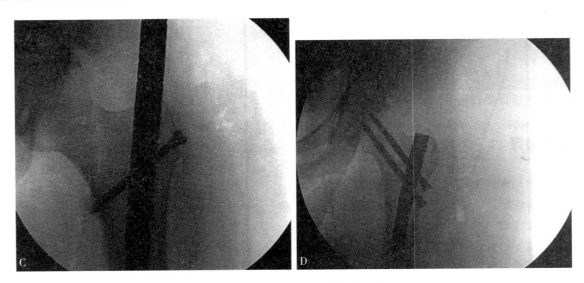

图 6-59 股骨干骨折置钉后发现同侧存在股骨颈骨折

A. 术前 X 线影像；B. 置入髓内钉后术中 X 线透视影像；C. 动态 X 线透视下活动髋关节的影像；D. 将近端标准交锁螺钉改为重建螺钉后的术中 X 线透视影像

（姜　剑）

第七章

踝关节损伤

踝关节外伤，不仅可引起骨结构的破坏，也常造成韧带和软组织等结构的损伤。略有移位的踝关节骨折可能不影响关节功能。踝关节骨折复位后的 X 线片应满足下列要求：①必须恢复踝穴的正常解剖关系；②踝关节负重面必须与小腿纵轴线垂直；③踝关节面的轮廓必须复位满意。恢复踝关节的正常解剖关系即可获得最佳结果，为此，可采取闭合手法复位或切开复位内固定（ORIF）。对于大多数骨折，后者最有可能恢复踝关节的正常解剖及确保骨折愈合。

第一节　分类

踝关节骨折可单纯按解剖部位分类，如单踝骨折、双踝骨折或三踝骨折。Lauge – Hansen 分类法试图将损伤机制与骨折类型相结合，提出了非常详细的分类，每种类型再分为四个亚型。根据 Lauge – Hansen 分类法，大多数骨折属于旋后外翻型、旋后内收型、旋前外展型和旋前外翻型损伤。在这个分类系统中，"外翻"应该是一个误称，称为"向外"或"外侧"旋转更为准确。分类命名的第 1 个词表示损伤时足的位置，第 2 个词表示造成畸形的暴力方向。

Lauge – Hansen 分类法：

1. 旋后内收型（SA）
(1) 在踝关节平面以下腓骨横行撕脱骨折或者外侧副韧带撕裂
(2) 内踝垂直骨折

2. 旋后外翻型（外旋型）（SER）
(1) 前胫腓韧带断裂。
(2) 腓骨远端螺旋斜行骨折。
(3) 后胫腓韧带断裂或后踝骨折。
(4) 内踝骨折或三角韧带撕裂。

3. 旋前外展型（PA）
(1) 内踝横行骨折或三角韧带撕裂。
(2) 联合韧带断裂或其附着点撕脱骨折。
(3) 踝关节平面以上腓骨短、水平、斜行骨折。

4. 旋前外翻型（外旋型）（PER）
(1) 内踝横行骨折或三角韧带断裂。
(2) 前胫腓韧带断裂。
(3) 踝关节面以上腓骨短斜行骨折。
(4) 后胫腓韧带撕裂或胫骨后外侧撕脱骨折。

5. 旋前背屈型（PD）
(1) 内踝骨折。

(2)胫骨前缘骨折。

(3)腓骨踝上骨折。

(4)胫骨下关节面后侧横行骨折。

最常见的损伤机制是旋后外翻(旋后-外旋)型,此型骨折的特点是腓骨远端螺旋斜行骨折伴有三角韧带撕裂或内踝骨折;旋后内收型损伤的特征是腓骨远端横行骨折和较垂直的内踝骨折;旋前外展型损伤机制造成内踝横行骨折,在侧位X线片上显示较为水平的腓骨短斜行骨折;旋前外翻(旋前外旋)型损伤机制的特征是三角韧带撕裂或内踝骨折,以及踝关节平面以上较高位置的腓骨螺旋斜行骨折。如果外科医师计划行闭合复位和固定治疗,那么对骨折类型及骨折受力机制的分析尤为重要。总的原则是:手法闭合复位应与骨折的受力机制相反;例如,如果骨折由旋后、外翻或外旋机制所致,则采用旋前、内翻或内旋手法进行复位。

一些学者警告并反对单独用Lauge-Hansen分类法决定治疗方案并推荐治疗方案的制订应以临床稳定性为基础。O'Leary和Ward描述了一个外展外旋机制导致内踝骨折和三角韧带撕裂,并强调在高能量创伤情况下很难判定整个受伤的范围。这种损伤起因于最初的外展和外旋,紧接着暴力的内转造成内踝的骨折。Whitelaw等推荐在固定骨折和手术修复伴发的韧带撕裂损伤后,采用前抽屉及距骨倾斜试验检查踝关节的稳定性。

Danis-Weber分类(图7-1)是根据腓骨骨折部位及其形态进行的。A型骨折是由内旋和内收应力所致的平胫骨下关节面或其下的外踝横行骨折,伴有或不伴有内踝斜行骨折。B型骨折是由外旋应力所致的外踝斜行骨折,骨折线始于前内侧面并向近侧延伸至后外侧;可伴有下胫腓前韧带断裂或撕脱、内踝骨折或三角韧带断裂。80%~90%的外踝骨折可以包括在Danis-Weber分类B型范围内。C型骨折,分为外展型损伤,即下胫腓韧带断裂及其近侧的腓骨斜行骨折(C1型);外展外旋型损伤,即腓骨更靠近侧的骨折和更广泛的骨间膜撕裂(C2型)。C型损伤可有内踝骨折或三角韧带断裂;三种类型骨折均可伴有后踝骨折。AO分类法根据踝关节内侧损伤情况,将Danis-Weber的三个类型进一步分类。Malek等报道,不同的研究者和同一研究者利用Danis-Weber分型的可靠性高,分别为78%和85%。

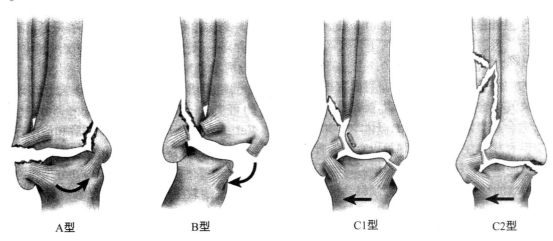

图7-1 踝关节骨折的Danis-Weber分类法,基于损伤机制和腓骨骨折的部位和形态

踝部骨折的AO分类:

A型:韧带联合平面以下腓骨骨折(韧带联合下型)

A1 单纯腓骨骨折

A2 合并内踝骨折

A3 合并后内侧骨折

B型:韧带联合平面腓骨骨折(经韧带联合型)

B1 单纯腓骨骨折

B2 合并内侧损伤（踝或韧带）
B3 合并内侧损伤及胫骨后外侧骨折
C 型：韧带联合平面以上腓骨骨折（韧带联合上型）
C1 单纯腓骨干骨折
C2 复合性腓骨干骨折
C3 腓骨近端骨折

有学者已经阐述了不同研究者对踝关节的分型有高度的可变性。此外，尽管 Lauge – Hansen 和 Danis – Weber 分型对于受伤机制的理解和治疗方案的制订的有效性已经得到证明，但是没有一个分型对预后具有作用。而且 Lauge – Hansen 分型对于用 MRI 评估相关的软组织损伤的局限性已经得到了证明。

（贾　潇）

第二节　单纯内、外踝骨折

（一）内踝

无移位的内踝骨折一般可采用石膏固定治疗，但对于对踝关节功能要求较高的患者，应行内固定以促进骨折愈合及康复（图 7 – 2）。Herscovici 等报道，用非手术方法治疗单纯内踝骨折有高的骨愈合率和好的功能结果。移位的内踝骨折应采取手术治疗，因为持续的移位允许距骨内翻倾斜。仅涉及内踝尖端的撕脱骨折与踝穴部受累者不同，其稳定性较好，除非有明显的移位，一般不需内固定。如果症状明显，可行延迟内固定。常用 2 枚直径 4mm 的骨松质拉力螺钉在垂直于骨折的方向固定内踝。一些学者建议使用 3.5mm 的单皮质拉力螺钉，而不采用 4mm 的骨松质螺钉，因为生物力学数据表明这样可以增加骨结构的强度（图 7 – 2A）。

较小的骨折块可用 1 枚拉力螺钉和 1 枚克氏针固定以防止旋转（图 7 – 2B）；对于骨折块太小或粉碎性骨折不能用螺钉固定者，可用 2 枚克氏针及张力带钢丝固定（图 7 – 2C）；另外，现在已经研发出适合于微小骨折块固定的螺钉，这将是固定小骨折块最好的选择方法。内踝的垂直骨折需要水平导向的螺钉或防滑钢板技术（图 7 – 2D、E），Dumigan 等证明了用中和钢板固定内踝的垂直骨折具有生物力学优势。

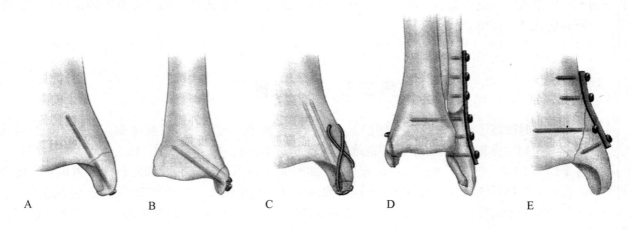

图 7 – 2　内踝骨折的固定

A. 单拉力螺钉固定大块骨折；B. 1 枚直径 4mm 拉力螺钉及 1 枚克氏针联合应用固定小块骨折；C. 张力带钢丝固定低位横行骨折；D. 垂直拧入直径 4mm 的拉力螺钉固定低位横行骨折；E. 水平拉力螺钉固定加钢板固定

虽然不锈钢置入物最常用于内踝骨折，但对生物可吸收置入物的安全性和疗效已有研究。可吸收置入物主要的理论优点是减少了因螺钉帽周围皮肤软组织的突起或触痛而需后期取出置入物的概率。尽管生物可吸收置入物已经得到成功应用，并且从已经报告的临床结果来看与不锈钢相比没有显著性差异，但是有5%~10%的患者后期出现与聚乙交酯降解有关的分泌物从无菌窦道流出。一项包含2528例患者的病例研究报道，4.3%的患者临床上发生了明显的局部炎症性组织反应。

我们倾向于采用金属内置物，根据骨折的具体形态选用合适的螺钉或者钉板结合进行固定。尽管可吸收内置物在固定累及关节面的骨折块时有其优越性，但在内踝骨折的固定方面，不能完全替代传统的金属内置物。

内踝应力性骨折内踝应力性骨折的常见临床表现为局部疼痛、肿胀、压痛。最初，骨折在X线片上可能看不清楚，但是通过骨扫描、CT或MRI检查可以清晰地看到骨折线。在复查的X线片中，应力性骨折经常清晰可见。Shelbourne等建议，对X线片上可以看到清晰骨折线的应力性骨折行内固定治疗，而对仅通过骨扫描发现者则采用石膏固定。内踝应力性骨折有很高的发展为完全骨折的风险，会延迟愈合或不愈合。手术等积极的治疗方法是必需的。如果应力性骨折采用手术治疗，需要限制活动4~5个月。

（二）外踝

虽然不伴有明显踝关节内侧损伤的外踝骨折很常见，但对这些骨折的开放复位指征仍有争议。文献报道，腓骨骨折所能接受的最大移位范围为0~5mm。对于大多数患者，根据其功能要求，可以接受2~3mm的移位。在双踝骨折中已经显示了距骨移位伴随外踝的移位；因此，对于这些损伤，解剖复位外踝是必需的。生物力学研究发现，单纯外踝骨折在轴向负荷时并不干扰关节运动学或引起距骨移位。长期临床随访研究表明，应用闭合复位治疗旋后外旋Ⅱ型骨折，即使腓骨骨折移位3mm，功能结果优良率仍达94%~98%。不管是否达到解剖复位，对于旋后外展型的二期损伤，手术治疗的效果与闭合复位的效果相似。如果不能确定外踝骨折的稳定性，应拍摄踝关节旋后外旋位应力X线片，检测距骨有无移位，了解内侧损伤情况。Koval等评估了一个阳性压力试验是否可以预测外踝骨折手术固定的需要性。在他们的研究中，对所有踝关节应力X线片显示有骨折的患者都进行了MRI的检查以评估其三角韧带复合体的完整性。只对三角韧带复合体完全断裂的患者进行手术固定。在至少1年的随访中显示，部位断裂的患者采用非手术方式已经成功治愈。其他研究者提议采用超声评估三角韧带以区分是等价的双踝骨折还是单纯的外踝骨折。另外一些研究者提议，通过术前的X线和CT检查预测在旋后外旋型踝关节骨折中下胫腓联合是否损伤。Choi等认为，在CT图像上，腓骨骨折高度超过3mm，同时内踝间隙超过4.9mm，或者在X线片上，腓骨骨折高度超过7mm，同时内踝间隙超过4.0mm，是对下胫腓联合损伤不稳定的一个重要提示。然而，目前尚无理想的术前诊断流程评估踝关节内侧结构的损伤程度，进而确定其是否需要手术治疗。

（贾　潇）

第三节　双踝骨折

双踝骨折同时破坏了踝关节的内外侧稳定结构。移位减少了胫距关节接触面积，改变了关节运动学。虽常能够做到闭合复位，但消肿后不能维持正常的解剖位置。据文献报道，闭合复位治疗双踝骨折的不愈合率约为10%，但并不一定都有临床症状。20%的双踝骨折伴有胫骨和距骨关节内损伤，闭合复位时，这些损伤得不到治疗。长期随访的随机前瞻性研究发现双踝或相当于双踝的骨折患者进行手术治疗结果优于非手术治疗者。Bauer等进行了长期随访研究，他们也证实旋后外旋Ⅳ型骨折手术治疗效果较好。Tile和AO组织建议对几乎所有的双踝骨折都应行双踝的切开复位内固定治疗。

对于大多数有移位的双踝骨折，我们也建议行双踝切开复位及内固定治疗。大多数外踝的Weber B型和C型骨折可以用钢板和螺钉固定，而有些患者踝部外侧的内固定物会产生症状。然而，在一项研究中显示，仅有半数患者在取出内固定后疼痛缓解。研究建议对Weber B型外踝骨折采用抗滑技术行后方钢板固定，从而避免了螺钉进入关节的可能性，减少了触摸到内固定物的发生率，并能提供较强的结构。在一组32例患者的前瞻性研究中，没有发生不愈合、畸形愈合、伤口并发症、固定松动或关节内螺钉或可触及的螺钉。4例患者有一过性腓骨肌腱炎，2例患者由于拉力螺钉的位置不佳引起症状需取出钢板。Weber 等的研究表明外踝的后方抗滑钢板的下拉会引起腓骨肌腱的损伤。在他们的研究中，30% 的患者在内固定取出时有腓骨肌腱损伤。然而，这些患者中仅有 22% 在术前有症状。这些学者的结论是肌腱损伤与远端钢板的置入和在钢板最远端孔拧入的螺钉有关，因此，建议避免在远端置入内置物或早期移除内植物。

对有些外踝骨折患者仅用拉力螺钉固定也可能减少内固定的隆起（图 7-3）。一些研究者已经报道了只用拉力螺钉固定外踝骨折的成功经验，没有出现骨不愈合、复位丢失或软组织并发症。与钢板固定引起相似损伤相比，他们得出使用拉力螺钉内植物突出和疼痛问题更少。年龄 <50 岁的外踝骨折患者，如果属于简单斜行且仅有少量粉碎骨折块，则可以置入 2 枚相距 1cm 的拉力螺钉。

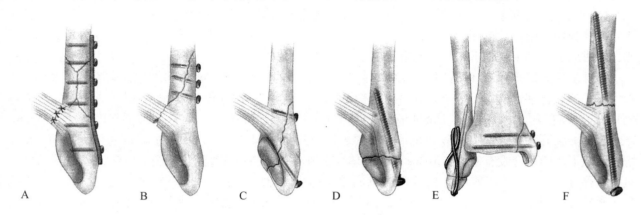

图 7-3　外踝骨折的固定

A. 标准腓骨骨折固定，应用 3.5mm 的 1/3 管型钢板和螺钉；B. 多个 3.5mm 拉力螺钉固定；C. 2 枚拉力螺纹钉固定长斜行骨折；D. 单个 3.5mm 踝螺钉固定低位横行骨折；E. 张力带钢丝固定及 4mm 拉力螺钉固定伴随的内踝骨折；F. 3.5mm 髓内螺钉固定

一项研究表明，对骨萎缩的腓骨骨折用髓内克氏针加强钢板固定，89% 的患者有轻微疼痛或无疼痛。在一项生物力学研究中，用克氏针辅助钢板，抗弯性能较单纯应用钢板增加 81%，抗扭转增加 1 倍。

一般的关节周围骨折的手术治疗，特别是踝关节骨折，应限制在 2 个时期，即早期和晚期。切开复位内固定可在损伤后 12h 内进行，否则由于广泛的肿胀，应延迟至损伤后 2~3 周。术中如果软组织过度肿胀，可能需要延迟关闭切口或植皮。一项研究发现，对 Danis-Weber B 型双踝或相当于双踝骨折的患者行急诊和延迟切开复位内固定的功能结果优良率相同，在并发症、复位程度、活动范围或手术时间上没有差别，尽管急诊手术住院时间短、疼痛即刻获得缓解。尽管延迟手术在技术上可能较为困难，但适合于那些有严重闭合软组织损伤并存皮肤张力水疱的患者。骨折脱位需延迟切开复位者，必须立即行闭合复位和夹板固定，以防止皮肤坏死。

（韩超前）

第四节　下胫腓联合损伤

下胫腓联合损伤一直以来都是一个持续争论的焦点。下胫腓联合损伤最常见的损伤机制是旋前外旋、旋前外展，较少见的是旋后外旋（Danis-Weber C 型和 B 型损伤）。这些外力引起距骨在踝穴内外展或外旋，导致下胫腓联合断裂。

恢复下胫腓联合的解剖关系非常必要。如果腓骨在下胫腓联合平面以上骨折，则认为该联合已被撕裂，因此，必须达到解剖复位。以前，对所有的下胫腓联合损伤都必须考虑行内固定，但 Boden 等在尸体解剖研究中证实，如果踝关节内侧未损伤，下胫腓联合的撕裂并不引起踝关节不稳。如果存在踝关节内侧损伤，并且下胫腓联合撕裂向踝关节近侧延伸超过 4.5cm，将改变踝关节的生物力学特性；如果下胫腓联合撕裂向踝关节近侧延伸 <3cm，则不然；下胫腓联合撕裂在 3~4.5cm，将产生不同的结果。从

这些研究推论，有学者建议，如果下胫腓联合撕裂延伸至胫骨远端关节面以上<3cm，或者内、外踝损伤经内踝固定或三角韧带修复后获得稳定，则没有必要进行下胫腓联合固定。

在一项前瞻性研究中，Kennedy等评估了Weber C型踝关节骨折，其外踝骨折在踝关节5cm以内，发现如果骨折解剖复位，术后制动6周，并不需要联合韧带螺钉固定。然而，这还没有广泛应用于临床。最近，一些学者提议解剖复位下胫腓联合，比如：三角韧带和胫腓后下方韧带的良好修复可以达到经下胫腓螺钉固定相同的功能疗效，但前提是下胫腓联合必须解剖复位。

在下胫腓联合处做固定的公认指征是：①下胫腓联合损伤伴有不计划做内固定的腓骨近侧骨折和不能进行稳定的内侧损伤；②超过踝穴顶近侧5cm的下胫腓联合损伤。对距踝关节3～5cm的外踝骨折，且内侧损伤（三角韧带）不能修复者，是否需要修复联合韧带仍存在争议。如果高位腓骨骨折合并下胫腓联合损伤而未行骨折固定，那么确切地恢复腓骨正常长度是困难的。再者，与固定单纯联合韧带相比，同时固定腓骨中段骨折和联合韧带可以改善生物力学特性。

用外旋应力试验和Cotton试验在术中判断下胫腓联合的完整性（Cotton描述他的实验是用来判定手术中踝关节联合韧带的作用是否有效。用骨钩牵拉腓骨使之与胫骨分开，同时固定胫骨以防止胫骨移位）。如果没有显著的移位，说明胫骨远端和腓骨的联合韧带是完整的。如果向外侧移位超过3～4mm，则需固定下胫腓联合。术中X线片显示腓骨内侧壁与胫骨后踝外侧壁之间的清晰间隙应<5mm。持续增宽说明下胫腓联合没有复位。Xenos等在尸体解剖研究中证实：通过测量外旋应力侧位X线片上腓骨向后的移位，比在应力下踝穴X线片所测量的移位更能准确地反映下胫腓联合解剖分离的程度。Stark等在明确外踝固定后有一个39%的联合韧带不稳定的发生率后，推荐在手术中对不稳定Weber B型骨折进行外旋应力评估。

下胫腓联合的固定方法有很多，最常用的是螺钉或斜穿钢针经外踝进入胫骨远端。这些钢针或螺钉不仅能维持下胫腓关节的解剖复位，还能稳定和固定踝穴的外侧支持结构。若选择螺钉固定，可选用1～2枚3.5mm或4.5mm的骨皮质螺钉；这两种固定方法具有同样的生物力学。用2枚螺钉比用1枚固定更稳妥，而缝合修复的机械强度最小。对高大的或不配合的患者，Vander Griend、Michelson和Bone建议用2枚下胫腓联合螺钉。下胫腓联合螺钉应通过腓骨两侧及胫骨一侧或两侧的骨皮质。骨科创伤协会和美国骨科足踝学会的成员们最近做了一项调查，Bava等力图明确目前的联合韧带损伤管理的方法。51%采用3.5mm的骨皮质螺钉，24%用4.5mm的骨皮质螺钉及14%采用常规缝合固定方法。44%用1枚螺钉，另有44%用2枚螺钉固定，其余的还没有确定。最常用的方法是用3.5mm的螺钉固定4层骨皮质，然后3个月后常规移除。生物可吸收螺钉也已经用于下胫腓联合的固定，并且与金属内植物相比具有类似的效果。桥接缝合技术越来越普遍，但它们的确切作用仍然未知。推荐的优点是避免了金属内固定物需要二次手术取出和动态固定。回顾性研究结果显示，在短期随访的患者中会出现复位的丢失。内置物的突出和线结激惹仍有发生。

对下胫腓联合螺钉是否需取出及何时取出仍有争议。文献上的建议出入很大，既有允许负重之前（6～8周）常规取钉者，也有直到骨折完全愈合且因此出现症状时再取钉者。提倡取钉者的理由是下胫腓固定扰乱了踝关节的力学机制，限制了背屈时腓骨正常的外旋运动。过早取钉可引起下胫腓联合再分离。然而，有报道当螺钉取出后允许负重前出现下胫腓联合再次移位的，也有报道带钉负重的少数病例发生了螺钉断裂。如果采用三层骨皮质固定，螺钉一般是松动而不断裂，可能不影响踝关节的正常力学机制。如果采用四层骨皮质固定，发生断钉后可较容易取出两侧断端。一般说来，与断钉相比较，晚期产生的下胫腓联合再分离引发更难处理的临床问题，因此，建议保留螺钉至少12周。再者，在另一项研究中显示，在1年的随访中保留下胫腓联合螺钉或取出下胫腓联合螺钉在临床结果上没有差别。事实上，一小部分螺钉断裂的患者临床结果有所改善。因此，该作者建议不取出完整或断裂的下胫腓联合螺钉。我们倾向于不常规取出下胫腓联合螺钉，除非踝关节有僵硬症状和背伸受限。

在螺钉固定之前，下胫腓联合必须解剖复位，并暂时用克氏针或复位钳固定。Miller等注意到，在一群患者中于直视下复位下胫腓联合会显著减少下胫腓联合复位不良。我们也鼓励在直视下切开复位下胫腓联合。螺钉的拧入位置应在胫骨远端关节面以上2～3cm，与关节面平行，并应向前成30°，以使其与下胫腓关节垂直。若螺钉的位置太靠上，可能使腓骨畸形并致踝穴增宽；假如螺钉不与踝关节面平行，腓骨可能向近端移位；如果螺钉没有与下胫腓关节垂直，腓骨可能依然向外侧移位；AO 组织主张应用全螺纹螺钉以中立位固定下胫腓联合；然而，其他学者认为拉力螺钉的固定更可靠。传统上，在下胫腓联合固定时踝关节要最大限度的背屈以预防术后的活动受限。然而，有数据反驳了这个结果，认为最大背屈无作用，而且可能产生外旋复位不良的风险。在对尸体进行的研究中，他们发现，在踝关节跖屈位用拉力螺钉固定下胫腓联合并不影响踝关节背屈。其他研究阐明了术后采用 X 线片评估下胫腓联合的复位是不可靠的，采用 CT 评估的效果更好。

如果用小钢板固定腓骨骨折，这枚下胫腓联合螺钉可以是将钢板固定于腓骨外侧的螺钉之一（图 7-4）。若要获得满意的功能，腓骨的复位及固定必须达到本节开头所述的三个要求。偶尔，下胫腓联合可以撕脱 1 个小骨折块，在这种情况下，可通过拉力螺钉经此骨折块固定下胫腓联合。

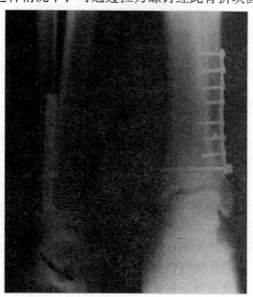

图 7-4 腓骨在韧带联合平面以上骨折，下胫腓韧带联合断裂
三角韧带撕裂。三角韧带已经修复。用小节段钢板固定腓骨骨折，将
下胫腓韧带联合复位，并用 1 枚螺钉经钢板远端钉孔予以固定

Egol 等对不稳定踝关节骨折后进行下胫腓联合固定的效果进行了评估。他们对患者随访了 1 年，同时固定下胫腓联合的踝关节骨折术后效果比单纯固定踝关节骨折术后的效果差。

【外踝固定】
手术技术：
（1）如果腓骨骨折是双踝骨折的一部分，我们通常在固定内踝之前，先将外踝或腓骨骨折复位并固定。有一个例外，那就是双踝或三踝中的腓骨骨折为粉碎性骨折时。有时，如果外踝发生严重粉碎性骨折，可能会出现在冠状位上的过度复位，而造成内踝处损伤的解剖复位困难。此时，则应优先复位固定内踝。

（2）通过前外侧纵向切口显露外踝及腓骨干远端，保护腓肠神经及腓浅神经。另外，也可以选择后外侧切口，采用后侧抗滑动技术置入钢板。后外侧入路放置钢板可以获得远端由后向前的双皮质固定，还有一个理论上的优点就是不需要在外侧直接放置内置物，然而，如果需要暴露下胫腓前联合可能有些困难。骨膜外剥离是目前的主要趋势。

（3）如果骨折线足够倾斜，骨质好，且两骨折端完整无碎骨片，可用 2 枚拉力螺钉由前向后拧入，使骨折块间产生加压作用。螺钉间隔约 1cm（图 7-5）。螺钉长度很重要，其必须穿透后侧骨皮质才能保证固定，但又不能向后穿出太多而影响腓骨肌腱鞘。

（4）如为横行骨折，可采用髓内固定。纵行分开跟腓韧带的纤维，暴露外踝尖端。

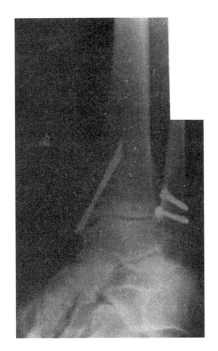

图 7-5 双踝骨折，用拉力螺钉技术固定腓骨低位斜行骨折，用克氏针固定内踝

（5）插入 Rush 针、腓骨交锁针或其他髓内固定器材，经骨折线达骨折近端髓腔。应用髓内固定时，注意勿使外踝向距骨倾斜。髓内固定的进针点往往会位于外踝尖部的外侧面；因为髓内钉为直形，稍不注意可引起外踝向距骨倾斜，造成踝穴狭窄，踝关节活动度减小。将髓内钉塑形可避免这类错误。

（6）如果骨折在胫骨远端关节面以下，远端骨块较小且骨质好，可用 3.5mm 踝螺钉行髓内固定。少数情况下较高大的患者可用 4.5mm 拉力螺钉。踝螺钉也可以轻度倾斜，使其穿透腓骨近侧骨折段的内侧皮质。

（7）对有骨质疏松的患者，可用克氏针由外侧向内侧斜行穿过远近侧骨折块，并用张力带钢丝加固。此外，现在还可以通过预塑型关节周围锁定装置来固定骨折，这提供更好的稳定性。

（8）骨折必须解剖复位并维持腓骨的长度。

（9）如果骨折在下胫腓联合平面以上，对已解剖复位的小骨折块，应用 1/3 管型钢板可以提供满意固定。对于较高大的患者，可用 3.5mm 动力加压钢板固定。钢板可增强拉力螺钉的固定作用，或者用于跨过粉碎性骨折段。通常将 3 枚骨皮质螺钉置于骨折近端腓骨干上，将 2~3 枚螺钉置于骨折的远端，经单侧骨皮质的骨松质螺钉放置在胫骨下关节面以下。如果钢板置于后外侧，它将起到抗滑钢板的作用。

（10）下胫腓联合如需固定，其方法详见下胫腓联合损伤部分。

【内踝固定】

手术技术：

（1）做前内侧切口，起自骨折线近侧约 2cm，向远端并轻度向后延伸，止于内踝尖端下约 2cm。我们主张这个切口有两个原因：首先，损伤胫后肌腱及其腱鞘的可能性小；其次，术中可看到关节面，尤其是前内侧面，以便准确复位骨折。

（2）仔细保护皮肤，将皮瓣与其皮下组织一起掀起。该部位皮肤血供较差，必须小心操作，以防发生皮肤坏死。保护大隐静脉及其伴行神经。

（3）内踝远端骨折块一般向下、向前移位，且常有小的骨膜皱褶嵌入骨折内。用刮匙或骨膜起子清除嵌入骨折的骨膜，暴露齿状骨折面。

（4）清除小的、松动的骨或软骨碎片，应保留大的骨软骨块并通过移植骨块来支撑。

（5）用持骨器或巾钳将内踝骨折复位至正常位置并予以维持，然后，钻入 2 枚 2mm 的光滑克氏针，穿过骨折部位做临时固定。

（6）摄正、侧位 X 线片检查骨折复位情况。如果复位满意，拔除其中 1 枚克氏针并拧入 1 枚 4mm 拉力螺钉，然后拔除置换另 1 枚克氏针（图 7-6）。也可用 2.5mm 和 3.5mm 的钻头为螺钉钻孔；如果采用双皮质的拉力螺钉固定，则需要一个长的骨盆钻头。

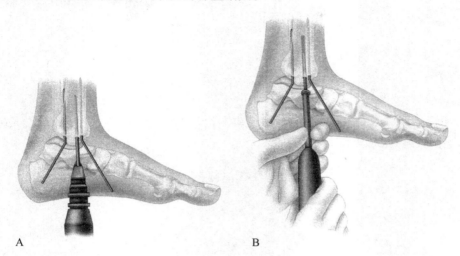

图 7-6　内踝骨折内固定的 AO 技术
A. 用 2 根克氏针维持复位，并将其针尾折弯，以利于钻 3.2mm 的骨孔，测量孔的深度；B. 不需攻丝，拧入踝螺钉，拧紧螺钉后去除克氏针。如果骨折块仍有旋转倾向，加用 1 枚小螺钉或加压钢丝固定

（7）仔细检查关节内情况，特别是踝关节内上角（内穹窿位置），确保螺钉没有通过关节面，同时治疗踝关节前内侧存在的任何形式的骨质压缩。

（8）摄 X 线片观察螺钉及骨折的位置。

（9）如果内踝骨折块很小或粉碎，可能不适于螺钉固定；在这种情况下，可用几枚克氏针或张力带钢丝固定。内踝大块的垂直形骨折，且其近侧粉碎时，需用支撑钢板固定以防骨折再移位；通常用一块小的 1/3 管型钢板便可。由于该部位皮肤覆盖条件差，在应用体积较大的金属固定物时，应特别小心以免发生伤口并发症。

术后处理：石膏后托固定踝关节于中立位，并抬高患肢。如果骨质条件好且内固定牢固，术后第 1 次复查时可去除石膏后托，改用可卸夹板或石膏靴固定，然后开始关节活动度的练习。6 周内限制负重，如果骨折愈合较好，6 周后开始部分负重，并且逐渐完全负重。

如果皮肤条件、骨质、并发症（如糖尿病）或其他因素影响了固定的牢固程度，必须延长骨折保护时间。通常采用短腿石膏托固定。在骨折良好愈合之前，患者的踝部不能负重（8~12 周）。其后改用可行走的短腿管型，并逐渐开始负重。

（韩超前）

第五节　三角韧带撕裂合并外踝骨折

三角韧带撕裂伴外踝骨折，其受伤机制与造成双踝骨折者相同，即由足部旋后外旋所致。所不同的是内踝未发生骨折，而是三角韧带撕裂，允许距骨向外侧移位（图 7-7）。通常，踝关节的前侧关节囊也被撕裂。三角韧带，尤其是它的深束，对于踝关节的稳定性非常重要，因为它可以防止距骨向外侧移位和外旋。当外踝骨折伴有踝关节内侧面压痛、肿胀和血肿时，应怀疑合并三角韧带撕裂。传统观点认为，踝关节内侧压痛会令临床医师怀疑在外踝骨折的同时有一个三角韧带的损伤。然而，已经证明在内踝压痛与深部三角韧带断裂方面没有明显的关联。常规的踝关节前后位 X 线片可能显示距骨没有向外移位，如果摄踝关节旋后和外旋应力位 X 线片，可发现距骨移位及倾斜，并显示踝穴内侧间隙明显增宽（>4mm）。进行如上摄片时，应注意将踝关节置于中立位。如若踝关节跖屈，距骨最狭窄的部位进入踝穴，这样，即使没有损伤也可显示踝穴增宽。还可以拍摄负重下的外旋应力X线片。

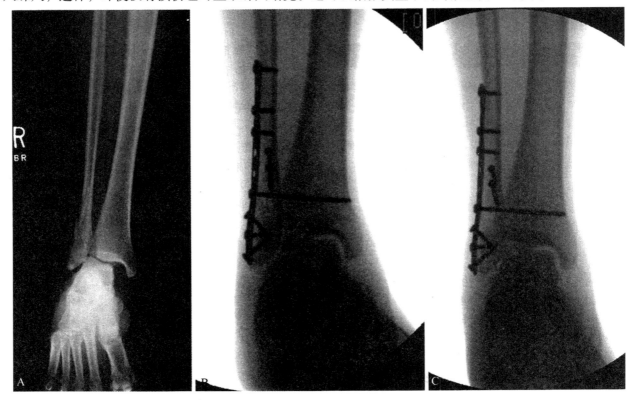

图7-7 外踝骨折合并内侧关节间隙增宽，下胫腓分离
A. 术前X线片；B、C. 术后X线片，腓骨解剖复位，用1枚单纯的四皮质螺钉固定维持下胫腓骨复位

由于距骨在踝穴内的移位，对这类损伤难以行闭合治疗。距骨外移1mm，胫距关节的有效负重面积将减少20%~40%；如果外移5mm则可减少80%。如果选择闭合治疗，应密切随访观察距骨移位情况。对这种损伤的最佳治疗是有争议的。在皮肤条件、患者年龄及一般情况允许的情况下，可以行腓骨切开复位内固定，同时进行或不进行三角韧带修复。非手术治疗也是可行的，需要仔细阅读X线片以确保维持一个合适的踝穴。如果只修复三角韧带，尽管术后用管型石膏固定，距骨仍可向外移位。如果只固定腓骨，三角韧带断端可能嵌于内踝与距骨之间而影响骨折的准确复位，或者可能造成此韧带愈合后松弛。对于应力性外踝骨折，伤后1年随访，尽管非手术治疗与切开复位内固定后的踝关节功能状态相当，但前者具有潜在的并发症，包括内踝间隙增宽、外踝的延迟愈合或者不愈合。

许多外科医师认为，在固定腓骨时，除非复位受阻，不应常规探查踝关节内侧。然而，我们发现即使复位看似满意，三角韧带的一些纤维可能嵌在内踝与距骨之间，仍可导致晚期移位。内侧暴露只需少许手术剥离，医师即能将三角韧带清理出踝穴；如欲修复三角韧带，也可以经此入路进行修复。我们不常规修复三角韧带，只是有选择性地切开探查。

外踝骨折可用几种不同的方法固定，最常用的是1/3管型钢板及3.5mm骨皮质螺钉固定。长斜行骨折可单独使用拉力螺钉固定。位于胫骨下关节面以远的骨折（Danis-Weber A型骨折）可用踝拉力螺钉或克氏针张力带钢丝固定。我们也用克氏针通过腓骨远端骨折块斜行穿入胫骨固定。Rush髓内钉可用于外踝的横行骨折，但不能控制旋转。已经研制出用于固定腓骨骨折的交锁髓内钉。

【三角韧带修复及外踝内固定】
手术技术：
（1）做前内侧弧形切口，与内踝骨折内固定的切口相似但稍向远端延伸。
（2）然后寻找三角韧带，它由2部分组成，浅部呈扇形，深部则短而厚。浅部几乎都在中部横行撕裂或从内踝处撕脱，而呈扇形分开的下附着点处则很少发生撕裂。

（3）必须切开胫后肌腱鞘并将该肌腱移位，以探查和修复更重要的三角韧带深部。深部可从内踝尖部撕裂，或从距骨内侧面撕脱，也可在中部撕裂。

（4）最常见的是从距骨内侧面撕脱。这时，用2根0号不可吸收缝线穿过韧带，经斜穿距骨体部和颈部的骨孔由距骨窦部位将缝线引出。此缝线在腓骨解剖复位及内固定后再行打结。也可以采用缝合锚钉技术。

（5）如前所述，做一个外侧纵向切口暴露外踝。

（6）解剖复位并固定外踝骨折。

（7）外踝骨折坚强固定后，将从距骨窦部位穿出的缝合三角韧带的缝线收紧结扎。

（8）关闭外侧切口。

（9）再经踝关节内侧切口，将胫后肌腱复位纳入腱鞘，缝合腱鞘。

（10）再用不可吸收缝线间断缝合修复三角韧带浅部。

（11）若整个三角韧带从内踝部撕脱，可在内踝钻2~3个小骨孔，将数根缝线间断从骨孔和撕裂的韧带末端穿出，将这些缝线保留在韧带，不要打结，等外踝固定后再收紧打结；因为提前打结，在固定外踝时这些缝线可能因牵拉而松弛。如果在穿入缝线之前固定外踝，韧带的修复将非常困难。

（胡　波）

第六节　难以复位的骨折或骨折脱位

为获得可接受的功能结果，踝部骨折的解剖复位是基本条件。一种看似无害、如不进行治疗将引起跛行的损伤就是踝穴增宽，特别是距骨和腓骨向外侧移位造成在完整的内踝与距骨之间出现间隙而使踝穴增宽者。此种损伤中，三角韧带已经撕脱或撕裂，或者腓骨下端发生了骨折，或者下胫腓韧带已经撕裂。

通过闭合方法减小此间隙可能行不通。撕脱的三角韧带末端可能嵌在内踝与距骨之间（图7-8）。在个别情况下，三角韧带撕裂或内踝尖端撕脱骨折可导致胫后肌腱松弛，有时还出现胫神经及胫后血管松弛，可使它们嵌入内踝和距骨之间（图7-9）。需要手术清除这些嵌入物，然后才能修复三角韧带的撕裂或撕脱和外踝的任何骨折。

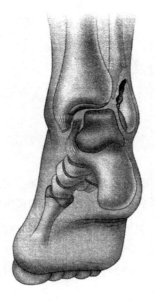

图7-8　从内踝撕脱的三角韧带断端嵌入内踝与距骨之间

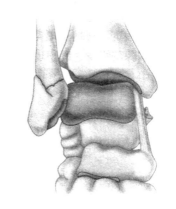

图 7-9 胫后肌腱嵌入内踝和距骨之间。注意踝穴增宽及内踝撕脱骨折

有时胫后肌腱嵌入三角韧带撕裂的部位，从而妨碍后者的愈合（图 7-10）。在发生更加严重的骨折脱位时，胫后肌腱向外侧移位可更远，而嵌于远端胫腓骨之间。

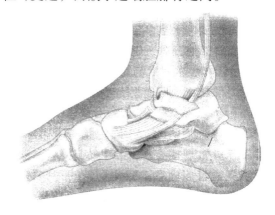

图 7-10 三角韧带从远端附着点处撕脱，可向近端翻转，使胫后肌腱如图示那样嵌入，影响韧带的自然愈合

Bosworth 介绍的一种损伤（图 7-11），可能是踝关节后部骨折脱位复位失败的原因。腓骨近侧骨折块的远端可移位至胫骨后方，并被胫骨后外侧嵴锁住，由于有完整的骨间膜牵拉，手法不能使腓骨松开。在这种情况下，先暴露腓骨，然后用骨膜起子分开交锁，可能需要相当大的力量，然后用前述方法固定腓骨骨折。

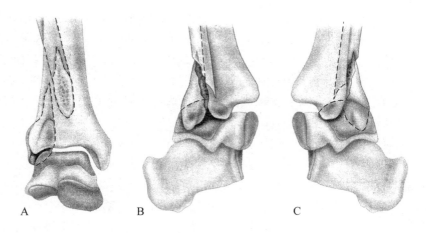

图 7-11　Bosworth 骨折，腓骨交锁在胫骨后面
A. 前后位观；B、C. 侧面观

（胡　波）

第七节　三踝骨折

　　三踝骨折较其他类型的踝部骨折更常需要切开复位。三踝骨折的治疗效果常不如双踝骨折。三踝骨折多由外展或外旋损伤造成。除内踝骨折和腓骨骨折外，胫骨关节面后唇骨折移位，造成踝关节后外侧移位和伴随足部旋后的外旋畸形。内踝可能保持完整，而代之以三角韧带的撕裂。

　　三踝骨折切开复位的原则及指征与前面列出的双踝骨折相同。后踝或胫后骨折块切开复位的指征主要取决于骨折块的大小及移位程度。采用外旋50°位图像观察后踝骨折块大小和移位最为准确。过去认为，如果后踝骨折块累及25%～30%以上的负重面，应该行解剖复位及内固定。将腓骨解剖复位并坚强内固定后，常使胫后骨折获得满意复位，因为骨折块最常发生于后外侧，且通过后胫腓韧带与腓骨相连。Gardner等已经在尸体实验中显示出后踝固定给予下胫腓联合的稳定程度要大于下胫腓联合螺钉。如果胫后骨折块小，即使向近侧移位也不会出现后遗症；如果距骨相对于胫骨关节面发生向后半脱位，即使很轻微也不能接受。如果持续存在一个2～3mm的台阶或间隙或持续性后侧不稳，那么就需行切开复位。胫骨骨折块向后、向近侧移位，在骨折部位产生台阶。在足部后移时，距骨的负重面与不规则的胫骨下关节面相接触，随着运动和负重则引发严重的创伤性关节炎。由于后踝在维持踝关节稳定性方面的作用，我们通常根据后踝骨折块大小来决定治疗方法。如果后踝骨折块较小，当外踝骨折解剖复位固定后，后踝骨折常能满意复位，经证明踝关节比较稳定后，则可行非手术治疗。而对于移位比较大的骨块，我们倾向于切开复位内固定。

（王　铮）

第八节　后踝骨折

　　后踝骨折常伴随内、外踝骨折，后踝的手术入路可随其他骨折开放复位的需要而定。通常，前内侧切口用于固定内踝骨折，后外侧切口用于固定后踝及外踝骨折。如果后侧骨块更靠近内侧，可采用后内侧入路，以便同时固定内踝及后踝骨折。此外，也可在靠近跟腱的后内侧或后外侧另做一个切口，以便进行间接或直接的复位。

　　术前必须进行CT扫描来评估骨折的形态，包括骨折块大小、位置及后踝骨块任何伴随的边缘压缩。腓骨复位后，后踝骨折常可复位。如果腓骨复位后后踝骨折不能复位，且因骨折块较大或存在后侧不稳定而需内固定时，应在内、外踝复位之前，先复位固定后踝骨折。目的是恢复胫骨下关节面的解剖关系，这比复位后侧的非关节骨折更为重要。因为需要直接地暴露关节面，内、外踝骨折的复位和固定都会使胫距关节间隙难以撑开,使显露更加困难。可将1枚粗斯氏针横行穿过跟骨并用牵引弓牵引,以增大胫距关节间隙。如果内、外踝尚未固定,助手应用这种方法可有效地牵开胫距关节。一个大的牵张器也可能是有益的。如果后踝骨折块小,应使用螺钉由后向前直接固定,因为由前向后置入的半螺纹拉力螺钉可能使螺纹部分跨过骨折线。术前计划和CT扫描有助于对后踝骨折线方向的理解,进而有助于手术入路和固定方式的选择。对常见的后外侧骨折块通常采用后外侧入路进行复位固定。

【复位和固定胫骨后唇骨折】

手术技术:

(1)适当的术前计划和影像学回顾是非常必要的。

(2)通过后内侧切口,切开靠近胫骨后缘的胫后肌腱鞘可以显露后踝。

(3)推开内踝骨折块,行骨膜下剥离到达后踝。尽管这种入路可以直接暴露后踝正中,但通常只能采用螺钉固定骨折。

(4)在胫骨前唇上方1~3cm由前向后插入2根克氏针,进入后侧骨折块。

(5)达到暂时固定后,选用合适的钻头,由前向后钻孔贯穿两个骨折块,用测量器测量深度,拧入1枚小的骨松质踝螺钉或其他合适的螺钉,使骨折块间产生加压作用(图7-12)。

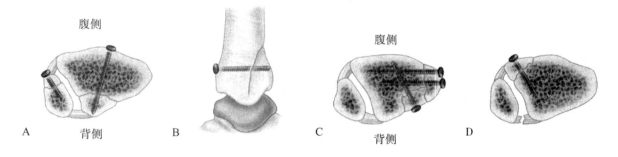

图7-12 后踝骨折的固定

A. 由前向后拧入4mm拉力螺钉,拉力螺钉也用于固定撕脱骨折;B. 由前向后拧入4mm拉力螺钉,侧面观;C. 多枚拉力螺钉固定粉碎性骨折;D. 拉力螺钉固定胫腓前韧带在胫骨远端附着点的撕脱骨折

(6)如果使用普通螺钉,应扩大前面的骨皮质孔以获得拉力效果。

(7)然后拔除克氏针,再依次解剖复位及内固定外踝和内踝骨折。

(8)如果后踝骨折块偏外侧,可用后外侧切口。在跟腱外侧做一长7.5cm的切口,注意保护腓肠神经。

(9)将跟腱牵向内侧,腓骨肌腱牵向外侧,暴露后踝。

(10)向前牵引足部并将其内收及内翻,以恢复胫距关节的正常关系。

(11)用巾钳牵引胫骨后唇矫正其向近端移位,用1~2枚拉力螺钉,由后向前拧入胫骨干骺端,固定骨折块。也可以选择放置一块后方的防滑钢板,其在生物力学方面优于单纯的螺钉固定。

(12)胫骨后唇骨折固定后,如前所述修复内、外踝骨折。

(13)通过前内侧切口仔细检查胫骨下关节面,证实已达解剖复位,这是基本要求,不允许残留任何移位。

(14)关闭伤口之前,通过X线片检查所有骨折块的位置。

术后处理:术后处理与双踝骨折内固定相同。

(王 铮)

第九节 前踝骨折

这类骨折类型是纵向暴力造成的，可以看作是踝关节骨折和 Pilon 骨折的过渡形式。前踝骨折与后缘骨折虽然骨折位置相反，但治疗上大致相同。然而有一点不同：前缘骨折通常由高处坠落使足和踝极度背屈所引起，这种骨折使胫骨下关节面受到的挤压可能更加严重。所以，胫骨踝关节面可能难以达到完全的恢复。必要时，按前述方法治疗伴随的内、外踝骨折。手术应在伤后 24h 内或延迟至软组织条件改善后进行。术前 CT 检查可用于指导治疗边缘压缩部分手术方案的制订。

【复位和固定前踝骨折】

手术技术：

（1）采用前外侧切口暴露骨折，切口长 7.5～10cm。向内侧牵开伸肌腱，继续剥离直至完全暴露踝关节的前面。

（2）清除小的游离碎骨片，尽可能保留关节面的完整性。

（3）整复向前半脱位的距骨，将大的前侧三角形骨折块整复至胫骨干的正常位置，用 1～2 枚螺钉贯穿固定；如果骨块较小，可用带螺纹的克氏针固定。如果骨折块粉碎，可用小支撑钢板或暂时用外固定架跨过踝关节固定。

术后处理：术后处理与双踝骨折内固定相同。

（曾锁林）

第十节 糖尿病患者的踝部骨折

踝部骨折一般认为是比较良性的损伤，但是糖尿病患者的手术治疗仍会出现明显的并发症。患者多是老年人，可能伴有周围血管性疾病或周围神经病变，使其治疗变得复杂。踝部骨折的并发症在糖尿病患者为 43%，无糖尿病患者为 15.5%。并发症包括深部感染和浅表感染、固定失效、骨畸形愈合、伤口坏死以及截肢。尽管糖尿病患者非手术治疗显示出一个高发的复位丢失和骨畸形愈合，但它们很少引起症状。对功能要求较低的老年糖尿病患者的踝部骨折推荐考虑采取非手术处理。如果踝部骨折适于手术治疗，不能仅仅因为患者有糖尿病而推迟或回避手术。不合适的制动可能引发迅速发展的神经病变。然而，如果踝部骨折无移位或移位很小，并有一个稳定的外形，采用闭合处理延长石膏固定是可以接受的，但应密切观察。如果骨折有移位，需要相当大的手法复位或塑形以维持复位，有学者建议采用切开复位内固定。不论何种治疗方法，通常需要延长制动以防发生神经病变。

相反，Guo 等最近做了一项研究，发现术前漏诊的 2 型糖尿病患者和非糖尿病患者在踝关节闭合骨折后立刻进行手术固定后的术后感染没有显著差别。Jones 等阐述手术治疗无共存病的糖尿病踝关节骨折患者的并发症率与非糖尿病患者相当。糖尿病共存病，特别是有 Charcot 关节病病史的患者发生并发症的可能性增加。在一个大宗病例的系列研究中，Costigan 等报道了 84 例急性闭合踝关节骨折的患者进行切开复位内固定。开放性骨折、胰岛素依赖、患者年龄和骨折类型都会影响预后结果，83% 的患者未触及足背动脉搏动，92% 的患者由术前的神经病变发展成并发症。其他研究显示手术治疗糖尿病患者的踝关节骨折，相关的死亡率、住院时间及住院总费用更高。Ayoub 报道了 17 例由 Charcot 关节病引起的不稳定双踝骨折的糖尿病患者，对其采用胫距关节融合的结果。术后疗效不错，在术后的 3～6 个月内，在患者充分氧合情况下，没有发生密集的周围神经病变。其中 17.6% 的患者进行了截肢。

我们对糖尿病患者的不稳定踝关节骨折采用了标准的固定技术。然而，在某些被认为有固定失败风险的患者中，固定策略可能会被修改，以便获得坚强的固定。这些技术包括双皮质内踝固定，置入多枚横穿腓骨或胫骨下胫腓联合的位置螺钉，辅助外固定，以及应用锁定钢板技术（图 7-13）。

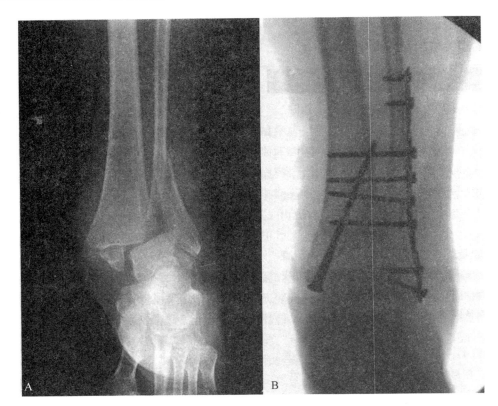

图 7-13 骨质疏松、糖尿病、周围神经病的老年患者的开放性粉碎性双踝骨折伴脱位
A. 术前 X 片；B. 清创术后，骨折采用内固定治疗，由于患者骨质量不好，用多枚螺钉穿透胫/腓骨固定，以增加稳定性

（曾锁林）

第十一节　开放性踝关节骨折

由间接损伤所致的开放性踝关节骨折，内侧开放性损伤是外侧的 2~4 倍。多项研究均已证明：与闭合制动延迟固定或即刻用克氏针暂时固定相比较，对包括 Gustilo Ⅲ 型损伤在内的踝关节开放性骨折行初期内固定具有显著的优点。我们也倾向外科清创后即刻行内固定治疗。如果伤口污染严重，则先用跨关节外固定架做临时固定，待判定伤口清洁和肿胀消退后再行切开复位。Ngcelwane 注意到，在一些内侧损伤的下胫腓联合部位有尘土和草叶，可能是被踝关节脱位所产生的真空吸入的；他建议做一个外侧切口进行贯通冲洗，这特别适合于伴有积气且脱位的 Danis-Weber B 型和 C 型骨折。除内固定外，可加用一个跨踝关节的临时外固定架，以方便处理伤口。软组织完全愈合后可去除外固定架。

可以预料大部分患者（80%）骨折愈合后可重返工作岗位，但 Wiss 等指出仅有 18% 的患者恢复到他们伤前的娱乐活动水平。开放性踝关节骨折的深部感染率约为 5%。我们发现踝关节开放性骨折，尤其是骨折脱位、糖尿病患者和伴有神经病变者，更易出现问题，经常发生感染或内固定失败，有时造成截肢。对这些患者，建议使用辅助外固定。

（管东辉）

第十二节　不稳定的踝关节骨折脱位

Childress 介绍了一种治疗方法，对不宜采用常规方法处理的不稳定踝关节骨折脱位可能有所帮助。这在用于切开复位的手术切口部位存在擦伤或浅层感染时最常见。Childress 建议此方法仅可作为一种最后的手段，但屡次发现行之有效。我们主张使用能够固定到前足的单边外固定架，如果要确保预防马蹄内翻足，为了最终的治疗效果，应该选择外固定架固定。在外固定无法置入且需要保护软组织的罕见病例中，采用经皮的胫距距下关节螺钉。我们改良了手术方法，使钉可以直接固定在胫骨远端干骺端前方，以利于钉置入失败后的取出。

【固定不稳定的踝关节的骨折脱位】

手术技术：

（1）用胶布将1枚克氏针纵行粘贴在踝关节内侧面，恰好在中线上。

（2）然后整复骨折脱位，摄踝关节正、侧位X线片。

（3）用X线片上所见的克氏针为引导，将1枚2.8mm光滑斯氏针于足底中线、在跟骰关节后2.5cm向胫骨中心穿入。

（4）使钢针进入胫骨远端约10cm，拍摄X线片检查钢针及骨折块的位置。将斯氏针尾部留在足底皮肤外约1.3cm，敷料妥善包扎。

（5）用长腿管型石膏固定，勿将斯氏针尾埋入石膏。

术后处理：术后4~6周拆除长腿管型石膏，更换短腿管型石膏。根据愈合情况及原发骨折的稳定性，4~8周拔除钢针。钢针拔除后方可允许负重，然后随着骨折的愈合而逐渐增加负重。

（谭清实）

第十三节　胫骨Pilon骨折

胫骨远端平台骨折、Pilon骨折或胫骨远端爆裂骨折，这些名词均用来描述胫骨远端的关节内骨折。这些名称包括一系列的骨骼损伤，从低能量的旋转暴力引起的骨折到由车祸或高处坠落所产生的高能量轴向压缩暴力引起骨折。高能量所致的骨折常为开放性损伤，或伴有严重的软组织闭合性创伤。骨折可有明显的干骺端或关节面粉碎，或向骨干延伸。为选择理想的治疗方案和评估预后，对这些骨折进行分类非常重要。其中85%的患者有腓骨骨折，而距骨的损伤程度有所不同。

踝部的旋转骨折，可以被看作是从单踝骨折，到双踝骨折，再到累及关节面的胫骨远端骨折这样一个连续的进展过程。Lauge-Hansen介绍了一种旋前背屈损伤，造成内踝斜行骨折、较大的胫骨前唇骨折、关节面以上腓骨骨折及胫后骨折。Giachino和Hammond介绍了一种由外旋、背屈及外展联合造成的骨折，包括内踝斜行骨折和胫骨远端平台前外侧骨折。这种骨折通常几乎没有碎裂，不显著累及干骺端，软组织损伤较小。其治疗可与其他踝部骨折类似，如腓骨的内固定和通过小切口用拉力螺钉固定胫骨远端关节面骨折。

采用骨折的分类系统可非常准确地区分胫骨远端关节面骨折的损伤程度。AO/OTA分类系统对胫骨远端骨折提供了非常全面的描述。A型骨折，是胫骨远端的关节外骨折；根据干骺端粉碎的情况再分为A1、A2和A3三个亚型。B型骨折，是部分关节面骨折，一部分关节面仍与胫骨干相连；根据关节面撞击和粉碎的情况又分为B1、B2和B3三个亚型。C型骨折，是累及关节面的干骺端完全骨折；根据干骺端及关节面粉碎的程度再分为C1、C2和C3三个亚型（图7-14）。

另一种比较常用的是Ruedi和Allgower提出的分类系统，他们将胫骨远端平台骨折分为三个类型，Ⅰ型为累及关节面无移位的劈裂骨折；Ⅱ型为累及关节面并有移位的劈裂骨折，但骨折粉碎较轻；Ⅲ型为累及干骺端及关节面的粉碎性骨折。

研究显示：这些分类系统在观察者之间仅具有适度的可信度，然而，现已证明这些分类系统具有某些评估预后的价值。与严重的骨折类型（Ruedi和AllgowerⅢ型，AO的B3型和C3型）相比，少许移位及轻度粉碎性骨折（Ruedi和AllgowerⅠ型和Ⅱ型螺旋骨折）的治疗能达到更好的功能结果及更少的并发症。

胫骨远端关节内骨折有多种治疗方法，包括石膏固定、牵引、拉力螺钉固定、切开复位钢板内固定以及伴有或不伴有限内固定的外固定器固定等。已应用的外固定架有多种类型：传统的跨越踝关节的半针外固定架，允许踝关节活动的带关节的半针外固定架，不跨越踝关节的外固定架，以及联合张力钢丝及半针的混合型外固定架。混合的固定架可由远端和近端的两个环（Ilizarov，Monticell-Spinelli）组成。

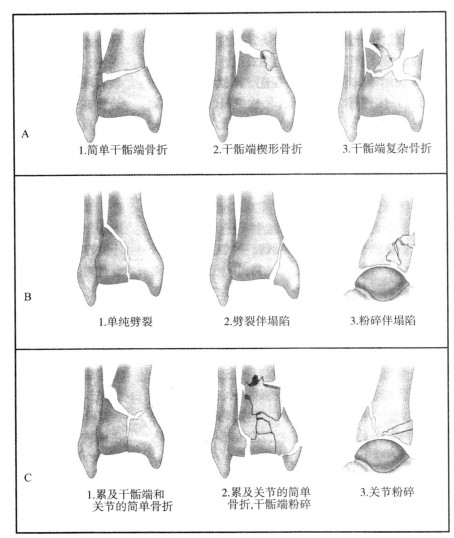

图 7-14　AO/OTA 分类系统

A. 胫骨/腓骨远端关节外；B. 胫骨/腓骨远端部分关节；C. 胫骨/腓骨远端关节完全累及

由于急诊一期采取最终治疗的疗效令人失望，最近，提倡采取分期治疗，先临时应用跨关节的外固定架，待软组织条件改善后（通常受伤后 2~3 周）再行切开复位和钢板螺钉内固定。经皮或微创钢板固定技术已经得到发展。对于关节面广泛粉碎性骨折和距骨严重损伤者，可有选择性地行一期关节融合术。不同治疗方法的适应证有所重叠。因此，外科医师的主张及经验对术前决策可能有所影响。

制订治疗计划时，必须考虑一些可变因素。必须充分理解损伤机制，因为它能反映出相关软组织损坏的程度。应根据移位、粉碎和压缩的程度、部位和是否包含骨干确定骨折类型。一些研究者主张早期有限固定骨折应该扩大到骨干明确骨折的部位以利于随后分期重建术。对侧踝关节的 X 线片可作为关节重建的参照。

除了普通 X 线片外，CT 扫描对准确判断骨折线的方向、关节面骨折块的大小和移位情况、关节粉碎和塌陷的程度具有极其重要的作用。CT 扫描对设计手术切口和放置拉力螺钉或细钢针也有帮助。牵引可用跟骨牵引针、Bohler 架或跨关节外固定架。牵引下的 X 线片可以显示通过韧带整复可能达到的关节面复位程度。因此，我们更喜欢在应用外固定后拍摄 CT 片。除非某种形式的外固定术可以被视为最终的治疗方法，否则，应在精确的术前 CT 扫描帮助下行有限内固定术。任何压缩骨折均需通过切开或有限的切开方法复位。一些严重的粉碎性骨折则不可能达到解剖复位。

准确地评估软组织损伤程度。开放性损伤可按 Gustilo 系统进行分类。闭合性软组织伤可能不如开放性损伤明显，但可能相当严重，尤其是当对此认识不足时，可对功能结果产生负面影响。

应仔细检查受伤肢体，注意血管损伤征象、肢体肿胀情况、骨折部位的皮肤水疱、软组织受碾压情况、闭合性脱套伤、骨筋膜间室综合征等。可使用 Tscherne 分类系统描述闭合性软组织损伤。还应考虑患者的个体特点，如吸烟、酗酒、周围血管疾病和糖尿病等。

Pilon 骨折治疗的最终目的是获得关节的解剖复位、恢复力线、维持关节稳定、达到骨折愈合和重新获得有用且无痛的负重和活动，同时避免并发症。由于严重的累及关节面的粉碎性骨折和软组织损伤及合并症，有些患者不可能获得理想的结果。预后较差的标志是关节粉碎（AO 的 C3 型和 Ruedi – Allgower 的Ⅲ型骨折）、距骨损伤、严重的软组织损伤、关节面复位不良、固定不稳和术后伤口感染。

许多学者报道，骨折类型越严重，结果越差。解剖复位较复位不良或差者预后好，但并不能保证良好的结果。在解剖面复位的病例会出现某种程度的关节病。但复位一般或不良的患者（大于 2mm 的移位）会出现更严重的关节病。在一组 37 例 AO 分类为 B3 型和 C3 型骨折经外固定和延迟关节面内固定的患者中，Dickson、Montgomery 和 Field 发现一个亚型有"磨砂玻璃样"粉碎性骨折，后者界定为 CT 扫描发现三块以上 < 2mm 的关节面骨折块。罹患此种骨折的 26 个踝中 10 个出现创伤后关节炎（38%），而无此种骨折的患者无一例发生创伤后关节炎。总的说来，17% 的解剖复位骨折（29 例中 5 例）发生关节炎，而非解剖复位的 7 例中有 5 例出现关节炎。

最近几年，重点开始转向功能恢复的结果。虽然对获得解剖复位并没有异议，但解剖复位对总体结果的影响并不十分清楚。De Coster 等采用一种分级统计分析方法分析了损伤严重程度和骨折复位对临床结果的影响，发现其与临床踝关节评分无相关性。此外，X 线的关节病变与临床结果间无相关性。Williams 等发现虽然 X 线的关节病变和受伤的严重性及复位质量相关，但是这些异常和 SF – 36 评分、临床踝关节评分、重返工作之间没有明显相关性。功能恢复结果和社会经济因素更加相近，受教育程度比较高的患者重返工作的概率和踝关节评分更高一些。临床结果的预测看来是多因素的，之间关系尚不完全明了。

Pollak 等和 Marsh 等通过 SF – 36 评分发现 Pilon 骨折对一般健康情况没有长期影响。而僵硬、肿胀、持续疼痛及使用助行器是有影响的。43% 曾经工作的患者失业，其中 68% 的患者将失业原因归咎于 Pilon 骨折。不理想的结果可能和两个或多个共存病及外固定治疗有关。外固定架治疗和切开复位内固定相比，活动范围减少更多、疼痛评分更差。过去外固定治疗趋向应用于更严重的损伤（AO 分型 C 型）。

制订治疗计划时要考虑的因素包括：骨折类型、软组织损伤情况、患者的伴随疾病、可用的固定方法和手术经验。损伤决定了关节粉碎、距骨损伤和软组织损伤的程度；然而，其他预后因素的确在某种程度上受到医师的影响。治疗的目的应该是在保护软组织的同时，获得尽可能好的关节复位和轴向对线。如果通过韧带整复不能使关节面复位，一旦软组织得到恢复，通常适于采用某种形式的切开复位。在压缩、骨缺损或干骺端广泛粉碎的部位植骨可促进骨折愈合。通过辨别开放的和闭合的软组织损伤，并且不经过受累的软组织施行手术，可减少发生伤口愈合问题和感染的概率。有些时候，医师必须在解剖复位和防止伤口并发症间进行权衡。在延迟 2~3 周后进行手术获得解剖复位更难；然而，经肿胀、挫伤的软组织做手术切口可能引起严重后果：需要游离组织移植，甚至招致截肢。

无移位骨折，如 AO 分类的 A1、B1 型和 C1 型，采用手术或非手术方法均可获得满意效果。这些是唯一适合单独使用管型石膏固定的骨折类型。如果是对非关节炎的患者采用石膏固定，应密切观察有无移位情况发生，且 8 周内应避免负重。跟骨牵引，适于作为合并软组织肿胀的严重骨折的临时固定，但很少作为最终的治疗方法。外固定架不仅通过韧带整复达到骨折复位的目的，同时允许患者肢体活动。对于 AO 分类的 B1、B2 型和稳定的 C1 型骨折，可采用经皮或小切口复位，用 3.5mm 或 4mm 螺钉做有限固定，辅以石膏制动。如果对骨折的稳定性有任何疑虑，应采用外固定架替代石膏进行固定。

（一）切开复位钢板固定

对移位的骨折，手术治疗优于非手术治疗。20 世纪 60 年代，Ruedi 和 Allgower 普及了切开复位钢板螺钉内固定治疗胫骨 Pilon 骨折的手术方法。此技术遵循 AO 原则，即解剖复位、坚强固定和早期活动。首先行腓骨复位钢板固定，然后经前内侧切口行胫骨关节面的复位和克氏针临时固定。干骺端骨缺损进行植骨，在内侧用支撑钢板固定骨折。Ruedi 和 Allgower 应用这种方法治疗 75 例骨折，70 例结果优良。仅 3 例为开放性骨折，近 50% 是低能量的运动性损伤。

20 世纪 80 年代至 90 年代中期，一系列研究表明，对于合并较大比例的开放性损伤和高能量损伤的患者使用切开复位钢板螺钉内固定治疗，成功率很低，且并发症发生率极高，尤其是 Ruedi 和 Allgower Ⅲ 型（AO 分类 C3 型）骨折。一旦发生并发症，则可能是灾难性的。为了拯救肢体常需游离组织移植，但一些患者最终仍需截肢。Ruedi 和 Allgower Ⅰ 型和 Ⅱ 型骨折的患者用切开复位内固定方法的满意结果为 60%~82%，Ⅲ 型骨折满意结果为 37%~40%。Ⅲ 型骨折的感染率为 12.5%~37%。Mc Ferran 等对 52 例胫骨远端平台骨折的并发症进行了研究，大部分骨折采用切开复位内固定治疗。总体上，54% 发生了局部并发症，11 例开放性骨折中 8 例出现并发症。

钢板和螺钉固定较用外固定处理类似的骨折发生伤口裂开和感染的可能性更大。Watson 等报道了 94 例 Pilon 骨折的 5 年随访结果，外固定组的优良结果（81%）高于钢板固定组（75%）。他们依据软组织损伤的严重程度选择治疗方法：Tscherne 0 级和 Ⅰ 级用钢板处理，Ⅱ、Ⅲ 级和开放性骨折用外固定处理。

（二）二期延迟切开复位内固定

在 20 世纪 80 年代和 90 年代早期报道的 Pilon 骨折切开复位内固定后伤口并发症的高发生率与手术经条件较差的软组织有关。为改善治疗结果，设计出分期行切开复位内固定的治疗方案，从而降低了钢板固定治疗 Pilon 骨折的伤口并发症和感染发生率。起初，用钢板固定腓骨，放置跨踝关节的外固定架。术前，设计拟采用的胫骨复位切口，使得做腓骨切口后两切口间皮桥至少宽 7cm，尽管更窄一些的皮桥也可以耐受。如果腓骨表面的软组织损伤，应延迟腓骨钢板手术。外固定针的位置要避开术前设计的切口位置，远离皮肤损伤区域以及可能放置钢板的位置。

Watson 等介绍的一种 2 针滑动牵引型外固定架可以用于此种情况。Sirkin 等建议用跨踝关节的 AO Delta 架或由距骨半针、跟骨半针和胫骨干两个半针组成的内侧半针外固定架，但距骨半针的置入可能需要一定的手术技巧。在软组织改善和肿胀减退后（通常为 10~21d）行胫骨 Pilon 骨折切开复位。皮肤皱纹出现和骨折水疱愈合是临床软组织改善的标志，建议小心保护软组织和使用薄的钢板。一旦软组织肿胀明显消退，可行解剖复位内固定，如此比早期切开复位内固定的伤口并发症更少。

几位学者建议对伴有严重软组织损伤的复杂 Pilon 骨折进行分期处理。Patterson 和 Cole 介绍了即刻腓骨固定和内侧跨关节外固定，平均术后 24d 拆除外固定，行切开复位内固定。22 例 C3 型 Pilon 骨折中，21 例愈合，平均 4.2 个月，没有感染或软组织并发症。他们认为此种治疗方案的优点有：①由于初期治疗的目的是在较少破坏软组织的情况下获得腓骨解剖对线，恢复胫骨远端的解剖长度，因此软组织得到较好处理；②二期可在直视下获得关节面的解剖对线。缺点包括：为充分显露大的前外侧粉碎性骨折块而需要大的软组织剥离（这种操作并不被推荐），而且对伤后 3 周或以上的骨折进行复位和手法操作存在困难。他们警告不要做大量的软组织解剖和骨的剥离。

Blauth 等对 51 例患者比较了三种治疗方法的结果，其中大部分患者是 AO 分型 C 型 Pilon 骨折。他们发现这三种方法在软组织感染方面没有显著性的不同。在关节炎和软组织损伤组或治疗组之间没有明显的相关性。阶段性治疗组在关节的活动范围、疼痛减轻、返回先前的职业、返回休闲活动的能力上的效果更好；然而，没有显著性的差异。基于这些结果，研究者们主张对严重软组织损伤的患者采取分期手术治疗，一期经皮在关节表面用有限的螺钉固定和跨关节外固定架固定，二期在软组织愈合后采取微创钢板固定技术。

大多数 Pilon 骨折采用分期手术治疗，因为据报道这样可以减少相关的并发症。然而，研究者们继续深化理解这些难处理的骨折，尽全力去最小化软组织并发症及最大化治疗效果。Graves 等指出肥胖患者需要更大的软组织覆盖，更容易引起伤口并发症。在最近的一项研究中，研究者们已经发布了早期明确固定胫骨 Pilon 骨折的结果。White 等评估了 95 例 OTA C 型胫骨 Pilon 骨折的患者；88% 在 48h 内进行了治疗，治疗效果与先前公布的结果具有可比性。提倡采用后方入路的方法以分期治疗的方式去治疗特定的骨折，正如联合后内侧入路和后外侧入路一样。Boraiah 等报道了以分期手术的方式采用切开复位内固定治疗开放性 Pilon 骨折的结果。尽管只有 3% 的深部感染和 5% 的表浅感染，但是大多数患者的功能结果评分是差的。在另一项研究中，Harris 等发现 C3 型骨折的患者会有更多的并发症，需要二次介入治疗，在平均随访的 98 个月中有更差的功能评分。

1. 钢板技术　如果仔细认真地进行骨折复位和软组织处理，切开解剖复位并用钢板螺钉进行坚强内固定可有效地治疗胫骨远端平台骨折。这个方法适用于有移位的大骨折块、轻度粉碎且没有向骨干延伸的低能量骨折（图 7-15）。肢体肿胀较轻且有良好的软组织覆盖，对防止并发症的发生至关重要。皮肤皱褶是肿胀开始消退的好现象。必须谨慎处理软组织，鼓励采用严格的"不触碰"技术。最好的办法是在软组织条件成熟前临时使用外固定架固定。对开放性骨折与 Ruedi 和 Allgower Ⅲ 型（AO 分类 C3 型）骨折，应慎用钢板固定，据报道，其疗效不佳且并发症发生率均高。

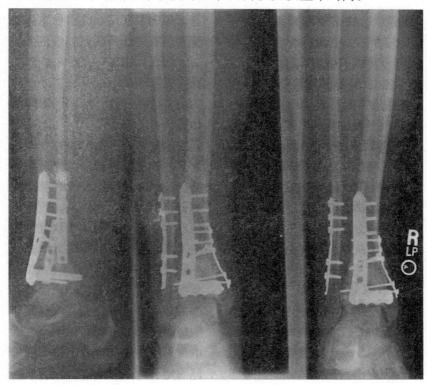

图 7-15　钢板和螺钉固定胫骨远端及腓骨骨折

2. 微创钢板技术　微创钢板技术的发展是为了减小传统开放复位钢板固定手术创伤。骨折复位主要依靠韧带牵拉，进一步的骨折复位及钢板置入通过小切口来实现。内侧开放置入钢板比经皮置入钢板对血供损伤要大得多。更容易导致骨折延迟愈合或不愈合。

Borens 等报道了 17 例选择性使用微创技术在内侧隐蔽处置入钢板的胫骨 Pilon 骨折患者。所有骨折都完成愈合。结果显示优的有 8 例患者（47%），良的为 7 例患者（41%），差的为 2 例患者（12%）。有学者认为，对于 Pilon 骨折而言，这项技术非常有效而且能减少软组织并发症的发生。他们提倡在阶段性的治疗中使用这项技术。

3. 胫骨 Pilon 骨折的微创钢板技术　微创钢板技术是在广泛发展的预塑性锁定钢板技术的基础上进一步加强，尤其适用于那些近端需要稳定支撑的患者。我们主张在初次手术时单独应用一个外固定架维持肢体的长度，而不对腓骨部分进行切开复位内固定。还有一种选择是前外侧入路进行关节复位，然后在肌肉下方进行固定。这种方法可以使用常见的大牵开器帮助复位。如果需要一个单独的切口治疗腓骨骨折时，要确保有足够的软组织覆盖。当使用前外侧入路时，在骨折部位需要时偶尔通过一个单独的切口经皮置入一个小的内侧钢板。

无论腓骨确切固定与否,准确理解胫骨Pilon骨折的典型形态是决定复位策略的重要前提。测绘几乎所有骨折中都能够发现的特性骨折块,包括前外、内侧后后外骨折块,还包括明显粉碎的中央骨块。像许多踝关节骨折一样,复位腓骨骨折能够改善后踝骨折块的复位。需要理解这些骨折块,以选择采用标准切开复位技术或有限切开复位技术。在切开手术中,复位顺序(在大部分病例,腓骨已固定)如下:先复位后踝,再复位内踝,再复位中央骨块,最后复位前外侧骨块。

【分期有限切开复位内固定】

手术技术:

1. 一期

(1) 患者仰卧于透视床上,患肢上止血带。

(2) 为了便于切开复位内固定,使用后外侧切口。

(3) 复位骨折,使用1/3管型钢板固定腓骨。

(4) 使用3个0尼龙线关闭伤口。

(5) 使用三角形外固定器跨踝关节固定。

(6) 在胫骨近端固定2根固定针,然后在跟骨上打入1根固定针。

(7) 使用韧带修复及重建术稳定踝关节外侧,Pilon骨折暂时复位(图7-16)。

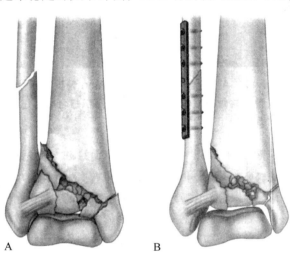

图7-16 粉碎性Pilon骨折合并腓骨骨折

A. 术前X线;B. 作为Pilon骨折重建的第一步,先恢复腓骨长度,并用6孔钢板固定

2. 二期

(1) 在软组织条件允许的情况下对骨折进行复位重建。

(2) 患者仰卧于透视床上,如果术前确定无法进行经皮钢板固定,则使用前路有限切开复位关节面,手术切口根据主骨折线的位置选择,也可以通过该切口进行植骨,甚至同时进行钢板固定。

(3) 如果允许进行经皮钢板固定,在术前X线片上评估钢板长度,将钢板置于皮肤上并进行透视确定其位置。

(4) 使用钢板折弯器扭曲钢板,使其适合胫骨远端的解剖形态并于透视下进行确认。

(5) 在钢板预期置入位置的近端和远端分别做一个前内侧切口。

(6) 使用Kelly钳从远端切口皮下向近端切口推进或反之进行,在皮下做一个连接两个切口的通道。

(7) 将1根结实的缝线(例如Ethibond 5号线)绑缚在钢板第1个孔上,透视下使用Kelly钳帮助将钢板推入皮下隧道。皮外通过小的刀刺孔,使用3.5mm骨皮质螺钉固定钢板。锁定钉在使用桥接钢板结构时可能用到。

(8) 将1枚非锁定螺钉通过钢板中部置入,因为钢板是可弯曲的,这样可以达到良好的骨钢板接触（图7-17）。

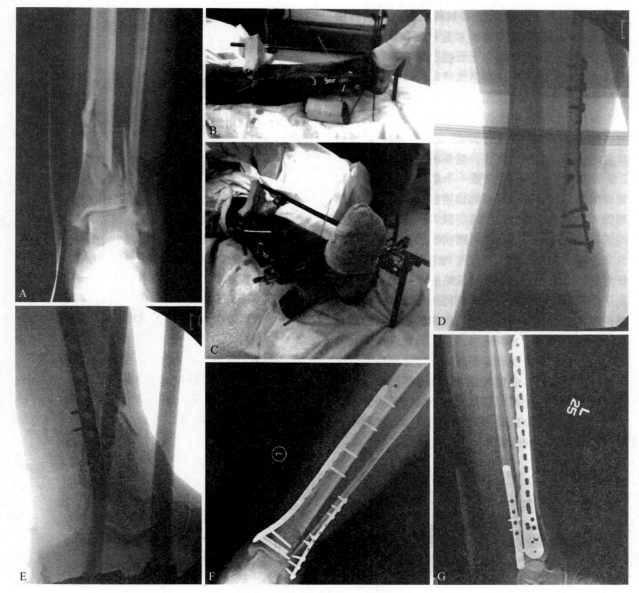

图7-17 闭合性粉碎性胫骨 Pilon 骨折和腓骨骨折的固定

A. 术前 X 线；B、C. 腓骨切开复位内固定联合单平面外架，以便粉碎性的胫骨远端骨折复位；D~G. 软组织愈合后，患者再次接受有限切开复位，微创接骨板技术完成终极固定

（9）透视显示骨折已获得良好的复位及固定后，可去除外固定架。

（10）止血带放气，彻底止血后伤口内放置引流，分层缝合关闭伤口。

（11）伤口敷料包扎，给予石膏后托使踝关节维持在中立位。

术后处理：术后用石膏托固定患肢。闭合伤口引流常规在术后1d或2d拔出。根据固定的强度，在伤口愈合允许的情况下移除夹板固定。然后进行被动和主动的活动锻炼。拆线在术后2~3周进行。在X线片显示骨完全愈合前（通常是12周），不能进行完全负重。

如果微创治疗方法不适用于该骨折类型，则需要采用切开技术。类似于上述的技术，一旦临时外固定后软组织条件改善，手术医师就可以着手开始最终固定。选择的手术入路需要考虑原始骨折线以及手术入路对软组织的损害最小来复位骨折。这包括多个小手术切口。已经报道多个用来行骨折最终固定的手术切口，最常用的是前外侧和前内侧切口。

(三) 后外侧入路治疗 Pilon 骨折

后外侧切口作为可供选择的手术入路,用于切开复位固定治疗 Pilon 骨折,被认为可以作为一种减少软组织并发症的尝试。入路位于腓骨肌腱和踇长屈肌腱之间,深厚的软组织覆盖钢板(踇长屈肌腱)被认为可以有效减少伤口愈合和深部感染等并发症的发生。这个切口最主要的问题是对踝关节的暴露非常有限,因此限制了此切口对踝关节前部骨折的应用。有学者认为,对于踝关节后部骨折的复位和固定来说,后外侧切口是一种可供选择的手术入路。

Bhattacharyya 等观察了 19 例患者使用后外侧切口术后并发症的发生情况。19 例患者中 9 例出现并发症,6 例(31%)伤口有问题(3 例浅表感染,3 例深部感染);4 例(21%)患者伤口不愈合(2 例无菌,2 例感染);3 例患者需要进行踝关节融合术;1 例患者有 3mm 台阶。有作者总结认为,与其他入路相比,后外侧切口不会减少伤口并发症。他们推荐这种手术入路仅限于 Pilon 骨折关节面移位及粉碎主要位置在踝关节后部,或者前路手术因局部软组织条件无法进行的患者。

后外侧入路很少被单独用来治疗 Pilon 骨折,常与其他入路一起联合使用。一些学者提倡早期应用该入路治疗腓骨骨折和胫骨后方的骨折。通过分期治疗,以前入路为基础的踝关节穹顶的切开解剖复位内固定有助于踝关节后柱的稳定,也是重建胫骨远平台的基础。

【后外侧入路治疗 Pilon 骨折】

手术技术:

(1)患者全身麻醉,去除临时外固定架,术前抗生素治疗。

(2)患者取俯卧位,患肢驱血后使用充气止血带。

(3)从腓骨肌腱和踇长屈肌腱之间入路进入胫骨远端,切口紧邻跟腱,根据需要可以向近侧延伸。

(4)找到并保护腓肠神经。

(5)如果需要获得关节长度或关节内情况,可以进行股骨牵引,牵引可通过胫骨结节和跟骨的克氏针实现(图 7-18)。

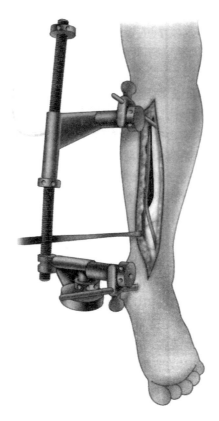

图 7-18 后侧入路,在小腿上应用股骨牵引器,并游离保护腓肠神经

（6）如果需要，使用同一切口显露并使用3.5mm的1/3管型钢板固定腓骨。

（7）直视下通过骨折端复位骨折块获得关节面的复位，透视确认复位结果。

（8）使用3.5mm拉力螺钉或者4.0mm骨松质螺钉固定关节骨折块。

（9）针对骺端骨折块，使用合适钢板按照骨折类型进行固定。C型骨折通常使用3.5mm钢板固定，B型骨折使用低切线滑动加压钢板固定。

（10）大的粉碎性骨折导致的骨缺损，取髂骨或者合适的植骨替代物进行填充。

（11）常规逐层关闭切口，根据需要放置筋膜下引流。

术后处理：患肢使用石膏托固定并抬高48h，针对后外侧入路，术后常规放置闭合负压引流管。一旦伤口拆线后，即鼓励在进行物理治疗的同时早期活动踝关节，12周后X线片结果显示骨痂形成时可以开始负重练习。

（四）外固定和有限内固定

为响应钢板固定治疗高能量胫骨Pilon骨折疗效难以接受的报道，采用外固定联合有限的内固定治疗腓骨和胫骨关节面的提议日益增加。与钢板螺钉治疗胫骨Pilon骨折比较，外固定联合有限的内固定治疗类似骨折的报道显示，感染率降低。然而一项研究报道，有20%的针孔并发症和腓骨切口愈合不良。

在一项长期随访（5~12年）的研究中，Marsh等研究了35例Pilon骨折患者使用单侧跨关节外固定架治疗，复位结果14例为优，15例一般，6例差。骨关节炎分期中，有3例为0级，6例为1级，20例为2级，6例为3级。创伤性关节炎与损伤严重程度以及复位情况相关，但它和临床疗效（15例效果极好，10例好，7例差）无明显相关性。大部分患者（31例中有27例）都无法进行跑步活动。

Dickson等的另一项研究，治疗37例高能量胫骨Pilon骨折（AO B3和C3型），用跨关节外固定架临时固定，10~21d行关节面二期切开复位，其报道的优良率为81%。并发症包括：8%感染，11%复位丢失，8%继发性关节病变，1例（3%）糖尿病患者因关节融合失败而截肢。

研究发现对关节内骨折或Ruedi-Allgower Ⅱ型骨折使用交联外固定架治疗，其结果67%~69%为优良，75%~97%为好。并发症发生率为23%~66%，包括深部和表浅感染及骨不连。

（五）外固定和腓骨钢板固定

尽管腓骨钢板固定是胫骨Pilon骨折切开复位内固定AO原则的一个基本部分，但是，当外固定作为最终的治疗方法时，对腓骨钢板固定的作用存在争议。可能的优点包括增加力学稳定、便于前外侧关节骨折块的复位和恢复胫骨的长度和力线。可能的缺点包括增加手术时间、可能出现伤口感染和可能需要取出内固定。此外，腓骨钢板固定限制了外固定架的动力加压功能，如果干骺端缺损没有植骨，可能导致延迟愈合或内翻畸形愈合。有些骨折的腓骨复位困难，复位不良会影响胫骨的复位。

Williams等研究胫骨Pilon骨折采用腓骨钢板治疗，并发症包括腓侧切口感染（23%）、腓骨不愈合（9%）和成角畸形（4.5%）。未进行腓骨钢板治疗的并发症包括成角畸形愈合（19%）和胫骨伤口感染（3%）。采用腓骨钢板固定治疗骨折未发现延迟愈合或内翻畸形的增加，然而，有作者认为，在跨关节外固定治疗胫骨Pilon骨折中，行腓骨钢板固定有明显的并发症，而无腓骨钢板固定所获得的结果较好。由于病例较少，此研究结果有局限性。

Watson等分析39例用不同的外固定架治疗失败的胫骨Pilon骨折。他们发现，其中64%的干骺端畸形愈合或不愈合是由于腓骨钢板固定或腓骨完整，导致未发现胫骨骨缺损或骨折粉碎而未行植骨引起的。有作者认为，在外固定架动力加压前，通过早期诊断和胫骨骨缺损或粉碎性骨折部位植骨避免此并发症。另外，也可通过不使用腓骨钢板，而使用螺钉或克氏针固定维持腓骨在踝穴的复位来避免胫骨植骨。目前尚无确切的证据支持或否定用外固定架治疗胫骨Pilon骨折中采用腓骨固定。必须根据具体骨折权衡腓骨固定的风险和益处。在初次使用外固定架治疗Pilon骨折时，尤其是外固定架作为最终治疗时，不常规进行腓骨固定。然而，对于一些特定的患者，在使用后外侧入路治疗后方穹顶骨折块时，可同时治疗腓骨骨折，然后，在软组织条件允许时再分期进行剩余骨折块的固定。

虽然与切开复位内固定相比，外固定技术可明显减少伤口并发症和深部感染，但是畸形愈合和针道感染仍待解决。此外，Wyrsch 等和 Pugh 等在其比较研究中报道，外固定架更常用于较严重的骨折，但切开复位组的关节复位好于外固定组。

1. 跨关节外固定　传统的跨踝关节半针外固定具有软组织剥离少、无大的皮下内置物的优点；从理论上讲，其造成伤口并发症及感染更低，尤其适用于开放性骨折或合并严重闭合性软组织损伤的骨折。然而，如果通过韧带不能使骨折复位，可能需要有限的切开复位。外固定架几乎可用于胫骨远端任何类型骨折，无论骨折是否粉碎，对向骨干延伸的骨折尤为适用。半针固定架使用相对简单，大部分外科医师都熟悉这种技术。潜在的缺点包括针道感染和固定针松动，可见于任何类型外固定架；如果在骨折愈合之前去除外固定，可使复位发生再移位；由于传统的半针外固定架跨越踝关节和距下关节，可致踝关节僵硬。通常至少有 1 根半针插入跟骨，如果同侧跟骨发生骨折，那么应用这一技术就比较困难。由于随时间延长半针可松动，因而可能需要对粉碎性骨折进行植骨，以便在拆除外固定架之前促进骨折愈合。

为避免固定胫距关节，已研制出带关节的半针外固定架，它带有一个铰链，允许踝关节活动。调整铰链的轴线，使其尽可能地与踝关节的真正轴线相一致；可松开关节铰链，以便关节活动。然而，尚未证明此种带关节的半针外固定架可改善总体的功能结果。

Marsh 等比较了 19 例患者给予跨关节外架固定早期禁止活动，以及 22 例患者跨关节外架固定早期（术后 2 周内）踝关节活动两组之间的恢复情况。外固定架去除后予以短腿石膏托或支具固定 4~6 周。有学者发现两组患者在关节活动度、疼痛、功能评分之间均无明显差异。有学者提醒由于样本量过小，随访时间过短，无法发现两组之间的差异。

半针置于跟骨和距骨，并与胫骨干的半针相连接，通过牵开及韧带整复而复位骨折。如果覆盖腓骨的软组织无损伤，可用钢板固定腓骨骨折。然后，可在 X 线透视引导下经皮进一步复位关节面，或在骨折线表面直接做小切口进行复位。关节复位后用 3.5mm 或 4mm 螺钉固定（图 7-19）。25%~60% 的骨折需要进行干骺端骨缺损植骨；如果软组织条件良好，可急诊植骨；否则可延迟 4~6 周，等待软组织愈合。

【跨关节外固定架治疗胫骨 Pilon 骨折】

手术技术：

（1）铰链型关节外固定架连接远端的 2 枚螺钉（1 枚置于跟骨，1 枚在距骨）和近端的 2 枚胫骨螺钉。所有螺钉拧入前均应预先钻孔。为保护软组织，在钻孔及拧入螺钉时均应使用套筒。

（2）跟骨和距骨的进针点如图 7-20A 所示，以避开神经血管束。

（3）在透视引导下，不用固定架模板，首先置入距骨螺钉。距骨螺钉的进钉点在距骨颈内侧远端（图 7-20A）；透视观察踝关节前后位像，拧入的螺钉应与距骨顶平行（图 7-20B），并与足的纵轴大致垂直（图 7-20C）。这枚螺钉的位置和方向非常重要，因为要用它确定模板的对线，以指导拧入其余的螺钉。

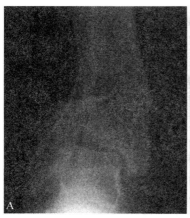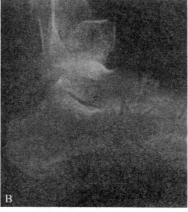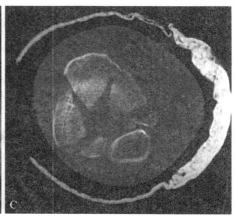

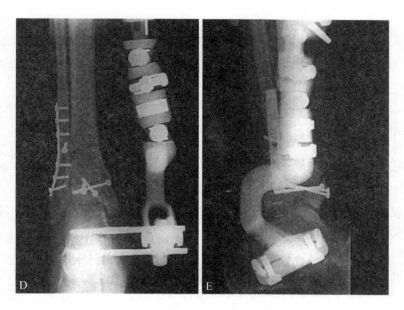

图 7-19 胫腓骨骨折的螺钉固定

A、B. 胫腓骨远端的严重骨折脱位；C. CT 扫描显示骨折类型；D、E. 腓骨骨折用钢板螺钉固定，胫骨骨折用拉力螺钉固定，并用带关节的半针外固定架维持复位

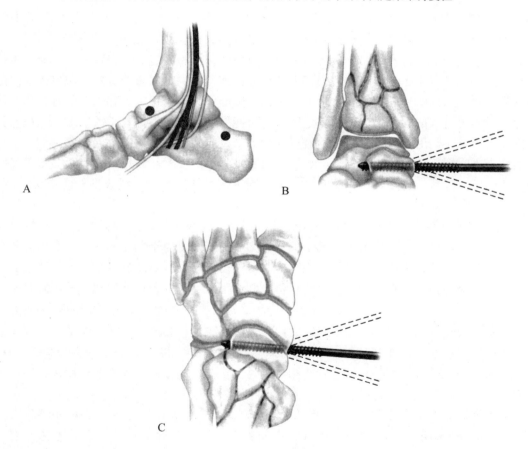

图 7-20 距骨螺钉置入

A. 距骨及跟骨螺钉进针点，避免损伤神经血管束与距下关节；B. 在前后位像上距骨螺钉平行于距骨顶（虚线表示不正确的螺钉位置）；C. 螺钉垂直于足部纵轴，其尖部应穿过距骨对侧骨皮质 2 个螺纹

（4）在 X 线透视踝关节前、后位图像上确定螺钉穿过距骨颈外侧皮质 2 个螺纹，以确保其抓持双侧皮质。

（5）以距骨螺钉为基准放置模板，安装跟骨与胫骨螺钉。通过旋转外固定架铰链，可调整跟骨螺针在跟骨结节上位置的高低。在偏高的位置拧入的跟骨螺钉允许术后有较大范围的背屈，故建议采用。

（6）在 X 线透视下观察后足跟骨轴位图像，证实跟骨螺钉穿过双侧骨皮质。固定器铰链的中心应接近距骨中部。

（7）螺钉全部上好后，去除模板，安装外固定架，锁紧近端的球形关节。应用压力撑开器牵开踝关节，X 线透视下检查复位情况。

（8）根据术前计划及术中牵开后的情况，做小切口协助关节面的准确复位，用小螺钉固定骨折块。所选择的切口与主要骨折线一致，以便将骨折作为一个窗口，用于观察关节面骨折情况。采用大的单爪复位钳复位较大的骨折块。

（9）螺钉固定仅用于关节骨折，而不要企图用螺纹钉固定跨过干骺端的骨折。不要使用胫骨钢板。可使用空心螺钉经皮拧入，尽量减少骨膜剥离。

（10）经同一切口或根据需要另做切口进行植骨，以充填干骺端的骨缺损。

术后处理：患肢抬高，直至软组织愈合允许进行活动。大部分患者应避免负重，即使负重，在最初的 6 周内也不允许超过 20kg。在 4~12 周，外固定架改为动力固定（锁帽放松，允许滑动杆滑动），此期间逐渐增加负重。X 线检查证实骨折愈合，并且在临时移除外固定架连接杆而患者能够无痛行走时，可去除外固定架。软组织条件允许时，即可开始活动踝关节，通常在术后 1~2 周。除行关节活动度锻炼外，均应戴矫形夹板，使踝关节处于中立位。

2. 混合外固定　混合外固定架，由位于胫骨干骺端骨折块的张力钢针与位于胫骨干的半针连接组成。像半针固定架一样，此种外固定装置对软组织提供了更大的保护，比钢板容易跨过骨干的骨折线。张力钢针的应用方式类似于拉力螺钉，可协助关节骨折块的复位和固定。仅在踝关节平面以上行固定既有优点也有不足。因其对胫距和距跟关节未行固定，故在理论上讲可以减少这些部位发生僵硬的可能。

外科医师必须熟悉这些外固定架的生物力学机制，以确保其结构稳定。如果关节骨折粉碎严重，张力钢针可能提供不了足够的固定。为了稳妥地固定，可能需要将张力钢针置于关节囊内，虽然针道感染引起化脓性关节炎是一个潜在的并发症，但对于踝关节来说问题不大，这点不同于膝关节。如果安全放置钢针的通道未被掌握，则可能发生神经、血管和肌腱被刺穿的情况。骨折合并胫距关节不稳定也不适于用这种方法固定。况且，许多外科医师对张力钢针固定技术缺乏经验。混合型外固定架最适合于 AO 分类的 A 型、C1 型和 C2 型骨折。

Watson 强调利用早期韧带整复以闭合较大的骨折裂隙、减少骨折端出血及减轻薄弱的周围软组织套的张力的重要性。若延迟数天后再进行韧带整复，则可能难以复位干骺端的骨折块和恢复骨干延伸部分和粉碎骨块的对线；还将造成间接复位的困难，并可能需要更大或更广泛的切口。他建议，在急诊室进行伤情检查后立即行跟骨牵引，如为开放性骨折，则在手术室进行急诊冲洗清创时行跟骨牵引。他介绍了一种"快速牵引"（traveling traction）装置，即将 2 根中央有螺纹的 6mm Schanz 针分别穿过跟骨结节及腓骨头水平的胫骨近端，并与可透过射线的内、外侧外固定杆相连，这样便组成一个简单的四边形外固定架。然后，手法撑开此外固定架，以达到韧带整复骨折的目的。在牵引下行肢体 CT 扫描，以协助制订手术计划。如果通过韧带整复即达到了相对的骨折复位，则经皮穿入橄榄针固定，还可加用空心螺钉作为辅助固定。如果关节骨折没有复位，则应做小切口实施复位。

根据对 150 余例此类损伤的 CT 扫描结果的回顾性观察研究，Watson 设计了一种四象限入路穿针法（图 7-21），其切口与固定干骺端骨折块的穿针点的解剖"安全"通道相符合。对于张力钢针固定来讲，其唯一难以固定的区域是骨折线在冠状面上恰好为横行的骨折；由于解剖限制，橄榄针不能直接由前向后穿入，对具有这种骨折线方向的骨折最好选用小的空心螺钉固定。

【终极环形外固定架治疗胫骨 Pilon 骨折】

手术技术：

（1）将患者置于设有体位维持装置并可透过 X 线的手术床上。用长垫抬高整个下肢，以便放置环状外固定架时不与手术台接触。用灭菌牵引弓通过手术台延伸的牵引架维持跟骨牵引，如果应用的是双针外固定架,则用该架维持牵引。

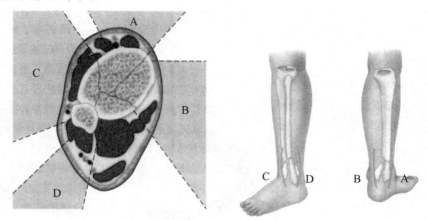

图 7-21　Pilon 骨折 CT 扫描所见到的骨折类型:前外侧、后外侧、前内侧或后内侧骨折块,合并中央嵌插或压缩

（2）首先固定腓骨。如果软组织条件允许,采用小切口切开复位,4~6 孔钢板固定。如果腓骨外侧的软组织条件不好,采用经皮持骨钳牵拉腓骨恢复其长度,经皮穿入克氏针将其暂时固定在胫骨的外侧面,该针以后用张力橄榄针取代。

（3）外固定架通常由 3~4 个环组成。首先在踝关节平面放置远端的基础环,将第 2 个环置于骨折在骨干延伸部的近侧。如果骨干及干骺端的骨折线及范围极大,则需要增加 1 个中部环。应用长螺纹杆将骨折近端的 2~3 个环连接,但不固定远端的环。

（4）将近端环的结构呈"贝壳"状打开,将其放置在胫骨干外周。在腓骨头的水平横行穿入 1 枚与膝关节平行的参照钢针,将其与近端环相连。保持适当的软组织间隙,调整近端环在肢体上的位置,要保证其与膝关节平行,并使环的轴线与近端完好的胫骨干轴线一致。

（5）将 1 根 Schanz 针穿入胫骨干近端,并将其与外固定架的最近端环相连。这样,近端的环状结构便牢固地安放在骨折近端的胫骨干上。在其他的近端环上安装横穿的钢针或 Schanz 针,如此则在完整的近端胫骨干上的每一个环都获得了两个平面的固定。不要在任何粉碎性骨折部位放置橄榄针。

（6）然后进行关节固定。如果韧带整复获得成功,可根据术前 CT 扫描情况,用橄榄针经皮穿过主要的骨折块来稳定骨折（图 7-22A）。这种穿针方式不同于混合外固定手术,后者采用标准的横穿钢针固定;而在此方法中,横行穿针的位置由骨折类型决定。对于冠状面的骨折,应用空心螺钉辅助钢针固定。

（7）如果韧带整复未获成功,则需切开复位。

（8）根据 CT 扫描的情况,选择合适的安全入路,做长 4~6cm 切口,注意不要在皮下做广泛剥离。如果切口部位选择恰当,可直接进入主要骨折线。

（9）必须尽量减少骨膜剥离,像打开书本一样打开骨折线以显露关节。由于关节已经撑开,也可直接看到凹陷的关节骨折块。

（10）用小骨膜起子撬起凹陷的关节面,在直视下复位。

（11）用克氏针暂时固定骨折块,用植骨来维持其位置,并充填所有的骨松质缺损。复位干骺端骨折,暂时用克氏针固定。对任何冠状面骨折用空心螺钉做最终的关节固定。对于大部分骨折,也可采用经皮或直接经切口穿入橄榄针来固定骨折块。

（12）为了达到关节面稳妥固定,至少需要 3~4 根橄榄针。如果下胫腓关节已经分离,则用 1 根橄榄针由腓骨横穿过胫骨将其复位。如果腓骨未行钢板固定,在向胫骨横穿钢针之前要恢复腓骨的长度,并维持适当的旋转。穿入最后 1 根钢针作为横行的参照针,其进针的位置恰在腓骨前面踝关节近侧约 1cm 处,使其仅穿过胫骨,确保其与关节平行。然后,将远端环"贝壳"状打开,将其置于固定针周围;以参照针为基准调整环的位置（图 7-22B）。这样一旦连接好近端及远端的环,可以保证膝关节与踝关节平行。

（13）将剩余的钢针与游离环相连。由于这些钢针可能没有直接贴靠在固定环上，故需选择不同高度的短杆构件将其与固定环连接（图7-22C）。

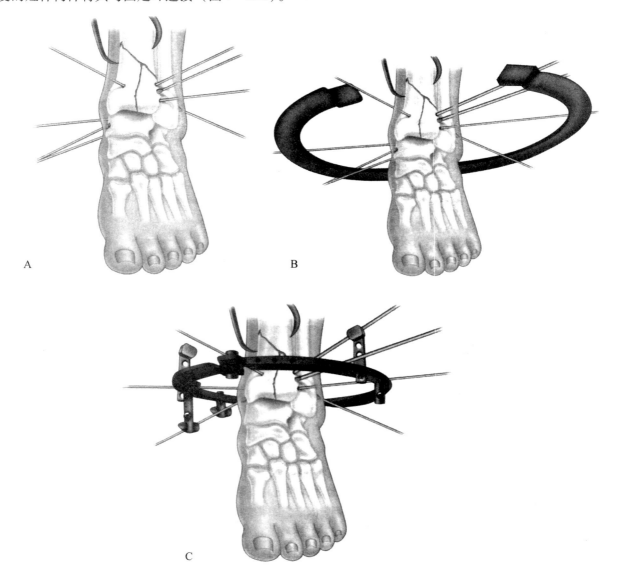

图7-22　Pilon骨折复位固定

A. 根据术前CT扫描情况，利用多枚橄榄针将骨折复位加压；B. 将远端的环呈"贝壳"状打开，置于与踝关节平行的位置；C. 利用不同长度的短杆将钢针与固定环相连

（14）利用双针拉紧装置对称性地拉紧相对应的2根橄榄针，这种操作应在X线透视指导下进行，以防止骨折部位出现非对称性加压作用。

（15）通过配有圆锥形垫圈的螺纹杆将近端及远端的固定环连接起来，进行适当调整，以恢复和维持整体力学轴线。

（16）利用位于骨折近侧骨干延伸部的固定环复位近端的粉碎性骨折。用横穿的橄榄针或无螺纹针整复和维持骨干的对线，并且复位该部位任何较大的骨折线。将这些钢针与中远端的固定环相连，并在X线透视下将其拉紧，以便观察骨折复位情况。

（17）对于关节广泛受累和干骺端大范围粉碎的AO分类的C型骨折，预先装配一个带有足部支架的4环外固定架，有助于维持踝关节撑开。踝关节的撑开装置可以是简单的跟骨针或是连接在一个远端跟骨环上的针，也可以是与胫骨远端环相连的复杂的全足支架。

(18) 用一个如上所述的撑开架,首先安装胫骨近端环,预留合适的软组织间隙。

(19) 与足部支架或跟骨针相连,通过调节螺纹杆即可实现跨踝关节的撑开及韧带整复。

(20) 如果韧带整复不满意,则需前述的切开手术。

(21) 一旦复位满意,将胫骨远端的环置于骨折平面,将固定钢针穿过骨折块,再将钢针与固定环相连,并用如上所述的方法将钢针拉紧加压。该手术方法唯一不同的是远端的胫骨环已与固定架相连,不需要"贝壳"状打开后放置于钢针的周围。

术后处理:对于伴有明显的关节周围粉碎或骨折块附着的软组织极少的骨折,Watson 建议维持踝关节牵引6周。一旦在关节线上出现不确定的愈合征象,可在门诊去除足部支架或跟骨针。开始理疗以增加活动范围及肌力。对于严重粉碎性骨折(AO 分类 C3 型),应维持在完全非负重状态。对于有骨干延伸的骨折,当 X 线片能见到早期骨痂及某些愈合征象时,可开始试验性负重,一般在 8～10 周。然后逐渐增加负重,到 12～14 周患者即可完全扶拐或手杖行走。

(六) 初期关节融合术

初期关节融合术已被推荐为治疗严重粉碎的胫骨 Pilon 骨折的一种方法。然而,几位学者已经注意到,严重的骨骼损伤及非解剖复位并非一定不能获得满意的临床结果。因此,我们建议对这些骨折用外固定架固定,以维持其对线而获得骨性愈合。如果患者有明显症状,后期再行关节融合术(图 7-23)。对于合并胫骨及距骨关节面软骨广泛缺损的严重开放性损伤,可考虑行初期关节融合术。清创伤口,去除胫骨及距骨关节面残留的软骨。可用外固定架固定骨折。软组织愈合后可能需要植骨。在一些严重的开放性损伤,功能结果常很差,有时可选择截肢。

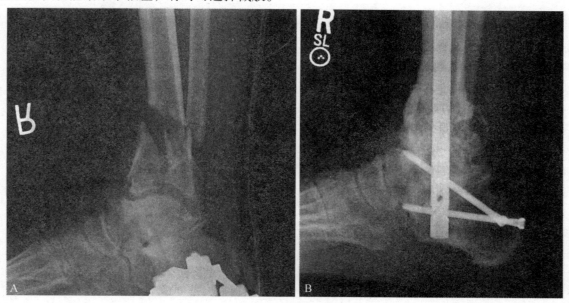

图 7-23 胫骨 Pilon 骨折的融合

A. 高处坠落伤,胫骨粉碎性 Pilon 骨折,患者既往距骨骨折形成胫距、距跟创伤性关节炎;B. 终极治疗是倒打髓内钉,胫距跟关节融合

(刘燕青)

第八章

脊柱损伤概况

第一节 脊柱损伤的分类

随着 CT、MRI 等现代影像技术在临床的广泛使用，对脊柱损伤的判断更加直观、精细，对脊柱损伤的认识也不断增加。但是由于受伤机制的多样性和脊柱解剖结构的复杂性，目前脊柱损伤的分类在国内外尚无公认的方法。根据不同的损伤特性，如病程、解剖部位、骨折形态或损伤机制，脊柱损伤有不同的方法，现将目前常用的分类方法介绍如下。

一、根据病程分类

根据脊柱损伤病程不同进行分类，可分为以下 3 种。

（1）急性期损伤：是指在 1 周以内的损伤，损伤呈现进行性发展的特点，损伤反应在 72 小时达到高峰，这种病理状态持续大约 7 天，之后逐步缓解。

（2）早期损伤：是指损伤未超过 3 周，出血、水肿等病例变化开始减轻，脊髓功能逐步恢复，还没有形成瘢痕粘连，是修复损伤的较好时期。

（3）陈旧性损伤：是指损伤时间超过 3 周，急性损伤的病理过程逐步消退，软组织也基本愈合，如伴有脊髓损伤，其内部有瘢痕修复。

二、按损伤部位分类

按损伤部位进行分类更为简单、方便、清晰，具体可以分为颈椎、胸椎、胸腰椎、骶椎、尾椎损伤等。

（一）颈椎损伤

颈椎损伤可分为上颈椎损伤和下颈椎损伤。

1. 上颈椎损伤 是包含枕、寰、枢复合体在内的任一部位的损伤。具体包含：①寰枕关节脱位、半脱位；②寰椎爆裂性骨折；③寰椎前、后弓骨折；④枢椎椎弓骨折；⑤枢椎椎体骨折；⑥齿突骨折；⑦寰枢间韧带损伤、寰枢关节脱位等。

2. 下颈椎损伤 指 $C_3 \sim C_7$ 椎体的损伤。损伤的类型包括以下几种：①颈椎前、后半脱位；②椎体压缩性骨折；③上下关节突关节交锁和/或脱位；④椎体爆裂性骨折、撕脱性骨折；⑤椎体水平或矢状骨折；⑥椎弓或椎板骨折；⑦单侧或双侧关节突骨折；⑧棘突骨折；⑨钩椎关节骨折。

（二）胸椎损伤

由于胸椎有完整的胸廓保护，胸椎活动度有限，相对而言胸椎损伤并不常见。但胸椎椎管空间相对狭小，活动范围有限，受到外力损伤时发生爆裂骨折、脊髓损伤的风险较高。根据其解剖部位可分为：①上胸椎损伤：$T_1 \sim T_3$；②中胸椎损伤：$T_4 \sim T_{10}$；③下胸椎损伤：$T_{11} \sim T_{12}$。

（三）胸腰椎损伤

脊柱胸腰段指 $T_{11} \sim L_2$ 这一节段，其解剖特点有：①为活动的腰椎与相对固定的胸椎转折点；②为胸椎后凸和腰椎前凸的转折部；③也是关节突关节面的朝向移行部位。这些解剖特点构成了胸腰段损伤发生率高的内在因素。胸腰段骨折是一种常见脊柱损伤，据统计，胸腰段骨折约占脊柱骨折脱位的 2/3~3/4；其中压缩性骨折是胸腰段骨折中最常见类型，占 58%~89%。胸腰段骨折除骨结构损伤外，常伴脊髓、马尾的损伤，增加了诊治的重要性和复杂性。有关胸腰椎骨折的具体分类方法下文将进一步阐述。

（四）腰椎损伤

腰椎椎体较大，椎管空间较大，椎间盘间歇大，活动灵活，矢状面呈前凸，伸屈活动灵活，在其他方向活动受限，是身体负荷的主要承受者，受到剧烈外力时容易出现损伤。根据其部位具体可分为：①上腰椎损伤：包括 $L_1 \sim L_3$；②下腰椎损伤：包括 $L_4 \sim L_5$。

（五）骶椎损伤

骶骨骨折多与骨盆损伤伴发出现，在骨盆骨折中占 30%~40%。在治疗上常需与骨盆骨折的治疗一并考虑，所以分类上通常将其归入骨盆损伤。

（六）尾椎损伤

尾椎是人类进化后退变的结构，由于在脊柱生物力学上并无重要功能，骨折后一般没有明显的后遗症，一般保守治疗即可。

三、按照脊柱稳定性分类

根据损伤后脊柱的不同稳定程度进行分类，可以分为稳定性损伤和不稳定性损伤。关于脊柱稳定性的判断，目前学术界还没有统一的共识。20 世纪 80 年代，Ferguson、Denis 等在前人的研究基础上将脊柱分为三柱，即前柱（椎体和椎间盘的前 2/3）、中柱（椎体和椎间盘的后 1/3 及椎体上的附属结构）、后柱（双侧关节突关节，棘突间韧带复合体），认为累及中柱的脊柱损伤属于不稳定性损伤，该分类方法特别强调了中柱对脊柱力学稳定性的作用。

常见的脊柱稳定性损伤有：椎体轻、中度压缩骨折，单纯棘突骨折、横突骨折、关节突骨折等；不稳定损伤负重时可出现脊柱弯曲或成角畸形者，显示其机械性不稳定，比如严重的压缩骨折或爆裂性骨折以及骨折脱位等。

四、按照损伤机制分类

颈椎与胸腰段骨折是常见的脊柱损伤类型，由于解剖和生物力学特点的不同，其损伤机制也不尽相同，现将其分开阐述。

（一）颈椎骨折的分类

现实情况中，急性颈椎损伤的受伤因素通常较为复杂，不能进行确切控制和观察，只能依据患者病史、临床表现和辅助检查进行判断，并根据实验研究中出现类似结果的外力所致的损伤进行归类。此分类方法较以上分类方式更为复杂烦琐，但有助于充分明确损伤的机制，指导治疗方法。通常采用的分类法见表 8-1 所示。

表 8-1 颈椎损伤机制分类

I		屈曲型损伤
	A	向前半脱位（过屈性损伤）
	B	双侧小关节脱位
	C	单纯楔形压缩骨折
	D	铲土者骨折（棘突撕脱骨折，多在 $C_4 \sim T_1$）
	E	屈曲泪滴状骨折（椎体前方大块三角形骨块分离）

	II	屈曲旋转损伤
		单侧关节突关节脱位
	III	伸展旋转损伤
		单侧小关节突骨折
	IV	垂直压缩损伤
		A 寰椎爆裂骨折（Jefferson 骨折）
		B 轴向负荷的椎体爆裂、分离骨折
	V	过伸性损伤
		A 过伸性脱位
		B 寰椎前弓撕脱骨折
		C 枢椎伸展泪滴状骨折（枢椎前下角撕脱之三角形骨块）
		D 椎板骨折
		E 创伤性枢椎滑脱（Hangman 骨折）
		F 过伸性骨折脱位
	VI	侧屈损伤
		钩状突骨折
	VII	机制不明损伤
		A 寰枕脱位
		B 齿状突骨折

（二）胸腰椎损伤分类

脊柱胸腰段骨折（$T_{10} \sim L_2$）是最为常见的脊柱损伤类型，按照损伤机制可分为：

1. **屈曲压缩骨折** 是最为常见的一种类型，约占胸腰椎损伤的50%。受伤时，因脊柱曲度处于屈曲位，矢状面应力超负荷，前柱压缩和后柱牵张造成脊柱损伤。其损伤机制的特点是：前柱受到压缩应力，后柱受到牵张应力，中柱作为支点，椎体后缘高度不变。根据所受外力方向不同，又可分为前屈型及侧屈型，受伤部位多为$T_{11} \sim L_1$，其中侧屈型以L_2、L_3为多；椎体压缩一般小于50%，当超过50%时，伴有后柱受累。压缩骨折以椎体上终板受累多见，下终板较少（图8-1）。

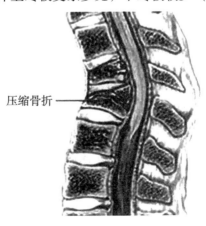

图 8-1 屈曲压缩骨折矢状位示意图

2. **爆裂性骨折** 爆裂性骨折是椎体压缩骨折的一种严重类型，约占脊椎骨折的20%。发生原因通常包括指纵向压力、屈曲和/或旋转应力作用于脊椎，使椎间盘的髓核进入椎体，引起椎体应力集中，导致椎体粉碎骨折（图8-2）。最显著的一个表现是脊柱中柱受损。前柱与中柱均损伤，椎体后柱压缩向周围移位，椎体后方骨碎片及椎间盘组织突入椎管，压迫硬膜囊，后纵韧带不一定断裂。该类损伤最常发生于胸腰段，其中L_1爆裂性骨折占50%以上，原因可能是胸椎和腰椎应力交界集中，并且无胸廓保护，结构不稳定。

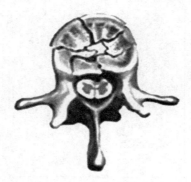

图8-2 爆裂性骨折示意图

3. 安全带型损伤 又称屈曲牵开型损伤，这种类型的损伤通常由于乘坐汽车时系安全带，发生撞车事故时急剧的应力将患者躯体上部迅速前移并屈曲，以前柱为支点，后柱与中柱受到紧急张力而破裂损伤。骨折包括棘突、椎板、椎弓根与椎体，以及后方复合韧带断裂（图8-3）。也可不发生骨折，而表现为后纵韧带及椎间盘纤维环断裂，或伴有椎体后缘的撕脱骨折。根据损伤所在的不同平面，可分为水平骨折（就是常说的Chance骨折）和椎间分离的脱位两种类型。

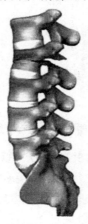

图8-3 Chance骨折示意图

Chance骨折在正位X线片示两侧椎弓根和棘突水平分离，或棘突间距增大；侧位片示椎板、椎弓出现水平间隙。典型病例可见到椎体后缘高度增大，椎间隙后部增大张开。CT可见椎弓根骨折（图8-4）。此型损伤轻者可无神经症状，但对于严重骨折和脱位常出现不可逆神经损伤。

4. 骨折脱位 在各种复杂剧烈的作用力下，包括压力、张力、旋转及剪式应力等，脊柱在出现骨折同时可发生脱位或半脱位。出现脱位后常导致严重的后果，三柱可同时受损。根据患者致伤外力作用方向的不同又可分为以下4个不同类型。

（1）屈曲旋转型骨折脱位：这种类型较为常见，压缩力与旋转力作用于前柱，中柱与后柱受到牵张与旋转力，可出现关节突骨折、椎体间脱位或半脱位，并且前纵韧带及骨膜可从椎体前缘剥离（图8-5）。若脱位经椎间盘水平，则椎体高度不变，棘突间距变大；若经椎体脱位可出现切割样损伤。X线片不能进行清晰判断，CT可见上关节突移位，可见横突及肋骨骨折，脊柱旋转变化，可见上、下两节椎体间旋转、小关节骨折，骨折片突入椎管。该类型极不稳定，通常出现脊髓或马尾损伤，畸形进行性加重。

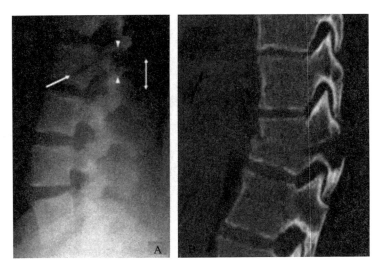

图 8-4 典型 Chance 骨折
A. X 线片侧位；B. 矢状位重建 CT

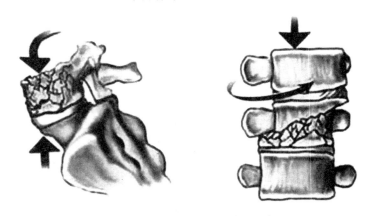

图 8-5 屈曲旋转型骨折脱位示意图

（2）剪力型脱位：又叫作平移性损伤，水平外力导致椎体向前、后或侧方移位。前、中、后三柱均可受累。过伸严重时可出现前纵韧带断裂，并可以伴有椎间盘撕裂，出现脱位，未见明显椎体骨折（图 8-6），如果移位超过 25% 可导致所有韧带断裂，甚至出现硬脊膜损伤伴有严重神经并发症。又分为前后型及后前型两个亚型，前者是指剪切力来自上节段向内后，常出现上一椎节棘突骨折，伴有下一椎节的上关节突骨折，出现前纵韧带的完全撕裂，伴有小关节脱位交锁，但未见椎板出现游离；后前型常发生于伸展位时，上一椎节向前移位，椎体未见明显压缩，可见多节段脱位的椎体后弓断裂，因而可有游离浮动的椎板。

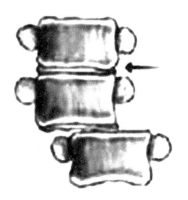

图 8-6 剪力型脱位示意图

（3）牵拉屈曲型骨折脱位：发生在屈曲位受到应力时，在安全带型损伤的基础下，出现椎体间脱位或半脱位，合并韧带撕裂及撕脱性骨折（图8-7）。

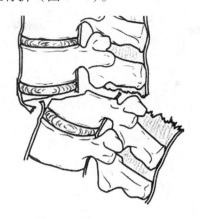

图8-7　牵拉屈曲型骨折脱位示意图

（4）牵拉伸展型：是指受到伸展位应力，导致出现前柱张力性断裂，伴有后柱压缩（图8-8）。

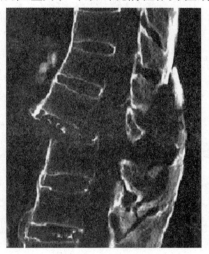

图8-8　牵拉伸展型骨折CT矢状位重建片

由于胸腰段骨折的发生率高，在过去的几十年间学者们提出了多种分类系统。1993年，Magerl等基于骨折的形态提出了一个复杂的分类系统（即AO分型），将脊柱骨折按损伤机制和稳定性分为椎体压缩性骨折、牵张分离和骨折脱位伴旋转三种类型，同时在各个分类下按骨折形态进行亚组分型。该系统虽然较精确，但分型复杂，有研究表明应用的可靠性差，因此临床应用并不方便。

近年来学者们认识到脊柱的附属结构如椎间盘、韧带等等对脊柱稳定性起到重要作用，因此国际脊柱创伤研究组（spine trauma study group）在2005年提出了胸腰椎损伤TLICS分型（thoracolumbar injury classification and severity），其目的是借此分型系统来指导临床治疗方案的选择。该分型系统主要参考脊柱骨折的形态、后方韧带复合体的完整性和患者的神经功能状态这三个方面的指标。根据其评分总和用来决策是否需要手术及手术的方式。这一分型系统目前在临床应用较为广泛。

近期，AO脊柱分类组（AO spine classification group，AOSCG）开始尝试将Magerl等胸腰段骨折AO分型和TLICS分型进行整合，建立新的AO胸腰椎骨折分型系统。该分型系统在原来的基础上对脊柱骨折形态的分型进行简化，也将神经功能纳入分型考虑因素，该分型系统对完全性和不完全性椎体爆裂性骨折有了区分，而是否是完全性椎体爆裂性骨折对保守治疗后期脊柱后凸是否进展有重要的参考意义。目前这一分型的应用还在推广中。

此外，胸腰段骨折应用较多的另一个分类是 McCormack 在 1994 年提出的 Load-sharing 评分系统，该系统主要用来评估脊柱前柱骨折后在轴向抗负荷能力，包含 3 个因素：椎体破坏的比例、骨折块的分离程度和脊柱后凸畸形程度，依据上述 3 个因素进行综合评分以评估其稳定性及是否需要前路的稳定。

五、脊柱损伤的其他分类

（一）复杂性脊柱损伤

所谓复杂性脊柱损伤是指除了多节段脊柱损伤或同时伴有其他器官及组织损伤，这种损伤相对复杂，致伤因素多样，治疗较为棘手。脊柱复合性损伤由 Blauth 1998 年最早提出，从创伤分类应属于多发性创伤的一种。Blauth 将复合性脊柱损伤分为 3 型：Ⅰ型：相邻或非相邻多节段不稳定损伤，发生率约为 2.5%。Ⅱ型：合并胸或腹腔脏器损伤，大约超过 50% 的患者同时合并有肺损伤。进行 CT 检查可以明确受伤情况，2 周内进行前路手术效果不佳；大约 3% 的患者合并有腹部脏器损伤。Ⅲ型：合并有全身多发创伤的脊柱骨折，在多发创伤中占 17%~18%，需要通过手术治疗的胸腰段损伤患者，大约 6.2% 合并有全身多发损伤。

（二）依据是否合并脊髓损伤的分类

部分脊柱骨折脱位的患者伴有不同程度的脊髓损伤，根据脊髓受伤严重程度可分为：①脊椎损伤合并脊髓不可逆性损伤；②脊椎损伤合并一过性脊髓损伤；③无脊髓损伤，这种类型恢复效果好，远期并发症少，对生活质量的影响小。

（董宪传）

第二节 脊柱损伤合并脊髓损伤

一、脊柱损伤合并脊髓损伤概述

脊柱损伤常常并发脊髓损伤，脊髓损伤是指由于外界直接或间接因素导致的脊髓形态及功能上的改变，在损害节段以下出现各种运动、感觉和括约肌功能障碍，肌张力异常及病理反射等改变。在医学比较发达的今天，脊髓损伤的治疗依然是困扰医学界的难题，给患者本人带来了身体和心理的严重伤害，同时给患者家庭和社会带来了沉重的经济负担。目前，创伤性脊髓损伤的全球发病率约为 23/100 万，北美约为 40/100 万，西欧为 16/100 万，亚洲的预测发病率为（21~25）/100 万。加拿大一项回顾研究发现，创伤性脊髓损伤的发病率一直稳定在 35.7/100 万，男女比例为 4.4∶1，并且男性患者以下颈椎为主，女性患者以上颈椎为主。尽管 10 年来手术率大幅提高（61.8%~86.4%），但是患者院内死亡率（3.1%）未降低，平均住院时间（26 天）也未缩短。其中，75 岁以上患者的院内死亡率可达 20%。在我国，尚缺少大规模普查脊柱脊髓伤发病率，但是针对创伤患者的研究发现，脊髓损伤者占创伤总数的 0.74%，占脊柱损伤的 16.87%。

二、脊柱损伤合并脊髓损伤的致伤因素

脊髓损伤可分为原发性脊髓损伤与继发性脊髓损伤。前者是指外力直接或间接作用于脊髓所造成的损伤，后者是指在原发损伤基础上继发一系列生化机制所造成的组织自毁性损伤。

根据有无伤口脊髓损伤又可分为开放性损伤和闭合性损伤。开放性损伤多见于枪弹、锐器等直接作用于脊椎，使脊髓受到损害，损伤与外力作用的部位一致，以胸髓最为多见。闭合性损伤多见于暴力导致脊柱异常活动，如车祸、坠落、扭伤、过重负荷等，使脊柱发生过度伸展、屈曲、扭转、造成椎体、附件或血管损伤，进而造成闭合性脊髓损伤。

脊髓损伤是指由于受到直接或间接机械外力而导致脊髓结构与功能的损害。

（一）直接外力导致的脊髓损伤

由于脊髓位于骨性椎管内，受到脊柱良好的保护，一般情况下不易遭受直接外力损伤。但在少数情

况下，刀刃、子弹、弹片等穿过椎板或者通过椎板间隙直接损伤脊髓，伴有轻度的脊柱骨性结构的损伤，或者没有骨性结构的损伤。由于脊髓受到这种直接外力的损伤，往往造成脊髓的完全性横贯性损伤，绝大多数患者神经功能无法改善，预后不良。比较复杂的是火器伤，即使弹道并未直接穿过脊髓组织，高速的火器如子弹进入人体后产生的局部震荡等效应仍可损伤脊髓。在一些国家，火器伤是脊髓损伤的主要因素，可高达44%，大多数患者为青年男性。约有70%的颈椎损伤患者出现完全性神经损害，70%的腰骶椎损伤患者出现不完全性马尾损伤。

（二）间接外力导致的脊髓损伤

间接外力是造成脊柱损伤合并脊髓损伤的主要原因。外力并非直接作用于脊髓，而是作用于脊柱，导致脊柱骨折脱位，或是无骨折脱位的损伤，间接作用于脊髓导致脊髓损伤。高空坠落、交通意外等间接外力可引起各种类型的脊柱骨折、脱位，导致脊髓损伤；反之，脊髓损伤并不一定伴有脊柱骨折脱位，儿童脊髓损伤多属此种情况。据估计，2007年全球因意外或者自伤导致脊髓损伤患者13万～22万人。总体来说，发达国家因交通事故致伤的比例在降低，但是老年患者跌倒的比例较高；发展中国家交通事故比例很高，老年患者摔倒的比例也很高。研究发现，交通事故仍然是脊柱损伤的主要病因（约50%），其次是摔倒（28%）。一项全球研究指出，发展中国家虽然汽车总数占全球48%，但是致死性车祸占全球90%。北京和天津的创伤性脊髓损伤的发病率分别为60.6/100万和23.7/100万。其中，车祸约占总体病因的50%。

在病理情况下，轻微的外力也可以导致脊柱骨折，并使脊髓遭受间接暴力，导致脊髓损伤。常见于强直性脊柱炎、类风湿性关节炎。

三、脊髓损伤的病理变化

脊髓损伤按损伤的轻重程度分为不完全性脊髓损伤和完全性脊髓损伤；按病程进展分为原发性损伤和继发性损伤。脊髓在遭受外力后所受到的最初损伤为原发性损伤。原发性脊髓损伤的常见病理类型为脊髓挫伤及挫裂伤、脊髓断裂。脊髓在原发性损伤后因缺血、缺氧而导致的神经组织进一步损伤称为继发性脊髓损伤。继发性脊髓损伤最早表现为脊髓组织水肿，如果缺血、缺氧状态持续存在，会相继出现脊髓神经组织细胞坏死、凋亡等继发性改变，导致脊髓神经组织不可逆性损害。

四、脊髓损伤的分类

按照病理变化可分为脊髓震荡、脊髓休克、不完全脊髓损伤、完全脊髓损伤、脊髓圆锥综合征、马尾神经损伤等。

五、脊髓损伤的临床表现

由于脊髓功能节段性分布的特点，不同部位的脊髓损伤所表现的症状和体征各不相同，从患者的症状特点上可以推测脊髓损伤的节段。

（一）上颈段脊髓（$C_1 \sim C_4$）损伤

颈椎骨折占脊柱骨折的20%左右，但是占脊髓损伤死亡率的60%。上颈髓损伤四肢呈痉挛性瘫痪，损伤平面以下节段感觉、运动、反射功能消失。因$C_2 \sim C_4$段内有膈神经中枢，累及可引起膈肌麻痹，出现呼吸困难、咳嗽无力、发音低沉甚至窒息死亡。

（二）下颈段脊髓（$C_5 \sim C_8$）损伤

可出现四肢瘫，双上肢表现为下运动神经元受损：远端麻木无力，肌肉萎缩，腱反射减低或消失；双下肢则为上运动神经元性瘫痪：肌张力增高，膝、踝反射亢进，病理反射阳性。损伤节段平面以下感觉消失，并伴有括约肌功能障碍。

（三）胸段脊髓（$T_1 \sim T_2$）损伤

由于胸椎管较窄，脊髓损伤多为完全性，损伤平面以下感觉消失，下肢痉挛性瘫痪，肌张力增高，同时部分肋间肌瘫痪出现呼吸困难。T_6节段以上损伤可导致脊髓休克,伴有交感神经麻痹:血管张力丧失、血压下降、体温随环境温度变动、Horner综合征等。脊髓休克期过后出现总体反射、反射性膀胱、射精反射和阴茎勃起等。

(四)腰膨大(L_1~S_2)损伤

胸腰段脊椎骨折较常见,损伤后膝、踝反射和提睾反射皆消失。腹壁反射则不受累;因脊髓中枢失去对膀胱及肛门括约肌的控制,排便、排尿障碍明显。

(五)脊髓圆锥(S_3~S_5)及马尾损伤

脊髓圆锥损伤一般不出现肢体瘫痪,可见臀肌萎缩,肛门反射消失,会阴部呈马鞍状感觉消失。脊髓圆锥内存排尿中枢,损伤后不能建立反射性膀胱,直肠括约肌松弛,出现大小便失禁和性功能障碍。L_2以下损伤马尾神经,马尾神经在椎管内比较分散和活动度大,不易全部损伤,多为不完全性损伤,两侧症状多不对称,可出现剧烈的疼痛和不同程度的感觉障碍,括约肌和性功能障碍多不明显。

六、脊髓损伤的诊断

脊柱损伤伴脊髓损伤的诊断包括:明确的外伤病史(坠落、敲击、交通事故、枪弹伤、摔倒等),局部症状(剧痛,运动时加剧),神经功能障碍(感觉、运动、反射和自主神经功能障碍)和辅助检查结果。除脊柱损伤的诊断外,还需要明确脊髓损伤的平面、损伤性质和严重程度。

(1)脊髓损伤平面:根据不同损伤节段,具有不同的临床征象,进行全面神经查体,按照深浅感觉、运动、深浅反射、病理反射仔细检查,确定受损节段。完全性与不完全性脊髓损伤、脊髓休克与脊髓震荡需要仔细鉴别。

(2)脊髓损伤严重度分级:可作为脊髓损伤治疗和转归的观察指标。目前较常用的是国际Frankel分级和美国脊髓损伤学会(ASIA)分级。

(3)脊髓损伤的影像学诊断:X线、CT和MRI检查,可发现脊髓损伤部位的脊柱骨折或脱位及脊髓信号改变。

(4)脊髓损伤电生理检查:体感诱发电位检查(SEP)可测定脊髓感觉,运动诱发电位检查(MEP)可测定锥体束运动功能。

七、脊髓损伤的处理原则

脊髓损伤通常较为严重,C_4以上的高位损伤大部分当场死亡。C_4以下的脊髓损伤虽然不致命,但通常合并有颅脑、胸部、腹部或四肢的严重创伤。由于完全性脊髓损伤至今尚无有效治疗方法,因此需重视预防和减少脊髓功能的丧失。治疗后可残留功能障碍,因此需要加强康复治疗,促进其融入社会。

1. 非手术治疗　伤后6小时内是抢救关键时期,24小时内为创伤炎症反应急性期,应积极救治。

(1)药物治疗:控制脊髓炎症反应和局部充血水肿,稳定神经细胞膜,促进神经功能恢复。甲强龙、神经节苷脂、神经营养因子等需要尽早应用。

(2)高压氧治疗:可改善脊髓缺氧,于伤后数小时进行。一般为0.2MPa氧压,1.5h/次,10次为一个疗程。

2. 手术治疗原则　脊柱骨折复位,重建脊柱稳定性,解除脊髓压迫。

3. 脊髓损伤并发症防治　瘫痪一般不直接危及患者生命,但其并发症则是导致截瘫患者死亡的主要原因。

(1)肺部感染:为颈髓损伤的严重并发症,是导致患者早期死亡的主要原因。要坚持每2~3小时翻身一次,给予化痰药物,选用有效抗生素,鼓励患者咳痰,必要时行气管切开。

(2)泌尿系感染和结石:圆锥以上脊髓损伤由于尿道外括约肌失去高级神经支配,出现尿潴留。阴部神经中枢受损,出现尿失禁。患者长期留置导尿,容易发生泌尿道感染。抬高床头,多饮水,定期冲洗膀胱、清洁尿道口及更换导尿管。

（3）神经源性膀胱：神经源性膀胱是指中枢神经和周围神经疾患引起的排尿功能障碍。要进行持续导尿及膀胱功能锻炼，必要时可行药物治疗及手术治疗。

（4）大便功能障碍：主要表现为顽固性便秘、大便失禁及腹胀。可采取饮食和药物治疗，必要时灌肠、针灸甚至手掏。

（5）压疮是截瘫患者最常见的并发症：最常发生的部位为骶部、坐骨结节、背部等。防治办法为解除压迫、局部皮肤按摩，使用气垫床、红外线灯烘烤等，同时改善全身状况，增加蛋白质及维生素的摄入，必要时输血。

（6）深静脉血栓及肺栓塞：截瘫患者长期卧床可导致下肢深静脉血栓，血栓脱落可导致肺栓塞。预防的办法是每日加强肢体被动活动，促进血液流动。

4.康复治疗脊髓损伤康复目标　因损伤的水平、程度和患者基础情况不同，需要区别对待。重获独立是康复的首要目标。要通过训练提高患者生活自理能力，从而尽可能地达到身心的独立。方法有思想教育，让患者接受现实，消除患者忧虑和悲观心态，使其乐观、积极面对生活；同时给予按摩、电疗、水疗等物理治疗；加强主动及被动功能锻炼。

八、脊髓损伤的三级预防

Ⅰ级预防即预防伤残。主要是指采取必要的措施，防止脊髓损伤的发生。注意生产生活安全，避免创伤是防治本病的关键。一旦创伤发生，在院前及院后急救及检查治疗过程中，应防止搬运过程中发生损伤脊髓。在脊髓损伤发生后，抢救患者生命的同时早期采取急救措施、制动固定、药物治疗和正确地选择外科手术适应证以防止脊髓二次损伤和继发性损害，防止脊髓功能障碍加重和为促进脊髓功能恢复创造条件。必须牢记预防脊髓损伤比治疗脊髓损伤更重要，必须避免在急救治疗过程中发生或加重脊髓损伤。必须指出正确的外科治疗只是脊髓损伤治疗的一部分，而不适当的手术可能加重脊髓损伤。

Ⅱ级预防即预防残疾。脊髓损伤发生后，预防各种并发症和开展早期康复治疗，最大限度地利用所有的残存功能（如利用膀胱训练建立排尿反射），达到最大限度地生活自理，防止或减轻残疾的发生。

Ⅲ级预防即预防残障。脊髓损伤造成脊髓功能障碍后，应采取全面康复措施（医学的、工程的、教育的），最大限度地利用所有的残存功能并适当改造外部条件（如房屋无障碍改造），以便使患者尽可能地在较短时间内重返社会，即全面康复。

（夏国峰）

第三节　脊柱脊髓损伤的临床检查

脊柱脊髓损伤的临床检查对于伤情的评估很重要，通过相关病史的询问（受伤时间，受伤地点，受伤时的体位及受伤后当时所行的处理措施等），感觉、运动、肌力反射等相关的体格检查以及相关影像学（X线，CT或者MRI等）的检查，能详细了解脊柱和脊髓损伤的平面，对保守治疗或者手术治疗均具有重要意义。但是必须指出的是，切忌对已损伤的脊柱进行反复的搬动和检查，这样可能会加重脊髓的损伤，使不完全瘫痪变为完全瘫痪，造成严重的后果。

一、病史采集

病史采集在脊柱脊髓损伤中具有重要的作用。通过详细的病史询问，可以对患者伤情有个初步的了解。询问病史主要包括以下几个方面。

（一）外伤史

脊柱损伤应时刻考虑到是否伴有脊髓的损伤。但是脊柱脊髓的损伤是个多因素引起的综合性损伤，椎体的骨折脱位程度与脊髓损伤程度也并非完全一致（临床上可见椎体骨折片压迫椎管超过50%的患者仍然无相关神经脊髓症状），而且严重的脊髓损伤也可以由于轻微的脊柱骨折或者强烈的脊髓震荡引起。外伤史的询问主要包括以下几点：①受伤时间；②受伤地点；③损伤因素：枪弹伤、刀刺伤、火器伤、车祸、高处坠落等；④受伤时的姿势及先受伤的部位；⑤伤后治疗经过：脊柱脊髓损伤后是否经过及时的制动处理，并且了解这些临时措施的疗效，均有助于疾病的诊断和治疗；⑥受伤后搬运过程中神经症状是否加重：如果伤后四肢能有微弱的活动，但通过搬运后肢体功能障碍由轻渐重，截瘫平面由低渐高，可伴有大小便失禁，说明在搬运过程中产生了继发性的脊髓损伤，这将预示损伤的预后不良；⑦既往史：患者过去是否有脊柱外伤病史或慢性脊柱退变性疾病，以及神经系统症状如何，是否有明显的神经卡压症状及明显的病理征，这些均对脊髓损伤的性质、诊断和预后具有重要意义。如原有颈椎病脊髓受压或明显的颈椎管狭窄，患者只需经受轻微外力作用即可发生脊髓损伤，甚至出现明显的四肢瘫痪。如果既往经历过脊柱损伤，包括明显或者不明显的骨折或脱位，经过数年后逐渐出现脊髓受压的表现，则多为脊柱不稳导致的脊髓慢性压迫。

（二）主要临床症状

脊柱损伤与脊髓损伤所表现出来的临床症状不一定有明显的正相关性。严重的脊柱损伤可不伴有任何脊髓症状，而有时患者出现四肢瘫痪也可由轻微的脊柱骨折脱位引起。如果仅是简单的脊柱损伤不合并有脊髓损伤的情况，临床症状主要以疼痛及活动受限为主。如果脊柱损伤伴有不同程度的脊髓损伤时，不同节段的脊髓损伤具有不同的临床表现。

1. 高位颈脊髓损伤 是指脊髓损伤发生在颈$_3$脊髓平面以上。由于此平面以上的损伤可损伤膈神经（由颈$_3$至颈$_5$脊髓节段发出的分支组成）而引起肋间肌和膈肌的瘫痪，因此此类患者可能出现呼吸困难，如果伤后不进行及时辅助呼吸，可立即死亡，如Hangman骨折颈$_1$颈$_2$骨折脱位等。症状轻者，可无明显的脊髓损伤症状，仅出现颈部疼痛不适，疼痛可放射至枕部。

2. 中段颈脊髓损伤 指颈$_4$至颈$_6$脊髓节段损伤。患者可表现为完全的四肢瘫。由于颈$_4$的脊髓损伤后，炎症反应往往波及颈$_3$颈脊髓节段，因此患者也会出现自主呼吸消失。此外由于累及交感神经，可引起患者体温调节系统的异常，出现散热障碍，因此伤后可出现高热。

3. 低位颈脊髓损伤 指颈$_7$至胸$_1$脊髓节段损伤。损伤较小者，如单纯椎体压缩性骨折可仅以局部症状为主：疼痛活动受限，有时可合并神经症状和体征。损伤较重者，如颈椎过伸伤，可出现上肢症状较下肢症状严重的中央管综合征。

4. 胸段脊髓损伤胸椎椎体损伤 可表现为损伤节段的疼痛，活动受限。而胸段脊髓损伤可表现为损伤平面以下的截瘫，包括感觉及运动障碍。

5. 脊柱脊髓损伤 脊柱脊髓损伤中以胸腰段脊柱脊髓损伤最为多见。腰段的脊髓损伤可无神经症状及体征，仅表现为腰背部的疼痛及活动受限。但是必须指出的是，较严重的腰段的脊柱脊髓损伤可累及脊髓圆锥及马尾神经，出现相关的脊髓圆锥综合征和马尾神经综合征。一旦出现，需立即急诊手术，解除压迫，防止大小便功能和性功能的丧失。

二、体格检查

脊柱脊髓损伤后的体格检查尤为重要，包括感觉检查、运动检查、损伤平面的确定、有无马尾神经综合征等。通过详细的体格检查，能大致确定损伤平面及脊髓神经的损伤程度，结合之前的病史及稍后的实验室及影像学检查，对脊柱脊髓损伤的诊断和治疗具有指导作用。

（一）脊柱损伤的体格检查

无论是单纯脊柱损伤、单纯脊髓损伤或脊柱损伤合并脊髓损伤，伤后对于生命体征的检查是首要的。明确患者的呼吸道是否通畅，心脏是否骤停，血压及脉搏情况等。只有在维持稳定的生命体征条件下，才有必要对患者的专科情况进行检查。单纯的脊柱损伤不合并脊髓损伤时，阳性体征主要涉及受伤部位的压痛、叩击痛、活动受限等。胸腰段的脊柱骨折可见后凸畸形，而无四肢感觉、肌力、运动及反射的减退，无锥体束征受损的阳性体征。在单纯腰椎骨折中，直腿抬高试验可能阳性，但加强试验阴性。在不合并脊髓损伤的脊柱骨折中，阳性体征相对较少，主要检查重点应放在是否合并有脊髓神经损伤的鉴别上。

（二）脊髓损伤的体格检查

脊髓损伤同时影响损伤区域的运动和感觉。急性脊柱脊髓损伤后的神经功能的评估常依据由 ASIS 发布的脊髓损伤神经功能分级国际标准（international standards for the neurologic classification of spinalcord injury，ISNCSCI）来判断损伤的严重程度（图 8-9）。脊髓损伤后患者应立刻平躺、制动，搬运时应承轴线搬运，避免伤后活动引起脊髓的二次损伤。对多发创伤、中毒昏迷、镇静、气管插管及药物麻醉的病人而言，神经功能评估存在一定困难。但是通过神经系统的检查，能对伤情有个大致的判断。对于脊髓损伤后的体格检查，主要包括以下几个方面：感觉检查、神经损伤平面的确定、运动检查、肌力及深浅反射病理征等。

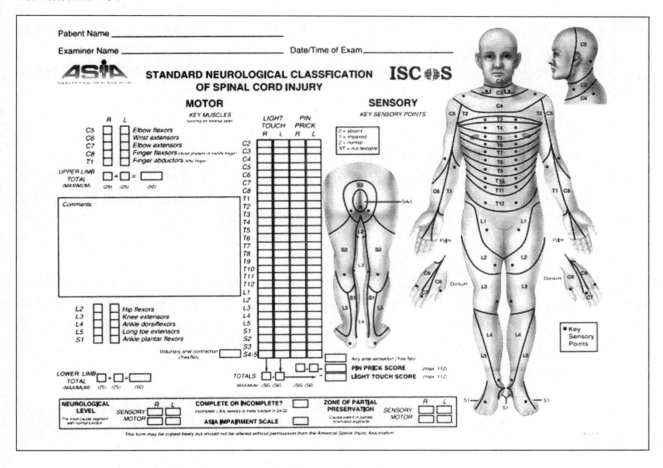

图 8-9 脊髓损伤神经功能分级国际标准（ASIA 发布）

1. 感觉检查及感觉平面的确定感觉的检查 主要通过检查身体两侧的 28 个皮节的关键点。从缺失、障碍到正常分别为 0、1 分和 2 分。NT 表示无法检查。两侧感觉检查的 28 个关键点，如图 8-9 所示。每个关键点均应检查两种感觉：针刺觉和轻触觉。此外，感觉检查不能遗漏骶尾部肛门这个节段，可以通过肛门指检确定肛门感觉功能是否存在（分为存在和缺失）。可以在肛门部位黏膜和表皮交接处评估 $S_4 \sim S_5$ 节段的皮神经感觉功能。除了浅感觉的检查外，深感觉如位置觉、深压觉和深痛觉也应进行详细的检查。等级评分为：缺失、障碍和正常。感觉平面是指具有正常感觉功能的最低脊髓节段。通过感觉平面的确定，可大致确定损伤的脊柱节段，为治疗提供重要线索。

2. 运动及肌力检查 运动检查包括四肢的活动程度、主动及被动运动功能。其中主要涉及肌力的检查，包括 5 对上肢肌节关键肌和 5 对下肢肌节关键肌。上肢肌节关键肌包括：C_5 屈肘肌（肱二头肌、肱肌）、C_6 伸腕肌（桡侧腕长伸肌、桡侧腕长短肌）、C_7 伸肘肌（肱三头肌）、C_8 中指屈肌（指深屈肌）和 T_1（小指外展肌）。下肢肌节关键肌包括：L_2 髋关节屈曲（屈髋肌 - 髂腰肌）、L_3 膝关节伸展

(伸膝肌-股四头肌)、L_4 踝关节背伸（踝背屈肌-胫前肌）、L_5 大跨趾伸展（长伸趾肌-跨长伸肌）和 S_1 踝关节跖屈（踝跖屈肌-腓肠肌、比目鱼肌）。肌力的评估可分为 6 级：①0 级为完全瘫痪；②1 级可见或者可触及肌肉收缩；③2 级全关节可主动活动，但不能对抗重力，只能水平移动；④3 级全关节可主动活动，能对抗重力，但不能对抗外力；⑤4 级全关节可主动活动，能对抗部分外力；⑥5 级全关节可主动活动可对抗外力。此外还需检查肛门括约肌的收缩功能，这在评定马尾综合征时具有重要的作用。

3. 深浅反射及病理征　轻微的脊髓损伤，如脊髓震荡，可没有明显的反射改变及病理征。但是严重的脊髓损伤，如脊髓休克急性期，所有反射都不能引出，肢体表现为弛缓性瘫痪。随着时间的推移，脊髓休克进入恢复期，深部腱反射呈亢进状态，病理征如 Babinski 征等通常在此时可以引出。而且可以通过刺激龟头、阴茎或者是牵拉导尿管引出球海绵体反射。而且不同的脊髓损伤平面可表现出不同的反射改变。上脊髓损伤可能出现四肢痉挛性瘫痪，病理征阳性。而胸腰椎平面的损伤上肢深浅反射可能正常，双下肢出现痉挛性瘫痪，深反射亢进，病理征阳性。故不同的深浅反射及是否有病理征的出现对确定脊髓损伤平面具有重大意义。

三、实验室检查

实验室检查对脊柱脊髓外伤的患者同样具有重要意义。如多发伤的患者，由于失血过多，可能出现血红蛋白、血球压积的降低，白细胞的增高。由于血液的浓缩，尿量减少，尿比重增加。同时体内可能出现一系列的酸碱平衡紊乱，影响整个治疗的效果。如低钠血症可见于脊柱脊髓损伤的患者，尤其是颈脊髓损伤的患者。重度的低钠血症可导致患者出现意识模糊等神经精神方面的症状，甚至死亡。此外，由于机体的保护因素，使交感神经系统处于兴奋状态，使得胰岛素的分泌受到抑制，血糖升高。对于严重的脊柱脊髓损伤患者，还可能存在胰岛素抵抗。

动脉血气的分析在脊柱脊髓损伤中也具有重要的作用。上位颈脊髓的损伤，累及膈神经，引起膈肌麻痹，呼吸困难，严重时甚至威胁生命。急性上脊髓损伤患者出现呼吸性酸中毒，动脉血气分析可出现 PO_2 浓度的减少，PCO_2 浓度的增加，HCO_3^- 可正常。因此，进行相关的实验室检查，监测电解质、酸碱平衡对于脊柱脊髓损伤患者尤为重要。

四、影像学检查

目前最新的临床指南建议，外伤患者若无相关脊柱脊髓损伤的症状，则无须进行影像学检查，这便使得病史的询问及体格检查在脊柱脊髓损伤治疗中具有重要作用。如果患者自述有疼痛、神经功能损伤，或者反应迟钝等均需要接受影像学评估。

（一）X 线检查

X 线检查为脊柱脊髓损伤影像学检查中最基本的检查。常规摄正侧位片，必要时可拍摄斜位片以确定有无椎弓根峡部裂。通过 X 线片，可测量椎体前缘和椎体后缘的比值；测量椎弓根间距和椎体宽度；测量棘突间距及椎间盘间隙宽度并与上下邻近椎间隙相比较；还能观察椎体是否有形变等。对于上脊椎损伤的患者，张口位 X 线也具有重要的诊断意义。此外，根据 X 线的损伤程度可以预估脊髓损伤的程度。如胸椎的椎体滑脱 I 度以上，可能导致完全性的脊髓损伤；而腰椎的滑脱程度可能与脊髓的损伤程度不一致。

（二）CT 检查

与 X 线相比，CT 更能精确地显示微小的骨折块，并间接反映椎间盘、韧带及关节突的损伤（与 X 线相比，CT 更能清楚显示枕颈关节和颈胸关节）。通过 CT 平扫，我们能观察到骨折块进入椎管的程度，并根据该程度进行脊髓损伤的预测。我们定义：骨折块占据椎管前后径 <1/3 者为 I 度，1/3~1/2 者为 II 度狭窄，>1/2 者为 III 度狭窄。中、重度狭窄者多有脊髓的损伤。此外，三维 CT 重建能更直观地显示病变部位，对手术具有重要的指导意义。值得注意的是，在搬动患者进行 CT 检查的过程中，应遵循轴线滚动原则进行搬动，防止脊髓的二次损伤。但是CT的缺点在于其对软组织的不敏感性。

（三）MRI检查

相比较CT而言，MRI能更好地反映脊髓、神经根、韧带等软组织的结构与功能。特别是对判断脊髓的损伤具有重要的价值，因为临床工作中也会碰到CT和X线正常，但MRI提示严重脊髓损伤的患者。轻微的脊髓损伤，其在MRI上可无明显的改变。但是在较为严重的病例中，MRI能显示出脊髓的水肿、出血、椎间盘的突出、压迫脊髓的严重程度，甚至脊髓横断、不完全损伤或者完全损伤均能在MRI中得到体现。对于脊柱脊髓损伤后出现神经脊髓症状的患者，均建议行MRI检查，判断脊髓的受压迫程度及其相关病理改变。此外，MRI也可显示软组织的损伤。如韧带断裂，在T_1WI可观察到断裂处的黑色条纹影，在T_2WI可观察到高信号。但是MRI对于骨头的敏感性不如CT，骨折线在MRI上呈长T_1、短T_2信号改变。

（四）其他

另外有一些影像学检查，虽然不常用，但是对于在CT、MRI无法清楚显示的情况下，仍有一些参考价值。如脊髓造影对陈旧性脊柱脊髓损伤及陈旧性椎管狭窄具有一定的诊断价值。椎间盘造影可显示受损的椎间盘；神经根管造影术能显示神经的形态及其周围的结构变化；脊髓动脉造影术则能显示脊髓和周围组织缺血性、血管性和肿瘤性病变。

五、神经电生理检查

神经电生理检查主要评估脊髓及神经的功能，对于脊柱脊髓损伤后的脊髓损伤程度的判断具有一定的指导作用。主要包括：①运动诱发电位（MEP）：指刺激大脑皮层、脊髓或者周围运动神经，在外周肌肉上测得的电位；②体感诱发电位（SEP）：刺激肢体末端的感觉纤维，在上行感觉通路中记录的电位，主要反映周围神经、上行传导通路及皮层感觉区等；③皮质体感诱发电位（CSEP）：CSEP是通过感觉冲动经脊髓后索即薄束与楔束传导的，因脊髓感觉区与脊髓前角很近，又为一个整体被蛛网膜所包绕，故通过CSEP检查可及时发现脊髓损伤与否及其程度；④脊髓诱发电位（SCEP）：直接将电极放在硬膜外或蛛网膜腔，对脊髓进行阶段性检测；肌电图（electronmusclegram）等。但是神经电生理检查必须结合病史、体格检查及相关影像学检查，这样才能较全面地评估脊柱脊髓损伤程度。

（闫庆明）

第四节　脊柱损伤的治疗

对于不伴有神经功能损伤的脊柱损伤，外科治疗的根本原则是恢复脊柱的机械稳定，以利于患者的护理、搬动以及脊柱的解剖复位。在多数脊柱损伤的患者常合并有神经功能的受累，但神经功能受损并非是手术的绝对适应证，除非损伤呈进行性加重。单纯的脊柱骨折脱位，应按照骨折的一般原则进行复位、固定及功能锻炼，并注意避免加重或诱发脊髓损伤。伴有脊髓损伤的脊柱骨折脱位，则更应重视神经功能的挽救和恢复。通常而言，对于脊柱损伤及其引起的不稳，治疗原则和目标包括：恢复脊柱序列，稳妥固定，必要时进行融合，防止再次发生移位；恢复椎管形态，彻底减压，利于神经功能恢复；预防并发症（积极治疗，早日开始恢复，避免长期卧床并发症）；合并神经损伤者应密切护理。

一、院前治疗

如同任何骨折损伤的急救一样，脊柱损伤的院前急救必须及时，措施得当，这对于治疗预后有着至关重要的影响。脊柱损伤的治疗应在伤后即刻开始，正确的搬运和固定可以有效地保护脊柱损伤患者的神经功能，避免神经损伤的进一步恶化；如若得不到正确的救助，后期将可能出现不可恢复的神经功能损伤。有合并严重的颅脑、胸部或腹部损伤、四肢血管伤者，应当首先处理窒息、大出血等危急情况，稳定气道、呼吸及循环。若患者神志清楚，可根据主诉了解受伤经过及部位。搬运时应保持脊柱轴线稳定及正常的生理曲线，切忌使脊柱做过伸、过屈的搬运动作，以避免进一步的损伤。而应使脊柱在无旋转外力的情况下，3人用手同时平抬患者放至于木板上，人少时可用滚动法。对颈椎损伤的患者，要有专人扶托下颌和枕骨，沿纵轴略加牵引力，使颈部保持中立位，患者置木板上后用沙袋或折好的衣物放在头颈的两侧，防止头部转动，并保持呼吸道通畅。最好使用充气式颈围、制式固定担架等急救器材，避免引起或加重脊髓损伤。随后，根据伤情及附近医疗资源配置情况，将患者送至有治疗能力的医院，途中应密切观察病情，出现生命体征危象者应及时抢救，注意保持气道通畅，避免由于缺氧或低血压加重脊髓损伤。

二、非手术治疗

（一）支具治疗

非手术治疗可用于稳定性损伤、神经功能受累较轻的不稳定性骨折/脱位、不便行内固定治疗的脊柱损伤。非手术治疗通常需进行牵引或佩戴各类矫形器及支具。例如 Halo 牵引环、颅骨牵引、石膏背心等。非手术治疗的具体措施取决于损伤的性质和可用的设备。矫形器及支具的选择应在保证固定效果的前提下，兼顾护理的便利以及患者的舒适程度。如医疗条件不允许，可用枕头或沙袋垫于损伤平面处，慢慢伸直脊柱进行复位。但无论采取何种方式，需要注意避免在牵引复位的过程中造成二次损伤。

对于大部分力学稳定的脊柱损伤，单纯保守治疗就可获得较好的临床疗效。塑形良好的脊柱支具或过伸位石膏等均可以获得良好的效果。但需要注意的是，非手术治疗可能需要长时间的制动或者卧床，这对于老年患者或者全身情况较差患者而言，可能导致新的并发症的出现。并且，非手术治疗因为制动周期较长，也存在发生并发症的可能，如血栓、肺部感染、肌肉萎缩等，非手术治疗通常并不能恢复患者的脊柱高度，后期容易出现脊柱畸形。

单纯压缩性骨折或稳定性的爆裂性骨折（无后方骨或韧带结构破裂）不合并神经功能损伤的患者，可以通过支具或卧床休息进行治疗。支具制动可以通过对损伤节段上下方椎体的相对制动而对脊柱进行稳定作用。对于腰椎上段和胸椎中下段的损伤，可佩戴常规胸腰段支具；而对于腰椎下段（L_3以下）损伤而言，腰骶关节活动度较大，支具制动的范围也应相对延伸。同样，T_6以上的骨折通常应佩戴颈胸支具。无论损伤的节段或类型如何，安装支具之后应及时复查站立位平片，以确保支具固定时脊柱已处于稳定。当患者离床活动时均应当佩戴支具，并避免进行弯腰、扭转、持举重物等活动。支具通常应佩戴3个月，轻度的压缩性骨折患者可适当缩短，而三柱骨折的患者可延长至4~6个月。患者通常于伤后2周和6周复查平片，以确保脊柱处于稳定状态，随后每隔6~8周门诊复查，观察有无关节强直或自发性融合导致的畸形，直至影像学结果及临床查体证明骨折已愈合，可考虑卸除支具。此后应复查动力位平片，确认无脊柱不稳后，患者方可逐渐恢复日常工作及活动。

（二）药物等其他治疗

全身支持疗法对高位脊柱伴脊髓损伤者尤为重要，包括气道管理。其他治疗还包括低温休眠疗法、高压氧及各类促神经生长药物等，但不能代替手术治疗。例如：

1. 脱水疗法　应用20%甘露醇250mL静脉滴注，目的是减轻脊髓水肿。注意水电解质平衡。
2. 激素治疗　应用地塞米松或甲强龙静脉滴注，对缓解脊髓的创伤性反应有一定意义。应注意相关并发症，如败血症、肺炎等。
3. 氧自由基清除剂　如维生素 E、维生素 A、维生素 C 及辅酶 Q 等。
4. 促进神经功能恢复的药物　如三磷酸胞苷二钠、维生素 B_1、维生素 B_6、维生素 B_{12} 等。
5. 支持疗法　注意维持伤员的水和电解质平衡，热量、营养和维生素的补充。

三、手术治疗

手术治疗的目标是去除压迫神经的组织，恢复并维持脊柱序列，稳定脊柱直至形成骨性愈合。手术的远期目标是尽可能为神经功能和脊柱运动功能的恢复提供稳定的环境。在进行手术决策时需要考虑患者骨折部位、椎体破坏程度、是否累及神经功能、脊柱后凸畸形的角度、后柱结构的稳定性等因素，综合致伤史、既往病史、神经系统查体结果、各项辅助检查结果等信息制订手术方案。

针对脊柱损伤的外科手术治疗，其适应证和禁忌证在很大程度上取决于损伤的类型和全身情况。绝大多数伴有神经损伤的患者和部分合并有不稳定性骨折的患者，均为手术治疗的适应人群。若不稳定型脊柱损伤合并有完全、不可恢复的脊髓损伤，仍应进行融合手术，以方便护理，减少由于脊柱畸形造成的呼吸功能受累或局部神经根受累引起的慢性背痛。不能通过佩戴支具、牵引等保守方法进行复位的脊柱损伤，应进行手术。有5%~10%的颈椎损伤患者在佩戴颈围进行保守治疗后效果不佳，出现后凸进行性加重、疼痛加剧或移位进展，此类保守治疗失败的患者具备手术适应证。

此外，当患者合并有多发伤（例如颌面部损伤、胸壁损伤等）和其他基础情况（过度肥胖难以适应支具）、不宜进行支具固定等非手术治疗时，也应考虑手术干预。早期复位有利于神经功能的恢复，并且早期复位的成功率也较延迟复位的成功率高。

总体而言，所有的不稳定型脊柱损伤都应进行内固定手术，特别是伴有神经损伤的骨折或脱位、明显的脊柱畸形、应进行手术治疗，便于术后的护理及早期活动、保全神经功能。

（一）手术治疗的原则

1. **获得并维持解剖复位及稳定**　为了获得并维持解剖复位，造成损伤的外力作用需要通过内固定的矫形力进行对抗，且这一过程需要持续到脊柱损伤完全愈合。后路椎弓根钉棒系统较前路内固定系统刚性更强，已成为胸腰段损伤的首选术式。然而，由于脊柱前柱对于承担轴向载荷的作用更大，前方入路也常用于前柱的减压及结构重建，提供稳定性或为随后的后路固定创造条件。

2. **减压**　无论椎管内占位情况如何，只要出现神经功能受累，就应当进行神经减压。椎管占位50%以上但神经功能完好的患者可以不用直接减压，向后方椎管内突入的骨片可被缓慢吸收；当脊柱序列良好时，并不一定导致椎管狭窄。前路和后路手术均可用于脊柱损伤的治疗；而除了直接减压之外，后方张力带的修整复位可对神经组织进行间接减压。

通常导致脊柱损伤神经症状的骨组织来自前柱的椎体，位于硬膜囊前方，需要直接减压，而通过椎体切除和椎间盘切除，前路减压可直接去除来自脊柱前柱的致压物；后路手术可进行椎板切除，以去除突入椎管的骨块或椎间盘碎片，必要时亦可修补撕裂的硬膜。对于某些腰椎损伤而言，也可通过后路进行经椎弓根截骨而对前柱进行减压，因此，手术入路的选择主要取决于是否存在神经压迫，以及致压因素的来源。其次，应当考虑选择的手术入路是否能有效进行螺钉、线缆等内固定的置入，是否会出现内固定失败等风险。例如，小关节脱位合并椎体终板骨折时最好采用后方入路，而关节突连续性良好的骨折则最好通过前路椎间盘切除融合。但对严重不稳的脊柱损伤，应采用前后路联合固定及融合，以重建稳定，使患者得到更快的恢复。

3. **减少固定节段长度**　"减少固定节段长度，保留脊柱运动功能"这一原则对于活动度更大的腰段脊柱而言更为重要。配合椎弓根钉棒系统使用的椎板钩可在保留生物力学作用的前提下进一步减少固定长度。随着内固定器材、技术的不断发展和适应证的深化认识，对特定损伤的短节段固定也可取得和长节段固定相仿的疗效，特别是"伤椎置钉"概念的提出和实践，为医生在治疗脊柱损伤时提供了更多选择。

此外，固定节段长度也对手术入路的决策产生影响。例如，颈椎短节段的手术可考虑从前方入路，而颈胸交界段的长节段手术则应考虑后方入路，否则前方入路造成开胸等手术创伤过大，等等。

4. **手术时机的选择**　目前，学者对减压和固定的最佳手术时机尚未达成共识，但已有研究证明脊柱损伤的延迟手术（72小时以后）治疗效果与早期手术（24小时以内）有明显差异。因此笔者仍建议伤后特别是伴有神经功能持续恶化者，尽早进行手术干预，以期尽早恢复神经功能。存在脊髓或神经根持续受压，并有神经功能受累等临床表现时，晚期减压甚至可在伤后12~18个月内进行。

5. **避免并发症**　手术相关并发症包括硬膜撕裂、医源性神经损伤、假关节形成、内固定失败、医源性平背（iatrogenic flat back）、感染等。合并椎板骨折的爆裂性骨折发生硬膜破裂的概率更高，医生在手术时应充分估计到神经根嵌顿于结构破坏的椎板内的可能，并做好修补硬膜以及留置脑脊液引流的准备。对患者翻身进行俯卧位手术的过程可能导致医源性神经损伤，因此不稳定型脊柱损伤的患者，应注意围术期体位摆放、人工气道建立等问题；特别是对于高位脊柱损伤及合并脊髓损伤的患者，谨慎进行气管插管/拔管操作、维持生命体征平稳、保证脊髓灌注等方面均应当予以重视。感染、假关节形成、内固定失败，医源性平背等并发症与患者自身基础条件及手术技巧有关，应及时识别、发现并予以对应处理。此外，根据损伤的节段不同，应当考虑到特殊的风险，如骶椎骨，应考虑损伤本身或手术复位导致骶前静脉出血、神经丛损伤，颈椎骨折应考虑到有无椎动脉损伤及继发的脑血管事件等。

（二）合并脊髓损伤的脊柱损伤治疗

合并脊髓损伤的脊柱损伤可能引起长远而严重的神经系统并发症，而及时、积极的救治措施能有效减少损伤节段的神经细胞损害，改善神经功能的长期预后。治疗措施主要包括药物治疗和手术干预，但可选择的治疗手段并不充裕。需要指出的是，目前尚无关于脊髓损伤统一而绝对的治疗标准，医生应结合患者的受伤节段、损伤程度和综合情况进行治疗措施和治疗时机的选择。

（三）微创手术在脊柱创伤手术治疗中的应用

近年来，随着显微外科、导航技术、手术器械的不断发展以及医生对疾病理解的逐渐深入，微创脊柱手术在脊柱损伤的手术治疗中的地位得到了明显的重视，并已取得了一定的进步，例如微创入路（通道拉钩系统、内镜技术）、微创器械（经皮内固定系统）以及影像和导航系统等。微创手术不仅为脊柱各节段损伤的手术处理提供了更多的选择，更为一些难以耐受开放手术的伤患提供了更为安全有效的手术方法。

微创手术的适应证包括：不稳定骨折（伴或不伴骨折移位），开放性损伤，伴有原发性全瘫或不全瘫，在椎管狭窄的基础上并发继发性或进行性神经功能障碍，创伤后出现继发性骨折移位，骨不连，无法进行佩戴支具等保守治疗。禁忌证包括：不能进行全身麻醉或传统开放手术者，有其他严重并发症者。条件允许时，可以考虑微创手术，因其具有手术创伤更小、出血量少、可以实现术后早期活动、加速进入康复训练等优点。此外，椎体成形术与经皮骨水泥强化术，也可用于骨质疏松性骨折的前柱支撑以及内固定的强化。

目前已有多项研究证实微创脊柱手术在治疗脊柱创伤中的作用，如经皮或微创化椎弓根螺钉固定可以在减少创伤的同时获得脊柱的稳定性。但需要注意的是，微创脊柱手术的最终目标仍然是顺利达成手术目的，故其开展应遵循"先简单后复杂"的原则，使医师熟练掌握手术技巧和经验，并不断发展微创手术的技术。

（四）术后康复训练

术后应尽快进行康复训练，通过综合的物理治疗、活动技巧锻炼，强化肌肉力量，防止挛缩，并使用辅助装置（例如校正器、助步器或轮椅）以改善活动能力和神经性疼痛。康复训练还应当包括动作能力和认知能力的评估，以便更好地帮助患者返回工作岗位。

（任　威）

第九章

经皮脊柱内镜技术

腰椎间盘突出症、腰椎管狭窄症往往在脊柱退行性疾病中较常见、多发，前者多因局部神经的激惹引起临床症状，后者多因椎管内有效容积下降而致病。疾病发生的早期，患者多数采取休息、理疗、镇痛药等保守治疗，经阶段性保守治疗后效果不满意者，可选择手术治疗，传统上多采用后路开放式手术，但因其创伤大、破坏脊柱正常生理结构、术后患者恢复期较长等不足，脊柱手术微创化成为该领域手术技术发展的必然方向。在关节镜、腹腔镜、宫腔镜等内镜技术的启发下，在各领域学者的不懈努力下，脊柱内镜技术应运而生。近年来脊柱内镜得到了长足的发展，经皮脊柱内镜作为脊柱内镜的代表，在临床治疗方面疗效肯定并日趋成熟。

经皮内镜下腰椎间盘髓核切除术（percutaneous endoscopic lumbar discectomy, PELD）可在局部麻醉下完成手术操作，术中创伤小、出血少、视野清晰，具有安全、对脊柱的稳定性破坏小、操作时不易损伤神经、术后瘢痕组织极少造成椎管及神经的粘连、治疗失败行后路补救手术较为容易等优点。

1987年，Kambin报道了经后外侧关节镜下腰椎间盘切除术（arthroscopic micro discectomy, AMD），证实AMD技术是安全有效的椎间盘摘除技术，其优良率可达到85%。1997年，Yeung研发的同轴脊柱内镜操作系统（Yeung endoscopic spine system, YESS）获得FDA批准。2002年，Hoogland发明了（Thomas Hoogland Endoscopy Spine Systems, THESYS）系统，进一步成熟称为TESSYS技术。此两种技术统称为经皮经椎间孔镜下椎间盘髓核切除术（percutaneous endoscopic transforaminal discectomy, PETD）。

PETD治疗L_5~S_1椎间盘突出症，因高髂嵴及肥大横突限制了工作管道置入角度，可导致手术难度增大及X线暴露时间增加。为解决以上问题，Ruetten等采用后路经皮内镜椎板间入路椎间盘髓核切除术（percutaneous endoscopic interlaminar discectomy, PEID）摘除突出的椎间盘髓核组织，术中透视少，不受高髂嵴及横突阻挡，且解剖结构为脊柱外科医生熟知。本章将分别介绍以下技术。

第一节 YESS脊柱内镜技术

一、概述

1983年，Kambin从解剖学上描述了内镜下经椎间孔入路的解剖结构，他描述的"安全三角区"对椎间孔入路外科具有里程碑的意义。

Yeung研发了杆状硬镜，它是集出入水、冷光源、摄像、操作通道于一体的多通道、广角操作的脊柱内镜系统，允许可视下在椎间盘空间内进行手术操作。并且发明了系列可变角度工具，利用不同斜面、不同形状的可旋转的套管在术中保护神经结构。形成了独特的脊柱内镜理念和操作技术，在世界范围内获得医师们的认可和应用。

YESS技术的理念秉承inside-out的技术理念，主张先进行腰椎间盘的组织摘除，然后再向后退工作通道，摘除椎管内游离的椎间盘组织。Yeung提出选择性椎间盘摘除（selective endoscopic discectomy,

SED）的原则，强调靶点穿刺的重要性。YESS技术穿刺方法规范、患者体位舒适、安全度高。他使用了脊柱内镜23年，完成5 000例以上的脊柱内镜病例。仅仅发生了1例残留神经的热损伤，1例残留神经的机械损伤，1例肠道损伤，5例硬脊膜撕裂。合计并发症发生率<1%。解放军总医院从2002年开始12年间完成1 880例脊柱内镜手术，二次手术的翻修率2.23%。

除了以上明显的优势外，早期的YESS技术也有显露硬膜囊、神经根较差的缺点。在2003年学习该技术不久，有学者提出改良YESS技术的设想和方法。即在原来的方法基础上，将工作通道从椎间孔的侧方进入椎管。克服椎小关节对工作通道的遮挡，提高了硬膜囊的可视度和整个手术的便捷度，并于2006年发表了临床治疗结果。

当今市面上有各种各样的脊柱内镜手术设备可以满足探查、减压、切除和冲洗病变腰椎等各种需求。对于每一种手术入路来说，不同的减压技术都受医生的练习次数和熟练程度所影响。医生的理念和技术可以总结为"由内向外""由外向内"和"靶向技术"。没有任何一种术式能够解决所有的病症，有学者认为技术是第一位的，器械是第二位的。本章在介绍YESS核心技术的基础上，结合国人习惯介绍简化的脊柱内镜手术流程。Anthony Yeung认为如果掌握了介入和脊柱内镜技术，在特定条件下，脊柱内镜技术将会是腰椎疾病手术干预手段中最有效的方法之一。

应用解剖：YESS技术强调工作通道与椎间隙呈平行的关系，因此全面掌握目标椎间盘平面上的断层解剖，是开展YESS脊柱内镜技术的基础。

1. $T_{12}\sim L_1$椎间盘水平面的断层解剖　该平面位于双侧肾脏的上缘。腰大肌、腰方肌刚刚起始，肌腹较小。尚可以看见胸椎发出的肋骨。椎小关节对椎管覆盖小。该间隙的安全穿刺角度：从皮肤的穿刺进针点到上关节突的前缘连线，穿刺角度与双侧上关节突连线的水平线成25°~60°。该穿刺角度，可以很好地避开内脏组织器官。穿刺路径上的组织结构有皮肤、皮下脂肪组织、骶棘肌、上关节突外缘、椎间孔、椎间盘。该平面要小心肾脏和椎体前方的腹主动脉。

2. $L_{1\sim 2}$椎间盘水平面的断层解剖　该平面位于双肾盂水平。椎小关节对椎管的覆盖，没有$L_{4\sim 5}$、$L_5\sim S_1$椎间隙大。该间隙的安全穿刺角度为40°~60°，可以看见2个肋骨。穿刺路径上的组织结构有皮肤、皮下脂肪组织、骶棘肌、上关节突外侧缘、椎间孔、椎间盘。该水平面小心肾脏和椎体前方的腹主动脉、静脉。可能造成损伤的是硬膜囊和行走根、出口根和神经节。

3. $L_{2\sim 3}$椎间盘水平面的断层解剖　该平面位于双肾脏下缘，椎小关节对椎管的覆盖仍然较小。已经看不见肋骨。该间隙的安全穿刺角度为10°~60°。穿刺路径上的组织结构有皮肤、皮下脂肪组织、骶棘肌、上关节突外侧缘、椎间孔、椎间盘。可能造成损伤的是硬膜囊和行走根、出口根和神经节。

4. $L_{3\sim 4}$椎间盘水平面的断层扫描　该平面双侧肾脏已经消失。椎小关节对椎管的覆盖增大。在皮肤的穿刺进针点，该间隙的安全穿刺角度为0°~60°。穿刺路径上的组织结构有皮肤、皮下脂肪组织、骶棘肌、上关节突外侧缘、椎间孔、椎间盘。可能造成损伤的是硬膜囊和行走根、出口根和神经节。

5. $L_{4\sim 5}$椎间盘水平面的断层扫描　椎小关节对椎管的覆盖进一步增大：侧位透视下如果没有髂骨遮挡，且在不伤害腹腔脏器的条件下，穿刺角度为0°~60°。对于高髂骨，双侧连线超过了$L_{4\sim 5}$间隙平面，就遮挡了常规的YESS穿刺路径。克服的方法是：第一，穿刺点向棘突移动，避开髂骨，手术过程中通道内磨钻、椎板咬钳、变角度磨钻，切除更多的上关节突前缘；第二，穿刺点向头侧水平移动，与椎间盘形成20°左右的角度，避开髂骨的遮挡（见TESSYS的穿刺方法）。穿刺路径上的组织结构有皮肤、皮下脂肪组织、骶棘肌、上关节突前外侧缘、椎间孔、椎间盘。可能造成损伤的是硬膜囊和行走根、出口根和神经节。

6. $L_5\sim S_1$椎间盘水平面的断层扫描　椎小关节对椎管的覆盖最大。侧位透视下一定有髂骨遮挡，如果严格按照YESS的方法，穿刺角度为60°左右，将降低许多病例的成功率。克服的方法是：第一，穿刺点向棘突移动，避开髂骨，手术过程中通道内磨钻、椎板咬钳、变角度磨钻，切除更多的上关节突前缘；第二，穿刺点向头侧水平移动，与椎间盘形成20°~45°的角度，避开髂骨的遮挡（见TESSYS的穿刺方法）；第三，实施经椎板间隙入路的方法（见椎板间隙入路的方法）。对于部分低髂骨病例，$L_5\sim S_1$间隙也可从一侧完成双侧的减压。穿刺路径上的组织结构有皮肤、皮下脂肪组织、骶棘肌、上关节突外侧缘、椎间孔、椎间盘。最常造成损伤的是出口根和神经节。

二、手术操作

（一）正规的 YESS 方法

Anthony Yeung 使用 C 形臂机和脊柱外科专用手术床，方便透视机的头尾侧推动。使用 C 形臂机手术比 G 形臂机手术操作范围宽。

Anthony Yeung 对手术和透视过程中医生和相关人员的放射性防护要求严格。配备有铅眼镜、铅手套、铅背心、铅围裙，手术床上配备铅布帘，手术室装有悬挂式铅玻璃屏。

手术室配备有手术助手、麻醉师、放射科技师、台上护士、巡回护士等。药物配备：麻醉药物、止痛药物、溶核药物、造影剂、染色剂。相关抢救药物和设备（图9-1、图9-2）。

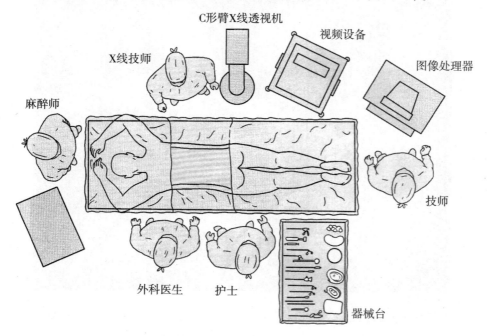

图9-1 微创手术室配置（with permission of Anthony Yeung）

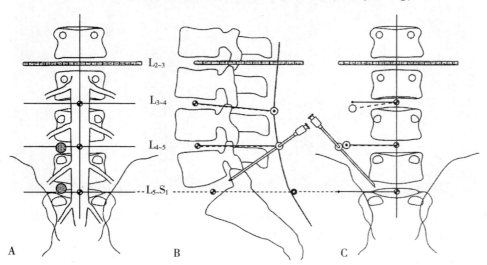

图9-2 Anthony Yeung 最初主张穿刺针进入椎间盘的进针点位于椎弓根中心的连线上。穿刺针与正中线的交叉点位于椎间盘的中心位置。2014年 COA 会议上 Yeung 也认为这个穿刺点在椎弓根内侧缘的连线上

Anthony Yeung 对透视的要求严格。按照 Ferguson 位透视方法，正位相目标间隙的椎体下缘终板和

椎体上缘的终板，要成一条直线。C形臂机射线的中心线与椎体后缘的水平线重叠，使目标间隙双侧的椎间孔重叠在一起。这样对椎间孔的穿刺，特别是多个部位脊神经背内侧支封闭的引导和监视非常有意义。

按照YESS的inside-out的理念，给学术界形成YESS技术只能够完成包容性腰椎间盘突出症的印象。事实上，随着激光、可变角度磨钻的临床应用，YESS技术可以实施椎间孔成形、椎体后下缘/椎体后上缘磨除；以上关节突前缘为支点，可以在后纵韧带前方或者后纵韧带水平摘除游离的椎间盘；钙化型、椎体后缘骨折椎间盘突出症可以成为脊柱内镜的常规手术；腰椎管狭窄症脊柱内镜治疗技术也正在逐步成熟中。

由于YESS技术工作通道与椎间隙呈平行状态，所以YESS技术是未来经皮内镜下椎间孔椎间融合技术（OLIF）、未来干细胞移植、人工髓核等技术的基础（图9-3~图9-7）。

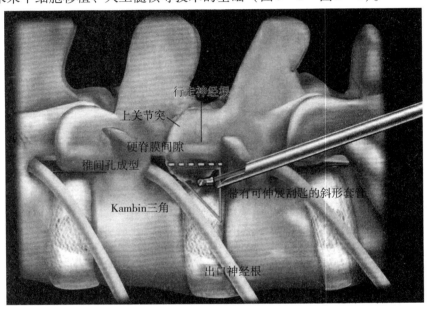

图9-3 使用可弯曲磨钻磨除上关节突前缘，扩大椎管可视角度（with permission of Anthony Yeung）

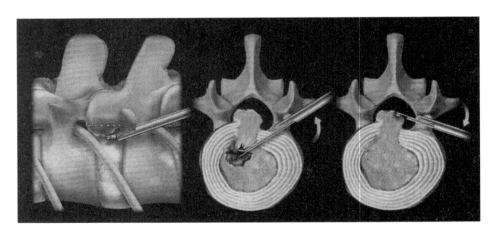

图9-4 以上关节突前缘为支点，可以在后纵韧带前方或者后纵韧带水平摘除游离的椎间盘（with permission of Anthony Yeung）

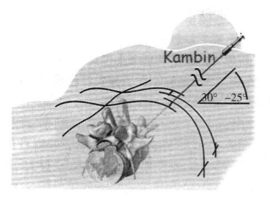
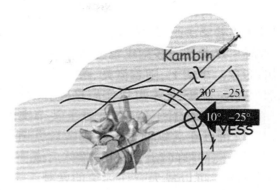

图9-5 最初的YESS方法，进针点与冠状面呈25°~30°，Yeung认为10°~25°可以提高硬膜囊和神经根的可视度

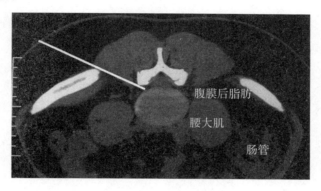

图9-6 如果有髂骨遮挡，缩小穿刺点到棘突的距离，直到避开髂骨

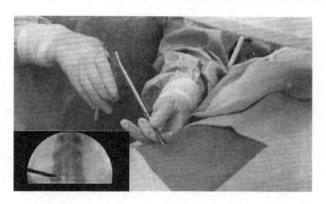

图9-7 如果有小关节遮挡，可以使用椎板咬钳

对于L_5~S_1高髂棘、远处游离的椎间盘，传统小切口、通道手术或者经椎板间隙的脊柱内镜可以取得同经椎间孔椎间盘切除术一样的成功。对于这样的突出，在传统入路有效果的情况下，不需要强调椎间孔入路。椎间孔及椎间孔外的髓核突出选择椎间孔入路是为了追求同样的效果和更小的创口。

（二）改良的YESS方法

基本方法是在YESS技术的基础上降低穿刺角度，后期综合椎板间技术、TESSYS后，在实践中形成的兼具多种方法特点的改良技术。其特点是"简"和"变"，优点是快、准、宽。缺陷是变，新学习的医生学习和掌握需要一定的时间。其理念是"面对后纵韧带边缘（face to margin of posteriorlongitudinal ligament）"，就是将工作通道的工作面放在后纵韧带边缘的技术。改良技术的应变能力对于处理复杂性和复发性腰椎间盘突出症病例有更多的优势。

改良的方法是将穿刺针进入椎间盘的进针点向内侧推移，位于椎弓根内侧缘连线上；严重突出的病例使用侧方入路的穿刺方法，并获得Anthony Yeung的首肯。根据椎间盘突出的方向，选择穿刺的方法。

1. $L_5 \sim S_1$ 间隙　由于髂骨的遮挡，从后外侧进行 L_5 椎体下缘穿刺非常困难。从2006年开始开展椎板间入路（见椎板间入路章节），克服 YESS 技术在 $L_5 \sim S_1$ 间隙后外侧入路比较困难的不足。经椎板间的方法约占本组病例的15%左右。改良 YESS 技术，要求脊柱内镜医生掌握各种脊柱内镜的技术，以便在临床中可以微创方法处理常见的大多数的腰椎退行性疾病（图9-8～图9-17）。

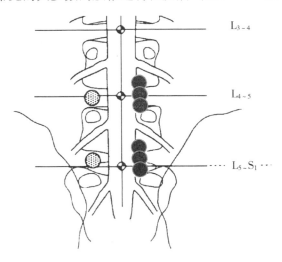

图9-8　改良 YESS 穿刺进入椎间盘的靶点，红色的区域

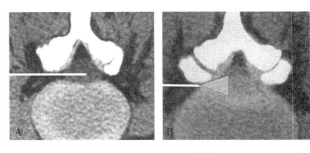

图9-9　A. 正常椎间盘水平穿刺非常危险；B. 严重突出的水平穿刺比较安全、疗效有把握

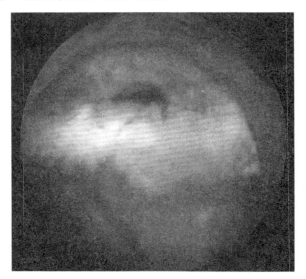

图9-10　工作面正对后纵韧带，看见硬膜囊神经根周围的脂肪、后纵韧带、椎间盘的三层结构

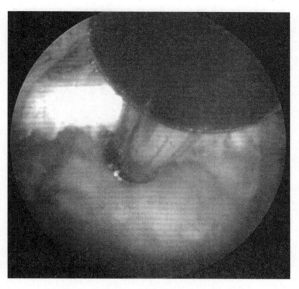

图 9-11 首先不破坏后纵韧带在保护好神经的情况下摘除椎间盘，盘内操作安全不出血

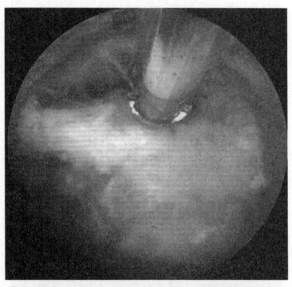

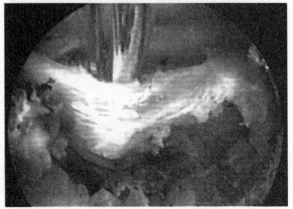

图 9-12 完成韧带下操作后，检查韧带的完整性、根据突出的性质决定是否切除韧带

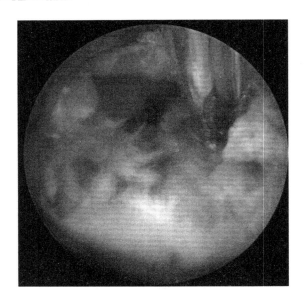

图 9-13 切除韧带后寻找游离的椎间盘

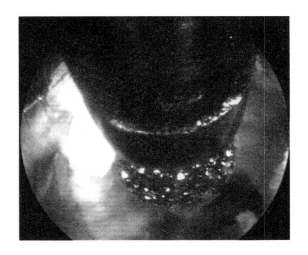

图 9-14 内镜下用可弯曲磨钻磨除上关节突前缘

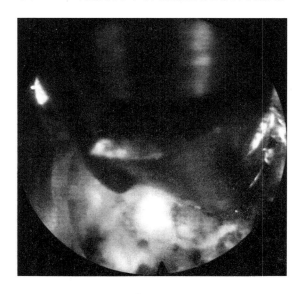

图 9-15 磨除上位椎体下缘

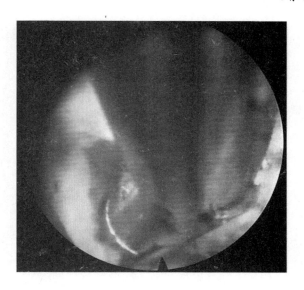

图 9-16 磨除下位椎体上缘

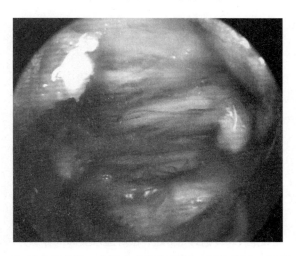

图 9-17 切断后纵韧带、磨除上位椎体下缘、下位椎体上缘后，最后达到的减压范围和效果。可以看见同侧的神经根、硬膜囊、对侧神经根的腹侧。TESSYS 减压的方法看见的是行走根外侧

2. $L_{4\sim 5}$ 间隙　即使有髂骨遮挡，也不是非常严重的，都可以在向头侧倾斜 20°以内完成穿刺。$L_5\sim S_1$ 间隙，都有髂骨遮挡。如果向头侧倾斜在 30°以内，都可以按照 YESS 的方法完成手术过程。如果向头侧倾斜超过了 30°，就需要考虑按照 YESS 的方法切除小关节前缘，或者 TESSYS 的方法进行后外侧入路磨除小关节操作，或者从椎板间隙入路。在几种方法都无法完成的情况下，还可以按照髂骨上开洞的方法或者小开窗、通道的方法完成 $L_5\sim S_1$ 椎间盘摘除。本组病例没有髂骨开洞的病例（图 9-18～图 9-21）。

3. 对于髂嵴比较高的 $L_{4\sim 5}$ 和髂嵴比较低的 $L_5\sim S_1$ 间隙　侧位透视无法做到与椎间隙水平线平行的穿刺时，可以向头侧倾斜一定角度，在不咬除和（或）磨除咬除部分椎小关节后，工作通道进入椎间隙。由于上下椎体终板的挤压，通道与椎间隙水平线可以缩小，仍然可以按照 YESS 技术完成既定手术目标（图 9-22）。

改良 YESS 技术继承了 YESS 技术 inside-out 的核心技术。不拘泥于穿刺针一定与椎间隙平行的原则，在正位上容许向头侧 30°的倾斜，侧位上容许 55°的倾斜。如果大于这个角度就需要做小关节成形，或者改变手术的入路方法，比如椎板间隙入路的方法，否则影响手术疗效。这样做的结果是极大地降低了透视的次数、增加了患者手术过程中的舒适度。

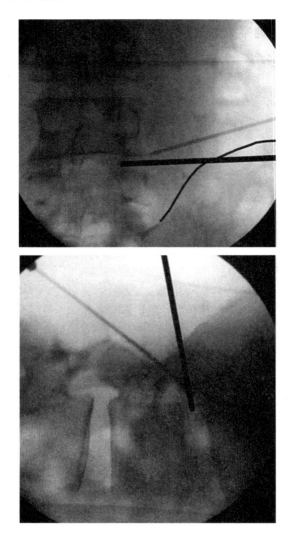

图9-18 粗线是YESS的理论方法，细针显示实际的穿刺方法，与椎间盘水平面呈20°左右。然后按照YESS的inside out原则进行手术

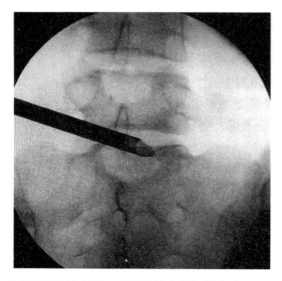

图9-19 由于穿刺比较水平，对于髂骨比较低的患者即使$L_5 \sim S_1$也可以从一侧完成对侧椎间盘的摘除，而不需要双侧入路。$L_{4\sim5}$间隙从一侧完成双侧减压就更加简单

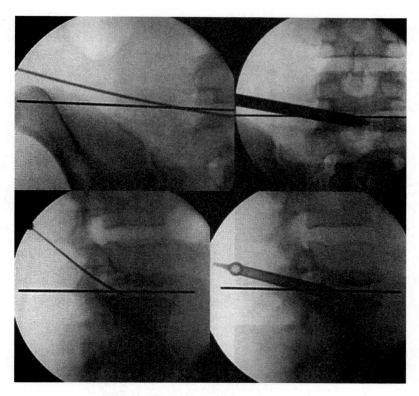

图9-20 $L_5 \sim S_1$ 间隙椎间盘突出，髂骨比较低，正位透视穿刺针头侧倾斜 10°。置入工作通道后头侧倾斜8°。侧位透视穿刺针头侧倾斜40°。置入工作通道后头侧倾斜17°。工作面可以位于椎间隙的后1/4，完成手术操作

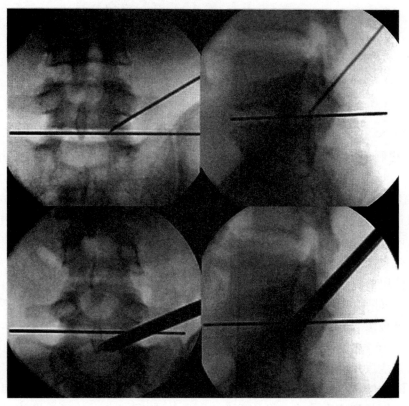

图9-21 $L_5 \sim S_1$ 间隙椎间盘突出，髂骨比较高，正位透视穿刺针头侧倾斜32°。置入工作通道后头侧倾斜21°。侧位透视穿刺针头侧倾斜55°。置入工作通道后头侧倾斜48°。工作面在椎管内不（也无法）进入椎间隙内，完成手术操作

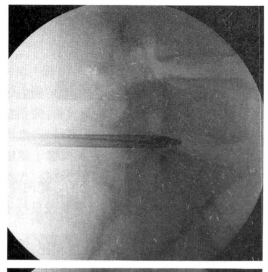

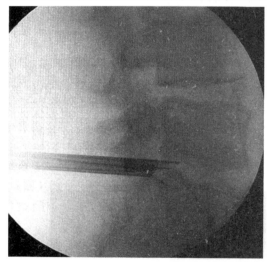

图 9-22 对于髂嵴较高的患者，可以从椎板间隙进入 $L_5 \sim S_1$ 间隙

(三) 改良 YESS 技术的操作步骤

1. 体位　排除腰骶部后凸角度的俯卧位。可以折叠手术床，或者使用可以透过 X 线平面手术床均可。

2. 透视　没有特殊情况下，只进行正位透视，当然这需要几十例上百例的经验积累。最少的透视次数是 2 次，一般透视的次数控制在 6 次以内，要求训练有素放射技师的配合。从透视的次数上，可以显示医生掌握该技术的水平和能力。由于透视过程具有辐射性，即使辐射剂量非常小，对于开展该手术的医生每年接受的辐射量也是有限制的。

Ahn 报道：不使用铅围裙，一名医生 1 年可以做 291 例 PELD 手术。报告中他们手术的平均时间是 49.8 分钟，透视的时间平均 2.5 分钟。按照每次透视 0.6 秒的时长计算，他的每次手术透视要达到 225 次曝光。而以椎间孔成形为特点的技术 100 次左右的透视是经常的事情。按照一些学者的方法 4~10 次透视计算，仅仅 2.4~6 秒的曝光时间，加上要求透视时要求手术相关人员站在透视机 2 米以外的铅屏后，放射性辐射对医生手术数量的限制完全被克服，显示了改良技术的特点和优点。

3. 麻醉　使用 1% 的利多卡因，仅仅麻醉痛觉神经，不影响运动神经。手术中患者痛觉消失，运动功能正常，可以配合医生完成手术的过程；酗酒的患者，1% 利多卡因镇痛效果差。在进入椎间盘的麻醉路径上可以使用 2% 利多卡因 +75mg 罗哌卡因进行封闭。上关节突前缘和椎管内仅仅使用 1% 的利多卡因，否则容易导致患者足屈伸无力，影响手术进程判断。

4. "简""变"的穿刺技术　改良技术穿刺角度不僵化，根据每个患者的解剖特点，不同病理改变使用不同的穿刺角度。在 CT 和 MRI 水平扫描的影像学上确定穿刺的角度后,根据影像学上面的标尺测量棘突距离皮肤进针点的距离,然后进行实际操作。穿刺首先触碰的是小关节侧面,逐渐增大穿刺角度,进入椎小关节前缘的靶点。引导工作导管在不磨除骨质条件下,可直接使工作面到达硬膜囊和椎体后缘之间的后纵韧带。倾斜角度较大、椎管狭窄的患者也可在多级套管外、工作套管内或内镜下完成椎间孔成形术。把握住改良技术的"简""变"原则,根据内脏的位置,变化穿刺针的角度。工作通道与椎间隙的角度需要随时调整,工作面的角度也是要变化的。靶向穿刺、重视医生的手感和患者感觉的反馈是改良技术的核心部分。

患者的安全性和穿刺的快捷度相比,手术安全是第一位的,穿刺的快捷是第二位的。计划实施侧方穿刺时要仔细分析术前 CT。如果是消瘦等特殊的患者,俯卧位时让患者呼吸,透视下观察肠管积气的移动轨迹。一般来说年轻、消瘦、女性患者要密切关注肠管的位置,北方人、中年男性、肥胖者患者肠管位置相对安全。一定要保证肠管积气在椎体后缘连线的前方,否则放弃侧方入路改为后外侧入路。

5. "简""变"的手术过程 按照"面对后纵韧带边缘"的工作通道放置原则,结合患者的术中感觉反馈,首先将工作通道置放于后纵韧带腹侧、椎间盘内,摘除后纵韧带前方的椎间盘。如果突出物属于游离型突出,退出工作通道到后纵韧带的侧方,髓核咬钳等工具咬断后纵韧带摘除向后方游离、向上游离、向下游离的椎间盘和纤维环碎片。在镜下环钻、通道内环钻、变角度磨钻的辅助下可以完成椎间盘突出钙化的病例、椎管狭窄的病例。

不同的年龄阶段取出的椎间盘组织也不相同。年轻患者的突出变性椎间盘组织多呈胶冻样,摘除的量比较少。有的情况下,仅仅直视下射频消融即可。中年患者的突出变性椎间盘组织多呈成熟较大的块状,可以摘除整块或多个大块的椎间盘组织。老年患者的突出变性椎间盘组织多为退变、碎裂的组织,碎块不大、量多,最多可以接近 10mL 体积。

(四) 改良 YESS 方法的缺点和补救方法

按照改良穿刺的方法手术,不进行椎间孔成形。穿刺过程中疼痛发生的程度降低,患者对手术过程的耐受程度提高。穿刺角度缩小后,带来的风险是椎体外腹腔脏器比如肠管等脏器的损伤;椎管内比如硬膜囊、神经根的损伤。Anthonv Yeung 报道 5 000 例病例发生了 1 例肠管损伤,5 例硬膜囊破裂。张西峰报道 1 880 例病例没有发生肠管损伤,发生了 7 例硬膜囊损伤。没有发生肠管损伤,与仔细阅读判断每例患者的 CT 平扫有关系。发生硬膜囊损伤比例较高的原因,与操作过快、不是每例都是直视下操作相关。

避免的方法:在穿刺和放置扩张棒的过程中,密切观察患者的反应。如果患者反馈有放射性疼痛。即停止进一步置入扩张棒,将工作通道建立在椎间孔外侧,直视下逐渐进入后纵韧带下方、椎间盘内。

补救的方法:一旦发现硬膜囊破裂,如果椎间盘摘除工作尚未完成,一定想方设法完成手术过程避免后续的医疗纠纷。可小心转动工作套筒,让套筒的舌头部分挡住马尾神经,仔细找寻游离的椎间盘碎片并摘除。预防的方法是穿刺时,患者反馈根性疼痛,要考虑变换穿刺的进针点向棘突靠近。对于担心硬膜囊破裂的病例,将工作通道置放于椎间孔不置入椎管中央。对于无法确定能否损伤硬膜囊的病例,不使用非镜下髓核钳摘除的方法,不做向硬膜囊方向的操作。

(五) 适应证的选择

腰椎退行性疾病非常复杂,按照脊柱内镜操作的难度进行如下的分类操作:

1. $L_{4\sim5}$ 椎间盘突出症 保守治疗无效的 $L_{4\sim5}$ 椎间盘原间隙的突出是脊柱内镜最常见的类型,该类型也是初学者首先要求掌握的脊柱内镜技术。张西峰报道病例中 $L_{4\sim5}$ 间隙突出占到全部病例的 53%(图 9-23)。

2. 特殊类型腰椎间盘突出症的摘除 对于游离的腰椎间盘突出,不可以中规中矩地使用 YESS 方法,穿刺时即要按照靶点穿刺的方法开始。术中摆动工作通道,在变角度磨钻、激光等设备辅助下,完成游离病例的摘除术。对于远处游离的病例,不可进行椎间盘穿刺。要对椎管内游离的髓核进行靶点穿刺,建立工作通道,完成手术(图 9-24~图 9-30)。

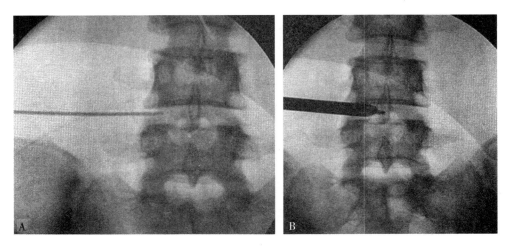

图 9-23 A. 穿刺路径与椎间隙水平,进入椎间盘的位置在椎弓根内侧连线;B. 工作面可以看见后纵韧带的上下缘

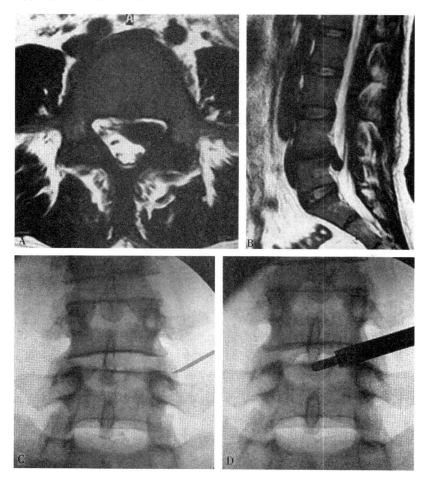

图 9-24 A、B. $L_{4\sim5}$ 椎间盘突出游离;C. 术前显示椎间隙不水平;D. 手术结束时髓核钳的位置,可以看见椎间隙已经变水平

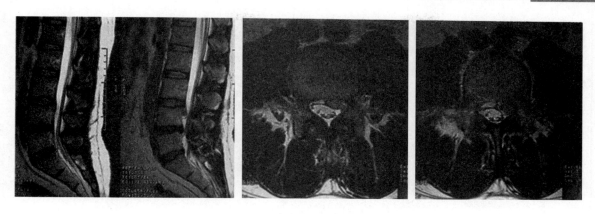

图 9-25　$L_{2~4}$ 椎间盘突出向下方游离

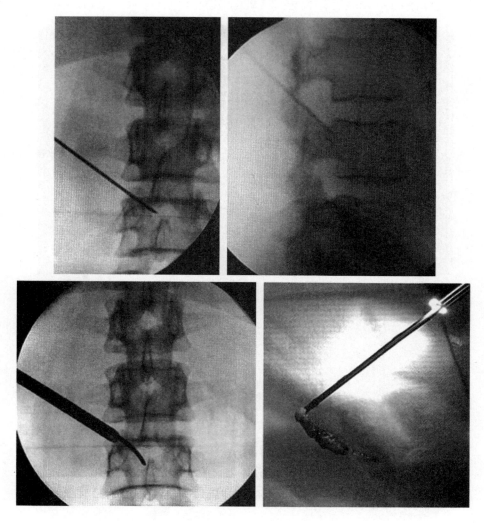

图 9-26　穿刺不是进入到椎间隙，而是进入到椎管直接摘除游离的髓核

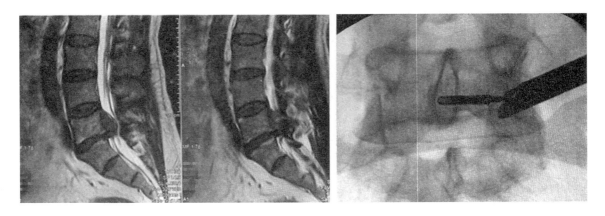

图 9-27 LDH 先后三次使用臭氧治疗后复发，使用后内侧入路摘除

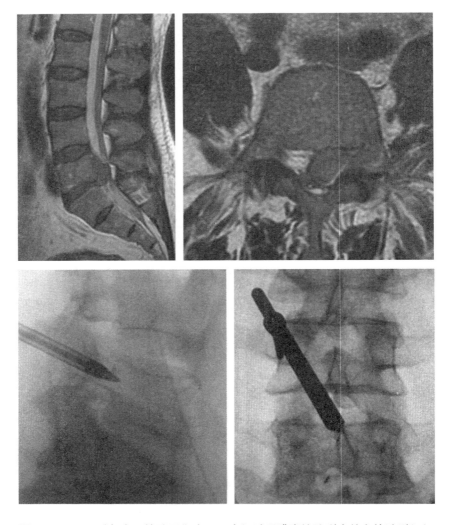

图 9-28 3 天后复查，摘除不彻底。二次经过硬膜囊摘除剩余的多块碎裂组织

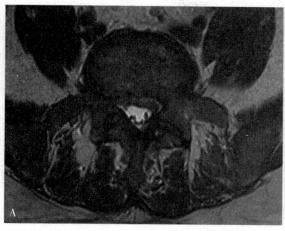 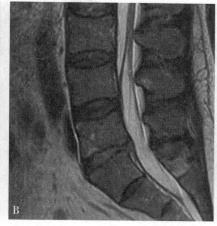

图 9-29 术后 1 个月随访
A. 冠状位 MRI；B. 矢状位 MRI

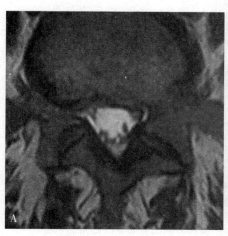 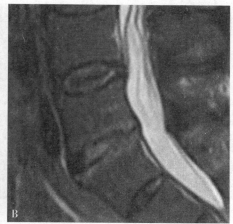

图 9-30 术后 3 个月随访
A. 冠状位 MRI；B. 矢状位 MRI

3. **钙化型腰椎间盘突出症** 该型腰椎间盘突出症是介入和内镜治疗困难的病例，但是随着外科辅助手段的提高，可以重新审视该型的病理机制和治疗方法。一般来说钙化型腰椎间盘突出症患者病史应该比较长，症状和体征比较轻。如果症状重，出现症状时间比较短，说明一定是在钙化基础上，发生和合并了软性的突出。在激光、变角度磨钻的辅助下，钙化和椎体后缘骨赘病例都是脊柱内镜的手术适应证范围（图 9-31~图 9-36）。

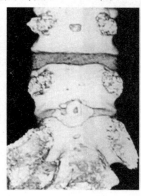 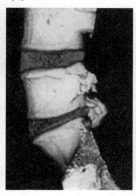 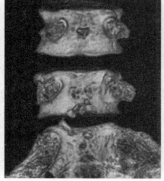 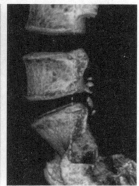

图 9-31 巨大椎间盘突出钙化，术后压迫的症状完全消失

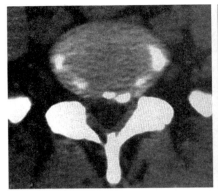
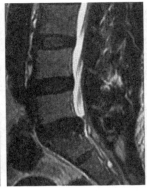
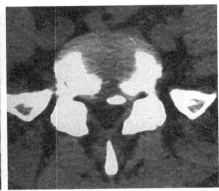

图 9-32 $L_5 \sim S_1$ 椎间盘突出钙化

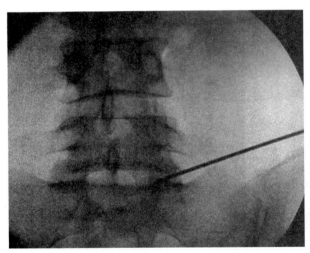
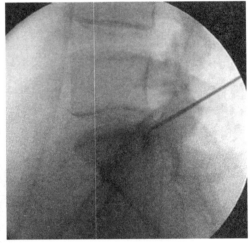

图 9-33 $L_5 \sim S_1$ 椎间盘突出按照 SED 靶点穿刺的方法直达突出的部位

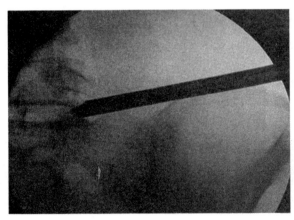
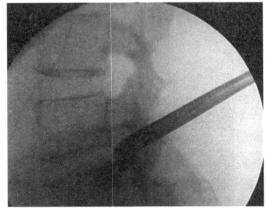

图 9-34 工作通道与椎间隙的角度变小，符合 YESS 的基本原则

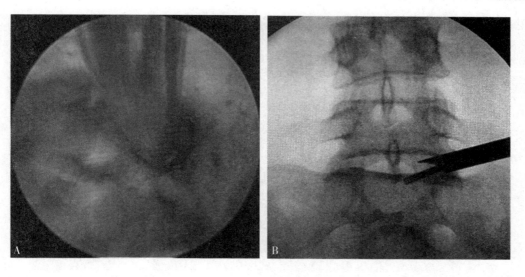

图9-35 A. 双极射频感知后纵韧带后缘；B. 摘除后纵韧带后髓核钳可以顺利通过下位椎体后缘

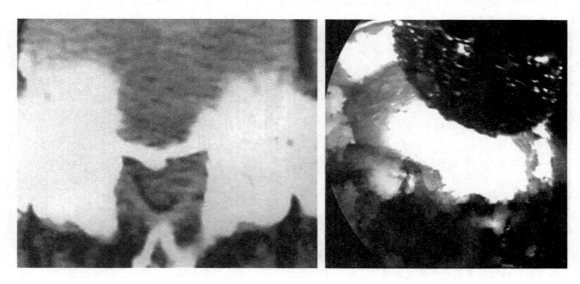

图9-36 直视下可以轻易磨除有钙化骨赘的椎体后缘，然后摘除椎间盘

4. 腰椎管狭窄症　YESS技术对于椎间盘源性的腰椎管狭窄症有较好的治疗效果。虽然YESS技术最初只适合椎间盘突出症，随着对内镜应用的熟悉程度不断增加，也可以扩展到继发性的腰椎管狭窄症。如上文所述，脊柱内镜可以切除椎体后缘的纤维环，进入椎间盘和椎管，摘除脱出的纤维环和髓核。在腰椎管狭窄症时，目前也可以切除或者磨除增生的上关节突前缘、黄韧带、上位椎体的下缘、下位椎体的上缘、后纵韧带、增生肥厚的纤维环、退变的髓核组织（图9-37、图9-38）。

5. 复发性腰椎间盘突出症的内镜翻修

（1）概述：脊柱内镜多采用后外侧入路的方法，避免了传统手术从原来瘢痕中进入椎管的困难。因此，内镜治疗复发性腰椎间盘突出症具有很大的安全性和优越性。即使原来做了多次传统手术，正中区域充满了瘢痕，其椎间孔区域还是属于生理解剖范围，内镜进入不会发生困难。本节加以详细叙述。

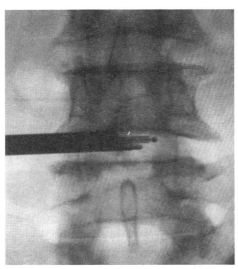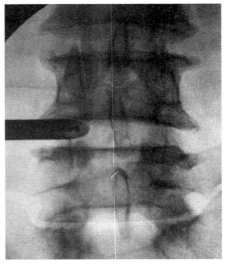

图9-37 从对侧小关节内侧缘开始椎管前缘减压,一直退回到同侧小关节前缘

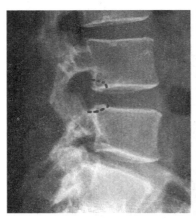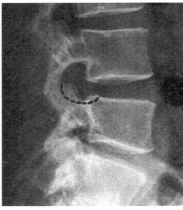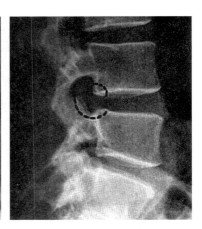

图9-38 不同的病理改变需要磨除的部位不同,比如椎体后缘骨赘需要磨除上位椎体下缘或者下位椎体上缘;椎管狭窄需要磨除上位椎体下缘、下位椎体上缘、椎小关节前缘、黄韧带、后纵韧带

(2)病因:人体腰椎的退行性变,不会因做过腰椎手术而停滞,因此腰椎间盘远期复发与人腰椎的继续退行性变有关系。腰椎间盘突出症术后复发与初次手术是否切干净椎间盘没有肯定的联系。所谓复发,是指术后6个月以后同一节段发生腰椎间盘突出症,并且影像学与临床症状相符合。但有资料显示,腰椎间盘突出症再手术患者中多数发生在术后半年时间内。

对于脊柱内镜术后是否需要再次内镜手术的判断,存在不同的意见。有学者的意见是,如果术后短期比如3天再次发生了严重的坐骨神经痛,只要没有超过术前的疼痛,可以考虑为围术期的组织出血、水肿导致"反跳痛"给予对症治疗。术后早期MRI常常得不到满意的结果,原因是手术后组织水肿、无菌性炎症,干扰了影像的清晰度。除非大量的积液,MRI诊断才有积极意义。要告诉患者多关注临床症状而影像学表现为辅的原则。如果疼痛缓解半年以上再次发生了坐骨神经痛,可以描述为腰椎间盘突出症术后复发。腰椎间盘突出症术后再手术的主要原因有:①术中椎间盘组织残留:学习的早期阶段,术前病变部位定位不准确,穿刺不准确,入路方式选择不当,都可以导致减压不充分。对于椎间孔镜技术经验缺乏的医生,游离型、中央型、脱出型、椎间孔外型椎间盘突出都可以导致减压不充分,导致神经症状缓解不彻底,可能导致再手术的发生;②椎间隙内的椎间盘短期再突出:椎间盘摘除多少合适?一般认为摘除掉压迫神经的突出椎间盘即可。如果摘除过多,术后容易造成患者短期腰痛、远期椎间隙塌陷、腰椎不稳。但是如果摘除过于保守,容易造成短期再突出。这是临床见到的短期复发的原因之一,甚至术后很短时间内即可发生再突出。手术中医生掌握摘除的干净程度非常重要,期望降低再手术率是合理的,期望消除再手术率是不科学的;③适应证选择不当:对于腰椎间盘突出症合并椎管狭窄、椎体滑脱、椎体失稳的患者，务必慎重选择手术方式。盲目追求微创，技术上无法完成预定手术计划，会影响了手术疗效，也是腰椎间盘突出症术后再次手术的原因：张西峰等在开展工作的前100例病例中，有5例短期即进行了小开窗翻修手术。主要是与技术不成熟、适应证选择不当有关；④术后椎间盘组织再次突出：现阶段内任何脊柱手术都无法阻止椎体退行性改变，所以腰椎间盘突出症复发理论上是无法避免的。椎间盘突出压迫神经根多数需要一段漫长的时间，再次突出的发生率并不高。有学者见过显微内镜下椎间盘摘除术（MED）后复发最长时间为14年。脊柱内镜（PELD）术后复发最长时间7年半。

（3）腰椎间盘突出症再手术率：由于手术医生的学习方式与临床经验不同、治疗患者的手术方式、手术的入路选择都不相同等因素，患者下腰痛术后复发再手术率也不相同，文献统计发生率在2.5%~18%。有学者应用脊柱内镜技术治疗1 880例中，再手术42例（2.23%），其中前100例患者的再手术率高达6%，随着手术临床经验的丰富，术后100例再手术率可以降到2%以下。

在韩国的一项全国性调查研究中显示。18 590例下腰痛手术患者中，13.9%（2 758例）的患者经历了第二次手术，其中传统开放融合手术（后路椎弓根螺钉内固定植骨融合术）的再手术率为11.7%，后路椎板切除间接减压术的再手术率为18.6%，传统开放单纯椎间盘摘除术的再手术率为13.7%，脊柱内镜下椎间盘摘除的再手术率为12.4%，介入射频消融术后的再手术率为14.7%。全部再手术患者中，29.8%（768例）的患者是在术后1个月内经历了二次手术的。可见无论任何手术后，再次手术是非常普遍的事情。

（4）治疗原则：腰椎间盘突出症患者如果能够耐受术后症状，VAS评分在4~5分以下，患者生活、工作不受太大影响，可以首先选择保守治疗的方法，短期观察临床症状的发展方向。如果症状无法忍受，VAS评分在6分以上，严重影响生活、工作，可以考虑进一步外科治疗。这是外科手术阶梯治疗的原则和理念，先保守治疗再选择微创手术或者开放手术。当然，不同的患者对疼痛的耐受程度不同，工作的性质、个人的性格都是影响手术疗效的因素。关于手术方式的选择要把握以下几个关键点。①选择医生最擅长的手术方式：微创技术具有很多的优势，但由于学习难度大，掌握技术需要经历较长的时间。而椎间孔镜技术是微创技术中最难的部分之一。所以，在治疗复发性腰椎间盘突出症时，建议医生选择自己最擅长的手术方式；②椎板间隙入路：如果初次手术是椎间孔入路，再次手术可以避开手术瘢痕而采用椎板间入路。注意再手术时神经根损伤、马尾神经损伤、硬脊膜损伤的风险增加。如果骨窗不大，椎板间隙入路建立工作通道过程中很容易引发并发症。如果无法到达手术的靶点，可以选择传统手术；③椎间孔入路：若初次手术是传统手术，椎间孔入路是最佳选择。局部麻醉下手术更安全，可以避免前次手术后路的瘢痕组织，降低了硬脊膜撕裂，神经根损伤的风险；④融合技术的选择：融合技术是复发的椎间盘突出症的最终手术。只有在不可能再做微创翻修，甚至不能做人工腰椎间盘置换等非融合技术的情况下才能实施。由于患者病程长、病情复杂，所以常合并焦虑症。我们不能有单纯手术观点，要综合治疗患者。

（5）手术操作和技巧：具体操作方法参考改良YESS操作和技巧。

（6）经皮脊柱内镜下椎间孔入路在翻修其他脊柱手术中的应用：经皮脊柱内镜下椎间孔入路手术可以辅助翻修治疗多种脊柱术后椎间盘突出症复发，比如脊柱椎体内固定手术后相邻节段椎间盘突出（图9-39）、滑脱手术后遗留小骨块（图9-40），TLIF手术后出现了对侧神经症状（图9-41）、各种脊柱手术后形成小关节囊肿（图9-42）、非融合手术后椎间盘突出复发（图9-43）、MED术后椎间盘突出复发（图9-44）。

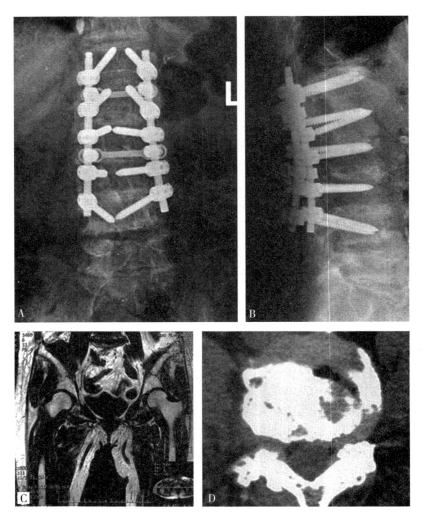

图 9-39 脊柱椎体内固定手术后相邻节段椎间盘突出

A. 腰椎内固定融合术后正位片；B. 腰椎内固定融合术后侧位片；C. 双下肢冠状面 MRI 显示股骨头无异常；D. CT 不极外侧椎间盘突出

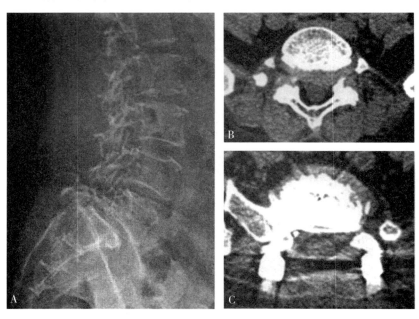

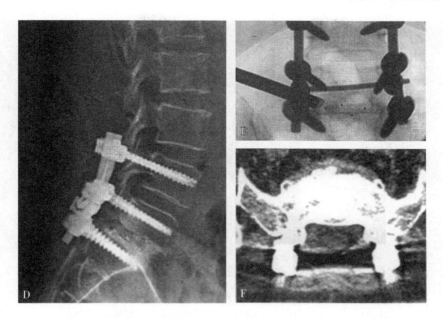

图9-40　经皮脊柱内镜下椎间孔入路辅助翻修滑脱手术后遗留小骨块

A. 滑脱患者手术前X线矢状位；B. 滑脱患者手术前X线水平位；C. 手术后X线水平位显示残留骨块；D. 手术后X线侧位片；E. 脊柱内镜经椎间孔入路翻修去除残留骨块；F. 翻修术后复查显示残留骨块消失

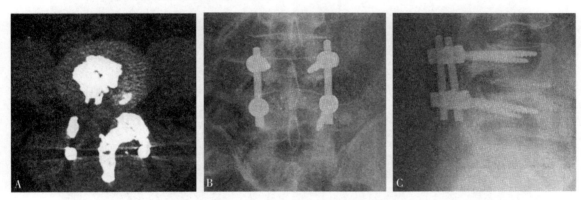

图9-41　TLIF手术后出现了对侧神经症状

A. TLIF手术后CT影像；B. TLIF手术后正位X线影像；C. TLIF手术后侧位X线影像

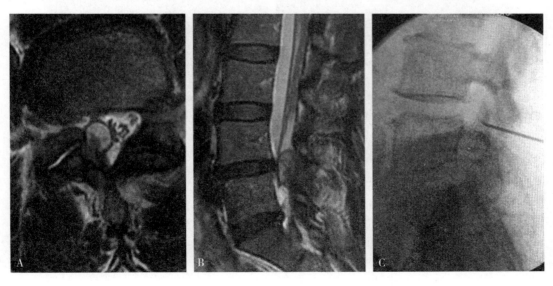

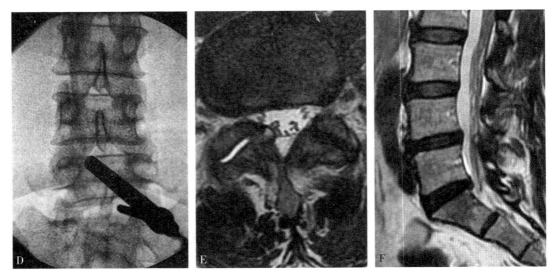

图 9-42 原发性椎小关节囊肿

A. 囊肿水平位；B. 囊肿矢状位；C、D. 经皮脊柱内镜下椎板间隙入路囊肿切除术；E、F. 术后 1 年复查

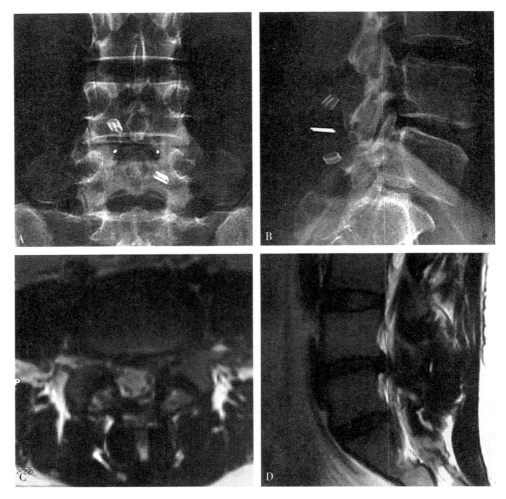

图 9-43 非融合手术后椎间盘突出复发

A. 非融合手术后 X 线前后位；B. 非融合手术后 X 线矢状位；C. 非融合手术后 MRI 水平位；D. 非融合手术后 MRI 矢状位

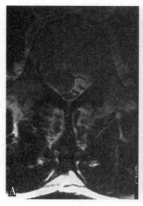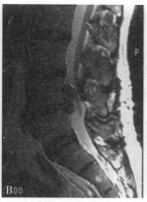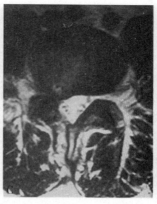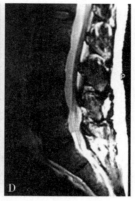

图 9-44　脊柱内镜椎间孔入路翻修 MED 术后椎间盘突出复发

A. MED 手术后 MRI 水平位；B. MED 手术后 MRI 矢状位；C. 脊柱内镜翻修手术后 MRI 水平位；D. 脊柱内镜翻修手术后 MRI 矢状位

三、注意事项

围术期处理：首先术前要取得患者的理解与支持，进入手术室后，患者俯卧位于可透视的手术台上，全程由 C 形臂机监视下完成手术操作。术前半小时可以给予咪达唑仑和芬太尼镇静，缓解患者不同程度的疼痛及紧张情绪。术中患者必须保持神志清晰，可与术者交流术中体验，以防神经损伤。

术毕应询问患者下肢疼痛缓解程度，行直腿抬高试验观察改善程度，经工作套管向手术区域注入甾体药物后撤出工作套管。术后即刻于腰围保护下下床活动，一般主张患者多卧床休息。可酌情使用止痛消肿类药物及抗焦虑药物。术后 3~6 个月内避免重体力劳动或剧烈体育运动。

（李泞杞）

第二节　TESSYS 技术

一、概述

TESSYS 技术是自后外侧的方向通过椎间孔进行穿刺，直接进入椎管进行游离椎间盘摘除，然后再进入椎间盘行残余髓核摘除的技术。该技术中透视多，操作较为复杂，需使用不同直径的环锯或磨钻，逐级去除部分上关节突前缘，扩大椎间孔，从而进入椎间隙进行操作。此技术具有操作远离出口根及背根神经节等优点，但易损伤椎管内血管、硬膜及神经根。对于椎间孔狭窄、巨大突出型及脱出游离型有较好的疗效。

1. 适应证　包括腰椎间盘突出症、椎间孔型及侧隐窝型腰椎管狭窄症。

相对适应证包括：腰椎失稳症、感染病灶部分清除和活检术，另外还包括少数本来应该接受开放手术，但因各种原因无法耐受的患者。如果结合其他技术形成所谓"组合微创技术"则适应证还可有望扩大。

2. 禁忌证　包括脊柱滑脱、脊柱肿瘤切除和脊柱感染病灶清除术，$T_{5~6}$ 以上的胸椎疾病；胸椎黄韧带钙化。

二、手术操作

（一）手术准备

1. 患者准备　椎间孔镜手术采用局部浸润麻醉，不需要术前限制食、水摄入。患者在手术过程中需配合侧卧位，髂腰部需垫起一圆柱状体位垫，使髂嵴向下移位、增大椎间孔，利于穿刺定位，可在术前对患者行体位训练。

2. 手术所需人员配备 手术医生、器械护士、巡回护士、监察患者术中情况的医师、C形臂机技师等。

3. 手术器械与设备准备 手术专用穿刺针、软组织扩张工具、椎间孔扩大工具、工作套筒、内镜、镜下各类髓核钳、镜下磨钻、镜下骨刀骨凿等，还需配合使用冷光源机、视频信号采集及播放系统、双极射频系统、X线透视系统，镜下无菌液态环境冲洗、吸引系统等。

4. 术中器械、设备的摆放 配合椎间孔镜手术的X线、镜下显像系统、光源系统、射频系统均摆放于术者对侧，增大手术操作空间；术者和器械护士位于患者后侧，器械台置于器械护士右侧，便于及时配合术者进行手术操作；镜下无菌液态环境冲洗、吸引系统位于术者左侧，以便配合术者镜下操作需要随时调整（图9-45）。

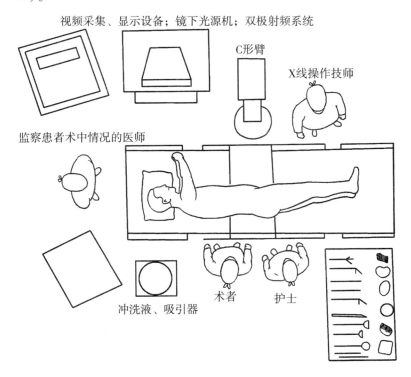

图9-45 手术室人员和器械放置示意图

（二）操作步骤

1. 体位 患者取侧卧位，患侧在上，髂腰部网柱形体位垫垫高，常规消毒、铺巾。

2. 麻醉 局部麻醉，穿刺部位逐层浸润麻醉，分三层完成，分别为：皮肤皮下、深筋膜和上关节突及周围，患者无异常感觉后开始手术，必要时增加椎间孔硬膜外麻醉。

3. 诱发试验与椎间孔阻滞试验 对于多节段退变的患者，术前依靠影像学与体征无法准确定位责任椎间盘节段，术前以腰痛症状为主的患者可行椎间盘诱发实验还原或增加其不适。对于下肢放射性症状较重的患者，于椎间孔内注射1%利多卡因约3mL，患者术前症状明显缓解，明确病变责任节段。

4. 穿刺定位 在C形臂机透视下确定病变椎间隙的体表投影，并作标记，取$L_{4\sim5}$椎间盘水平线上、脊柱后正中线旁开11cm为进针点。穿刺针穿刺方向在侧位为：上关节突与下位椎体后上缘的连线范围，正位像显示针尖在上关节突外缘，穿刺定位针取与躯干矢状面30°，与水平位成30°（图9-46）。

5. 软组织扩张、椎间孔扩大 根据需要调整，置换导丝后，用尖刀切开皮肤皮下组织约8mm，沿导丝置入定位器，沿着上关节突腹侧缘锤击进入椎间孔（图9-47）。

正位示针尖达到后正中线，侧位示针尖到达椎体后缘连线，置换导丝，依次用4、6、8、9mm骨钻扩大椎间孔（图9-48）。

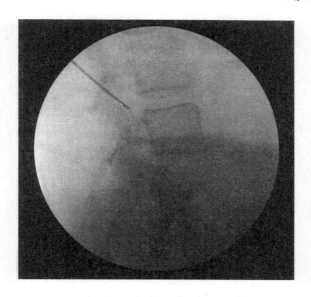

图 9-46 侧位像穿刺针穿刺方向

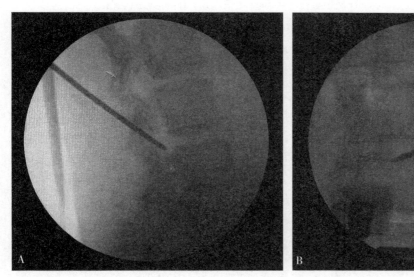

图 9-47 定位器位置
A. 侧位像定位器位置；B. 正位像定位器位置

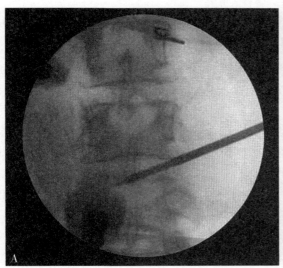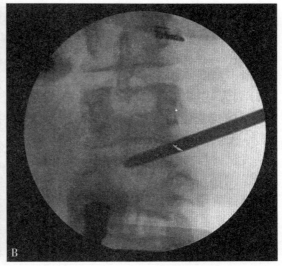

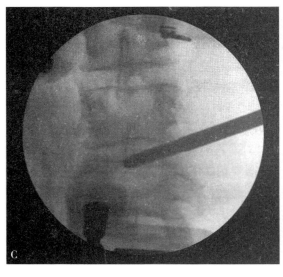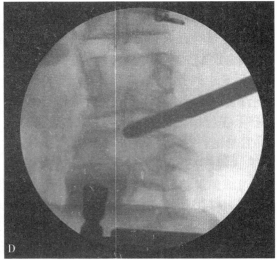

图9-48 磨钻逐级扩大椎间孔

A. 4mm磨钻扩孔；B. 6mm磨钻扩孔；C. 7mm磨钻扩孔；D. 8mm磨钻扩孔

6. 建立工作通道 建立工作通道，置入工作套筒（图9-49）。

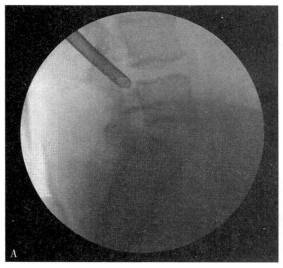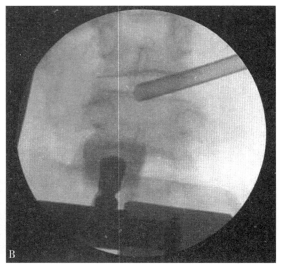

图9-49 工作套管置入位置

A. 侧位像工作套管置入位置；B. 正位像工作套管置入位置

7. 脊柱内镜置入 经工作通道置入6.3mm内镜，打开入水口和出水口连续冲洗创面。

8. 椎间孔成形 根据术前影像学判断上关节突需要切除的范围，如果切除范围不够，可以使用动力磨钻沿黄韧带表面磨除上关节突的腹侧增生部分以扩大侧隐窝。向尾端打磨到椎弓根上缘（图9-50）。

9. 黄韧带成形 经过冲洗可见到上关节突的被磨削部分，清理骨碎片。随后可见黄韧带组织，黄韧带显露的多少取决于扩孔的大小。切除黄韧带在椎间盘的附着部分，修整残余部分以方便显露行走神经根，术中不可过多切除黄韧带，以免失去其对神经根的保护作用，故此对黄韧带重在成形修整（图9-51）。

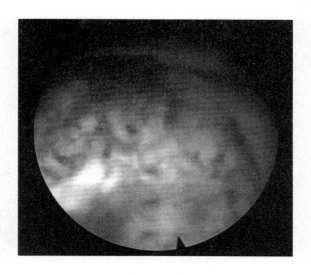

图9-50 为被打磨修整的关节突骨面

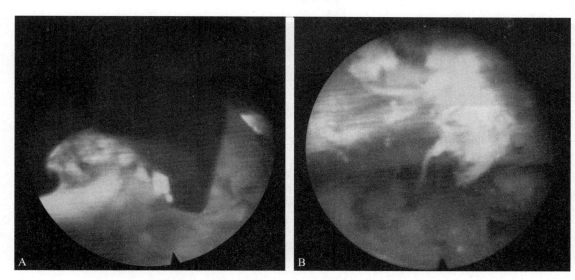

图9-51 发现黄韧带并清理黄韧带周围的扩孔过程中产生的骨碎片及软组织碎片
A. 黄韧带切除；B. 清理扩孔过程中黄韧带周围产生的骨碎片及软组织碎片

10. 纤维环成形　镜下显露神经根必然要先清理神经根周围阻碍视线的组织，包括突出的髓核组织纤维环等。年轻的或病程短的患者椎间盘的纤维环增生不明显，只要摘除椎间盘突出物即可，但更多的患者由于病程长，纤维环已经明显增生凸起，对行走神经根造成了影响，因此对纤维环的处理势在必行，以椎体后缘为标准切除增生的纤维环显露神经根，向中线清理直到显露后纵韧带，向头尾端显露椎间盘上下缘，至此方可能显露部分神经根（图9-52）。

11. 椎间盘摘除　对纤维环清理后可见突出的髓核组织，用髓核钳摘除。在这里要分别对待不同的病例，有的患者可以有明确的突出物，摘除即可，而有的患者突出物包裹在纤维环内，更有的患者突出物已经引起了明显的硬化或钙化，因此往往处理纤维环时需要同时与椎间盘髓核摘除同步进行。两者互相粘连需要仔细辨别以免遗漏（图9-53）。

12. 后纵韧带成形　显露后纵韧带后可见后纵韧带位于硬膜囊下，与凸起的椎间盘粘连并向两侧增生，部分硬化甚至钙化。所谓后纵韧带成形是指将后纵韧带从包裹物中剥离乃至部分切除。因为突出物可以包裹在后纵韧带的附带组织中容易遗漏（图9-54）。

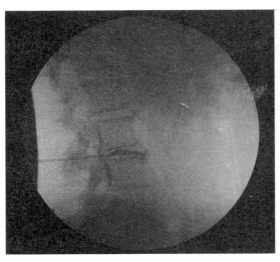 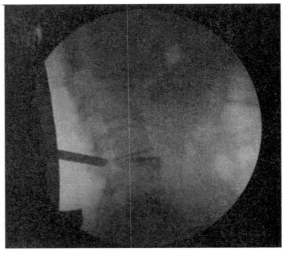

图9-52 纤维环成形手术前后图像对比

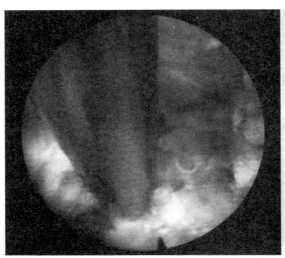 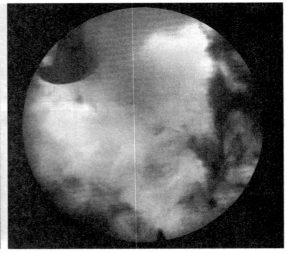

图9-53 髓核摘除影像

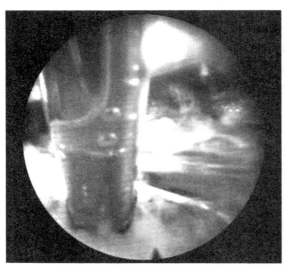 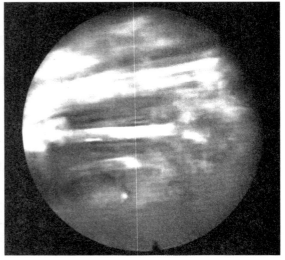

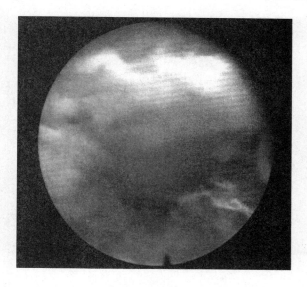

图 9-54　修整增生的后纵韧带，寻找并探查部分对侧神经根

13. 骨赘切除　首先向尾端显露下位椎体约 10mm，对于增生的骨赘，先使用射频清理，露出骨赘后以镜下环踞、骨凿或动力磨钻切除。以此方法处理头端，但要注意勿损伤出口神经根，同时探查出口根旁有否骨赘，一并切除。切除骨赘范围可以视骨赘大小来定，如果视野允许，可以越过中线清理。术中使用磨钻对终板进行减压（图 9-55）。

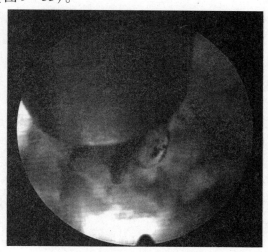

图 9-55　使用镜下磨钻对骨赘、质地较硬的结构进行处理

14. 神经根松解　完成上述步骤后探查行走神经根与硬膜囊，对其周围的包裹物进一步松解，如遇翻修手术尚需处理神经根粘连物，直到行走神经根可以自主搏动为止，并在术中进行直腿抬高判断神经根滑动是否良好，以确定神经根松解术是否已经完成（图 9-56）。

（三）手术结束标准

（1）神经根周围充分的空间减压，可见神经根腹侧有明显的空间存在。
（2）充分减压后神经根复位，向腹侧回落。
（3）神经根表面血管充盈，或周围组织出血明显。
（4）硬膜囊、行走根、出口根均搏动明显。
（5）直腿抬高试验时可见镜下神经根滑动 >1mm。

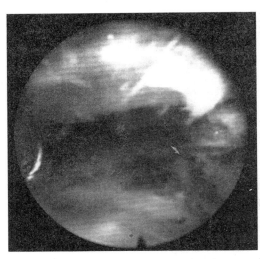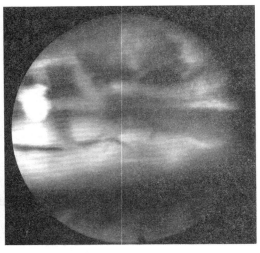

图 9-56　松解后的神经根

三、注意事项

术后卧床时间：手术中患者接受局部麻醉下，不需要复苏等过程，此外手术伤口只有 8mm，因此，卧床只是为了止血，术后两小时后可以自由活动。

手术后 72 小时将开始出现所谓的"术后反应"，表现为术前症状重现，甚至加重，也可以出现新的症状，如麻木、疼痛、酸胀无力等。持续时间可以很短也可以很长，从几天到 3 个月甚至更长不等。

术后大约有 30% 的患者会发生"反复期"的各种症状，反复期症状多种多样，但一般表现为患侧腰痛、臀部疼痛、麻木、胀感，或切口部位的酸痛等，也有少数为对侧出现症状，多数为站立和坐位时出现或明显，多数可以自行缓解。如果卧床无法缓解或症状持续进行性加重就应该复查 MRI，看是否出现终板炎，此时治疗方案要有所更改，治疗周期也会延长。

手术后应避免长时间卧床而没有任何锻炼，否则会有不良后果，术后康复训练应该循序渐进，遵医嘱进行，如果条件许可应该转入康复科进行。

并发症发生情况较开放手术较低，包括硬膜囊撕裂、神经根损伤、马尾神经损伤、血管损伤、感染、术后复发、局部麻醉药物中毒、脊髓高压症等。脊髓高压症应值得注意，在水环境的镜下操作中，基于硬膜囊存在裂隙，冲洗液压力大于椎管内压力时，液体逆行灌入，造成脊髓局部高压，引起患者术中出现脊髓受压等一系列临床病理表现。

（马　远）

第三节　经皮内镜椎板间入路椎间盘髓核切除术

一、概述

除了椎间孔入路技术外，PELD 对于合适病例采用椎板间隙入路进行椎间盘摘除同样也取得了良好的治疗效果。研究发现，$L_5 \sim S_1$ 椎间盘后缘在相应的椎板间隙以上者占 26.7%，与椎板间隙上部相对者占 40%，与椎板间隙正相对者占 33.3%。在矢状面上，L_5 椎板向后下方斜行，手术工作管道可以与椎间盘平面呈头倾 5°～10° 的角度进入椎管。此外，$L_5 \sim S_1$ 水平硬膜囊内仅为骶神经，为手术操作留有足够的空间。上述解剖因素使经椎板间入路摘除 $L_5 \sim S_1$ 突出的椎间盘髓核组织成为可能。通过 C 形臂机定位到相应的手术节段。通过导针、扩张管引导，将工作导管置于黄韧带表面。在内镜直视下突破黄韧带，通过旋转管道将硬膜囊、神经根保护在工作套管之外。利用髓核钳等工具摘除突出的髓核组织并做纤维环成形。

经皮内镜椎板间入路椎间盘切除术（percutaneous endoscopic interlaminar discectomy，PEID），具有手术入路为脊柱外科医生熟悉、穿刺定位快、术中透视少、镜下硬膜囊/神经根等重要结构均清晰可见、便于保护且可直接切除椎管内突出或脱出的椎间盘组织等优点。尤其适用于 $L_{4\sim5}$、$L_5\sim S_1$ 脱出型、腋下型椎间盘突出。其不足为：因椎板间隙宽度、椎管容积的限制，仅适用于 $L_{4\sim5}$、$L_5\sim S_1$ 椎间盘髓核切除；不适用于椎间孔型、极外侧型椎间盘突出；工作管道进入椎管，一定程度上干扰椎管内结构。

1. 适应证　PEID 主要适用于 $L_{4\sim5}$、$L_5\sim S_1$ 椎间盘突出症，包括中央型和旁中央型腰椎间盘突出、腋下型和肩上型腰椎间盘突出、游离脱垂型腰椎间盘突出（包括向头端或向尾端脱垂）、复发性腰椎间盘突出、腰椎间盘突出伴钙化、腰椎间盘突出伴黄韧带肥厚引起的腰椎管狭窄症，活检或椎间盘炎清创，内镜下椎间融合。高位腰椎间盘突出症为相对手术适应证，通过内镜下用高速磨钻及咬骨钳行椎板开窗，同样可以将工作管道置入椎间隙，摘除突出的髓核，达到神经结构减压的目的。

2. 禁忌证　包括极外侧型椎间盘突出症、椎间盘突出伴骨性椎管狭窄、椎间盘突出伴节段性不稳。

二、手术操作

（一）术前准备

完善术前各项检查，通过影像学检查了解手术节段椎板间隙的宽度、黄韧带的厚薄以及侧隐窝的狭窄程度对工作管道置入的影响。消毒准备经皮内镜手术器械、内镜系统，手术室配备可折叠可调脊柱手术台、内镜配套光源主机、数字摄影录像系统。

（二）手术步骤

为了方便描述，手术步骤以经皮内镜椎板间入路 $L_5\sim S_1$ 椎间盘髓核摘除术为例进行叙述。

1. 麻醉与体位　经皮内镜椎板间入路腰椎间盘切除术中，操作管道对神经根及硬膜囊有一定的刺激，故建议在气管插管全身麻醉状态下进行手术。全身麻醉解除了患者的痛苦，也消除了手术相关的痛苦记忆；全身麻醉有利于肌肉松弛，便于调整体位时椎板间隙张开；全身麻醉还便于术中控制性降压，可减少术中出血，保持术野清晰。采用俯卧位下进行手术，全身麻醉成功后，将患者置于俯卧垫上使腹部悬空。调整手术床，尽量减小患者腰前弓，使椎板间隙张开，即使是 $L_{4\sim5}$ 节段，采用这种方法后不需要磨除关节突内缘或椎板，也可顺利将工作管道置入椎管。

2. 定位　体表定位 $L_5\sim S_1$ 棘突，沿 $L_5\sim S_1$ 棘突连线标画后正中线，于 $L_5\sim S_1$ 棘突间隙中点标画一条与身体长轴垂直的水平线，两线交点偏症状侧约 5mm 画 1 条 7mm 的线段，即为预计的切口线。手术部位皮肤常规消毒、铺巾。

3. 穿刺　于后正中线旁开约 2.5cm 插入定位针，定位针深达关节突表面即可。以定位针为参考点，C 形臂机侧位透视确认手术节段，切口的具体位置根据透视调整，以透视为准。也可手持定位针直接透视找到椎板间隙的中点，于中点偏症状侧 5mm 标记切口，这样更省时间，但辐射量更大。

4. 置入工作通道　于最终标记的切口部位做一长约 7mm 的纵向切口，切开深筋膜。切口大小应略小于工作管道直径，切口过大则出现工作管道周围渗血，同时渗血进入工作管道内可导致手术视野模糊。沿切口垂直于水平面缓慢旋转插入铅笔头状的扩张管至椎板窗的黄韧带表面。此时可轻轻推动扩张管，感知底面有韧性的黄韧带，头侧坚硬的 L_5 椎板及外侧的下关节突，也可透视调整扩张管的位置。沿扩张管缓缓旋入工作管道至黄韧带表面，再次 C 形臂机透视侧位，以确定其正确位置。

5. 镜下操作

（1）取出扩张管，将工作管道内注满生理盐水，再沿工作管道缓慢放入内镜，调整水压止血。生理盐水持续冲洗，保持镜下视野清晰。镜下以髓核钳清理黄韧带表面的纤维脂肪组织后，可见浅黄色有光泽的黄韧带。此时以射频电极触探，可感知黄韧带与 L_5 下关节突硬度不同。黄韧带在内侧，其质地坚韧，而 L_5 下关节突在外侧，其质地坚硬。

（2）突破黄韧带的方法有两种：①劈开黄韧带：对于椎管较宽、黄韧带没有增厚、非巨大型腰椎间盘突出症的患者，采用此方法突破黄韧带方便快捷，术后黄韧带可重新合拢，使椎管内结构与后方软组织隔离。以射频电极紧贴 L_5 下关节突内侧缘沿黄韧带纤维走行方向在黄韧带上打孔,让冲洗的生理盐水沿黄韧带孔流入椎管内硬膜外,调整水压冲洗、松解硬膜外粘连,让黄韧带与硬脊膜之间有生理盐水隔离与保护。工作管道尖部沿黄韧带纤维走行方向经黄韧带上打的孔小心旋转进入,纵向劈开黄韧带,调整工作管道,将黄韧带挡在工作管道外,镜下即为椎管内结构;②剪开黄韧带:此种方法相对更安全。适当下压管道使黄韧带维持一定的张力,尽量靠近椎板窗中份先垂直于黄韧带纤维走向逐渐剪开黄韧带,剪开部分黄韧带后用工作管道尖部将其一端挡在管道外,剪黄韧带与调整管道交替进行,直至外层黄韧带被剪开。再用神经剥离器沿纤维走向仔细分开、突破黄韧带内层,让冲洗的生理盐水进入椎管内硬膜外,让黄韧带与硬脊膜之间有生理盐水隔离与保护,黄韧带与硬脊膜有粘连时,用神经钩松解粘连带后,再剪开黄韧带内层,即可见到生理盐水保护下的硬膜囊。小心保护硬膜囊,自黄韧带突破口由内向外剪开黄韧带至 L_5 下关节突内侧缘。若黄韧带肥厚,则可用椎板咬骨钳咬除部分黄韧带以便显露及减压。若关节突增生内聚致侧隐窝狭窄,则可在内镜下用磨钻、椎板咬骨钳去除关节突内侧部分,直至显露至神经根外侧。

(3)镜下仔细辨清硬膜囊和神经根的位置及毗邻关系,根据椎间盘突出的不同病理类型,摘除髓核组织的顺序有一定差异。当突出的髓核组织主要位于 S_1 神经根腋下时,可先调整水压冲洗、松解突出或脱出的髓核组织,并用髓核钳小心将其取出。S_1 神经根腋下充分减压后,再向外轻柔旋转、倾斜工作管道至 S_1 神经根肩部,寻找残余的髓核组织。摘除 S_1 神经根肩部残余的髓核组织后,再逐渐向内旋转、倾斜工作管道,将减压后的 S_1 神经根推向内侧,与 S_1 神经根腋下区域"会师",探查摘除 S_1 神经根腋下可能残余的髓核组织。同样地,当突出物位于 S_1 神经根肩上时,在肩上减压后,若影像学不能排除腋下也有髓核,还需要对神经根腋部位进行探查。减压结束前,再次沿 S_1 神经根表面旋转管道,通过观察 S_1 神经根走行区域是否有残余的髓核组织及 S_1 神经根活动度,来判断减压是否彻底,直至硬膜囊及神经根充分减压(图9-57A)。当内镜进入椎管后,仅看到突出的髓核组织,暂时未看到神经根或硬膜囊(图9-57B)。这种情况是由于脱出的髓核组织将神经结构推移,解剖关系发生了改变。此时,不应急于倾斜管道寻找神经根及硬膜囊,而应该先小心摘除一部分髓核组织,以期通过减少突出物的容积来获得较多的安全操作空间(图9-57C),不致产生神经根及硬膜囊的过度牵拉、损伤。

(4)硬膜囊及神经根充分减压后,用射频电极彻底止血,缓慢退出内镜,经工作管道向神经根周围注入40mg 甲泼尼龙,拔出工作管道。1% 罗哌卡因切口局部浸润镇痛。可吸收线皮内缝合切口(图9-57D)。

(三)术后处理

麻醉清醒后即可少量饮水,饮水后观察半小时无不适即可进食。2小时后在腰围保护下逐渐起床活动。术后根据患者腰腿痛缓解情况酌情口服非甾体类抗炎镇痛药物1~3天。手术后当天或第二天即可出院。出院后1个月门诊随访,根据情况去除腰围,指导患者进行腰背肌功能锻炼。

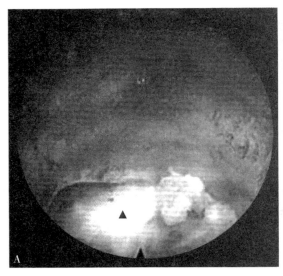
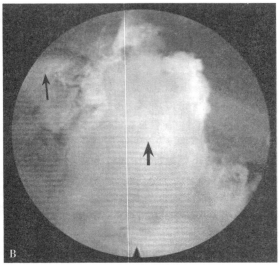

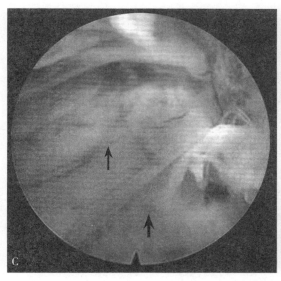 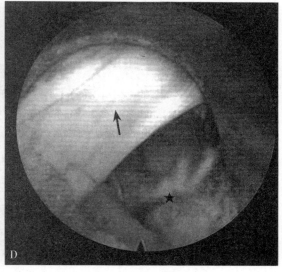

图 9-57　内镜下重要结构经皮内镜椎板间入路 L_5 ~ S_1 椎间盘髓核摘除术（左侧）

A. 镜下可见椎板间黄韧带（三角形）；B. 突出变性髓核组织（粗箭头）遮挡镜下视野压迫神经根（细箭头）；C. 部分摘除变性脱出髓核后，可见神经根（细箭头）表面有炎性增生血管，剩余的髓核组织（粗箭头）位于神经根肩上；D. 压迫解除后，纤维环及后纵韧带已皱缩成形（五角星）

三、注意事项

并发症与预防：并发症的发生与手术操作熟练程度密切相关，并直接影响临床疗效。常见的并发症包括：

1. 神经感觉异常　表现为神经根支配区痛觉过敏和感觉麻木，通常为一过性，其发生的确切原因目前尚不清楚，可能与神经病理性疼痛、术中牵拉有关。

2. 椎间隙感染　通过大量生理盐水持续冲洗术野可降低感染率。

3. 硬脊膜撕裂　既往有硬膜外注射史，有臭氧、射频治疗史的病例，硬脊膜、神经根周围容易产生粘连。术中切忌粗暴操作，髓核钳钳夹突出髓核组织前，应对其充分松解，切忌生拉硬拽。掌控好髓核钳进入的深度，保证髓核钳在视野范围内进行操作，避免误夹硬脊膜。

4. 神经根损伤　可能与手术过程中移动工作管道使神经根受到反复牵拉或挤压有关，也可能因镜下结构辨认不清而误伤引起。预防措施在于仔细辨认镜下组织结构以避免误伤。对于巨块型椎间盘突出，应先创造有效工作空间，避免未经松解而直接将工作管道置入椎间隙内。

5. 根袖损伤　常见于腋下型椎间盘突出。置入和移动工作管道时，应避免离神经根在硬膜囊上的发出点过近。

6. 髓核残留　通常发生在开展手术的初期，与手术技术熟练程度密切相关。游离脱垂型椎间盘突出术中易发生髓核残留，术中取出突出髓核组织的量及位置应与 MRI 显像中大致相符。减压结束前，应紧贴神经根表面旋转工作管道，通过观察神经根走行区域是否有残余的髓核组织及神经根活动度，来判断减压是否彻底。

7. 术后复发　导致椎间盘突出术后复发的因素很多，主要与残余的椎间盘组织继续退变再次经纤维环薄弱处突出有关。因此，术中在尽量摘除退变松散髓核组织的前提下，尽量减少对纤维环的损伤。并行纤维环成形术，术后严格指导患者进行腰背肌功能锻炼，1 个月内在腰围保护下活动，3 个月内避免扭腰、弯腰及重体力劳动。避免久坐及剧烈运动，建立良好的生活习惯可延缓椎间盘退变，降低突出复发的概率。

（赵　锐）

第十章

其他技术

第一节 小切口人工腰椎间盘置换术

一、概述

欧洲有些骨科医师喜欢使用小切口辅助进行脊柱外科手术，并因此设计了相应的自动拉钩系统、手术器械和辅助光源。这样既能比单纯内镜有更良好的术野显露，又使手术器械有了更大的操作空间。对一些较复杂的手术或单纯内镜无法解决的手术，使用小切口辅助不失为一个折中的办法。

MISS 的发展是迅速、喜人的，为临床骨科医生利用更小的创伤、更少的费用解决患者的痛苦提供了巨大帮助。但也必须承认，它还是一门新兴学科，许多方法临床随访的时间不长，还有待更多的临床研究论证；它与传统的开放手术一样，存在各种并发症，而且对设备及医生均有较高的要求。所有从事 MISS 的医生均应有一定的传统手术经验，更应自觉接受微创技术的严格培训，严格掌握手术适应证。应该强调，手术适应证的掌握及医生的手术技巧是 MISS 取得优良疗效的重要保证。

人体椎间盘是一种黏弹性组织，连接着上下椎体，不但有稳定脊柱、吸收震荡、传递载荷、分布应力的作用，而且对脊柱的活动具有决定性的作用。既能保证脊柱有一定的活动范围，又能限制脊柱的过度活动。椎间盘的所有这些功能均需完整的椎间盘作为基础。不幸的是，各种原因所致的椎间盘病变可使椎间盘的完整性受到破坏，临床上常见的椎间盘突出症又需行椎间盘切除或髓核摘除术。自从1934年 Mixture 和 Barr 首先报道并应用了腰椎间盘切除术以来，腰椎间盘切除术用于治疗腰椎间盘突出症曾经风靡一时，直到现在仍在广泛使用。尽管新的诊断技术如脊髓造影、CT 及 MRI 的不断应用使诊断的准确率逐步提高，但手术治疗的效果仍然不理想。腰椎间盘退变所致的椎间盘源性腰痛直到最近才有了更深的认识，腰椎间盘切除加椎体间融合术仍为治疗这一疾病的"金标准"。但椎体节段融合后将加速邻近节段的腰椎间盘退变从而导致新的病变，这使人不得不探求解决椎间盘切除术后和椎体融合术后各种问题的新方法。对那些患有椎间盘病变而不得不行椎间盘切除术的患者，术后是否一定要行椎体融合术？如何避免脊柱融合失败所引起的一系列问题？有没有更好的方法重建椎间盘的活动与载荷功能？这都是摆在骨科医师面前的难题。为了解决这些问题，国内外众多学者经过深入的研究，提出了人工椎间盘的概念。

（一）椎间盘切除后对脊柱生物力学的影响

近十几年来，随着脊柱生物力学的进展，国内外许多学者对椎间盘切除术后导致脊柱生物力学功能紊乱这一问题进行了深入的研究。

1. 椎间盘切除对脊柱运动的影响　Stokes 报道了椎间盘手术节段上面的椎间关节活动明显增加。Panjabi 采用三维运动学方法研究新鲜尸体腰椎脊柱功能单位椎间盘损伤后的实验结果，发现纤维环的损伤和髓核的切除均明显改变脊柱功能单位的力学特性，不但脊柱的主运动受影响，而且其力偶活动也大受影响，矢状面的对称性受破坏，导致小关节的不对称活动。Frymoyer 也报道了椎间盘切除后手术节段的活动明显增加。国内学者也采用三维运动学方法发现正常椎间盘能维持腰椎三维运动特性，限制腰椎的异常活动。椎间盘切除后，腰椎活动节段的主运动值显著增加，从而使腰椎的内源性稳定遭破坏，而当其承受载荷后，不能保持其正常的位置而产生异常活动和不对称活动，从而影响腰椎的稳定性。

2. 椎间盘切除对脊柱功能单位力学性能的影响　有学者在 8 具尸体标本中，对切除椎间盘髓核的脊柱功能单位的刚度和强度进行了测量，并将其与椎间盘完整时进行比较，发现髓核切除后脊柱功能单位的压缩刚度、剪切刚度、扭转刚度及扭转强度均明显下降，差异在统计学上有显著意义（$P<0.05$）。韩德韬等通过 11 具新鲜尸体的脊柱功能单位研究，得出了椎间盘（D）、椎间孔（F）和椎管（C）之间的连锁变异即 DFC 现象，当椎间盘受到破坏时，受到力学的作用，椎间隙变小，椎间孔和椎管即使受力仍在生理限度内都会相应变小，从而导致椎管狭窄。龚耀成等证实了手术后椎间盘高度的丧失与切除的椎间盘重量成正比，平均每切除 1.0g 椎间盘，其高度丧失 8.76%，同时纤维环的膨出增加。故椎间盘破坏或切除后引起椎间隙变窄和椎体应力分布紊乱，出现应力集中，使后部结构应力增大，从而引起和加重椎体间关节和小关节退变。

3. 椎间盘切除术的远期疗效观察　有学者观察到在 118 例有 5~20 年长期随访的腰椎间盘切除术患者中，30 例出现"下腰椎手术失败综合征"，其中 9 例为椎管狭窄（30%），8 例为腰椎不稳（26.7%）。这说明了椎间盘切除术的远期疗效仍有待提高。

综上所述，腰椎间盘受损后，必然导致椎间盘高度变小，椎间隙变窄，进一步使腰椎前部结构应力下降，后部结构应力上升，加速小关节退变。导致腰椎承载后出现异常活动和不对称活动，脊柱的生物力学性能随之紊乱，腰椎稳定性受破坏。而相邻部位的椎间盘所承受的载荷又会显著增加，较轻的外力特别是扭转力可使其破坏，从而加重腰椎不稳。

（二）人工椎间盘的历史

随着脊柱生物力学的不断发展，人工关节应用的日臻完善。骨科学者开始把眼光投向人工椎间盘的研制。由于椎间盘组成材料的特殊性和复杂性，目前公认 Charite 假体较为完善并已应用于腰椎，其他假体大体上仍处于理论及实验室阶段。

1. 人工椎间盘的生物力学要求

（1）材料：由于椎间盘黏弹性组织材料的特殊性，到目前为止，尚未找到一种能代替人体椎间盘的满意材料。人工椎间盘材料首先应有良好的生物相容性，在体内长期存在不引起局部组织反应，无致癌性和器官毒性作用，这也是对人体植入物的基本要求；其次，材料必须有足够的破坏强度和疲劳强度。Anderson 认为，在坐位时，椎间盘上的载荷约为躯干重量的 3 倍，而在活动时还要加上动力性载荷，使椎间盘载荷达静态坐位的 2 倍，因此要求人工材料应至少可承受躯干重量的 6 倍。而按照人工椎间盘在体内安全工作 40 年计算，Hedman 提出，人工椎间盘的体外疲劳试验应大于 1 亿次；另外，由于椎间盘所承受的是压缩、弯曲和扭转的联合负载，同时产生张应力、压应力和剪切力。因此，它是脊柱功能单位的负载活动轴心，故耐磨、耐腐蚀也是一个基本要求。

（2）运动学：人体脊柱可以在空间进行三维六自由度的复杂运动；不同平面的脊柱，其运动范围和耦合运动特性各不相同。虽然在人工椎间盘上完全模拟脊柱的运动是不可能的，但设计时应考虑以下指标：

1）运动范围：人工椎间盘置换之所以优于脊柱融合术，就在于其能恢复脊柱的正常运动，防止椎间盘切除术后的各种生物力学功能紊乱。同时应将假体向各个方向的运动控制在生理范围内，否则会导致脊柱不稳。有关正常颈椎和腰椎的三维运动范围已有较多的报道，如正常腰椎功能单位的屈伸幅度由头侧至尾侧进行性增加，到腰骶可达 20°左右；侧屈腰段约 6°，腰骶约 3°；旋转幅度下腰约 2°，腰骶约 5°。

2）瞬时转动轴：人工椎间盘植入人体后，其瞬时转动轴应与原椎间盘一致。如腰椎屈伸运动时的瞬时转动轴位于椎间盘的前部，左侧弯转动轴位于右侧椎间盘，右侧弯转动轴位于左侧椎间盘，轴向旋转转动轴位于椎间盘后部。

3）动力学：椎间盘假体各方向的刚度与人体正常椎间盘相同最为理想。完全达到这一要求十分困难,但至少应保证在主要运动平面的刚度一致。如腰椎的屈伸运动位于矢状面,在该平面的刚度一致十分重要。椎间盘假体植入人体后还应能限制脊柱的过度扭转运动,以避免小关节的过速退变。

4) 固定:人工椎间盘的固定也是一个棘手的问题,通常需要即刻固定和长久固定。即刻固定多采用机械固定;而长久固定则有赖于假体与椎体表面的组织反应,最理想的是能够互相长入。常用的即刻固定方法有两种:一是机械固定,如通过钩、刺、栓等与周围骨质嵌合而固定,Charite 假体即是此类。某些人工椎间盘设计有一短臂,伸出椎间隙,通过螺丝钉与前部椎体固定。但如需进行连续多个椎间盘假体置换,伸出的短臂有可能互相干扰而妨碍假体的安装。况且螺丝钉的固定作用不会超过 6 周,6 周以后螺丝钉多会松动。二是通过骨水泥和(或)多孔表面的骨长入(如表面喷涂羟基磷灰石)而获得界面固定。这是一种较理想的固定方法。这是目前所能找到的较好的能与骨表面相互固定的方法。故人工椎间盘要应用于临床,必须达到下述要求:①安全可靠,寿命长,植入方便;②能恢复脊柱节段的运动功能;③能恢复椎间隙的高度,与周围结构很好匹配,维持和保护小关节的正常功能;④假体万一发生破坏,仍能维持其整体外形,不向周围突出,以防止周围神经血管的损伤。

2. 人工椎间盘的种类及临床应用　Lee 把现行的人工椎间盘分为以下几类:①低摩擦滑动表面设计;②弹簧系统假体;③充满液体的髓核;④橡胶和其他弹性材料组成的假体。Ray 也报道了 21 种人工椎间盘假体的设计情况,但大部分尚未应用于临床。

Fernstrom 报道了用不锈钢球在椎间盘切除后置入颈、腰椎椎间隙的研究结果。这是人类历史上首次使用的椎间盘替代物。发现术后 4~7 年只有 12% 的椎间隙厚度可以得到维持,其他大多数由于接触面的高应力使金属球移入椎体内。这个假体随后被放弃。

Buttner - Janz 和 Zipple 报道假体的生物力学评价和临床 46 例患者 53 个假体的结果,近期结果佳,这是首次人工椎间盘假体临床应用的最大宗病例报告。Charite 假体属低摩擦滑动表面设计,用来代替整个或大部分腰椎间盘。它由上下两个金属终板和中间的聚乙烯滑动核三部分组成,终板由 Co - Cr - Mo 合金制造,通过 6 个尖齿固定于上下椎体。滑动核呈双凸状,置于两终板凹形臼杯之间,假体的运动是半制约式的,重力通过上终板坚硬的聚乙烯滑动核传递到下终板。

Charite 假体的体外生物力学测定表明滑动核在生理载荷内(4.2kN)即发生蠕变,超过生理范围的载荷(6~8kN)则可发生不可恢复的变形,当载荷增至 10.5kN 时,滑动核高度减少 10%。其疲劳试验进行 2×10^7 次,相当于 20 年的工作量,滑核变形 10%。

Charite 假体对腰椎运动的限制小,屈伸侧凸可达 20°,对扭转运动也无限制。其主要缺点是活动范围较大而稳定性和刚度不够,有可能发生滑动核脱出。

EnKer 报告了 6 例人工腰椎间盘置换术,假体的设计与 Charite 假体相似,但滑动核采用硫化橡胶材料。患者平均年龄 55 岁,平均随访时间 3.4 年,其中 4 例疗效满意,术后平均有 8°的屈伸和 2.3mm 的移动范围。失败病例的原因在于患者原有的脊柱畸形导致假体安装不当。后来由于报道硫化橡胶生产过程的中间产物有致癌作用而放弃这种假体。

国内李光业和徐玉良分别采用硅橡胶代替腰椎和颈椎间盘髓核,用于 6 例和 7 例患者,平均年龄分别为 41 岁和 46 岁,随访 8 个月至 2 年,患者症状消失,无人工髓核移位,无椎间隙变窄。但硅橡胶容易老化,不能长期维持足够的椎间隙厚度,临床应用明显受限。赵定麟采用 NT - 2 记忆合金制成人工椎间关节置换颈椎间盘 34 例,平均随访 24.6 个月,除 1 例断裂外,假体无移位,颈椎屈伸活动增加 4°以上。不足之处是长期使用不能有效维持椎间隙厚度,且可能出现假体断裂和突入椎体内的并发症。

中山医科大学孙逸仙纪念医院自 1993 年开始进行人工腰椎间盘的系列研究,与第一军医大学临床解剖生物力学研究室和国防科技大学材料力学研究室携手合作,结合对中国人椎体及椎间盘解剖生理及生物力学的研究,在 Charite 假体的基础上进行改进,自行研制的人工腰椎间盘改进了 Charite 假体活动度过大的缺点。1998 年开始在临床试用自行研制的产品。1999 年引进了 Charite 假体,率先开展临床应用及推广工作,至今全国已有多家医院开展人工腰椎间盘置换术超过 100 例。

学者研究的主要内容如下:

(1) 人体腰椎间盘生物力学的实验研究:为了研制人工腰椎间盘,首先必须了解正常中国人腰椎间盘的生物力学性能，包括其刚度、强度和三维活动范围，作为设计人工腰椎间盘的理论依据和实验参数。

1）腰椎间盘刚度和强度的测量：学者采用 8 具生前无脊柱疾患的新鲜男性青壮年尸体标本（$L_5 \sim S_1$）。每个标本制成 3 个 FSU，即 $L_{1 \sim 2}$、$L_{3 \sim 4}$、$L_5 \sim S_1$。其中 $L_{1 \sim 2}$ 为全椎弓切除、$L_{3 \sim 4}$ 为完整状态、$L_5 \sim S_1$ 为髓核摘除后节段。用 SWD-10 型材料试验机在 1 300N 和 600N 载荷下分别测定其压缩刚度和剪切刚度，在 NJ-50B 型扭转试验机上测定其扭转刚度和扭转强度。

结果发现完整状态 FSU（$L_{3 \sim 4}$）的压缩刚度为（1 314±337）N/mm，剪切刚度为 242.5N/mm，扭转刚度为（6.5±1.1）（N·m）/deg，扭转强度为（80.3±13.8）（N·m）；全椎弓切除 FSU（$L_{1 \sim 2}$）的压缩刚度为（836±238）（N·m），剪切刚度为 156N/mm，扭转刚度为（3.2±0.8）（N·m）/deg，扭转强度为（45.1±13.8）（N·m）；髓核摘除 FSU（$L_5 \sim S_1$）的压缩刚度为（989±403）N/mm，剪切刚度为 167.5N/mm，扭转刚度为（4.5±2.1）（N·m）/deg，扭转强度为（49.9±17.5）（N·m）。以 $L_{3 \sim 4}$ 节段为对照，$L_{1 \sim 2}$ 节段及 $L_5 \sim S_1$ 节段的刚度及强度下降经统计学处理，均有显著性差异（$P<0.05$）。

2）腰骶椎三维活动范围的测试：有学者采用另外 8 具生前无脊柱疾患的新鲜青壮年尸体标本（$L_5 \sim S_1$），将其固定于脊柱三维运动试验机上，在 10.0（N·m）最大载荷下测定其三维活动范围，结果为：腰骶椎每一节段的平均活动范围是屈伸 10.7°～15.2°，侧凸 4.4°～8.2°，旋转 1.2°～2.8°。

（2）SMH 型人工腰椎间盘的设计和加工：SMH（Sun Yat-Sen Memorial Hospital）型人工腰椎间盘属低摩擦滑动表面设计，吸收了国外 Charite 人工腰椎间盘的优点，并将其缺点加以改进。由上下两个钛合金盖板和中间的超高密度聚乙烯滑动核组成，盖板表面经特殊的喷砂处理并通过其上的 6 个突齿与上下椎骨固定。设计上盖板的横径及矢状径按国人腰椎间盘的解剖均值减去一个标准差以适应约 75% 的人。设计时拟分 3 种规格，首先完成中号人工腰椎间盘，横径为 32mm，矢状径为 25mm。盖板分斜面和平面两种，平面者用于 $L_{4 \sim 5}$ 或以上间隙；斜面者用于 $L_5 \sim S_1$ 间隙，是为了适应其椎间隙较大的前宽后窄而设计的，倾斜角约为 10°。聚乙烯滑动核为圆形，中央稍为凸起与盖板的凹面相匹配，厚度分为 7、9、11mm 3 种以适应不同个体的椎间隙厚度。在聚乙烯滑动核的边上嵌有一个由不锈钢丝制成的定位环，当其植入人体内，可通过 X 线进行定位。钛合金材料由北京有色金属研究院提供，符合 ISO-5833-1994 医用生物嵌入体材料标准，超高密度聚乙烯是人工髋臼的材料，由湖南省塑料研究所提供。采用精密机械加工方法制造，大批量生产时考虑采用铸造一次成型方法。针对国外产品存在的问题：①假体活动度过大（20°）而稳定性不够；②有滑动核脱出的现象；③金属盖板缺乏表面处理而与椎骨互相长入欠佳。学者对结构做了多方面的改进，使假体活动度控制在 12°左右，减少了滑动核脱出的可能，金属盖板表面经喷砂处理希望能与椎骨互相长入，从而使假体更符合人体腰椎间盘的要求。

SMH 型人工腰椎间盘的主要参数为：①活动度 ±12°；②金属盖板横径 32mm，矢状径 25mm；③包括突齿在内的金属盖板厚度 4mm；④滑动核中心厚度 7～11mm；⑤整个假体包括突齿厚度 15～19mm。

（3）SMH 型人工腰椎间盘的生物力学测试：SMH 型人工腰椎间盘研制成功后，为了评价其生物力学性能，学者对其进行了静态力学试验和动态力学试验。

1）静态力学：试验包括静态试验、准静态试验和压缩强度试验。

在静态试验中，使用 TL-01B 型弹簧试验机对滑动核进行低载荷静态轴向压缩刚性试验，结果显示出滑动核具有明显的黏弹性特征。

在准静态试验中，使用 WDW-100B 电子万能试验机测定新型人工腰椎间盘的载荷、位移曲线，推导出压缩刚度的计算模型和计算公式，并用其计算出人工腰椎间盘的压缩刚度。在准静态试验中测出的压缩刚度高于静态试验，这正好反映了 SMH 型人工腰椎间盘载荷-位移曲线的非线性特征。

在压缩强度试验中，垂直加载至 8 500N（超过人体体重 10 倍），新型人工腰椎间盘的金属盖板和滑动核均未见损伤及裂痕，证明其符合设计要求，可满足人体椎间关节的受力要求。

2）疲劳强度试验：钛合金材料的疲劳极限应力达 650MPa，直力循环次数达 2×10^7 次，超高密度聚乙烯也是人工髋臼的常用材料。在 MTS-858 双轴液压伺服生物材料试验系统上进行疲劳试验，为了模拟人体腰椎间盘的受力情况，特制了一套夹具来进行疲劳试验。疲劳试验进行至 2×10^7 次，相当于20年的工作量，试验件的金属部分未发现任何损坏和变形，而滑动核变形10%。

3）SMH型人工腰椎间盘在尸体椎间关节的力学性能：为了评价新型人工腰椎间盘在椎间关节的力学性能，有学者将其植入6具新鲜青壮年尸体标本的 $L_{4\sim5}$ 椎间隙，进行三维活动范围和压缩刚度测试，并将其与植入前和髓核切除后进行比较。结果显示SMH型人工腰椎间盘植入椎间关节后确实保证了脊柱节段的活动，其三维活动范围为前屈14.6°，后伸6.6°，左侧弯7.9°，右侧弯8.9°，左轴向旋转8.5°，右轴向旋转8.7°。而且SMH型人工腰椎间盘植入椎间关节后，其压缩刚度比髓核切除后高（$P<0.05$）。从而既保证了脊柱节段的三维活动功能，又起到了稳定脊柱的作用。

4）SMH型人工腰椎间盘的有限元分析：用三维有限元分析的方法建立含正常椎间盘、髓核摘除、人工椎间盘植入三种情况的腰椎运动节段的仿真模型，然后进行人工腰椎间盘应力分析及人工腰椎间盘植入对腰椎生物力学影响的比较研究，从而阐述人工腰椎间盘及其植入后相应腰椎运动节段椎体、小关节突的应力分布状况。学者得出以下结论：①髓核摘除后小关节的应力水平比正常椎间盘组显著增高，人工腰椎间盘植入后与髓核摘除组相比可降低小关节的应力，但仍高于正常的腰椎间盘组；②髓核摘除后椎体骨松质的应力水平较正常腰椎间盘组提高，人工腰椎间盘植入后在各种运动状态下椎体骨松质的应力水平显著低于正常腰椎间盘及腰椎间盘髓核摘除术后，且应力呈均布状态。

总之，人工椎间盘假体不论在材料的选择以及假体与上下椎体的固定等方面仍存在不少问题，值得学者们去研究。替代髓核的人工假体术中固定较容易，手术损伤小，恢复快，但目前尚未找到一种完全合乎椎间盘生物力学要求的材料。假体与纤维环、骨界面的互相长入也未有明显进展。而替代整个椎间盘的假体与骨界面的固定尚未得到很好的解决。

（三）人工椎间盘置换术的评价

人工椎间盘置换术（artificial disc replacement，ADR）在治疗由于椎间盘退变所引起的疾病方面与脊柱融合术比较，孰优孰劣，尚有不同意见。ADR支持者认为其可以消除由于椎间盘退变所产生的炎症性烦恼和椎间盘破裂所引起的自身免疫性疾病。ADR可以恢复脊柱的运动学和载荷特性，消除疼痛，恢复脊柱的稳定性和运动能力。一个成功的ADR可以消除由于假关节、植骨供区疼痛、器械相关疾病和病变近端节段融合所引起的不良效果。

ADR与脊柱融合相比，可以缩短住院时间，使患者能更快恢复正常生活和工作，而且能减轻融合术后长期功能欠佳和融合失败后需再次手术的烦恼。Hedman等的体外试验提示ADR可以保护小关节。同时Ray发明了一个椎间盘次全切除置换装置，理论上可以通过局部松解使退变的纤维环得到愈合。

Frymoyer研究了ADR的流行病学、解剖学和生物力学资料，结论是ADR不论在临床的成功率或有效性方面尚值得探讨。Nachemson则认为，ADR并不符合社会心理因素，而这方面恰恰在腰痛患者中起着重要作用。

在ADR的研制及其临床应用上，欧洲起着领导作用。Charite人工腰椎间盘也起源于欧洲，至今已出现第三代产品，SBⅠ在1983年开始使用，自1987年以来，SBⅢ在欧洲应用已达3 500例以上。Cinotti报道了46例ADR，平均随访2.5年，患者满意率为63%，无植入物失效。其中有9例（19%）需要再手术，再手术原因8例是由于术后持续疼痛，1例是由于术后假体脱位，其原因是假体尺寸选择太小，再手术时更换了大一号的椎间盘假体则解决问题。术后发现手术节段平均有9°的活动范围，而邻近节段则有14°的活动范围。他还发现术后1周开始锻炼者比佩戴腰围3个月以上者活动度大（11° vs 6°）。Le Maire则报道了105例ADR，他应用的是SBⅢ，平均随访51个月。其中疗效达到好以上者有74%，未发现假体失效，手术节段在 $L_{4\sim5}$ 者术后活动度达13°，而手术节段在 $L_5\sim S_1$ 者术后活动度只有9.2°。Zeegers也应用SBⅢ进行了50例ADR，经2年以上随访，优良率70%，无假体失效。他们总结了ADR疗效好的前提是：①选择合适的患者和正确的手术操作（包括合适的假体尺寸和良好的假体位置）；②避免滑动核的破坏；③避免假体的长期脱位。

美国 FDA 批准在美国 14 个脊柱中心进行多中心、前瞻性的随机对照研究。其主要内容如下：

1. 患者选择

(1) 年龄 18～60 岁。

(2) 均为症状性椎间盘退变性疾病（degenerative disc disease，DDD），并经椎间盘造影证实。

(3) 均为单节段的 DDD。

(4) Oswestr 评分 >30 分，疼痛视觉模拟评分（visual analogue scale，VAS）>40 分（100 分制）。

(5) 经 6 个月以上非手术治疗无效。

2. 排除标准

(1) 既往做过脊柱融合手术者。

(2) 多节段的 DDD。

(3) L_4、L_5 或 S_1 骨折者。

(4) 骨质疏松症或代谢性骨病者。

(5) 腰椎滑脱 >3mm 者。

(6) 对金属过敏者。

(7) 已参加另一个研究者。

(8) 蛛网膜炎者。

(9) 妊娠者。

(10) 慢性激素应用者。

(11) 患有自身免疫性疾病者。

此项应用与人工腰椎间盘置换术（SBⅢ）与脊柱融合术（BAK）进行的对照研究选用了 291 例患者，其中 194 例采用 SBⅢ行 ADR 手术，97 例则采用 BAK 行脊柱融合术。另外 71 例则是非随机应用 SBⅢ行 ADR 手术，总的 ADR 手术例数达到 265 例。此研究进行 2 年以上随访，计划于 2003 年 12 月结束，许多早期的患者随访已近 2 年。初步的临床结果令人鼓舞，其中包括早期结果提示术后腰椎的 Oswestr 评分及 VAS 评分明显提高；后期的 SF-36 评分提高。而手术并发症则与任何腰椎前路手术相似。已知的存在问题及解决办法有：①术后 1 例出现 L_5 神经根麻痹，原因是术中过度撑开，马上再次手术将滑动核由 9.5mm 改为 7.5mm 而解决问题；②术中出现硬膜外血管出血时可采用吸收性明胶海绵和止血凝胶进行压迫；③假体位置的确定非常重要，应采用 C 形臂机进行术中正侧位定位。

（四）ADR 的适应证和禁忌证

1. **适应证** 应该承认，对 ADR 的适应证和禁忌证一直存在许多争论，到目前为止，仍无统一标准。争论的焦点在于能否将腰椎间盘突出症列为手术适应证。

欧洲的许多作者认为，ADR 手术指征包括有腰痛症状的椎间盘退行性病变和椎间盘切除术后失败综合征等，而将合并有神经根症状的椎间盘突出症除外。

2001 年及 2002 年的美国骨科医师协会（AAOS）均将 ADR 列为一种新技术进行推广。Hochschuler 在第 68 届美国骨科医师年会（AAOS）上将 ADR 的适应证范围列为：①有症状的椎间盘破裂；②有症状的椎间盘退变；③脊柱融合所致的邻近节段退变不稳。

有学者认为前路手术能安全、有效地解除由椎间盘突出所引起的神经根压迫。有学者认为 ADR 的手术适应证包括：

(1) 腰椎间盘退变性疾病（DDD）及其所致的椎间盘源性腰痛。

(2) 严重的腰椎间盘突出症：指临床症状严重，并有影像学上椎间隙明显狭窄的腰椎间盘突出症。

(3) 脊柱融合术后所致的邻近节段退变不稳。

(4) 椎间盘髓核摘除术后所致的节段性腰椎不稳。

至于是否应该将腰椎间盘突出症列入 ADR 手术适应证，有学者认为年轻人特别是没有合并椎间隙明显狭窄的椎间盘突出症，应该采用微创方法或传统的椎间盘髓核摘除术进行治疗。事实上，椎间盘突出症应属于广义的椎间盘退变性疾病（DDD）范畴，椎间盘退变最早是从髓核开始的，椎间盘突出的机制是在髓核退变的基础上合并有纤维环的破裂,由于某些外力的作用而导致髓核从破裂的纤维环突出来,从而压迫神经而导致腰腿痛之症状。MRI 被公认为诊断椎间盘退变的金标准,Boden 等的 MRI 结果提示年龄 20~39 岁者,34% 患有椎间盘退变,而年龄 60~80 岁者,椎间盘退变的发生率高达 93%,当然其中大部分并没有相应的症状出现。Videman 将椎间盘退变的 MRI 表现分为 4 级,1 级:椎间盘无退变征象,显示为高强度信号;2 级:椎间盘轻度退变,信号强度轻度降低;3 级:椎间盘中等程度退变,信号强度中度降低;4 级:椎间盘严重退变,信号缺失;所以将合并有椎间隙明显狭窄和 2 级以上椎间盘退变的腰椎间盘突出症列为 ADR 的手术指征是合理的。

2. 禁忌证

(1) 手术节段的脊柱畸形。

(2) 60 岁以上并有中度以上骨质疏松症者或代谢性骨病者。

(3) 腰椎感染性病变。

(4) Ⅱ度以上的腰椎滑脱症。

(5) 骨性腰椎椎管狭窄症。

(6) 手术瘢痕粘连引起的腰痛。

(7) 全身情况不适合手术者。

二、手术操作

(一) 术前准备

(1) 选择合适的病例:男性患者超过 60 岁,女性患者超过 55 岁应检查骨密度,如结果符合中度及以上骨质疏松症者列为手术禁忌证,以防止出现术后假体陷进椎体而导致手术失败。

(2) 腰椎正侧位照片及功能位照片。

(3) CT 或 MRI 明确诊断。

(4) 多节段病变时应行椎间盘造影以确定引起症状的腰椎节段。

(5) 照片测量病变椎间隙高度并与正常的上一个椎间隙高度比较。

(6) 准备合适的椎间盘假体。

(二) 麻醉与体位

气管内麻醉或硬膜外麻醉。平卧位,腰部垫高或采用可调式手术床。

(三) 手术步骤

以 Charite 假体为例,说明手术步骤:

(1) 切口:左下腹直肌切口(也可行下腹正中切口),长约 5cm,腹膜外入路。

(2) 安置 Synframe 自动拉钩系统。

(3) 显露相应椎间隙采用 C 形臂机定位。

(4) 切除病变椎间盘。

(5) 选择合适大小的金属盖板及合适厚度的聚乙烯髓核。

(6) 置入椎间盘假体。

(7) C 形臂机检查假体在椎间关节的位置。

(8) 缝合前方纤维环。

(9) 放置引流管,缝合切口。

(四) 术后处理

(1) 术后 24~48 小时拔除引流管并复查 X 线片。

(2) 假体位置正常,术后 1 周可佩戴腰围下床。

(3) 术后 1 个月内不要过度活动腰部。

(4) 术后第 1 年,每 3 个月复查一次腰椎正侧位片及功能位片,以后每年复查一次。

三、注意事项

(一)术中注意要点

(1) 术中发现腹膜穿破应及时修补。
(2) $L_{4~5}$椎间盘前方刚好是髂血管分叉处,注意不要损伤。
(3) 行$L_{4~5}$椎间盘置换时,应将左侧髂血管充分游离并将血管拨向右侧而显露椎间盘。
(4) 行$L_5 \sim S_1$椎间盘置换时,应结扎骶正中动脉,在两侧髂血管之间显露椎间盘。
(5) 注意保护交感干。
(6) 术中确定假体的正确位置非常重要:应采用良好的C形臂机和可透X线的可调式手术床,正位片上椎间盘假体金属盖板中间的突齿应正对腰椎棘突,侧位片上椎间盘假体金属盖板的后缘应距离椎体后缘3mm以上,以防止压迫脊髓及神经根。
(7) 在可能的情况下,尽量采用较大型号的椎间盘假体以防止金属-骨界面应力太大而导致假体陷进椎体。
(8) 尽量恢复正常的椎间隙高度,避免过度撑开。如术后出现神经根症状而照片发现椎间隙过高,应更换薄一点的滑动核。

(二)并发症及其处理

术中可能发生的主要并发症为:①髂动静脉损伤:由于血管较大,只要暴露清楚,一般不易损伤,一旦损伤则需马上修补;②交感神经干及盆腔神经丛损伤:可能引起男性勃起功能障碍和相应症状。由于男性性功能障碍原因很复杂,有器质性的因素,也有精神上的因素,腰椎前路手术引起男性性功能障碍虽有报道,但确切机制未明。所以手术中应尽量保护相应的神经组织。

文献报道的主要术后并发症为假体脱出和金属盖板陷入椎体。Buttner-Janz报道第一、二代假体术后前脱位发生率为22%,盖板陷进椎体发生率为32%;第三代假体术后脱位发生率为9%,盖板陷进椎体为3%。学者自行研制的人工腰椎间盘,在设计上减少了假体的活动范围,使其更符合中国人的解剖生理特点。学者所手术部分病例采用自行研制假体患者,暂未发现同样并发症。如出现上述并发症,处理方法为:①多数原因为假体选择不当,金属盖板太小,或聚乙烯滑动核太薄,这时只需更换大1号的金属盖板及厚一点的聚乙烯核则可;②如为严重骨质疏松所致的盖板陷进椎体,估计更换假体不能取得满意效果者,可行前路椎体间植骨融合术。

由于人工椎间盘置换术的早期结果十分令人满意,加上美国FDA已批准在临床使用,其前景应该看好。但我们也应该清醒地看到,现有的人工椎间盘包括Charite假体在内,所采用的材料与人体椎间盘材料相距甚远,故加紧研制符合人体椎间盘解剖生理和生物力学要求的新型医用生物材料迫在眉睫。以下几方面可能给椎间盘退变性疾病的治疗带来新的突破:①新型的人工全椎间盘置换术;②符合人体要求的人工髓核置换术;③小关节成形术;④基因治疗。

(林开宇)

第二节 小切口腰椎人工髓核置换术

一、概述

人工髓核有许多种设计,最早应用于临床的髓核假体是1966年由Femstrom报道使用的不锈钢球,他从20世纪50年代后期至60年代初,在250例患者的椎间隙内放置了单个不锈钢球,在随访4~7年后发现,88%的患者因为钢球下沉而导致了椎间隙高度丢失,故这种假体也就被摒弃。随后,多种材料如金属弹簧、酯类聚合物、橡胶等材料应用于人工髓核的研制,但都未取得满意的疗效。国内徐玉良采用的硅胶髓核假体进行7例人工髓核置换,2年的随访结果显示,患者的症状缓解,但椎间高度明显丢失。徐印坎行 20 例髓核置换，随访 2~7 年，除 1 例出现假体移位外，其余患者的症状都得以缓解。但上述假体均未在临床广泛应用。

美国 Raymedica 公司生产的人工髓核（prosthetic disc nucleus，PDN）是目前临床应用最多、技术最成熟的一种。PDN 由 Charles Ray D 设计，1988 年获得第 1 个专利，目前的 PDN 设计是 1993 年完成的。假体分为两部分：水凝胶内核和聚乙烯外套。水凝胶内核是聚丙烯腈（疏水性）和聚丙烯酰胺（亲水性）的共聚体。1995 年完成了 PDN 生物力学测试、动物实验和尸体植入力学测试，1996 年德国 Robert Schonmayr 教授施行第 1 例 PDN 植入术，1997 年美国开始第 1 例手术。迄今全世界已有 40 多个国家开展此手术，至 2003 年底，该手术已超过 2 000 例。

（一）PDN 植入术的临床疗效

1996 年，Schonmayr 等在德国 Wiesbaden 首次开展了 PDN 植入术。11 例患者接受了手术，植入的全部是矩形的假体。在开始的 3 例，假体的放置方向均为前后位。以后的患者则全为横向放置。随后在瑞典（8 例）和南非（5 例）也进行了同样的研究。共 24 例接受了手术，而生存分析显示累计成功率达 83%，当时应用的髓核假体的水凝胶核心的吸水量为其重量的 68%。

1997 年，又有 17 例患者接受了 PDN 植入术，其中德国 5 例，瑞典 6 例，美国 6 例。该组患者所用的假体形状都设计出特殊的弧度以适应终板的内凹形状，同时假体的材料也做了一定的改变。但该组患者手术的成功率并未达到预期的效果，总的成功率仅为 62%，且假体的移位率很高，需要进行翻修手术；通过取出假体和（或）进行脊柱融合补救措施，成功治愈了有并发症的患者。这时研究者认识到吸水量为其重量 68% 水凝胶核心的硬度过大，会对终板造成负面影响，因此改进了水凝胶的材料，使其吸水量为其重量的 80%。

1998 年，再有 26 例患者接受了 PDN 植入术，为了降低移位率，再次改善了假体的形状。除了原有的矩形和带有弧度的假体外，又设计出前缘楔形和后缘楔形的假体，而这两种假体是为了更好地适应终板的弧度。这些假体都有不同的大小（5、7、9mm）以供选择，从而可以更好地适应患者的椎间隙高度。在这 26 例患者当中，仅 1 例放置了带弧形的假体。该组患者的手术成功率提高到 79%。

1999 年开始，瑞典 Bjom Branth 和德国 Robert Schonmayrh、Bertagnoli 等医生在总结经验的基础上，寻找假体发生移位的原因。为减少假体的移位等并发症，改善临床结果，他们通过改进假体的形状，减少对纤维环的破坏，术中使用 X 线机以确定假体的位置和方向，改善手术技术和安装器械，严格适应证的选择，正确的术后康复，使 1999 年内进行的 51 例 PDN 植入术的成功率达到 91%，并减少了假体的移位和伴随的翻修手术。术后并发症率由 1999 年的 12% 降为 2000 年 6 月的 5%，随着技术的成熟，其并发症进一步下降。

1999 年以后，假体的形状由单一的矩形设计发展为楔形和矩形两种形状，使其适应椎间盘前方的弧度。研制了椎间撑开器，使狭窄的椎间隙能够撑开，尽量放入型号较大的假体。研制了滑杆导向器，以使假体准确地横行置入椎间隙。设计了缝线技术，将前后两个假体植入后牢固地系在一起，防止移位。体质量指数（BMI）≥30、病变部位位于 L_5~S_1 节段、患者体重达到 90kg 以上的，容易出现假体移位，应列为相对禁忌证。对于椎间盘前后径 <37mm 者，放入一个楔形的假体，减少放入 2 个假体导致向后方移出的可能性。对于 L_{3-4} 和 L_{4-5} 椎间盘源性的下腰痛，优先选择侧前方经腰大肌到达椎间盘的入路，以减少向后移位的可能性。术后 6 周内配戴支具或软腰围，以避免腰椎过度屈曲引起后方假体移位。目前，PDN 技术基本趋于成熟。

自从 1996 年以来，共 423 例患者接受了 PDN 植入术，其中 10% 因移位需要重新取出假体，手术的成功率达 90%。此手术主要并发症为髓核假体移位，余同腰椎间盘切除术。早期髓核假体移位率非常高，在假体重新设计前，假体取出率高达 31.3%，其中 23.9% 是由于位置欠佳。其原因是假体的形状设计、早期的学习和经验不足，适应证选择不当。

2001 年，在美国凤凰城召开的第 13 届国际椎间盘内治疗学会年会上，Ray 报告共开展此手术 300 余例，总的优良率为 84%，初步结果表明，PDN 是一项有前途的手术。Oswestry 疼痛和功能问卷评分表明患者植入 PDN 后下腰痛明显改善，且随访时间 3~4 年，随着时间的推移持续有效。PDN 植入后椎间隙高度明显增加,从术前8.7mm至术后不同时间(6周~4年)的10~10.5mm,且随着时间的延长高度持续维持。PDN植入后腰椎屈曲度明显改善,从术前50°至术后不同时间(6周~4年)的63.6°~108.2°,且随着时间的增加,腰椎屈曲度持续改善。与用椎间融合器行椎间融合相比,术后随访1~2年,PDN植入后腰椎疼痛改善明显较前者好。

中山大学孙逸仙纪念医院骨科于2002年开始PDN植入术,已为26例下腰痛患者施行PDN植入术,其中男18例,女8例;年龄19~57岁,平均39.1岁。症状为不同程度的慢性下腰痛或臀部疼痛6个月~10年,多合并有下肢放射性疼痛、麻木、感觉减退、肌力改变等;下腰部有不同程度的压痛和叩击痛,腰椎活动受限,直腿抬高试验阳性等。患者均经严格的非手术治疗无效,无法坚持正常的日常生活和工作。所有患者的MRI均证实为椎间盘变性和(或)突出,临床诊断为$L_{4~5}$和(或)$L_5~S_1$椎间盘突出。在单节段腰椎间盘突出症的23例中,4例以腰痛为主,其中$L_{4~5}$ 7例,$L_5~S_1$ 16例;双节段的3例均为$L_{4~5}$椎间盘退变程度较$L_5~S_1$严重,且MRI显示椎间隙明显狭窄。所有患者均无椎间盘手术史、脊椎滑脱、椎管狭窄、Schmorl结节和中度以上骨质疏松等。据术前用MRI和X线模板选择PDN型号为5~7mm,形状为后楔形或矩形,只能单个植入。术中在隆起最明显处做横切口,彻底切除髓核。再据试模选择1枚合适的PDN:PW525 2例,PW725 17例,PW925 1例,PR725 6例。术中X线片证实髓核假体位置理想。术后下肢放射性疼痛和腰痛均减轻或消失。切口一期愈合。术后随访14~33个月,所有患者的腰腿痛均不同程度减轻或消失,小腿外侧和足背外侧痛觉减退渐恢复,腰椎活动范围较术前增加。Oswestr评分术前平均61.2%,术后6周时为52.3%,术后3个月时为34.2%,术后6个月时为21.6%,术后1.5年时为15.4%,术后2.5年时为11.4%;疼痛视觉模拟评分(visual analogue scale,VAS)术前平均8.2分,患者植入PDN后下腰痛明显改善,6周时为4.6分,术后3个月时为3.4分,术后6个月时为3.2分,术后1.5年时为2.1分,术后2.5年时为1.8分;影像学随访的结果显示:大部分患者椎间盘高度较术前增加并维持不变,假体位置理想,邻近节段未发现退变。1例(3.8%)假体下沉,但无明显临床症状;5例(19.2%)出现假体间盘内不同程度移位,但无明显不适;另有2例术后1年复查MRI时发现椎体有较严重的Modic变化,也无明显不适;据Macnab临床疗效标准和Prolo评分,本组的优良率为88.5%。初步结果满意,PDN植入术能重建和维持椎间隙高度、恢复节段稳定性和脊柱正常活动,能达到椎间盘功能重建、改善患者生活质量的目的。但其远期效果有待进一步观察。

除了PDN人工髓核假体外,尚有两种假体正在临床试用,一种是Husson发明的可卷曲的记忆螺旋髓核假体,这种假体是由聚碳酸氨基甲酸乙酯材料制成,假体经专用器械经纤维环小口进入椎间隙后能自动卷曲恢复其原来的螺旋结构,起到恢复椎间隙高度和运动功能的作用。另外一种是Yuan等发明的Disc Dynamics假体,它是通过聚氨基甲酸酯球囊先将椎间隙撑开,然后再注入液体状的聚合体完成髓核置换。这两种假体均可通过微创的方式植入。

(二)手术适应证与禁忌证

1. 适应证　PDN适用于具有以下条件的患者:
(1)年满18岁。
(2)$L_2~S_1$单节段、有症状的椎间盘退变性疾病,非手术治疗6个月以上无效。
(3)下腰痛(伴有或不伴有腿痛)。
(4)影像学检查证实与椎间盘源性异常的症状和体征一致。

2. 禁忌证　PDN不适用于具有任何以下一项的患者:
(1)严重的中央椎管、椎间孔或侧隐窝狭窄症。
(2)脊椎滑脱超过Ⅰ度或腰椎峡部不连者。
(3)关节突关节有退变和(或)骨折。
(4)手术节段有明显的Schmorl结节。
(5)纤维环无功能。
(6)椎间隙高度<5mm。

(7) 严重的骨质疏松或骨软化。
(8) 腰椎手术部位超过一个节段。
(9) 体质量指数（BMI）≥30kg/m²。
(10) 病变部位位于 L_5～S_1 节段，而患者体重达到 90kg 以上。

3. 潜在的手术危险

(1) PDN 的植入部位发生错误或移位，需要重新手术。
(2) PDN 在椎间盘内位置未居中，导致脊柱侧弯症状。
(3) 人体对 PDN 材料的过敏或排斥反应。
(4) PDN 压扁、破裂或失效。
(5) 植入的 PDN 大小不合适，引起临床效果不佳。
(6) 植入后未取得预期的临床效果。
(7) 与椎间盘切除术类似的风险，包括出血、神经系统并发症、脑脊液渗漏和感染。
(8) 与一般外科手术类似的风险，包括疼痛、感染、过度失血、麻醉有关的并发症、肺炎、栓塞、休克或死亡。
(9) 与脊椎手术类似的其他风险，包括硬脊膜的撕裂、截瘫、大小便失禁、背痛或腿痛加重，感觉麻木或丧失等。

二、手术操作

（一）术前 PDN 型号的选择

PDN 最初设计为成对植入，目前的资料支持在某些患者中实行单个植入，因此，术前测量决定选用单个植入或者成对置入十分必要，同时确定最适合患者椎间隙的 PDN 的高度和形状。

1. 使用 Raymedica MRI 测量模板（Raymedica MRI sizing template）测量椎间盘的前后径。

(1) 使用 Raymedica MRI 测量模板来确定是单个还是成对植入 PDN。Raymedica 提供多种规格的测量模板，以便应用于不同放大倍数下 MRI 图像。
(2) 将 Raymedica MRI 测量模板右侧的标记线与患者横轴位 MRI 图像的放大倍数相吻合。
(3) 测量模板的中线（带有一个上标和一个下标），代表椎间盘前后径大小为 37mm。
(4) 将中线的下标置于椎间盘的后边缘。
(5) 如果上标落在椎间盘内，选择植入成对 PDN（图 10-1A）。
(6) 测量模板测量结果显示可植入成对 PDN，但软骨终板异常阻碍 PDN 位置居于椎间盘正中，即使椎间盘有足够的空间，也应选择植入单个 PDN（PDN-SOLO）。
(7) 如果上标落在盘外，选择植入单个 PDN（图 10-1B）。

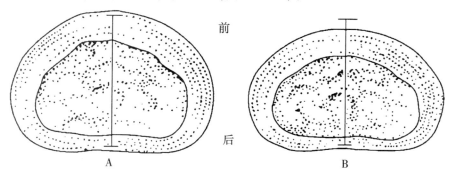

图 10-1　Raymedica MRI 测量模板测量椎间盘的前后径
A. 可容纳双个 PDN；B. 只可容纳单个 PDN

2. Raymedica X 线测量模板的使用

(1) Raymedica X 线测量模板（Raymedica X-ray sizing template）用于帮助选择 PDN 的高度。

(2) 测量模板的放大率为15%,这个放大系数与管面40时(102cm)的平均引导距离相吻合。

(3) 在脊椎侧位X线片上,将测量模板的零刻度线置于椎间盘下位椎体头端。

(4) 通过上位椎体尾部的最高平面与5mm,7mm,9mm三个高度中哪一个相吻合来确定PDN的高度(图10-2)。

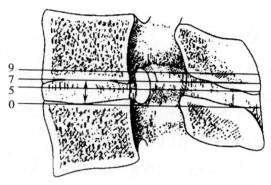

图10-2　Raymedica X线测量模板测量椎间盘的中央高度

(5) 如果患者椎间盘的实际中央高度<5mm,不适于PDN植入。

(6) 通过脊椎侧位X线片上显示的软骨终板的形态,可进一步决定移植单个还是成对PDN。

(7) 当存在软骨终板异常,阻碍PDN位置居于椎间盘正中时,选择植入单个PDN。

3. 根据测量结果选择相应高度的PDN　5mm、7mm或9mm。注意:选用最大型号PDN。

(1) 椎间盘的中央高度在5~7mm,采用525型号的PDN或PDN-SOLO 5。

(2) 椎间盘的中央高度在7~9mm,采用725型号的PDN或PDN-SOLO 7。

(3) 椎间盘的中央高度超过9mm,采用925型号的PDN或PDN-SOLO 9。

4. 选择成对植入　一个PDN放入椎间盘的前部,一个放入后部。

(1) 前部PDN的形状与髓核腔前部的曲线相一致,从上往下看均为不规则四边形,PDN型号以A打头(anterior)(图10-3)。

(2) 后部PDN的形状从上往下看是矩形,PDN的型号以P打头(posterior)。

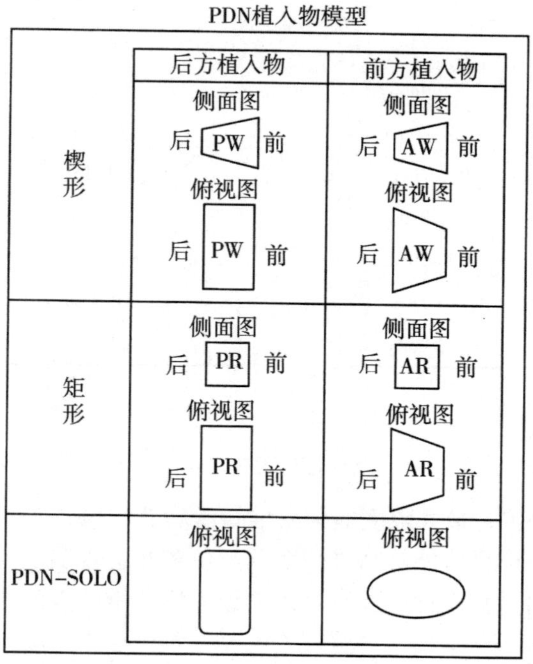

PDN植入物模型

	后方植入物	前方植入物
楔形	侧面图 后 PW 前 俯视图 后 PW 前	侧面图 后 AW 前 俯视图 后 AW 前
矩形	侧面图 后 PR 前 俯视图 后 PR 前	侧面图 后 AR 前 俯视图 后 AR 前
PDN-SOLO	俯视图	俯视图

图10-3　PDN型号模式图

5. 从X线侧位片或MRI矢状面图像，观察软骨终板包围的髓核腔的形状 PDN形状的选择宜与软骨终板的几何空间相一致（图10-4）。

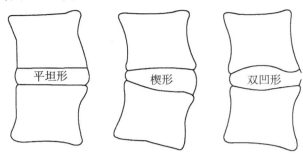

图10-4 PDN形状选择的根据

6. 选择适宜的PDN形状 楔形（wedge）或矩形（rectangle）。
(1) 椎间盘软骨终板上、下平行时，宜选择矩形PDN。
(2) 椎间盘软骨终板包围的髓核腔形似楔形时，宜选择楔形PDN。
(3) 软骨终板呈双凹形时，宜选择矩形+楔形组合成最适宜患者椎间盘的形状。
(4) 在$L_2 \sim L_5$节段内植入单个PDN，宜选择合适厚度的后矩形（PR）（除非髓核腔的几何空间为其他形状）。
(5) 在$L_5 \sim S_1$节段内置入单个PDN，宜选择合适厚度的后楔形（PW）（除非髓核腔的几何空间为其他形状）。
(6) 而PDN-SOLO只有划一的形态以适应不同的终板形状。

7. PDN型号用5个字符表示 比如说AW525（A=前部，W=楔形），5=5mm高度，25=25mm宽度（表10-1）。而单个PDN的选择则只是根据椎间盘的中心高度。

表10-1 PDN的各种型号

类型	椎间盘中心高度	楔形	矩形
前	5~7mm	AW525	AR525
	>7mm	AW925	AR725
	>9mm	AW925	AR925
后	5~7mm	PW525	PR525
	>7mm	PW725	PR725
	>9mm	PW925	PR925
PDN-SOLOTM	5~7mm	SOLO-5	
	>7mm	SOLO-7	
	>9mm	SOLO-9	

（二）PDN后路植入术

1. 手术体位
(1) 患者呈屈髋屈膝俯卧位，最大限度地暴露椎间盘后部。
(2) 体位的摆放须保证C形臂机能够从椎间盘前后位和侧位观测。
(3) 在C形臂机监测下通过克氏针或针点刺入来证实病变椎间盘的位置。

2. 到达椎间盘的手术入路
(1) 如同标准后路开放椎间盘切除术，单侧切口。
(2) 分层切开，行椎板切除术去除骨组织，开辟至少达12mm宽的工作通路，便于操作器械插入。

通路切口尽可能与软骨终板平行。操作中避免关节突关节面的损伤。

3. 纤维环切开的方法及器械

(1) 有神经被椎间盘突出物压迫时，仔细解除压迫。纤维环切开时头脑中要谨记一个原则即纤维环切口要尽可能小。手术过程中注意保护神经根，使用神经根拉钩（nerve root retractor）牵引神经根向中线靠近。

(2) 用手术刀在纤维环上切开一线形切口，切口最好位于椎间盘突出的部位。

(3) 使用大、小纤维环撑开器（annulus dilating instruments），必要时轻轻敲击从中线外侧方向扩大纤维环切口（图10-5），避免伤及软骨终板和前侧纤维环，注意撑开器不能插入过深，不要超过撑开器上的黑色部分，在C形臂机监测下使用并控制深度。

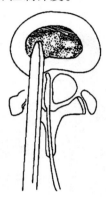

图10-5 纤维环撑开器

4. 去除髓核的方法、程度及器械

(1) 去除髓核组织时，要注意避免使纤维环切口过大，保持切口尽可能小，让工具进入髓核腔内即可。

(2) 去除椎间盘髓核组织要彻底，以便于PDN植入。

(3) 手术中避免损伤软骨终板，不能采用刮除术。

(4) 用鹅颈钳或带角的髓核钳，或机械性清除系统去除全部髓核组织，特别注意仔细去除前部和对侧髓核组织。注意插入髓核钳时要额外小心，千万不能过深，以免穿透纤维环前部（图10-6）。

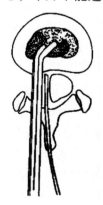

图10-6 带角的髓核钳

5. 扩大操作间隙的方法及器械

(1) 髓核去除后，将椎板撑开器（lamina spreader）置于椎板边缘，轻柔用力可帮助撑开椎间盘并保持纤维环的张力。

(2) 使用椎板撑开器，有利于维持椎间盘的高度，并避免PDN植入过程中纤维环的卷曲。注意不要过度撑开椎体，这样容易损伤关节突关节。

6. 观察髓核摘除后的髓核腔

（1）术中必须做椎间盘造影以了解全部髓核组织是否切除、软骨终板是否完整和纤维环是否破坏。如果有髓核残留，需再次去除。残留髓核去除后，C形臂机再次观察髓核腔。髓核腔的准备非常重要，其在椎体横断面上位置居于正中。

（2）C形臂机可证实髓核是否完全去除。推荐使用球形探针或深度量表测量髓核腔的前后直径，确保有足够空间容纳PDN。

7. PDN型号的术中选择

（1）术前已预测过PDN的型号，现在这个步骤是通过Raymedica的试模（Raymedica sizing instruments）在术中验证（图10-7）。

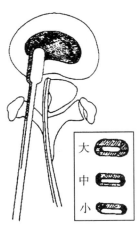

图10-7 PDN试模

（2）小型试模等同于525型PDN或PDN-SOLO 5；中型的等同于725型PDN或PDN-SOL 7，大型的等同于925型PDN或PDN-SOLO 9。

（3）把选好的试模通过纤维环切口插入髓核腔，如果切口不够大，必须再切开让试模通过，但要注意保持切口尽可能地小。

（4）如果椎间盘高度不够，可用小锤轻柔锤击试模，或用椎板撑开器尽量撑开椎体，同时注意不能损伤终板或关节面。

（5）一旦试模的最前缘可以挤进髓核腔，相应的PDN就可选用。我们的目标是在没有过度撑开椎体情况下，两终板间置入尽可能大的PDN。

8. 前部PDN植入的方法及器械（适用于成对PDN的植入）

（1）双个PDN用2号不吸收的聚酯纤维线连在一起（图10-8）。

（2）将Raymedica植入引导器（Raymedica insertion guide）放入髓核腔并贴紧纤维环的前缘，艾力斯长镊（long Allis clamp）夹住PDN的外衣，将PDN插入髓核腔。

（3）插入楔形PDN，要注意楔形的方向。也就是高的这一边朝向前，即椎间盘的腹侧。

（4）用Raymedica圆头推进器（Raymedica round-tip impactor）沿着植入引导器推进PDN，使之变为横位，楔形PDN高的一侧朝向椎间盘腹侧（图10-9A、B）。注意不要损伤缝线。注意前部PDN植入后，松开椎板撑开器，有利于前部PDN的定位。

（5）用Raymedica带足的推进器（Raymedica footed impactor），轻压前部PDN，使之位于髓核腔前方的深部（图10-9C）。

（6）通过C形臂机观察PDN上的金属标记，检查前部PDN是否正确排列（实际排列可能不如示图精确）。注意前部PDN（包括楔形和矩形）有3个金属标记，长轴两端一边一个，第三个位于短轴上靠近纤维环侧（图10-10）。在前楔形（AW）PDN，第三个标记同时是位于短轴的高侧。

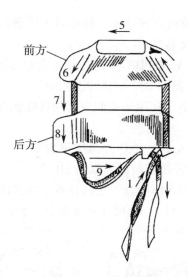

图 10-8 成对 PDN 的联结

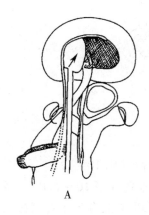
A

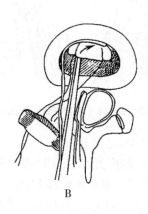
B

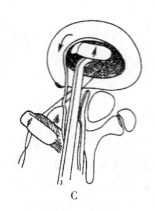
C

图 10-9 前部 PDN 的植入

	后方植入物	前方植入物
楔形	侧面图 后 ─· 前 俯视图 后 │ 前	侧面图 后 ·─ 前 俯视图 后 │ 前
矩形	侧面图 后 · 前 俯视图 后 │ 前	侧面图 后 ─· 前 俯视图 后 │ 前
PDN-SOLO	俯视图 │	侧面图 ·

图 10-10 金属标记的位置

（7）证实 PDN 排列正确后，在推进器轻压下，抽出植入引导器。

9. 后部或单个 PDN 植入的方法及器械

（1）再次使用椎板撑开器以易于后部 PDN 插入。植入引导器插入髓核腔并紧靠前部 PDN 的后缘。如果是植入单个 PDN，则把植入引导器贴紧纤维环的腹侧缘。

（2）如果植入后楔形（PW）PDN，楔形的高侧应朝向椎间盘腹侧，低侧朝向椎间盘背侧（第三个标记总是靠近纤维环）。

（3）如果在 $L_3 \sim L_5$ 某个节段植入单个 PDN，须选用后矩形（PR）。如果在 $L_5 \sim S_1$ 节段植入单个 PDN，须选用后楔形（PW），楔形的高侧朝向前，低侧朝向后。

（4）用艾力长镊夹住 PDN 外衣插入椎间盘，插入过程中注意缝线不要与前部 PDN 缠绕。使用推进器把后部 PDN 推入正确位置（图 10-11），同时注意推进器不要损伤缝线。

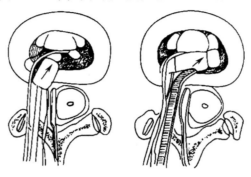

图 10-11　后部 PDN 置入

（5）去除椎板撑开器，有利于后部 PDN 定位。

（6）如果是植入单个 PDN，PDN 的最佳位置在髓核腔的中央横位（图 10-12A）。

（7）如果是植入双个 PDN，注意使后部 PDN 和前部 PDN 平行排列（图 10-12B），通过 C 形臂机观察 PDN 上的金属标记可监测 PDN 的位置。注意：后楔形（PW）PDN 上有 3 个金属标记，长轴两端一边一个，第三个位于短轴的低侧（同时是靠近纤维环侧）。后矩形（PR）PDN 上有两个金属标记，长轴两端一边一个。

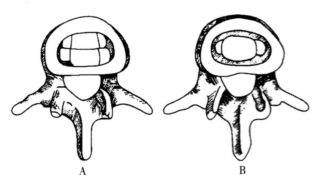

图 10-12　PDN 的正确位置

（8）证实后部 PDN 的正确位置之后，在推进器轻压下抽出植入引导器。

10. 确保 PDN 位置正确

（1）运用 C 形臂机证实 PDN 的正确位置（图 10-13）。单个置入时是中央横位。

（2）不论是单个还是双个植入，PDN 置入后的最佳位置是位于髓核腔的中央。有时完全平行和横位是不易做到的，重要的是将其置于髓核腔正中，不会太靠近某一侧，如前侧或者后侧。

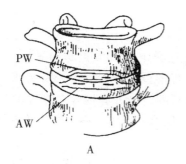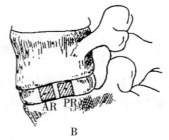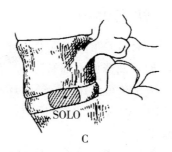

图 10-13 金属线的位置
A. 正面观；B、C. 侧面观

（3）C形臂机下，目视PDN上金属标记来确认PDN的位置。楔形PDN上均带有第三个标记。植入后，其位于靠近纤维环的一侧，也就是说，前楔形（AW）的第三个标记在楔形短轴的高侧，后楔形（PW）的第三个标记在楔形短轴的低侧。前矩形（AR）PDN上也有第三个标记。置入后，其位置朝向纤维环，即位于椎间盘的腹侧。

（4）必要时调整PDN位置。

（5）成对PDN置入后，两端缝线被扯成同等长度说明没有缠绕，使用Raymedica打结器（Raymedica knot pusher）打结。打结处位于后部PDN的后外侧缘，至少有4个死结（locking knots），所有的结都包在髓核腔内。

（6）再次确认PDN位置准确无误后，拍摄X线片，并将结果保存在患者病历中。

（7）若PDN位置欠佳，需要取出调整，应用PDN取出器（Raymedica grasped）。PDN取出器在不得不取出PDN时使用，由于其特殊的齿形设计，有可能损伤PDN外衣，因此只用于PDN的取出。步骤如下：①进入髓核腔；②用取出器嘴钳住PDN外衣的边；③取出器嘴闭合和退出，在退出中，保持取出器和PDN于一条直线上；④注意使用中避免旋转用力，以免损坏取出器嘴尖的齿。

11. PDN水化　PDN植入后，注入约10mL生理盐水，使PDN水化。

12. 关闭手术切口　常规外科手术切口缝合。

PDN手术系在后路椎板开窗椎间盘髓核摘除术后植入PDN假体，操作相对简单，损伤小，易于普及。术前要准确测量来决定选用单枚或成对假体植入以及假体的高度和形状。多数国人腰椎间隙仅可容纳单枚PDN假体，且适合高度7mm的PDN假体，即PW725（$L_5 \sim S_1$）或PR725（$L_{4\sim 5}$）。根据术前影像学资料测量，单枚植入时高度型号选择是关键，但更重要的是术中采用试模确定假体规格。一般从5mm试模器开始，依次加大，以稍用力就可进入椎间隙为好，撑开椎间隙，但不能强行将试模敲入椎间隙，否则将破坏终板的完整性，可能导致假体沉陷入椎体骨质内。

（三）PDN术后处理

（1）植入后24小时，PDN在水化和膨胀，充分水化需要数天。因此，患者最好在床上保持仰卧或侧卧位，不要弯曲，避免脊柱用力。

（2）术后24小时重症护理，使PDN水化和膨胀。

（3）术后的6周内，患者避免弯腰或负重。因此，患者这段时间应穿着保护套。

（4）有些患者术后立即发生局部背痛或神经痛，可能是PDN膨胀，椎体或纤维环收缩的结果。通常给予抗炎及镇痛药就能很快恢复。

（5）患者出院前再次拍摄X线片（前后位和侧位），观察PDN的位置。

（6）在最初的6周，患者避免长期坐软椅、过度屈伸、扭转或举起超过10磅的重物。

（7）在3～4周内避免性生活，避免弯腰、扭转或举重物。

（8）在3～4周内避免长期坐位、开车或坐车。在6周内，如果需要驾驶或静坐，时间应不超过45分钟。45分钟之后，至少要站起休息5分钟。

三、注意事项

PDN 手术最严重的潜在并发症是假体移位，多发生在近期。移位原因及防止措施如下：

（1）型号选择偏小则易移位：因此，术中使用椎板撑开器，将椎板撑开器置于椎板边缘，轻柔用力可帮助撑开椎间盘并保持纤维环的张力，有利于维持椎间盘的高度，尽可能植入大型号的 PDN。不能强行使用试模进行扩大椎间隙，一般使用几号扩大器，就采用相应型号假体，而不能为植入方便采用小一号假体。

（2）髓核组织摘除不彻底致髓核组织残留，导致假体放置难以到位；尤其术侧前方和对侧后方。术中髓核组织应予以清除彻底，但不应破坏软骨终板，髓核摘除时可随时用探子在椎间盘内检查，判断摘除彻底程度。

（3）假体方向和位置在 $L_5 \sim S_1$ 等位置采用楔形假体时，高的一侧应在前方，否则可因运动导致假体移位；另外更要注意假体必须横行放置；合适的假体位置应该位于椎间盘的中 1/2，而不能放在后 1/3。术中必须应用 C 形臂机确认假体的位置合适。

（4）术后早期屈曲活动度过大导致假体移位。因此术后 6 周内配戴支具或软腰围，以避免腰椎过度屈曲引起假体向后方移位。

（5）术中不要为植入 PDN 而过多切除外侧关节突关节以免引起腰椎不稳，植入 PDN 困难时，尽可能切除内侧椎板和棘突。

应用 PDN 的临床结果让人相信：椎间盘成形术的理论是正确的，它能重建和维持椎间隙高度，模仿正常髓核的力学特性，恢复脊柱节段的稳定性和正常功能，达到椎间盘重建的目的；能有效地治疗退变性腰椎间盘疾病，改善患者的生活质量，其近期效果满意，远期效果仍有待进一步观察。如何固定髓核假体使之不移位是该手术推广所需解决的关键问题。

（廉　波）

第三节　经皮骶髂关节内固定术

一、概述

骶骨上连腰椎，旁接髂骨，它既是脊柱的一个部分，又在骨盆构架中举足轻重，因而骶骨骨折理所应当引起重视。骶骨纵形骨折是骶骨骨折中常见的类型。其骨折线沿骶骨纵轴延伸，大多数不是单发的。骨盆骨折伴有骶骨纵形骨折者绝大多数属不稳定骨折。骶骨的纵形骨折造成了骨盆的垂直不稳定或旋转不稳定，腰部肌肉的牵拉经常使髂骨侧向上移位。由于骶孔在骶骨中是较薄弱的部位，经骶孔骨折在骶骨纵形骨折中占较大比重。神经损害也较为常见，因此骶骨纵形骨折大多数需手术治疗。手术的主要目的为重建骨盆环与骶髂关节的稳定，纠正骨折畸形，减轻神经损害的程度。传统的手术方式很多，如髂骨棒内固定术、接骨板内固定术等；1989 年，Matta 报道了拉力螺钉固定骶髂部的手术，该技术使用较小的内植物，而提供了稳定的固定。其 20 世纪 90 年代以后较为流行。近年来，有学者使用了经皮骶髂螺钉内固定术治疗骶骨纵形骨折。该技术因创伤小、稳定性好而受到好评。

（一）应用解剖

骶骨最初由 5 块合成，呈三角形，上端大、粗厚；下端细而小，成骶骨尖；两侧亦是上部粗大，越至下越细，至尖部几乎变为一线。

骶骨前凸的弯曲度大致均匀一致，有时骶尾骨交界处角度或曲度不均匀，其弯曲的角度与骨盆腔各部的直径有关。骶骨的底和一般椎体无异，上有一扁平和卵圆形的关节面，与 L_5 椎体的下面形成腰骶关节。基底的两面平滑，为骶翼，其前表面为凹面，有腰大肌附着。骶骨的两侧上部粗糙，是由上三个骶骨横突相愈合所致，该部呈耳郭状，称耳状面，与髂骨相接的关节面形成骶髂关节。耳状面下缘的位

置多位于 S_3 中部及下部，但可高至 S_2 或低至 S_4。

骶骨前面较光滑，在正中线两侧有两排骶前孔，每侧各 4 个，由骶管出来的骶神经前支即由此穿出。骶骨的后凸粗糙不平，正中隆起的为骶中嵴，由 $S_{1\sim4}$ 棘突连成。骶中嵴两侧各有一条断续的骶中间嵴，由各骶椎的关节连成。在骶中间嵴外侧各有 4 个骶骨后孔，骶神经后支由此经过。

骶骨体的后部有一扁平的管为骶管，下部开口于骶管裂孔，前后经骶前、后孔与外界相连。蛛网膜下腔至第二骶椎部即终了。

（二）手术适应证

（1）骶骨纵形骨折，无垂直方向移位者。
（2）经骶骨骶髂关节损伤，无垂直方向移位者。
（3）骶髂关节压缩性损伤（旋转不稳定）。
（4）骨盆骨折骶髂关节失稳。

二、手术操作

（一）器械结构

2mm 克氏针；扩大套管，内径为 2.2mm，外径为 6.8mm；保护套管，内径为 7mm，外径为 8mm；中空钻头，内径为 2.2mm，外径为 4.5mm；中空拉力螺钉，内径为 2.0mm，外径 6mm；中空六角起子。

（二）术前准备

1. 术前影像学准备　骶骨骨折的骨折移位较为复杂，术前要进行详细的影像学准备，包括骨盆正位片，主要了解骨盆骨折的整体状况、移位方式、标准侧位片，了解骶骨角的角度，计算置钉偏斜角；CT 片了解骨折线的走向与神经孔的关系，测量置钉安全区及进针点安全区。如有条件，最好做 CT 三维成像，全面了解骨折的移位状况，设计复位及固定方法。

2. 术前牵引准备　对骶骨骨折伴骨盆垂直移位相当重要。学者的经验是绝大多数垂直移位均能通过术前牵引得到纠正。牵引推荐用股骨髁上牵引，重量为 10~20kg。如伴有闭书样旋转移位，可加用股骨大转子侧向置钉牵引，以纠正闭书样移位。

3. 内固定材料　术前必须认真准备经皮内固定器械，包括导针、各种规格和型号的中空钉内各种型号的套管及工具等，以确保手术顺利完成。

4. 术前抗休克　骶骨骨折和骨盆骨折常由高能量暴力引起，失血性休克是常见并发症。术前抗休克治疗尤为重要。强调生命第一，功能第二，不可在休克未得到控制时就进行手术，必要时可先行外固定架固定或 DSA 髂内动脉栓塞，待患者病情稳定后方可手术。

5. 术前患者知情告知　经皮固定骶骨骨折虽然具有微创、极少出血、准确性高、较为安全等优点，但其毕竟是一项新开展的技术，难免有发生意外的可能性，因此必须认真做好术前告知。要耐心详细地向患者及家属解释手术的方法及术中可能遇到的问题以及处理方法和风险等，努力争取患者及家属的理解并确认签字，避免医患纠纷的发生。

（三）麻醉方法

连硬麻醉、腰麻或局部麻醉。

（四）手术体位

取俯卧位，患侧下肢牵引。

（五）手术步骤

1. C 形臂机透视定位　包括骶髂关节正位、侧位、骨盆入口位及骨盆出口位。

2. 切口　依据术前测量的最佳进针点到中线的距离以及术中骶骨正位透视下所见的 S_1 上 1/3 处，做一长 1cm 与皮纹平行的横切口。血管钳钝性分离肌肉直达髂骨外板。

3. 导针的进针点和进针方向　以内径 2mm 套管垂直插入切口达髂骨，透视套管平行于 S_1 上 1/3 骶骨孔上方，再向前倾斜约25°（根据术前测得的腹侧成角角度）。侧位片观察进针点满意，定位针尖指向骶骨岬，以直径2mm导针缓慢打入，导针穿过髂骨、骶髂关节直达S_1椎体内。穿针过程中要反复做标准骶骨正侧位透视，实时观察导针位置。透视证明导针位置良好后，同法沿S_1上2/3骶骨孔上方方向或S_2椎体再打入一枚导针，可与第一枚略成角。

4. 置入螺钉　套入保护套管，以空心钻沿导针钻入，正位透视确定钻头深度，取直径6.5mm空心螺钉沿导针缓慢拧入。

（六）术后处理

麻醉消退后检查鞍后及下肢感觉、运动情况，判断有无骶神经和马尾神经损伤，注意观察局部有无血肿形成，常规静脉滴注抗生素3~5天，术后3天摄骨盆平片和骨盆CT，评价螺钉位置和骨折复位情况，术后卧床4~6周后下床活动，门诊定期随访复查骨折愈合情况。

三、注意事项

（一）操作注意事项

（1）复位：良好的复位是手术能否成功的先决条件。骶骨纵形骨折的移位主要为两个方面。一是垂直移位，二是旋转分离移位。通过牵引可纠正垂直移位，通过前环复位固定可纠正旋转移位。通过置钉后加压固定来解决分离移位。进针前要反复正位透视，确立垂直移位是否已完全纠正是十分重要的。

（2）进针点的选择及角度调整：打入导针前要多方位透视通过正位调整进针位水平位，通过侧位透视调整进针的倾斜角（骶骨角）。

（3）导针深度：导针的深度非常重要，有学者掌握的原则是正位透视导针尖端位于正中线附近，侧位透视导针尖端应位于骶骨体前1/2~1/3区域。

（4）重视本体感觉，打导针时不宜过快，要反复做活塞样冲击动作，以确定导针是否是在骨内行走。

（5）经Ⅱ区骶骨骨折在安置加压螺钉时不可过分加压，避免造成骶骨孔压缩导致神经损伤。

（二）并发症防治

由于骨盆区的特殊解剖及骶骨的高变异率，术中影像的局限性，随着经皮骶髂关节螺钉固定技术临床应用的广泛开展，各种手术并发症不断被报道，但绝大部分仍是由于术前计划不足和术后患者不配合所致。下面就几种常见的并发症进行讨论。

1. 螺钉错位　螺钉置入后错位的发生率为2.05%~13%，常由于骶髂关节复位不良所致，复位不佳使骨盆解剖扭曲，透视影像模糊，导致螺钉植入的安全区不复存在，目前认为残留的移位＞1cm应作为经皮骶髂关节螺钉的相对手术禁忌证。由于骶骨形态变异，以及过度肥胖、血肿和腹腔肠气等致使术中的影像监测图像不清将大大增加手术的风险，均不宜行经皮手术。

2. 神经根损伤　后果非常严重，常由于导针或螺钉进针点或方向偏差以及经骶孔区骶骨骨折，在复位或者螺钉加压的过程中导致神经根损伤，为避免神经损伤，尽量使用局部麻醉，使神经保持正常的敏感性；术中进钉时必须反复多平面透视，实时监测导针及螺钉的进钉情况；有条件的医院，术中应做神经电生理监护监测。目前研究表明，术中监测诱发肌电图的电流值与克氏针和神经根距离的呈直接相关性，临床上根据麻醉后的监测参数，使阈肌电反应＞8mA作为导针靠近神经根的安全距离，根据信号改变及时调整导针的方向和位置，能够提醒术者在实际的损伤发生之前调整进针方向，减少神经根损伤并发症。

3. 螺钉松脱　严重骨盆不稳定性骨折，仅固定后环，忽视前环的重要性，不能为骨盆提供足够的生物力学稳定，长期的载荷导致螺钉固定失败，目前认为前后环的同时固定，可达到近似正常骨盆的生物力学性能；骨质疏松患者或螺钉仅固定到骶骨翼区，螺钉周围骨质的骨密度偏低，螺钉的把持力不够；固定区骨性轨道破损，椎弓根螺钉难以锚状固定，易产生松脱，遇此现象，可选用粗直径长螺钉固定到S_1中线，或者应用生物材料强化骨－螺钉界面提高生物力学，在椎弓根内植入条状骨皮质或注入骨水泥，做钉道强化后再行螺钉固定。

4. **内固定物折断** 骨盆严重骨折常合并其他严重的复合伤，特别是颅脑损伤患者，术后不配合，肌肉常处于痉挛状态，导致内固定疲劳断裂；其他如术后过早负重活动，骶髂关节复位不良致螺钉应力过大或内固定质量问题（材料和工艺）亦能导致内固定失败。一旦出现，应根据骨折的情况、术后时间、复位和愈合的情况决定是否取出内固定物，是否重新行内固定。

5. **损伤内脏或大血管** 于进钉时螺钉的腹侧成角角度过小，导针或螺钉穿破骶骨前方骨皮质，伤及盆腔内脏和骶前大血管。此时应立即停止手术，必须严密观察，必要时做开腹探查和修复。一般而言，手术前预先测定进钉参数，术中严格遵循多角度定位原则，此种损伤应该是可以避免的。

6. **感染** 无菌操作不严格，或患者体质差且有感染灶存在有关。因此，应注意围术期用药及严格的无菌操作技术。

（黄　飞）

第四节　显微镜下脊柱棘突间锁定术

一、概述

脊柱的基本功能单位为运动节段，每一节段的活动组成全脊柱的运动。一个运动节段又称为一个功能性脊柱单位，包括两椎体和椎体间的椎间盘与关节突关节。脊柱退变性疾患，像腰椎管狭窄症、腰椎退行性滑脱症，多发于高龄患者。腰椎不稳定也随着年龄的增加而增多。

脊柱不稳是一非常特殊的诊断。许多生物力学和临床的解释来描述脊柱不稳。从最简单水平来说，不稳是缺乏稳定性，指运动节段强度的降低，出现过度活动和不正常的活动，或出现活动性疼痛。运动节段的不稳常常成为节段性不稳。美国骨科医师学会定义是，节段性不稳为对负荷的不正常活动，特点为活动节段的运动超出正常的范围。

腰椎管狭窄症、退行性滑脱症及伴随节段性不稳的治疗，大多数可以非手术治疗，通过非手术治疗无效，症状较重者则需手术治疗，节段性不稳手术目的包括：神经减压，稳定脊柱，防止神经损伤和减缓疼痛。手术治疗包括减压术、融合术与固定术、非融合手术方法。单纯减压术会导致不稳定。脊柱融合术现在是处理腰椎不稳的金标准手术。然而，融合术与固定术有许多关于取骨植骨的问题，且会招致邻近节段早期退变。

使用或不使用器械的脊柱融合显示出一些并发症，如椎弓根钉伤及神经根、手术器械的失败、正常腰椎生理弧度的丧失、未融合的其他节段出现新的病损和较高的伤口感染率。另外，手术操作本身又复杂，手术费用又贵。保留脊柱活动的技术将为节段间稳定与节段间有限活动提供机会，然而脊柱融合术是达不到这一目的的。

老年人的预期寿命增高要求积极的治疗以提高生活质量。选择老年人腰椎退变性疾患的手术方法时，应考虑患者的一般身体状况及老年人已有的基础疾病。长时间的融合术、固定术在围术期会加重患者现有的基础疾病。

为了避免融合术的缺点，近来有许多作者发明了后路软性固定手术。后路动态固定技术自1980年开始已有临床研究的报告。现代后路动态固定技术分为两种：棘突间衬垫和椎弓根固定系统。显微镜下棘突间锁定术是一种利用张力带系统的人工韧带棘突间衬垫技术（由Lee等报告）。

（一）棘突间金属锁定器的组成

棘突间金属锁定器由人工韧带和棘突间衬垫组成。下面分别描述人工韧带与金属锁定器。

1. **人工韧带** 人工韧带（LIGANOVE Spine Ligament WSH Ba, Cousin Biotech, Wervicq - sud, France）成分为聚对苯二甲酸乙二醇酯（聚酯）和钡，长55cm，直径6.1mm，尾端连接缝合针。人工韧带使用前浸于抗生素生理盐水内。人工韧带经过棘突基底，呈8字形包绕上下两棘突。双侧显微椎板部分切除减压和椎间孔减压后，韧带8字形的腰部正好位于上位棘突的下份和下位棘突的上份，牵拉紧，然后用针缝数次。加强缝合的腰部起着棘突间衬垫的作用。

2. 人工韧带加钛锁定器系统　该系统包括人工韧带和钛锁定器。棘突间锁定器用金属钛制成。钛锁定器包括4个U形突角，1个中央孔和1个夹子。突角封套棘突，限制锁定器纵向和横向移动。倾斜的上凹槽：倾斜度与棘突的基底相匹配。人工韧带经过中央孔，呈8字形包绕上下两棘突，限制不正常的活动和恢复腰椎的前凸生理曲度。夹子夹紧人工韧带，防止松脱。

3. 张力带系统的生物力学　脊柱由前方的椎体和担负大部分脊柱负荷的轴向位椎间盘组成。椎弓根连接脊柱前柱和后柱。椎板为椎管提供管顶，关节突关节限制脊柱旋转、屈伸、侧凸和横向位移。韧带保护和限制其他不正常活动，它也可容许支持脊柱活动度的变化。韧带依靠其运动臂而起作用。虽然棘突间韧带和棘上韧带不太坚固，但它附着于骨，是杠杆的长轴（棘突），在轴向旋转力和棘突韧带附着的作用点之间，容许脊柱较大的屈曲耐受力。

许多脊柱不稳的图解定义是基于脊柱的概念，定量脊柱相连处的位移，最终决定有无脊柱不稳。Denis的三柱理论很有用，三柱（前后柱加上中柱）可有效评估在中轴脊柱的组成结构。在屈曲和后伸脊柱时，牵引和加压脊柱的中轴都不会发生改变。通常中轴位于椎体和椎间盘的中后份，即所谓的中柱。

张力带系统的原理来源于工程学。如果脊柱偏心性受力于前柱，不仅有轴向加压，而且有附加屈曲应力，进一步加压应力于另一脊柱，牵拉应力于后柱，在退行性变时，可引起椎体的前滑移。屈曲应力可由一个链（后方棘间韧带和棘上韧带）等同于对侧重量的拉力抵消，从而达到平衡。张力带系统可放置一人工韧带和衬垫于脊柱后柱，当前柱滑移时，它可以维持脊柱平衡。有的患者，因为椎间盘退行性变，可引起椎间盘的后份降低，从而引起椎体的后滑移，称为脊柱后滑脱。后滑脱的患者，关节突关节变位，承受不正常的负荷。张力带系统的人工韧带和衬垫位于脊柱后柱，可修复脊柱节段的正常序列，使关节突关节免于负荷。

Voydeville等体外试验研究了6例$L_{4～5}$脊柱功能单位人工韧带相似的生物力学。他们报告用人工韧带可屈的、软性固定来限制屈曲、后伸、轴向旋转、侧屈。另外，人工韧带纠正椎管的狭窄，稳定脊柱节段活动，以便椎体维持于合适宽度。

Papp等研究了可屈的聚酯人工韧带的生物力学特性。虽然他们使用钩棒系统，但韧带的结构材料是等同的。Papp的研究发现韧带加强了运动节段腰椎后柱。即使韧带结构材料是可屈的、软性的，但它能限制患者80%的运动，可通过关节突锁定、身体自身机构的稳定来提供脊柱最大的稳定性。

4. 棘突间金属锁定术的功能

（1）因为杠杆作用，从而达到减压的目的：脊柱过伸位，位于棘突之间的衬垫起支持作用，从而达到硬膜囊的减压；降低关节突的受力；因为杠杆作用，扩宽了椎间孔，减压了神经节；椎间盘前份结构的位移，从而降低了椎间盘内负荷。

（2）稳定：通过重建脊柱正常的弧度和节段性生理前凸，达到正常的脊柱平衡；矫正因椎间盘加剧退变所致的脊柱机械不稳。

（3）固定：棘突间锁定术锁定了关节突关节，从而缓解了腰痛；限制了脊柱的过度屈曲和后伸力；增加节段脊柱的硬度，从而限制了不正常的活动；降低了节段脊柱的位移。

（二）棘突间金属锁定术的适应证和禁忌证

人工韧带张力带系统保护脊柱的稳定结构：增加棘突、棘上韧带、后纵韧带和纤维环后方等脊柱稳定结构的功用，恢复不稳定脊柱的正常序列；通过切开椎间孔和椎管来减压神经根。位于脊柱后柱的人工韧带和钛锁定器在脊柱前凸时可撑开受累的脊柱节段，容许椎间隙不受力和降低关节突关节的压力，从而达到止痛的目的。然而，张力带系统也需要它的骨性突起来固定。

1. 适应证　棘突间金属锁定术可应用于：Ⅰ度脊柱滑脱而无关节突矢状位方向的位移、脊柱前滑脱、复发性椎间盘突出症、合并椎管狭窄的椎间盘突出症、合并节段性脊柱不稳的椎间盘突出症、中央椎管狭窄、双侧侧隐窝狭窄、合并节段性不稳的疼痛性椎间盘退变、脊柱器械融合后邻近节段的病损、轻度局限的退行性脊柱侧弯或后凸。

通常张力带锁定系统适用于$L_{1～5}$。$L_5～S_1$的固定需要将韧带固定于骶骨，因为S_1的棘突小或没有棘突，需要2枚螺钉才能固定牢。

2. 禁忌证　棘突间金属锁定术不适用于：椎板切除术后脊柱不稳、退行性脊柱滑脱而伴有关节突矢状位方向位移、超过Ⅱ度退行性脊柱滑脱、椎弓峡部裂后脊柱滑脱、前滑脱超过10mm、严重的椎间盘塌陷、进行性或严重的脊柱侧弯或后凸、创伤和肿瘤。

二、手术操作

（一）麻醉

腰硬联合麻醉或全身麻醉。

（二）体位

俯卧位，保持脊柱屈曲，张开棘突间隙。

（三）剥离显露

后正中旁切口长5cm，同侧旁开1cm处利用电刀切开腰背筋膜；首先剥离和牵拉同侧的肌肉，肌肉剥离和牵拉局限于上位椎板的下1/2和下位椎板的上1/2、关节突，不破坏两棘突。为了保存棘上韧带，用电刀或者截骨刀将棘上韧带从两棘突尖剥开到对侧，从棘突尖截骨有利于剥离棘上韧带。随着对侧的肌肉也从棘突和椎板剥离掉。单侧切开的棘上韧带牵于一侧并保护好，双侧牵开肌肉组织。

（四）减压

减压椎管与神经根。小心切除干净棘间韧带，不要伤及硬膜囊。从对侧切除所有的黄韧带，不要破坏椎板，行侧隐窝减压，仅切开椎间孔，微创切除部分肥厚的关节突底面，保护关节突关节功能，很顺利地完成双侧减压。

（五）植入内置物

选择适当规格的棘突间锁定器插入两棘突间。人工韧带浸入抗生素生理盐水后，通过中央孔、两棘突间呈8字形包绕棘突基底。棘突间锁定器和人工韧带放得尽量深，与脊柱在同一水平。此时，患者体位从屈曲改为后伸，牵拉韧带的每一牵拉线都经过夹子，并向相反方向拉紧，锁定夹子，用不吸收线端－端缝合韧带的两端，放回棘上韧带、缝合，关闭伤口。

三、注意事项

应采用单侧途径双侧减压技术，能保留较多的椎板、棘突和后方韧带复合体，有利于保护脊柱整体生物力学，从而维持较好的手术效果。棘突间锁定手术，单侧开放入路能完成切除压迫神经根、引起疼痛的不正常结构的棘间韧带和黄韧带，达到双侧减压的目的；棘突间锁定手术的优点是：出血少、手术时间短、住院时间短、恢复快、骨质切除少、降低了栓塞等围术期并发症。

在治疗退行性疾病中，脊柱微创技术越来越重要，随着动态稳定技术的应用，轻度的退行性腰椎滑脱不需要脊柱融合就可获得较好的疗效。

棘突间锁定手术操作破坏组织不多，只需一长5cm的小切口，也能提供彻底的双侧神经减压。在退行性滑脱患者，棘间韧带必须切除，棘上韧带牵开，以便张力带固定，不需要对侧全关节突切除，就可获得彻底的双侧椎间孔减压和出口神经根、走行神经根的减压。

（赵丹丹）

第五节　可膨胀式脊柱融合器在腰椎退行性疾病中的临床应用

一、概述

腰腿疼痛是临床骨科常见多发病，且发病率有上升的趋势。腰椎不稳及椎间盘退变是腰腿疼痛的主要原因，而腰椎融合术是其主要的有效的治疗方法。传统的腰椎后路开放减压融合手术已在临床广泛应用,并且治疗结果得到公认;但存在创伤大、术后恢复慢等不足。随着腰椎后路椎间盘镜在国内临床的广泛开展,其组织损伤少、炎症反应轻、卧床时间短等优点已得到大家的青睐;但对非单纯性腰椎间盘突出症应用受到很大限制。近年来,我科使用后路椎间盘镜结合一种新型可膨胀性椎间盘融合器(B-Twin),实施镜下椎间盘摘除椎间植骨融合治疗退行性椎间盘病变及腰椎不稳,取得了满意的临床疗效。

(一)B-Twin 膨胀式脊柱融合器简介

1. 手术系统简述

(1)B-Twin 融合器(implant):B-Twin 融合器(以下简称"融合器")是以色列 DISC-O-TECH 公司推出的最新一代高科技脊柱微创外科产品,采用楔形设计,提供了不同的直径和长度,以适应不同患者的解剖需要;可在术前利用前后位和侧位的 X 线片,初步确定融合器的直径和长度。最佳的融合器直径应比测得的椎间隙高度大 10%~20%,长度应比椎体的前后位距离小 3mm。

在开放式手术时,融合器的直径可在椎间盘和终板刮除后利用方形刮匙的标称高度确定。融合器的定位可在术中用长度测量杆(能在 X 线下观察到,包含在手术工具内,与融合器膨胀后的长度一致,可用于模拟融合器在椎间的植入位置)进行测量。

融合器膨胀前呈 5mm 直径的管状结构。出厂时已装在融合器安装手柄上,当融合器处于椎间中的合适位置时,可使用安装手柄(图 10-14)膨胀融合器到最终状态,每一层椎间隙用两个融合器。膨胀过程如图 10-14。

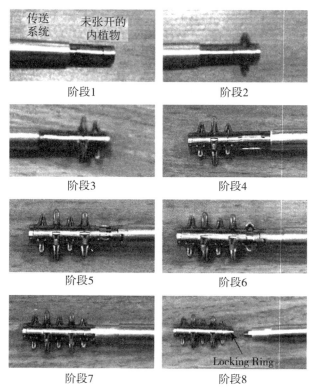

图 10-14 融合器膨胀进程

融合器由钛金属制成,集成于融合器内的锁定环由镍钛合金制成。关于融合器的直径的选择见表 10-2。

表 10-2 融合器(楔形)的直径选择

术前估算		术中测量		建议使用的融合器尺寸	
用前后位的 X 线、MRI、CT 图片估算椎间隙的高度(mm)*	用侧位的 X 线、MRI、CT 图片估算椎间隙的前后距离(mm)	用方形刮匙测量椎间隙的高度**	用融合器长度测量杆检验椎间隙的前后距离是否符合手术要求	融合器的直径(mm)	融合器的长度(mm)

续 表

术前估算	术中测量		建议使用的融合器尺寸
7~8	至少比融合器长度长 3mm	8~9 长度测量杆的测量部分与融合器长度一致	7.5~9 22
9~10		10~11	9.5~11 25
10.5~11.5		12~13	11.5~13 25
12~13.5		13	13.5~15 25

注：*：根据由前后位的X线/MRI/CT图片估算的椎间隙高度确定融合器直径时，应选择直径比估算的高度大10%~20%的融合器。**：在开放式手术中，（以1mm单位增加的）方形刮匙在椎间隙中恰好不能转动时，该方形刮匙的高度即为正确的融合器的直径。

（2）融合器安装手柄（the delivery system）：融合器安装手柄（图10-15）由膨胀旋转把手（1）和指示刻度（2）组成。顺时针方向旋转膨胀旋转把手，从远端第一段逐段膨胀融合器。融合器已预装在安装手柄上。安装手柄上的刻度和指针用于指示融合器膨胀的状态。安装手柄上有一个距远端35mm的环形刻线（融合器没有与安装手柄分离并且没有膨胀前，包括融合器露出安装手柄的长度），此刻线不能超过椎体的近端边缘（注：此刻线不能在手术中作为融合器定位的工具，也不能作为测量工具，只能作为参考）。

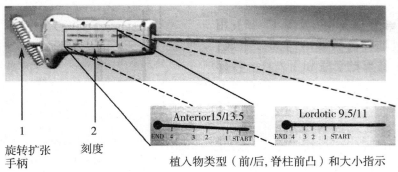

图10-15 B-Twin融合器安装手柄

（3）手术工具（the instrumentation set）：B-Twin融合器的手术工具包括以下部分：
1）7个不同尺寸的方形刮匙。
2）1个方形刮匙手柄。
3）2个融合器长度测量杆。
4）2套植骨器。
5）1个中空方形刮匙。
6）2个6mm直径的经皮手术套管。
7）1个套管适配器。
8）1个经皮手术扩张器。
9）1套融合器取出套件。
10）1个多角度的刮匙术。
11）1个下咬髓核钳术。
12）1个上咬髓核钳术。

所有的工具采用符合ASTM F 899或等效的标准的不锈钢制成，能循环消毒使用，使用前应注意清洁和消毒。

方形刮匙（rectangular curette）（图10-16）：7个一套的方形刮匙是用来刮除终板的，它们的宽度

7~13mm，宽度增加步长为1mm。向后压刮匙手柄上的刮匙安装活套，可顺利将方形刮匙装在刮匙手柄上。将已装在手柄上的方形刮匙以扁平面插入椎间隙，旋转手柄，直到终板被完全刮除，刮除过程中不要过分用力。宽度逐渐增加的方形刮匙还可用于融合器直径的测量，最后一个能在椎间隙中转动的方形刮匙的宽度就是应采用的融合器的直径。安装手柄上有一个距远端35mm的环形刻线，此刻线不能超过椎体的近端边缘（注：此刻线不能在手术中作为融合器定位的工具，也不能作为测量工具，只能作为参考）。融合器的植入位置应在X线下确定。

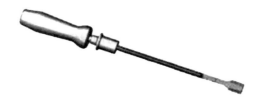

图10-16　方形刮匙和刮匙手柄

融合器长度测量杆（trial implant）（图10-17）：用于在融合器植入前测量椎体的前后距离是否符合手术的要求，对于膨胀后长度为25mm的融合器，椎体前后距离至少要比测量杆长度大3mm，对于膨胀后长度为22mm的融合器，测量杆不能超出椎体前后边缘，另外还用于模拟融合器在椎间隙内的定位。测量杆由3.5mm的连杆和5mm的测量部分组成，两者的边缘有助于在X线下的可视性，其中5mm部分的长度为25mm，与大多数融合器膨胀后的长度一致。安装手柄上有一个距远端35mm的环形刻线，此刻线不能超过椎体的近端边缘（注：此刻线不能在手术中作为融合器定位的工具，也不能作为测量工具，只能作为参考）。融合器的植入位置应在X线下确定。

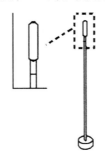

图10-17　融合器长度测量杆

植骨器（bone graft impacter）（图10-18）：用于将碎骨压入椎间隙。植骨器由两部分组成：5.9mm外径、近端呈锥形的套管和压入杆。将碎骨由套管锥形部分塞入，用压入杆将碎骨压入椎间隙。

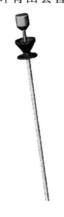

图10-18　植骨器

扩张器（dilator）：经皮手术中，用于扩张皮肤和肌肉组织，以便于经皮套管的插入。

经皮手术套管（cannula）：经皮手术中，建立经皮手术的工作通道。

套管适配器（cannula extension）：经皮手术中，经皮手术套管插入困难时，可将套管适配器套在经皮手术套管的近端，轻轻敲打套管适配器近端，直到经皮手术套管处于需要的手术位置。

中空方形刮匙（caspar curette）（图10-19）：用于在经皮手术中刮除终板。

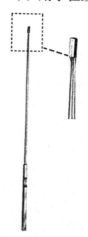

图 10-19 中空方形刮匙

融合器取出套件（implant extractor）（图10-20）：用于在腰椎融合手术过程中（定位错误）或手术后（腰椎椎体间没有发生骨融合之前）根据需要从椎间隙内取出融合器，将融合器取出套件的内芯旋入融合器的近端螺纹内，然后将套管套在内芯上，顺时针方向旋转融合器取出套件的把手，取出融合器，融合器不会恢复管状结构，取出时融合器会侧凸塌下。利用融合器取出套件取融合器能保证最小限度地损伤周围的组织、神经以及骨结构。当然也可以用类似于其他厂家的融合器取出的方法取出 B-Twin 融合器。

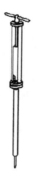

图 10-20 融合器取出套件

其他工具（other instruments）：经皮手术时，还会用到一些其他的手术工具，如18号针管及约1.4mm 的克氏针。

2. 包装和消毒　B-Twin 融合器及其安装手柄采用消毒包装，一次性使用（每个消毒包装包括两套 B-Twin 融合器和安装手柄）。有部分规格的 B-Twin 融合器套有硅胶，在使用前应先取下。手术器械是多次性使用的，采用非消毒包装，在每次使用之前，都应进行清洁和消毒。建议采用122℃高温高压消毒方式，消毒时间20分钟（手术工具的工具盒能承受125℃高温高压消毒方式）。

（二）手术适应证与禁忌证

1. 适应证

（1）主要用于 $L_2 \sim S_1$ 间的椎间盘发生单节段或双节段的退行性疾病的患者。

（2）年龄≥18岁并且骨骼成熟。

(3) X线检查所确定的发生退行性疾病的层面和患者的病痛位置一致。
(4) 确定背部和腿部的疼痛与神经检查所指示的发生退行性疾病的层面一致。
(5) 慢性椎间盘源性腰痛（机械性腰痛）。
(6) 先前进行了至少6个月的非手术保守治疗（如物理治疗、药物治疗、超声治疗以及其他的临床疼痛治疗）没有效果，症状反复发作。

患有以下病征的患者也可以采用 B-Twin 融合器治疗：
(1) 根本性治疗进行性椎间盘疾病或广泛的减压术。
(2) 其他椎间盘手术失效、椎间盘再次突出或术后椎体不稳定时的二次手术，但不包括已进行了腰椎融合手术的相关层面。
(3) 合并椎管狭窄的腰椎间盘突出症。
(4) 腰椎发生退行性疾病或Ⅰ度滑脱。

2. 禁忌证
(1) 代谢性骨疾病。
(2) 患有历史性或家族性 NF2 疾病或脊柱骨肿瘤。
(3) 患者患有 Paget 病或其他的原发性或继发性骨质营养不良，包括甲状腺功能亢进或减退、甲状旁腺功能亢进、Ehrlers-Danlos 综合征、骨生长不良、软骨发育不良以及结核病。
(4) 患者患有骨量减少、骨质疏松症或骨软化病等，致使不能置入融合器。
(5) 金属敏感。

3. B-Twin 融合器的技术优势
(1) 手术创伤小，操作简便、快捷，减少手术时间及患者住院时间。
(2) 可联合多种手术方式如后路椎间盘镜微创手术（MED）、侧后路经皮穿刺（PLD）或前、后路开放式手术。
(3) 小直径（5mm）柱状植入，机械性膨胀，可控性强，减少术中对神经和血管的损伤以及术后感染的风险，安全性高。
(4) 未伤骨性终板，可有效保持椎间体高度。
(5) 不需要过多破坏椎体骨结构及软组织，维持脊柱的稳定性。
(6) B-Twin cage 植入物膨胀后呈前宽后窄的楔形状，有利于恢复脊柱生理曲度。
(7) 配合植入自体或异体骨，cage 外植骨量大，提高椎体融合率。
(8) B-Twin 融合器可根据需要取出。

二、手术操作

（一）术前准备

融合器的尺寸应在术前通过 CT、MRI 或其他的 X 线片初步确定，最佳的融合器直径应比通过图像测得的椎间隙大 10%～20%，融合器的长度也能通过椎体图像的前后位边界得以初步确定，椎体的前后位距离应比融合器的长度长至少 3mm。融合器的尺寸也可以在术中再确定。

（二）开放式前路、后路手术技术

(1) 以传统的开放式前路或后路腰椎融合方法在融合器的植入位打开入路。
(2) 用咬钳摘除椎间盘组织，注意不要损伤周围的组织和神经。
(3) 将方形刮匙插入椎间隙并加以旋转，逐步增大方形刮匙的宽度直至所选尺寸的方形刮匙不能在椎间隙内转动。终板表面的刮除应完全、仔细，直到上下椎体表面出血，为椎体的融合提供血供。
(4) 选择融合器的尺寸，其直径应与在椎间隙中能转动的方形刮匙的最大宽度一致。
(5) 融合器长度和在椎间隙内的定位应在将融合器长度测量杆置入椎间隙后通过 X 线图像加以确定。

（6）将植骨器置于椎间隙内，手动推植骨器的内芯把已碾碎的自体或异体骨碎植入椎间隙。

（7）在椎间隙植入第一枚融合器，保持安装手柄上两边的刻度面对患者的左右侧。融合器的类型和尺寸标示在安装手柄上。第一枚融合器的定位应尽量靠近椎间隙的一侧，以留出空间安装位于对侧的另一枚融合器，同时能防止两融合器靠得太近甚至相接触。

（8）在X线下顺时针方向旋转安装手柄的膨胀旋转把手逐段膨胀融合器。融合器膨胀完成时，用于指示膨胀过程的指针位于"END"，并弹出，伴有"咔"声。

（9）膨胀过程中对融合器的重新定位在融合器的第一段膨胀完成后，应检查融合器的第一对顶点是否与终板正交以及所处位置是否正确，必要时可通过旋转整个安装手柄来旋转融合器（直至90°），重新定位融合器的位置，当确定融合器处于恰当的位置后，再将融合器转回到先前的方向。

（10）拆除安装手柄：融合器膨胀完成后，先逆时针方向旋转膨胀旋转把手约5整圈，再逆时针方向旋转整个安装手柄，直到安装手柄与融合器分离。

（11）融合器膨胀后的位置校正：融合器膨胀完成时，应再次确定融合器的位置是否正确，必要时可重新装上融合器安装手柄，轻敲安装手柄以前后移动融合器。

（12）在融合器的各顶点和四周多填充些碎骨。

（13）在椎间隙的对侧置入第二枚融合器，步骤同7～12。确定两融合器没有相互接触，并位于椎间隙的两侧而不是中间位置。

（14）缝合手术入口。

（15）术后护理：同其他的前路或后路椎体融合手术的术后护理。

（16）融合器的取出：需要取出融合器时，将融合器取出套件的内芯旋入融合器近端的螺纹内，将内芯通过取出套管与取出套件的主体连接（将内芯近端的粗大部分嵌入主体部分的对应隐窝内），顺时针旋转取出套件主体的把手，从而取出融合器。融合器各顶点会塌下而被挤入取件套管（11mm 直径）内，但不会恢复管状结构。也可用传统的手术方法取出融合器。

（三）经皮入路的手术技术

（1）在X线下，对手术部位施行局部麻醉，将插有克氏针的18号针管插入椎间隙，注意不要损伤神经，在穿过皮肤后，克氏针应从18号针管的远端穿出，并引导针管插入椎间隙。用同样的方法在手术层面的对侧插入第二根针管。保留克氏针在椎间隙内，取出18号针管。用11号刀片将皮肤入口切大一些。

（2）插入扩张器和经皮手术套管在X线下，将扩张器套在克氏针上，扩张组织，直至达到椎间隙，将经皮手术套管套在扩张器上。在手术层面的对侧施行同样的手术过程。若经皮手术套管不易接近椎间隙时，可将套管适配器置于套管的近端，轻轻敲打。取出扩张器和克氏针。

（3）手术过程中要检查麻醉情形。在X线下，用咬钳或刮匙通过双侧的经皮手术套管摘除双侧的椎间盘组织。

（4）刮除终板在X线下，用中空方形刮匙或其他的终板刮除工具通过双侧的经皮手术套刮除终板。终板表面的刮除应完全、仔细，直到上下椎体表面出血，为椎体的融合提供血供。

（5）在椎间盘组织被摘除和终板被刮除后，再次通过X线片确定融合器的尺寸，融合器直径应比通过图像测得的椎间隙大10%～20%。

（6）在X线下，将融合器长度测量杆通过双侧的经皮手术套管插入椎间隙，模拟融合器膨胀后的定位和长度。

（7）植入碎骨将植骨器置于椎间隙内，手推动植骨器的内芯把已碾碎的自体或异体碎骨植入椎间隙。

（8）通过一侧的经皮手术套管植入第一枚融合器。利用安装手柄将融合器插入到腰椎间隙，确定融合器安装手柄上标有刻度的两面对应患者的左右侧，适当移动融合器，使融合器处于恰当的位置，以留出足够的位置安装第二枚融合器。经皮手术只能选用后入路融合器。

（9）在X线下顺时针方向旋转安装手柄的膨胀旋转把手逐段膨胀融合器。融合器膨胀完成时，用于指示膨胀过程的指针位于"END",并弹出,伴有"咔"声。

(10) 膨胀过程中对融合器的重新定位:在融合器的第一段膨胀完成后,应检查融合器的第一对顶点是否与终板正交以及所处位置是否正确,必要时可通过旋转整个安装手柄来旋转融合器(直至90°),重新定位融合器的位置,当确定融合器处于恰当的位置后,再将融合器转回到先前的方向。

(11) 拆除安装手柄:融合器膨胀完成后,先逆时针方向旋转膨胀旋转把手约 5 整圈,再逆时针方向旋转整个安装手柄,直到安装手柄与融合器分离。

(12) 融合器膨胀后的位置校正:融合器膨胀完成时,应再次确定融合器的位置是否正确,必要时可重新装上融合器安装手柄,轻敲安装手柄以前后移动融合器。

(13) 在融合器的各顶点和四周多填充些碎骨。

(14) 通过另一侧经皮手术套管在椎间隙的对侧置入第二枚融合器,步骤同 8～13。确定两融合器没有相互接触,并位于椎间隙的两侧而不是中间位置。

(15) 取出经皮手术套管,缝合手术入口。

(16) 术后护理:同其他的椎体融合手术的术后护理。

(17) 融合器的取出:当需要取出融合器时,将融合器取出套件的内芯旋入融合器近端的螺纹内,将内芯通过取出套管与取出套件的主体连接(将内芯近端的粗大部分嵌入主体部分的对应隐窝内),顺时针旋转取出套件主体的把手,从而取出融合器,融合器各顶点会塌下而被挤入取件套管(11mm 直径)内,但不会恢复管状结构。也可用传统的手术方法取出融合器。

(四) 术后处理

术后常规使用抗生素、激素及脱水剂。术后 3 天进行下肢康复训练,5 天后可戴腰围适当下床活动,10 天后伤口拆线出院。

三、注意事项

(1) 仔细检查 B-Twin 融合器的消毒包装是否完好(如果包装破损,请不要使用)。

(2) B-Twin 融合器及其安装手柄是一次性使用的,不可再消毒使用。

(3) B-Twin 融合器不能在不植骨的情况下使用。

(4) B-Twin 融合器的尺寸和植入方向应在手术前加以确定,选择正确的融合器对于成功施行手术是至关重要的。

(5) 医生必须熟悉 B-Twin 融合器及其工具的使用和手术技术,以及融合器尺寸的选择和置入方法。

(6) 手术中不要对安装手柄和融合器取出套件用太大的力。

(7) 当手术工具或安装手柄处于人体内时,不要使用 MRI 成像设备。

(8) B-Twin 融合器应以正确的方向插入椎间隙,即要求安装手柄上标有刻度的两面对应患者的左右侧。

建议在术后护理时对患者的椎体活动加以束缚限制。在椎体没能完全融合时,患者腰椎的负重应根据不同的患者的身体情况逐步地增加,避免腰椎的过度负重。

(陈华龙)

第六节 新型经皮脊柱外固定器

经皮椎弓根外固定技术始于 1977 年,Magerl 最早将脊柱外固定器(external spinal skeletal fixation,ESSF)应用于脊柱骨折患者,取得了一定的临床疗效,但是也存在较大问题,主要是外固定支架体积较大、无菌覆盖较困难、感染概率较高且患者不可平卧。南华大学附属第一医院脊柱外科王文军、宋西正等设计出体积较小的新型脊柱外固定器,该外固定结构简单,操作方便,可以联合多种微创技术治疗脊柱疾病,患者术后可平卧于普通病床,且感染概率较低,扩大了脊柱外固定技术在临床中的应用范围。

新型脊柱外固定器由经皮椎弓根螺钉（Schanz 针）和体外配件组成。它以两棒、四钉为主，通过4个钉棒绞连部件组合，由小螺钉固定、调节，以实现钉棒外固定器对脊柱骨折的撑开、提拉、撬拨复位功能的装置。它是根据 Magerl 脊柱外同定器三维复位原理设计，整体结构为钉棒结合系统，椎弓根螺钉的调节装置和脊柱外固定器的框架固定结构均重新设计，椎弓根螺钉可以在矢状面上 40°冠状面上 60°范围内自由调节，使之能更容易地实施体外撑开复位和弹性固定，真正意义上实现动静结合筋骨并重的传统正骨理论。目前，主要的应用方式有：单纯经皮外固定、经皮外固定＋经皮经椎弓根植骨、经皮外固定＋经皮椎体成形术等。

（一）优缺点

1. 优点

（1）不必输血。

（2）在局部麻醉加强化下或硬膜外麻下完成手术，安全，神经损伤概率极小。

（3）复位、减压和伤椎强化全程组合微创。

（4）住院时间短、花费小、并发症少。

（5）不需要二次开放手术取出内植物。

（6）椎旁肌、小关节和伤椎相邻椎间盘功能都得以最大限度保留，真正意义上的微创新观念。

（7）经椎弓根椎体内植骨，骨折愈合快、有利于恢复伤椎高度和预防远期椎体塌陷，并有利于椎管形态重塑。

2. 缺点

（1）植钉定位技术尚需完善，以利在基层医院推广应用。

（2）钉道感染的问题也需进一步解决。

（3）该技术的临床应用远期疗效，如植骨融合率等尚需进一步观察。

（4）用于治疗胸腰椎骨折的椎体填充材料有待进一步改进。

（二）适应证和禁忌证

1. 适应证

（1）中下胸椎及腰椎（T_{3-5}）新鲜骨折：临床以腰背痛为主要表现，部分表现为反射性下肢痛和双下肢无力，无截瘫等严重脊髓和神经根受损的症状和体征。

（2）爆裂性骨折：椎体后壁骨折块相对完整，大部分椎管狭窄椎管内占位小于50%的患者（AO 分型的 A，B1/2 型）。

（3）椎体压缩骨折：压缩超过30%，后凸畸形＞25°的胸腰椎骨折。

2. 禁忌证

（1）全瘫患者，暂时不选择。

（2）骨折并脱位、三柱毁损，小关节交锁的病例。

（3）碎骨块占据椎管50%以上并骨块翻转、硬脊膜有撕裂的患者。

二、手术操作

（一）麻醉与体位

患者在局部麻醉加强化或连硬膜外麻醉下取俯卧位，胸腹部悬空。

（二）操作步骤

手术在 C 形臂机监视下进行。经皮在伤椎的上下位椎体椎弓根打入4枚直径2.0mm 克氏针，深达椎弓根中部。在克氏针引导下行椎弓根扩孔并置入 Schanz 椎弓根螺钉4枚，安装钉棒系统的脊柱外同定器连接装置，分别进行纵向撑开和横向提拉复位、固定，以撑开恢复伤椎前缘高度及间隙宽度为矫形目的（图10-21），剪除 Schanz 针多余部分，针尾与连接装置暴露于皮外1cm。

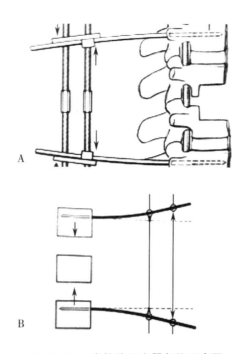

图 10-21 脊柱外固定器复位示意图
A. 横向螺钉固定与后柱撑开；B. 纵横向螺钉固定与前中柱撑开、复位

（三）术后处理

外固定针眼处涂眼膏、盖敷料，2~3 天下床活动，3~4 个月外固定拆除。具体病例见图 10-22。

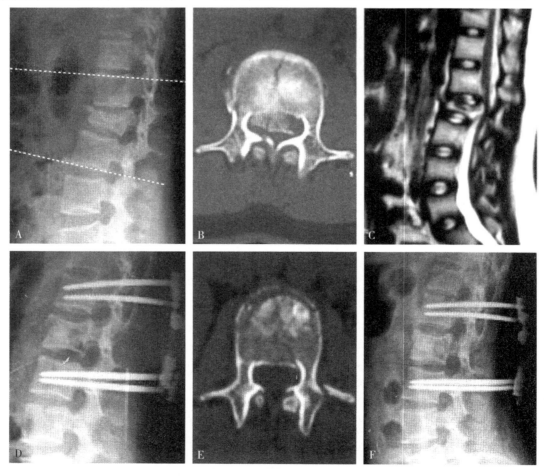

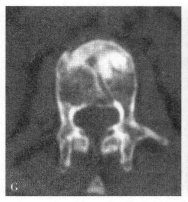
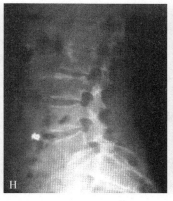
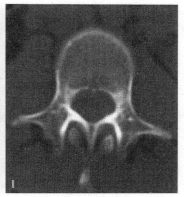

图 10-22 L_2 椎体爆裂性骨折

A～C. 患者术前 X 线、CT、MRI 示 L_2 椎体爆裂性骨折、椎管狭窄；D、E. 患者术后 X 线示椎体高度恢复，CT 示椎管狭窄解除；F、G. 术后 3 个月 X 线、CT 示椎体高度恢复、植骨融合；H、I. 术后 3 年患者 X 线、CT 示椎体形态恢复正常

（吴 楠）

第七节 骶管内镜下激光消融腰椎间盘减压术

一、概述

骶管内镜下激光消融腰椎间盘减压术是一种新的治疗腰椎间盘疾患的术式。该技术是利用一个带内镜的导管从骶管裂孔进入椎管内，在造影剂和 C 形臂机的辅助下将导管置入目标椎间盘的突出部位，然后通过激光消融的方法将突出的椎间盘"切除"。同时还可以使用骶管内镜下向椎管内或椎间盘周围注射药物来达到治疗的作用。

（一）优缺点

1. 优点

（1）操作步骤简单。

（2）在局部麻醉下完成手术，安全，神经损伤风险低。

（3）骶管裂孔入路简单，安全。

（4）治疗的节段最高可达到 $L_{3～4}$ 椎间盘。

（5）微创操作下进行手术，对腰背部肌肉等组织损伤极小。

2. 缺点

（1）手术操作部位与肛门处接近，对于术中的消毒及无菌操作要求非常高，存在术后感染的风险。

（2）适应证较为狭窄，对于游离脱垂型椎间盘突出等腰椎间盘退行性疾患该术式并不适用。

（二）适应证和禁忌证

1. 适应证

（1）L_3 以下节段包容型的椎间盘突出，包括盘源性腰痛及椎间盘突出导致的坐骨神经痛。

（2）腰椎间盘后路减压手术后存在椎间盘切除不彻底或者残余术前的临床症状，可使用该技术进行椎间盘的消融及椎管内注射药物等治疗方法。

（3）可使用该技术进行硬膜外药物注射治疗腰椎管狭窄。

2. 禁忌证

（1）游离型椎间盘脱出。

（2）极外侧椎间盘突出。

(3) L_3 节段以上的椎间盘突出。

(4) 椎间盘突出致下肢或者马尾神经功能障碍。

二、手术操作

(一) 麻醉与体位

局部浸润麻醉，患者取俯卧位，胸腹部悬空。

(二) 操作步骤

切口取两侧骶角连线的中点。切开皮肤约 5mm，在 C 形臂机的辅助下插入导针进入骶管，拔出导针的针芯，将骶管内镜通过导针进入骶管。C 形臂机的辅助下将骶管内镜在椎管中逐渐向目标椎间盘节段接近。当正侧位 X 线透视显示骶管内镜将要接近目标椎间盘时，通过内镜注入造影剂，边造影边逐渐接近目标椎间盘。到达目标椎间盘节段时再次 C 形臂机透视确认骶管内镜位置准确，骶管内镜的镜头与激光消融的电极是在同一个通道中，并且可以一定范围的调整方向。将镜头对准突出的椎间盘组织，进行激光消融。椎间盘"切除"完成后拔出内镜，缝合切口（图10-23）。

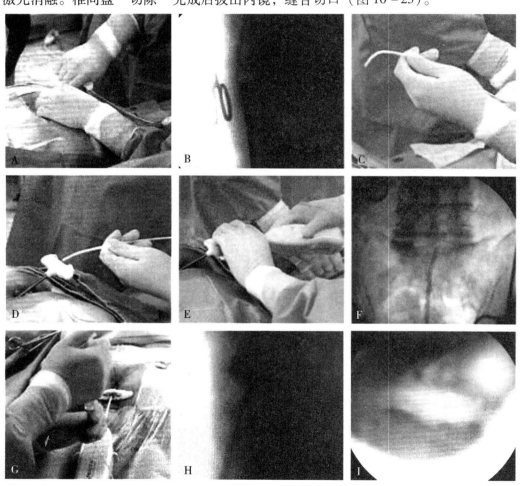

图 10-23 骶管内镜下激光消融腰椎间盘减压术

A. 经骶管裂孔插入导针；B. C 形臂机透视下导针位于骶管；C. 骶管内镜镜头可以一定范围的调整方向；D. 经导管插入骶管内镜；E. 内镜在椎管内慢慢进入；F. C 形臂机透视下内镜接近目标椎间盘；G. 注入造影剂；H. C 形臂机透视下显示造影剂及内镜位置；I. 内镜下椎间盘激光消融

(姜　剑)

第八节 组合微创技术

一、概述

微创是现代外科的发展趋势及方向,随着医学设备及技术的不断发展,微创手术具有非常广阔的前景。微创手术与传统手术相比,具有创口小、疼痛轻、恢复快、住院时间短、出血少等优势。近年来,随着脊柱基础研究的发展以及各种新理论、新方法、新技术相继出现,微创技术在临床治疗各种腰椎疾患中取得了很大进步。但目前,脊柱外科疾病中仍有很多问题不能依靠单一的微创术式来解决。使用两种或两种以上微创术式组合可实现优势互补,发挥各种微创术式的优势,扩大微创手术适应证,以最小的手术创伤为患者带来最佳的治疗效果。

二、手术方法

1. 前路腰骶椎间轴向融合术+后路显微内镜减压技术　2004年由Cragg等提出经骶前间隙行腰骶椎轴向融合术(Axial LIF),其创造性地应用在经骶骨前间隙,对腰骶椎进行轴向融合,与传统的椎体间融合入路及操作方法完全不同,因此,具有许多独特的微创优势及特点。该系统先后在欧美多中心应用于临床,并取得良好的随访效果。但是对于症状较重、已有下肢神经根性症状的患者,不减压难以解决其主要痛苦,后路、侧路减压技术+骶前经直肠间隙入路椎间盘切除、轴向植骨融合内固定可扩大该术式应用范围。该组合术式从内固定到减压均为微创,充分减少了对软组织的损伤、对脊柱稳定性的破坏,患者术后恢复快、效果好、并发症少,是治疗腰椎退变疾病新的微创手段,具有广阔的临床应用价值和前景,值得推广。目前,该组合手术主要用于$L_{4～5}$,$L_5～S_1$节段的腰椎不稳、腰椎间盘退行性变及Ⅰ度腰椎滑脱等疾病的治疗。

2. 经皮空心椎弓根钉内固定+极外侧椎间融合术/后路Quadrant系统减压融合术　经皮空心椎弓根螺钉内固定系统是采用术中C形臂机来定位,只需椎旁各切两个约1.5cm长的小切口,通过工作管道置入椎弓根螺钉和连接棒行椎体骨折撑开复位内固定,该术式避免了传统脊柱后路正中10cm长的大切口以及对椎旁肌肉组织的广泛剥离、后柱稳定结构严重破坏、出血多、康复慢等不足,同时比其他微创术式少了两个伤口,并简化了置棒程序。其联合极外侧椎间融合术,经皮微创置入椎弓根钉,在椎旁肌肉的外侧边缘同椎间盘位置,做小切口进行极外侧椎间融合手术。两种术式组合使用极大减少了腰椎生理和力学的稳定性的破坏。目前而言,该术式主要用于$L_{1～5}$椎体间极外侧型腰椎间盘突出症患者。扩张管技术联合经皮空心椎弓根螺钉固定手术,植入内固定后脊柱稳定性增加,两种微创术式联合使手术适应证进一步扩大,可用于腰椎间盘突出合并有腰椎不稳、腰椎Ⅰ度滑脱等患者:一侧经皮椎弓根螺钉内固定,对侧在Quadrant系统辅助下经肌间隙入路,进行椎弓根内固定、减压、融合等操作,两种微创术式联合运用,克服了单纯Sextent技术不能行减压的缺点,该术式主要用于腰椎间盘突出症,Ⅰ～Ⅱ度腰椎滑脱症患者。

3. 经皮脊柱外固定器+经皮椎体成形术/内镜下减压技术　新型脊柱外固定器联合椎体成形技术治疗胸腰椎骨折,不仅具有微创、操作简单的优点,而且能使伤椎的高度得到有效恢复、维持脊柱稳定性,术后患者可以平卧,便于术后护理,减少了钉道的感染率,同时能使患者早期下床活动,降低了手术并发症。根据填充物的不同,椎体成形术可分为骨水泥灌注和同种异体骨植入,骨水泥灌注主要用于老年骨质疏松所导致的胸腰椎骨折患者,而同种异体骨植入主要用于年轻胸腰椎骨折患者。对于胸腰椎爆裂性骨折患者,经常伴有脊柱失稳或脊髓损伤,同时需行减压手术治疗。应用新型脊柱外固定器对伤椎进行体外复位固定,并联合应用内镜技术实行椎管微创减压,再结合经皮椎体成形术用骨水泥固化伤椎。经椎弓根行椎体内植骨,脊柱外固定器结合内镜下减压技术能实现对胸腰椎爆裂性骨折的体外复位固定和微创减压,既减少了手术创伤,又达到了伤椎非椎间融合性固定的目的。

随着组合微创形式的多样化,如:PLIF+XLIF、PLIF+TLIF、经皮动态内固定系统+脊柱内镜系统等，通过微创组合的方式可更大范围替代开放手术并取得良好临床效果。针对不同的病情，选择个性化组合微创治疗方案，需要脊柱外科医生具有严格的理论依据、严谨的专科训练、充分的临床实践和客观的疗效评价。

（贾 潇）

第九节 选择性神经根造影及阻滞术

一、概述

脊柱退行性疾病是骨科以及脊柱外科常见疾病，随着我国人口结构改变以及进入老龄化社会，其发病率逐年提高。脊柱退行性疾病主要包括颈椎间盘突出症、颈椎病、颈椎管狭窄症、腰椎间盘突出症、腰椎管狭窄症、腰椎退行性滑脱症等。脊柱退行性变的影像学主要表现为椎间盘退变、椎间盘高度下降、椎体骨赘增生、椎体高度压缩、椎间孔狭窄、韧带增生钙化等，从而对椎管以及神经根产生直接或者间接压迫，临床上表现为颈腰背部疼痛以及四肢疼痛。据统计，80%的人群一生中会经历不同程度的颈腰背痛。脊柱退行性疾病的外科治疗主要通过各种神经减压术，解除神经压迫，缓解症状。理想的脊柱减压手术应具备神经减压部位定位准确，神经减压彻底，而组织损伤小同时保持脊柱稳定。

在临床上如何确定责任间隙，进而确定减压范围，以达到有效治疗、减轻组织创伤、降低并发症发生率的目的，是骨科医师面对的重要课题。但是神经受累节段的准确定位诊断，有时并不是一件容易的事。

颈腰椎退行性疾病，特别是老年人，在临床定位诊断时常出现症状与影像学诊断不平行的情况，出现以下多种不匹配情况。有的患者影像学表现为多个脊柱节段退行性变，多个部位狭窄，但临床症状不明显；有的患者则表现为影像学狭窄不明显，症状明显；有的患者存在多阶段影像学神经压迫，也存在神经受压症状，但症状与影像学表现不符合，或者难以定位，难以做出精确的外科手术计划。因此，判定责任间隙成为多节段脊柱退行性疾病诊治中的重点及难点。

选择性神经根造影术（selective radiculography）是将适量造影剂注入脊神经根鞘内，在X线影像下显示某神经根的形态，判断神经根是否存在压迫以及明确压迫的部位。选择性神经根阻滞术（selective nerve root block，SRNB）是向神经根鞘膜内注入局部麻醉或者皮质激素等药物，进行神经鞘膜内阻滞，然后观察患者原有症状变化情况，达到定位诊断或者治疗神经根病目的。20世纪60年代，McCollum和Stephen等首先报道了神经根阻滞在腰痛和下肢疼痛疾病诊断中的应用。然后，在20世纪70年代，加拿大著名的Macnab教授也报道采用选择性神经根浸润（selective nerve root infiltration）诊断神经根病。20世纪80年代，由日本医生开始推广应用选择性神经根造影结合阻滞术，成为腰腿痛常规定位诊断方法之一。选择性神经根造影和阻滞术也可以应用到颈椎。

（一）手术目的

明确的责任节段，精确的局部长效激素阻滞治疗

（二）适应证和禁忌证

1. 适应证

（1）下肢或者下肢神经根性疼痛。

（2）脊髓造影、CTM、CT、MRI等影像学检查累及多个节段，不能明确责任节段。

（3）下肢或者下肢根性痛与影像学受累节段不符合。

（4）多节段颈椎或腰椎手术后，存在上肢或下肢根性疼痛，影像学难以明确责任节段。

2. 禁忌证

（1）麻醉药、造影剂等药物过敏者。

（2）腰背部存在感染性伤口。

二、手术操作

（一）腰椎选择性神经根造影及阻滞术

1. 体位　俯卧位，常规消毒铺巾。
2. 操作步骤

（1）6号或者9号腰椎穿刺针，透视下穿刺至神经根出口区（图10-24）。

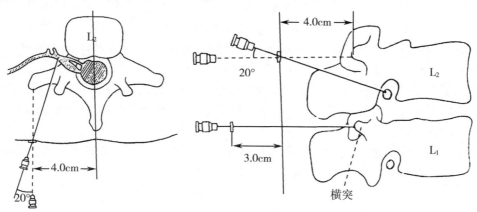

图 10-24　穿刺示意图

A. 冠状位中线旁开约4cm，平横突下沿进针，向内偏20°；B. 矢状位上平横突下沿进针，向下偏约20°

1）正位影像：相应椎体椎弓根下缘中点，下位椎体上关节上缘。
2）侧位影像：侧位椎间孔后缘1/3。
3）S_1在第一骶神经孔。
4）准确穿刺到神经根，会诱发出神经根相应支配区域的放射痛，并术中询问患者是否能够复制术前下肢症状。

（2）注入造影剂1~2mL（通常为水溶性，如碘海醇），X线透视，观察神经根显影。

（3）注入0.5~1mL 1%利多卡因，判断根性疼痛症状缓解情况。如果是治疗目的，通常在利多卡因基础上，加用皮质激素（如1mL复方倍他米松注射液）阻滞治疗。

3. 选择性神经根造影X线表现　神经根造影剂中断，局部充盈缺损；神经根上抬，呈现为板凳征；明确针尖在神经根鞘内。

4. 选择性神经根造影及阻滞术结果判断　未阻滞：不是责任受累神经根；部分阻滞：部分责任受累神经根，仍存在其他受累神经根可能；完全阻滞：明确责任受累神经根。

（二）颈椎选择性神经根造影及阻滞术

1. 体位　俯卧位，颈部轻度后仰，常规消毒铺巾。
2. 操作步骤

（1）将C形臂机正侧位透视，从腹侧标注相应节段椎体横突前结节。

（2）术者用手指将颈总动脉、颈内静脉和胸锁乳突肌向前内侧推开。采用25G针穿刺，皮肤局部麻醉后进针。头尾侧穿刺点的高度，位于目的神经根头侧颈椎的横突，近乎垂直进入；背腹方向穿刺点为被推压的胸锁乳突肌背侧。

（3）术者置入穿刺针后，首先，到达目的神经根头侧颈椎的横突前结节A点，然后稍微回退，躲开前结节再向内、尾侧刺入，到达B点，目的神经沟的管状骨性结构。穿刺到目的神经根即可诱发相应的放射痛。

（4）注入造影剂1~2mL（通常为水溶性，如碘海醇），X线透视，观察神经根显影。

（5）注入0.5~1mL 1%利多卡因，判断根性疼痛症状缓解情况。如果是治疗目的，通常在利多卡因基础上，加用皮质激素（如1mL复方倍他米松注射液）阻滞治疗。影像解读和阻滞效果判断与腰椎类似。

说明：由于颈椎C_1和C_2解剖特殊，本操作步骤仅适合$C_{3\sim7}$神经受压引起的神经根性疼痛的定位诊断和神经阻滞治疗。

三、注意事项

1. 注入动脉　颈椎神经根穿刺靠近椎动脉，可因穿刺靠内或者过深，误入椎动脉。操作时，应避免靠内或过深，可在侧位片上控制深度，注射药物前，应注意回抽，确保没有进入血管。

2. 注入静脉　颈椎或者腰椎神经根周围都有丰富的静脉丛，比较容易误注入静脉，注射药物前，注意回抽，确保没有进入静脉，再进行造影或注药。

3. 注入蛛网膜下腔　在颈椎蛛网膜沿神经根从椎间孔向外突出，如穿刺该处，可注入蛛网膜下腔，误将大量局部麻醉药注入，则可引起呼吸停止等严重并发症；腰椎部位注入蛛网膜，则可引起腰麻，药量大则可引起全脊髓麻醉。

4. 注入硬膜外腔　有时造影剂量过多或者穿刺过内时，造影剂可流入硬膜外腔，引起硬膜外阻滞效果。此时，如果目的为诊断性试验，则难以达到诊断目的。

（韩超前）

第十一章

膝关节置换术

第一节　全膝关节置换术的适应证与禁忌证

一、全膝关节置换术

全膝关节置换术（TKA）的首要目的是解除严重关节炎引起的疼痛，无论是否合并明显的畸形。必须寻找引起下肢及膝关节疼痛的其他原因，并逐一加以排除。其中包括源于脊柱疾病的放射痛、同侧髋关节引起的牵涉痛、周围血管病、半月板病变以及膝关节滑囊炎等。X线片上的表现必须与膝关节炎的典型临床表现相吻合。在考虑实施手术之前，应积极采取非手术治疗，包括应用抗感染药物、活动方式改变以及扶拐行走等。术前软骨间隙尚未完全消失的患者可能对人工关节置换术后的效果欠满意。

因为膝关节置换术后假体的使用寿命有限，并且与患者活动水平呈负相关关系，因此，膝关节置换通常适用于年龄较大、活动较少的患者。该手术适用于有严重功能障碍的年轻患者，包括骨性关节炎、或其他病理情况，例如多关节受累的系统性关节炎或股骨髁坏死伴软骨下骨塌陷。偶尔也可用于年龄较大、由于软骨钙化和假性痛风引起严重疼痛但无软骨间隙消失的患者。在极特殊情况下对于年龄较长、有严重髌股关节炎的患者也可行人工全膝关节置换术，因为该手术的预后效果要好于髌骨切除术。新一代的人工髌股关节置换术已经出现，其中期临床效果好于早期报道的更为限制性的假体设计。

如果患者有中度关节炎及不同程度的疼痛，其畸形的进展已开始影响人工关节置换术的预后效果时，畸形也可作为人工关节置换术的主要适应证。当膝关节屈曲挛缩超过20°，有明显的步态障碍以及伸膝困难时，可考虑手术治疗。同样，当内翻或外翻松弛严重，必须选用髁限制型假体以防止继发的冠状面上的不稳定。如能在没有严重松弛之前进行手术，可以选用无冠状面限制的假体，并且使用寿命更长。

全膝关节置换术的绝对禁忌证包括：①目前或最近患膝关节化脓性感染、其他部位存在未愈感染；②伸膝装置不完整或严重功能不全；③继发于肌无力的反屈畸形；④无痛、功能良好的融合膝。相对禁忌证有很多，多有争议。其中包括患有不能耐受麻醉、不能满足手术及伤口愈合的代谢需要以及康复不能达到术后疗效的疾病。若患侧同时伴有严重的髋关节骨性关节炎时，应优先做髋关节置换术，这是由于全髋关节置换术后伴有膝关节骨性关节炎的患者要比全膝关节置换术后伴有髋关节骨性关节炎的患者康复快。其他相对禁忌证包括患侧下肢有明显的动脉硬化、术区内有银屑病等皮肤病变、静脉瘀滞反复发生蜂窝织炎、神经源性关节病、过度肥胖（BMI≥50）、反复尿道感染以及膝关节附近骨髓炎病史。上述相对禁忌证并不全面，术前任何可能对手术预后产生不良影响的情况均可被认为是相对禁忌证。

研究结果表明，患者的优化是获得良好的长期结果的关键。在择期做全膝关节置换手术之前，必须要考虑到患者是否存在某些可以纠正的危险因素，包括维生素D水平低下，代谢综合征，低蛋白血症，中性粒细胞减少症，过度肥胖以及BMI<20的患者。

二、单髁膝关节置换术

单髁膝关节置换术（UKA）被越来越多的患者所接受，结合微创技术，手术可以在门诊完成或者只需留观一晚。Oxford 活动半月板假体（Biomet Orthopaedics，Warsaw，IN）和 Miller - Galante 假体（Zimmer，Warsaw，IN），10 年的随访结果已与 TKA 接近。目前已出现新的技术，包括机器人手臂辅助外科治疗，可以在术前应用计算机断层扫描技术确定合适的假体大小及位置。多数研究主要是针对老年患者，许多学者对 UKA 的 20 年存在率能否仍与 TKA 接近表示怀疑。对 500 多个活动半月板单髁假体的长期随访结果显示，10 年存在率为 94%，20 年存在率为 91%，说明这种假体在 10～20 年时依然耐用。

目前单髁膝关节置换术被建议用在两类患者。一类是年龄较大、体型偏瘦、不用 UKA 就需行 TKA 的单间室病变患者。相对于 TKA，UKA 的优势在于康复时间短、术后平均活动范围大、能保留交叉韧带的本体感觉功能、患者术后体验更接近于正常。该手术失血量少、需住院时间短。对于是否因为 UKA 创伤更小，因而对患者寿命影响能更小，目前仍有争议。Berger 等报道骨水泥固定型 UKA 在一组经严格选择的老年患者，10 年在位率为 98%。老年患者若患有多间室病变，则不应考虑实施单髁膝关节置换，除非其对全膝关节置换术有禁忌证。

第二类是单间室病变的年轻患者，对于此类患者 UKA 可以替代胫骨高位截骨术（HTO），作为首次关节置换术，用于治疗孤立的内侧间室关节炎。随着微创手术的推广以及患者的要求和人群的 BMI 增加，接受 UKA 手术的患者越来越多。虽然这一点常常被认为是 UKA 的手术指征，但至今仍然很少有文章报道此类患者的治疗效果。有研究对一组年龄 <60 岁的患者术后 11 年随访，假体在位率为 92%，虽然随访期内无一例需行翻修手术，但其中 22% 患者的未置换侧间室关节炎出现进展。

髌股关节间室病变是否作为行 UKA 的决定因素，目前还存在争论。最近的一项研究指出髌股关节骨关节炎的患者行 UKA 后取得了良好的效果，其原因可能是在行 UKA 后髌股关节的形合度得到了改善。关于内侧间室单髁置换的衬垫类型也存在一定的争论，大多数学者支持可活动衬垫。最近的一项研究表明，无论是哪种衬垫的 UKA，其翻修手术的难度无明显差别。同时该研究也指出，活动衬垫的 UKA 在需要翻修为 TKA 时，会需要更大的内侧垫块。

UKA 被认为是一种骨质保留手术，不会增加以后翻修手术的难度，但到目前为止，对失败 UKA 的早期研究并未显示出这一预期的优势。近 50% 翻修术中需大量植骨、使用楔形金属垫块或长柄假体，且 76% 的翻修患者存在明显的骨缺损。现代单髁假体翻修较少需要结构性植骨，翻修结果与初次全膝关节置换术接近。在一个配对回顾性研究中发现，UKA 失败后进行 TKA 翻修的结果比由既往 HTO 转为 TKA 的结果要稍差一些。对这些患者，是选择 UKA 还是 HTO 仍不清楚，因为许多研究发现既往有 HTO 手术史的 TKA 与初次 TKA 比较，手术显露困难、临床效果稍差。

另一种认为 TKA 优于 UKA 的观点是由于许多医师对 UKA 不够熟悉。根据 Stern、Becker 与 Insall 的观点，在需行人工关节置换术的患者中，只有 6% 无 UKA 禁忌证。因为该术式的成功依赖于熟练的手术操作，因此，极少行 UKA 的医师很难重复出大的关节重建中心所报道的效果。据 Gioe 和 Bowman 报道，一家社区医院完成的 UKA 其 10 年在位率为 89%，而同期 TKA 则为 95%。最近，一份来自欧洲大型注册中心的 UKA 和 TKA 的回顾性患者报告显示，这两组患者之间没有显著的差异；然而，一些登记机构报告指出，UKA 的短期和中期翻修率更高。另一项研究指出，更高级别的关节中心及医师的报告结果通常都是较好的结果，而低级别的关节中心及医师的报告结果较差。

虽然 UKA 的适应证目前尚存争议，但其禁忌证是很明确的：炎性关节炎、屈曲挛缩超过 15°、术前活动范围 <90°、内翻畸形 >10° 或外翻 >5°、另一侧关节间室负重区软骨破坏严重、前交叉韧带缺损以及髌骨的软骨下骨暴露。肥胖也曾列为 UKA 的相对禁忌证。

三、髌股关节置换术

尽管历史上对于髌股关节置换术存在争议，但由于现代假体设计改善了临床疗效，使人们在过去的几年中对髌股关节置换术的研究也越来越感兴趣。第一代假体失败是因为其狭窄、高限制性的滑车沟槽导致的髌骨轨迹不良、髌骨嵌顿以及持续性的膝前区疼痛。第二代假体有了改进，但也有失败，最常见的原因是进行性的胫股关节炎，这使患者的选择成了手术成败的关键。有文献指出定制假体可以减少骨量的丢失。尽管这种定制假体比大多数厂家提供的常规假体价格要昂贵，但其中短期随访的假体在位率非常不错。

髌股关节置换的适应证包括：65岁以下，患有单独髌股关节炎且无髌骨力线不良，日常活动中髌股关节部位局限性疼痛但对非甾体类抗感染药或注射疗法无效的患者。髌股关节置换术推荐应用于单纯髌股关节骨性关节炎的患者，这相对于全膝关节置换术是保守疗法，可以保留骨量，而且年轻活动量大的患者也不太能接受 TKA。最近的研究指出从髌股关节置换转换为 TKA 与初次 TKA 效果相当。Parratte 等人做了一项研究，比较了 21 例从髌股关节置换转换为 TKA，初次 TKA 及翻修手术。尽管髌股关节置换转换组的并发症相对较高，但与翻修组相比较要少得多。目前尚无证据表明髌股关节置换术的效果取决于年龄。在行髌股关节置换术而非 TKA 之前，以上的这些情况要加以充分考虑。

目前已有报道指出以下患者实施髌股关节置换术后效果良好：创伤性关节炎、原发性髌股骨性关节炎以及髌股关节发育不良但髌骨力线正常的患者。对于创伤性关节炎患者，髌股关节置换术可以作为髌骨切除术的替代疗法；原发性髌股骨性关节炎包括 Outerbridge Ⅳ 度髌骨软骨软化、股骨滑车软骨软化或两者均发生软骨软化。我们要注意到原发骨关节炎的患者，其胫股关节炎的进展要快于创伤性关节炎和髌股发育不良患者。髌骨力线可由测量股四头肌角（Q 角）确定，Q 角男性 >15°，女性 >20° 考虑为异常，任何导致 Q 角增加的因素均可增大髌骨的外侧移位力，从而引起髌骨半脱位或脱位。单独行髌股关节置换术并不能纠正髌骨力线及不稳。因此，髌股关节力线不良及髌股关节不稳定不能作为髌股关节置换术的适应证。轻微的髌骨倾斜或半脱位可通过术中外侧韧带松解、髌骨假体内置、部分外侧关节面切除术纠正力线，力线应在术前或术中纠正。单独髌骨或股骨滑车磨损不宜行髌股关节置换术，这一点与其他结节截骨术不同。年轻患者髌骨外侧面或下面损伤可以通过将胫骨结节向前内移位治疗。最近的一项分析显示，患有滑车发育不良的患者，其滑车沟有向内侧旋转的趋势，髌股关节置换可以抵消这种不良力线。

胫股关节炎的进展是 TKA 翻修最常见的原因，表明胫股关节病是髌股关节置换术的主要禁忌证。若炎症性关节病涉及整个关节，也不宜行髌股关节置换术，因为胫股关节炎及疼痛性滑膜炎会继续进展，包括软骨钙质沉着病，该病提示炎性关节病变，并可由于半月板异常导致关节力学改变。

膝关节冠状面严重畸形（外翻 >8°，内翻 >5°）的患者不宜行髌股关节置换术，除非这种畸形在置换术前通过截骨术纠正。膝关节屈曲 120°，屈曲挛缩畸形不超过 10°，只要屈曲挛缩不是由内侧或外侧间室骨性关节炎引起，可行髌股关节置换术。对膝关节僵直的患者应详细评估，因为其之前做过手术的可能性较大，这会增加关节纤维化和髌骨高度异常的发生率。股四头肌萎缩或髌腱瘢痕所致的低位髌骨患者不宜行髌股关节置换术。尽管很少有数据说明髌股关节置换术后效果与 BMI 之间的联系，但由于肥胖患者假体负荷过重，目前对这类患者尚不推荐该手术。最近研究表明，肥胖患者（BMI>30）需翻修为 TKA 的概率高于非肥胖患者，而主要诊断、年龄、性别等对翻修率影响不大。

对髌股关节置换术的报道结果表明，该手术显著缓解疼痛、改善关节功能，相对于 TKA 是对髌股关节炎可行的替代方法，但患者应严格筛选（图 11-1）。3~17 年优良结果达 66%~100%，与 TKA 患者相比，髌股关节置换的患者平均失血少，平均住院时间短和功能预后更好。

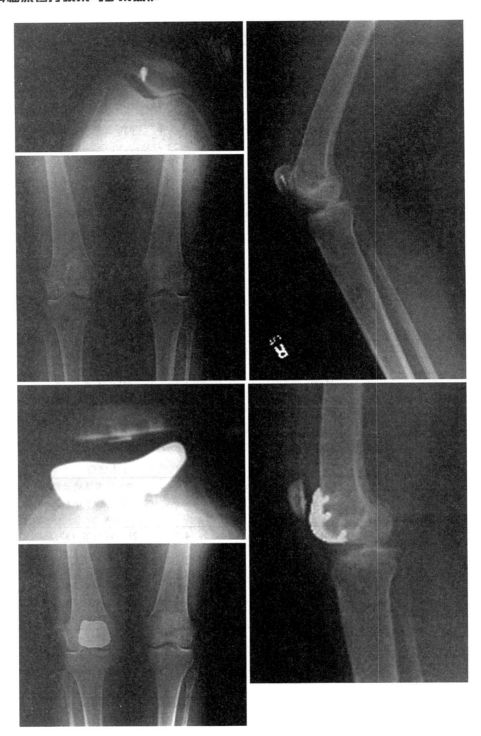

图 11-1　A. 行内侧髌股韧带修复术（MPFL）的髌骨脱位后髌骨轨迹不良患者的 X 线片；修复过紧造成髌骨内侧关节面病变；B. 髌股关节置换术后 6 周效果优良，大范围活动无疼痛，深蹲无疼痛

四、髌骨表面置换术的适应证

对于 TKA 术中是否一律进行髌骨表面置换仍存争议。有些学者提倡一律行髌骨表面置换，他们的临床资料显示置换后髌骨周围残余疼痛较少，并可改善股四头肌肌力，因此膝关节评分略好。根据一大宗回顾性研究，髌骨表面置换患者中只有 4% 出现了髌股并发症，而未行髌骨表面置换者并发症发生率高达 12%。未行髌骨表面置换组最常见的并发症是明显的膝前残余痛。在对单一膝假体为期 5 年的前

瞻性随机研究中发现，未行髌骨表面置换组中有25%患者存在膝前残余痛；而髌骨表面置换组中仅有5%。一些学者研究了对TKA术后残余膝前痛的患者进行二期髌骨表面置换的效果，发现二期置换的疼痛缓解情况不及一期置换，而且有着更高的并发症发生率，包括髌骨骨折和术后关节僵硬。

另外，有些学者则提倡选择性地进行髌骨表面置换。支持这一观点的理由是，髌骨表面置换引起的并发症是造成TKA再次手术的主要原因。据报道，如选用的股骨假体带有解剖形滑车，则是否置换髌骨表面对术后膝关节评分没有影响。在一前瞻性研究中，发现是否行髌骨表面置换术对术后患者主观上对两侧膝关节优劣的判断、功能评分、膝前疼痛或翻修率无影响。但是这些研究发现那些未进行髌骨表面置换术的患者在第二次手术进行表面置换术后并不总是满意。因此有些学者认为假体设计和旋转对线比是否进行髌骨表面置换对TKA术后膝前疼痛影响更大。

髌骨表面置换的必要性仍有争议，选择性髌骨表面置换术后的效果似乎与假体设计有明显的相关性，使用解剖型滑车沟股骨部件不置换髌骨与置换髌骨的TKA效果相似。保留髌骨而不行表面置换的指征有：骨性关节炎、髌骨软骨完整无硬化、髌股运动轨迹正常、髌骨解剖外形正常、无晶体性或炎性关节炎表现等。

体重是可能影响因素之一，体重较轻者不行髌骨表面置换的效果相对较好。这可能是欧洲文献提到常规不置换髌骨的原因之一。有些学者建议"超胖"患者（BMI≥50）应行髌骨表面置换术，由于髌骨复合较大并容易引起疼痛，但是尚无临床报道这种患者与体重较轻患者间疼痛评分有差异。

五、同时双侧全膝关节置换术的适应证

大量文献报道，同时行双侧TKA的安全性和成本效益要优于分期手术。一次性手术缩短了手术时间和住院日，从而减少住院费用达58%以上。然而，Lane等对真实的医疗费用提出了异议，他们认为89%的同期双侧TKA患者因为康复理由，需要延长住院时间，而单侧患者仅有45%需要延长住院时间。另外，依据感染率、膝关节评分与X线标准来衡量，两组的结果相似。

对于双侧同时手术还是分期手术，它们并发症的相对发生率目前仍存争议。多数研究显示两组总失血量相同。然而，有些学者认为双侧同时手术组失血明显增多。对于双侧同时手术的患者，有报道称术后第二天血小板减少的程度更大，术后深静脉血栓形成（DVT）与肺栓塞（PE）的发生率也增高。也有许多学者报道，与分期手术相比，同时手术组术后DVT和PE的发生率相同或略低。

使用髓内柄或髓内定位器可引起TKA患者出现脂肪栓塞，而同时双侧TKA手术时，出现明显临床症状的脂肪栓塞综合征的风险可能增加。如果以神经系统改变及低氧血症为标准，Dorr等发现双侧同时手术的脂肪栓塞发生率为12%。但也有学者指出未能发现两组患者在有明显临床症状的脂肪栓塞综合征发生率方面有差异。他们强调要使用带凹槽的髓内定位器，并轻度扩大髓腔的定位杆插入孔，以保持髓腔与外界相通，从而降低脂肪栓塞综合征的风险。

在考虑对患者实施一期双侧TKA时，应当考虑患者的其他疾病和生理年龄，因为严重的心肺疾病会迫使外科医师选择单侧置换。年龄超过70岁的患者同时行双侧TKA，发生心血管和神经系统并发症的风险增高。BMI≥30者同时行双侧TKA，其并发症风险与BMI<30者相比并未增高。一项囊括了14年间超过400万例行单膝、双膝或膝关节翻修术的，对照研究分析得出，同时行双膝关节置换的患者并发症发生率及死亡率相比于行单膝与翻修患者更高。在决定双膝患者应行分期手术还是同时置换前，应对每一个患者详细评估，包括性别、心脏危险因素及其他内科合并症，应与患者充分沟通一期和分期置换的风险，然后再做选择。

六、门诊全膝关节置换术的需要考虑的问题

很多医院开展了单髁和全膝关节置换术的门诊手术。为确保医疗安全，门诊手术需要一个完整的团队，包括文书人员、手术室人员、麻醉医生、理疗医生和器械供应商。使用氨甲环酸可以减少输血需要，并且使关节置换术后更安全地早期活动。镇痛药物包括关节腔内注射丁哌卡因脂质体或普通丁哌卡因，联用/不联用酮咯酸、吗啡、地塞米松都有助于术后即刻获得足够镇痛，从而使医院可以为非住院

病人或住院时间少于23h的患者安全、成功地行全膝关节置换手术。此外，术前的医院参观活动有助于关节置换早期活动，减少住院时间。

（胡 波）

第二节 初次全膝关节置换带的效果

一、功能和X线表现评估

在过去的30年中，普遍应用的是特种外科医院和膝关节学会的膝关节评分系统。1989年，膝关节学会公布了其修订后的膝关节评分系统，并在2011年更新。由于在过去的20年中，患者的要求变多和期望增高，因此最新评分系统包含了患者特定活动及患者主观期望。更新的系统包括术前、术后医师和患者对关节炎和置换手术中最关注或受影响最多方面的评估。

评分系统的第一部分包括患者的人口统计资料和患者的Charnley功能评分。客观的测量和膝关节评分（150分取决于膝关节活动范围测量）包括力线和稳定性，共50分，每增加5度活动范围，增加1分，当伴有屈曲挛缩、伸膝迟滞时，分数减低。另外一部分为患者客观测量，包括症状（25分），日常活动中对疼痛及功能的满意度（40分），以及对术后日常活动或娱乐活动的期望（15分）。功能评分共100分，由患者自评，包括行走站立（30分）、高级活动（25分）、自由活动部分（15分），允许患者选择他或她的清单中三个最重要的活动，并评估从事这些活动时的困难程度。在最新的评分系统中，膝关节学会评分更重视患者的自我感觉，这可能是因为有报道称医师和患者的评分有显著差异。术前、术后问卷一样以便比较。任何医师都可以向膝关节学会申请许可使用膝关节学会评分系统。

另外，有人开发出一些活动相关评分系统并生效。下肢活动评分（LEAS）是应用简单的方法让患者从一系列活动中选择术前、术后能活动的最高水平。LEAS已用西安大略大学和麦克马斯特大学骨性关节炎指数（WOMAC）和比较患者计步器读数得到验证。即使是患者亲属进行填表时，此方法仍然是准确的。

1989年，膝关节学会发表了全膝关节置换术后X线评价与计分系统，以使报道TKA影像结果时所需参数更加标准化，包括假体对线、胫骨表面覆盖、X线透亮带以及与髌骨问题相关的指标，包括假体角度、假体的偏心位安放、半脱位及脱位。根据X线透亮带的宽度和范围在表内分别列出每部分假体的分数。胫骨假体分为7个区，如果得分≤4分且无增加趋势，则可认为无显著意义；5~9分则需要密切随访；如果≥10分，无论有无症状均面临失败的可能。这就要求全膝关节假体设计者在美国膝关节学会表格上附上其假体的轮廓图，并制定出X线分区，以便所有学者在随后的报道中使用。

二、假体寿命

现代人工膝关节置换术始于20世纪70年代早期开发的全髁膝关节假体。该假体的使用寿命已经成为现代膝假体寿命研究的参照标准。一系列长期研究报道了全髁原型假体的长期效果，15年在位率为95%，21年和23年为91%。根据最近报道，在一项对非水泥、保留后交叉韧带全膝关节置换术患者15~18年的研究中，生存率是98.6%，79%的患者没有疼痛。

多项研究显示PCL保留型和PCL替代型假体的10年在位率均高于95%，多数关节登记中心结果与此数据相似。不同学者报道的非骨水泥型假体的长期效果存在着差异。某些设计与骨水泥型假体相当，而另外一些设计则因为胫骨假体的松动、聚乙烯磨损和骨溶解而有着更高的失败率。

（王 铮）

第三节 术前评估

术前评估最重要的内容是确定患者是否有全膝关节置换术的明确适应证。术前膝关节X线片应包括站立前后位、侧位及髌骨轴位像。站立位下肢全长前后位 X 线片有助于明确肢体的力学轴线，尤其是对继发于创伤或手术后残留畸形的病例。

下肢全长 X 线片也有助于明确胫骨是否存在明显的弓形弯曲，判断能否使用胫骨髓内定位器。可用模板来初步估计假体大小及需要术中处理的骨缺损程度。通过测量股骨机械轴来确定合适的远端股骨外翻角，以利于截骨和术中获得良好的力线。

对全膝关节置换术患者必须进行全面细致的术前检查，防止发生危及生命或肢体的潜在并发症。因为大多数行膝关节置换的患者年龄都较大，所以必须考虑是否合并其他疾病。存在多项危险因素的患者需要更长的住院时间。特别是吸烟患者，往往使手术时间延长，住院费用增加。

患者必须有足够的心肺功能储备来承受硬膜外或者全身麻醉，承受围术期 1 000 ~ 1 500mL 的失血量。术前常规行心电图检查。当患者有冠状动脉粥样硬化性心脏病（冠心病）、轻度充血性心力衰竭、慢性阻塞性肺疾病或限制性肺疾病等病史的患者，应由相关科室医师会诊评估手术。此外，还应评估手术肢体的血供情况。如果血供存在问题，应行非侵袭性动脉检查；必要时需请血管外科会诊。

术前实验室常规检查应包括全血细胞计数、电解质检查和尿液分析。最好在术前几天完成检查，以便有足够的时间对异常结果进行处理。常规拍摄胸部 X 线片来筛查心肺疾病的性价比不高，但对于存在相关病史的患者是有必要的。同样，除非患者有出血或凝血性疾病病史，否则不必常规行术前凝血功能检查。对用抗凝药物的患者，必须适当处理以减少失血，保证围术期状态的稳定。

当存在有其他系统疾病时，骨科医师通常需要内科的合格鉴定，同时骨科医师一定要对一些社区医师认为不重要，但是看起来会增加 TKA 后其他系统疾病发生的情况，要小心评价。营养不良常发生在老年患者之中，检查发现血清蛋白低（<3.5mg/mL）。全淋巴细胞计数 <2 100/mL 的患者，会产生更多的住院费用，更长的麻醉时间、手术时间和住院时间。2 型糖尿病患者应该在术前进行糖化血红蛋白测试，而且应该把血糖控制在适合的水平。为了降低术后并发症发生率，应该鼓励患者戒烟。

肥胖合并其他两种疾病（高血压、高胆固醇血症或葡萄糖耐受不良）称为代谢综合征，与全膝关节置换术后并发症相关。在与患有代谢综合征肥胖患者的术前谈话中应告知该危险因素可影响疗效。患者应当积极参与其中并尽可能采取措施降低风险。研究结果显示病态肥胖患者术后满意率较高，但同时翻修风险较高。有报道称超重患者（BMI≥50）术后任何一项并发症的发生率都超过 50%，所以对于该类患者是否行择期手术应给予认真考量。虽然没有禁止做 TKA 的明确 BMI 值，但是肥胖患者的合并疾病数量越多，其疗效越差，越容易出现并发症。

一、麻醉方式选择

全膝关节置换术时选择局部麻醉还是全身麻醉是一个复杂的问题，需要根据患者的并存疾病决定。最终应由麻醉医生结合外科医生的意见作出决定。局部麻醉与全身麻醉对心血管功能的影响没有显著差异。对髋关节骨折患者使用这两种麻醉的围术期死亡率相同。有资料证实，麻醉苏醒后，全身麻醉或局部麻醉术后患者的认知功能无明显差异。

全身麻醉或硬膜外麻醉对血栓栓塞并发症的影响尚存争议。一项实验报道与全身麻醉的患者相比，硬膜外麻醉患者的 DVT 和 PE 的总发生率稍低，但没有统计学差异。而另一组随机对照研究显示，血栓栓塞总发生率无差异，但硬膜外麻醉后近端血栓发生率较低。硬膜外麻醉的优点包括下肢血管舒张、血流增快、血液稀释和血液黏滞度降低。也有学者认为硬膜外麻醉具有溶解纤维蛋白的效果。但是，另一项比较硬膜外麻醉和全身麻醉的研究中发现，术中对血液纤维蛋白溶解和血栓形成的标志物检查，未发现两者之间存在差别。

硬膜外麻醉的另一优点是术后可以留置插管 48 ~ 72h，以便镇痛。必须常规检测有无呼吸抑制，一些学者建议对护理人员进行专门的连续硬膜外置管的监护训练。连续硬膜外麻醉镇痛的其他潜在不良反应包括瘙痒、尿潴留、恶心、呕吐及罕见的硬膜外血肿。若采用硬膜外镇痛，术后不提倡使用低分子肝素预防 DVT，因为这会增加硬膜外血肿及导致严重的神经后遗症的风险。

二、部分和全膝关节置换术后疼痛管理

有很多不同的疼痛治疗模式用来缓解部分或全膝关节置换术后疼痛。多数外科医生提倡包括术前服用 COX-2 抗感染药和加巴喷丁在内的多模式镇痛方式，这种方式有助于 TKA 术后缓解慢性疼痛。股神经置管阻滞的方法目前受到密切关注，因为该麻醉方法会抑制术后活动，尤其多发生于术后当日和第二日。现有研究报道使用丁哌卡因或罗哌卡因（心毒性低）浸润周围软组织的关节腔内注射，或同丁哌卡因脂质体一样置入关节内的方法。术前口服镇痛药加上一剂股神经阻滞或关节腔镇痛药注射可以极大减轻疼痛。通过前瞻性研究比较，有些研究发现这些方法在视觉量化表（VAS）评分或术后麻醉药使用剂量上没有显著性差异。由于其价格高，以及与普通剂型丁哌卡因联合肾上腺素（无论是否添加酮咯酸或地塞米松）相比缺乏明显改善，丁哌卡因脂质体的使用日渐谨慎。

三、部分和全膝关节置换术血液储存管理

静脉或局部关节腔注射氨甲环酸的方法可以显著减少术后血红蛋白丢失，以及初次关节置换术后输血需要。两种注射方式都很安全，在适当的患者群体中不增加术后血栓事件发生。静脉给药的支持者们认为不必要等到关闭切口时再给药，而主张局部给药者坚信，局部给药是更安全的途径。静脉注射氨甲环酸剂量应为 10～15mg/kg 或 1g，在止血带充气前 20min 给予首剂氨甲环酸，然后在止血带放气前 15min 再次给药。如使用局部注射，将 1.5g～3g 氨甲环酸稀释于 100mL 生理盐水，在止血带放气前于伤口和关节腔处给药 5min。一些外科医师仍习惯通过引流管给药，然后 5min 后打开引流管。静脉输注氨甲环酸到禁忌证包括既往患血栓疾病、出血紊乱、蛛网膜下隙出血、肺栓塞、深静脉血栓、心血管事件或心肌梗死，以及冠脉支架。

（曾锁林）

第四节 初次全膝关节置换带的手术技术

下面介绍的手术技术是膝关节置换术中普遍适用的原则，它不能取代每种假体具体的操作方法。但是，理解了原则可使手术医师无论在何种膝关节的重建中、无论选用何种假体类型，均能作出正确的判断。

【手术入路】

初次全膝置换术的最常用入路为前正中入路。尽管隐神经的髌下支存在变异，但此入路常常会累及此神经导致膝外侧麻木感。在术前应告知患者此情况。皮下进入关节囊的入路有多种不同方式。

手术技术：

（1）在屈膝状态下切开，以便皮下组织滑向两侧而利于显露。

（2）如果以前的手术瘢痕位于可利用部位，通常应将其包括进切口内。如果存在多处瘢痕，由于膝前皮肤血供主要来自于内侧，所以应选用最外侧可利用的瘢痕。一般来讲，既往的内、外侧切口与横切口是不能使用的。

（3）皮肤切口应足够长，以免牵开过程中皮肤张力过大，导致皮肤坏死。也可以通过滑移切口来显露需要操作的部分。

（4）TKA 标准的支持带切口是内侧髌旁支持带入路（图 11-2）。

（5）紧贴伸膝装置剥离，使内侧皮瓣有足够厚度。

（6）沿股四头肌肌腱向近端延伸支持带切口，保留股内侧肌肌腱 3～4mm 以备术毕缝合。

（7）于髌骨内侧沿髌腱内缘向下延长切口 3～4cm，至胫骨的前内侧面。

（8）骨膜下将前内侧关节囊和内侧副韧带深部从胫骨上剥离到膝后内侧角，以显露膝关节内侧（图 11-3）。

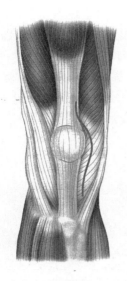
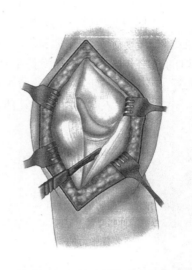

图 11-2　内侧髌旁支持带入路　　　图 11-3　骨膜下剥离内侧关节囊与内侧副韧带的深部

（9）伸膝，将髌骨向外翻转，常规松解髌骨股骨外侧皱襞（图 11-4）。对于肥胖患者，如果翻转髌骨有困难，必须做外侧松解，以保证髌骨能够外翻至外侧皮下组织瓣的下方。另外，如果能够显露充分，也可以把髌骨直接向外侧脱位来显露。

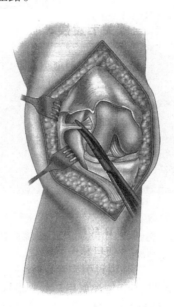

图 11-4　切断髌股外侧皱襞，松解伸膝装置

（10）屈膝，切除前交叉韧带、内外侧半月板前角，同时去除可引起假体位置异常或软组织平衡欠佳的所有骨赘。半月板后角可在完成股骨和胫骨截骨后进行。如使用 PCL 替代型假体，可在此时切除后交叉韧带，也可在 PCL 替代型假体之股骨远端箱槽成形时切除。

（11）无论切除还是保留 PCL，外旋胫骨使其半脱位，可以降低伸膝装置的张力，以避免髌腱撕脱、提供更好的显露。

（12）部分或完全切除髌下脂肪垫，紧贴胫骨外侧平台放置杠型牵开器外翻伸膝装置，显露外侧胫骨平台。

（13）在做任何增加伸膝装置张力的操作中，尤其是屈膝及牵拉髌骨时，均应注意髌腱的胫骨结节附着部。髌腱一旦撕裂，很难修复，是严重的并发症。

为减少髌股关节并发症和促进术后股四头肌的功能康复，一些学者介绍了其他的手术入路。股肌下入路（Southern 入路），它在将伸膝装置向外半脱位显露膝关节的方法上与上述入路不同（图 11-5）。同样使用膝前正中切口，但近侧支持带的切开方法不同：通过先切开覆盖在股内侧肌的浅筋膜，然后向后钝性分开股内侧肌远端内侧缘至内侧肌间隔。将股内侧肌止点从内侧肌间隔分开，至内收结节上10cm 处，股血管出口的远端。切开滑膜，将整个伸膝装置移向外侧。提倡该入路者认为，保留伸膝装置的完整能更快地恢复术后股四头肌肌力，保留更多的髌骨血供，减少术后疼痛，改善患者满意度，减少外侧松解的必要。与内侧髌旁入路相比，该入路显露局限，尤其对于肥胖及有膝关节手术史的患者，显露更加困难。

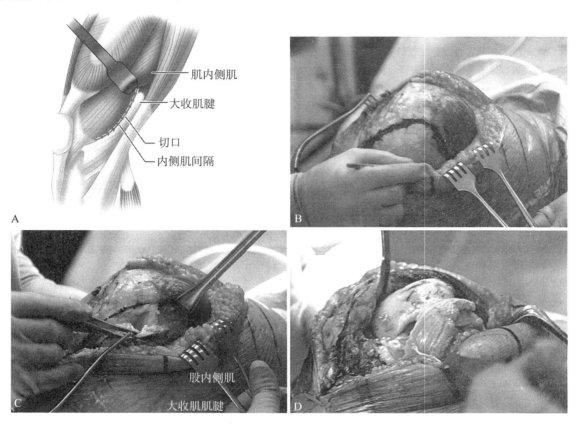

图 11-5　A、B. 股肌下入路将整个伸膝装置自内侧肌腱隔膜上剥离并牵向外侧以利于显露；C. 将拉钩置于股骨上方，将骨内侧肌拉向外侧，在张力下用剪刀从内侧肌间隔锐性剥离；D. 切口完全分离股四头肌的内侧肌间隔，髌骨外翻后得到完全显露

Engh 和 Parks 描述的经股肌入路有别于股肌下入路，该入路将股内侧肌沿肌纤维劈开，而不是整体牵向外侧。从髌骨内上缘开始劈开股内侧肌，朝着肌间隔方向向近端内侧延伸（图 11-6）。

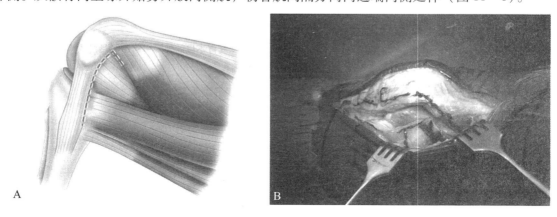

图 11-6　A. 右膝屈曲 90°，线所示为股内侧肌入路；B. 术中照片

从髌骨边缘开始，股内侧肌有一个 4.5cm 长度的安全区，如果需要，还可进一步钝性分离。该入路保留了营养髌骨和股四头肌肌腱的膝上动脉。经股肌入路的相对禁忌证包括肥胖、曾行胫骨高位截骨后及术前屈曲度 <80°。因为股肌下入路和经股肌入路均有术后血肿发生的报道，故要注意止血。

【骨准备】

骨表面的准备基于以下原则：假体大小适合、假体的位置能使力线恢复正常、屈伸位均能恢复软组织平衡、理想的髌骨轨迹。

手术技术：

(1) 股骨远端截骨垂直于股骨力学轴，外翻角 5°~7°。如果要准确测量这个角度需要在站立位平片上测量股骨机械轴和解剖轴的夹角，截骨量要和股骨假体所代替的骨量相当。如果术前有严重的屈曲挛缩，可增加股骨远端截骨量以协助纠正屈曲畸形，但是要避免关节线上移 4mm。当使用 PCL 替代型假体时，远端股骨截骨量可增加 2mm 来平衡由于 PCL 切除而增大的屈曲间隙。

(2) 股骨前后截骨决定着股骨假体的旋转对线以及屈曲间隙的形状。过度外旋将增加内侧屈曲间隙，导致屈膝位不稳定。股骨假体内旋可引起髌骨向外侧倾斜，髌股关节不稳定。

(3) 几种方法可用来确定股骨假体的旋转对线。内外髁上连线、前后轴线、股骨后髁及胫骨近端截骨面均可作为参考（图 11-7）。

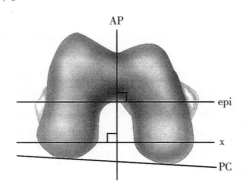

图 11-7 股骨髁形状正常时的膝定位轴截骨要垂直于前后轴（AP）或平行于髁上连线（epi），得到的截骨线（X）相对于后髁轴线（PC）稍外旋，这样假体位置才正确

(4) 如果使用股骨内外髁上连线作参照，则股骨后髁截骨要与此线平行。前后轴线是指股骨滑车底端和髁间窝顶的连线，股骨后髁截骨应垂直该线。

(5) 若以后髁作为参照，截骨面应和后髁线之间有 3° 的外旋。但如果仅以股骨后髁作参考，对于膝外翻股骨外侧髁发育不良者，可造成股骨假体内旋（图 11-8）。

(6) 如果以胫骨近端截骨面为参照，即"间隙"技术，应先在伸直位做软组织平衡，然后以平行胫骨近端截骨面方向，做股骨后髁截骨。此技术常用于活动半月板 TKA 中来保证屈曲间隙的严格平衡，防止聚乙烯衬垫出现旋出。

(7) 使用"间隙"技术要非常小心，如果作为参照的韧带长度本身不正常，将导致股骨假体的旋转对线不良。对外科医师来说，综合使用上述各参考点非常重要，因为单一依靠某一参照线可能会造成股骨假体旋转不良。

(8) 无论选用何种方法进行旋转对线，股骨后髁截骨的厚度必须与股骨假体厚度相等。可以用"后参考"法直接测量后髁截骨厚度。"前参考"法测量自股骨前侧皮质的截骨面至股骨后髁关节面的股骨髁前后尺寸。股骨假体的大小必须相同或略小于股骨前后尺寸，以避免屈膝时过度紧张。

(9) 从理论上讲，"后参考"法在测定股骨远端大小尺寸方面更为精确，而"前参考"法造成股骨前侧皮质切迹的危险小，并可使股骨假体前翼更可靠地放置于股骨远端前侧。

(10) 如用 PCL 保留型假体，依据假体形状行股骨远端前、后斜面截骨，完成股骨截骨。如选用

PCL 替型假体，截出髁间"箱槽"，为假体的立柱和凸轮装置留出空间。

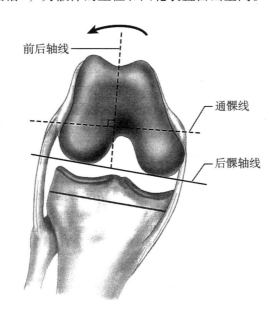

图 11-8　发育不良的外髁引起后髁轴线的相对内旋

（11）使用髓内定位或者髓外定位器进行胫骨截骨，截骨角度与胫骨力线垂直。胫骨后倾截骨角度大小与假体相关。许多假体的聚乙烯衬垫已包含 3°后倾，这样比使用截骨板获得的后倾角度更加精确。胫骨截骨量取决于采用哪一侧的关节面（轻度磨损或者重度磨损）作为参考。以来磨损的一侧为参考，截骨量应接近使用假体的大小，一般为 8~10mm。当采用磨损较重的一侧为参考时，胫骨截骨量应为 2mm 或者更少。胫骨截骨时应注意保护髌韧带与侧副韧带。

（12）胫骨近端截骨也可在股骨截骨前进行。

【间隙技术】

（1）如股骨远端截骨尚未完成，此时，可分别在伸膝和屈膝位用间置块或撑开器插入间隙来平衡屈伸膝间隙。通过内、外侧韧带的进一步松解进行内翻-外翻平衡微调。

（2）在任何软组织松解前，切除胫骨与股骨内、外侧骨赘。后髁骨赘可推压后关节囊，使伸膝间隙变窄引起屈曲挛缩，应予以切除。

（3）屈、伸间隙须大致相等。如伸膝间隙太小或太紧，则伸直受限。同样，如果屈曲间隙太紧，则屈膝会受限。而其中任何一个间隙的松弛可引起关节不稳。

（4）如果伸膝间隙小于屈膝间隙，可增加股骨远端截骨量或松解股骨后方关节囊。但在升高关节线前必须先确认所有的后髁骨赘已经去除。

（5）如果屈膝间隙小于伸直间隙，则股骨后髁骨质可适当多切一些，并选用小一号假体。确保在前参考的前提下进行后髁加截，这样后髁减小前皮质不会出现切迹。

（6）如果屈、伸膝间隙相等，但空间仍不能容纳所采用的假体，则多切一些胫骨近端骨质，胫骨近端截骨对伸膝间隙与屈膝间隙产生的变化是相同的。

（7）当屈、伸膝间隙对等但均松弛时，需要选用更大的间置块，采用更厚的聚乙烯衬垫以达到稳定。

一、髓内与髓外对线导向器

因股骨解剖标志多触摸不清，在全膝关节置换术中，髓内导向器对股骨侧至关重要。股骨导向杆插入口位于中线内侧几毫米，后交叉韧带起点前方。应仔细阅读术前 X 线片，注意是否有髓腔过宽或股骨弓过大，因为这些情况会导致导向错误。尸体研究发现，股骨开髓入口的位置对远端股骨截骨有极大的影响，在矢状面上可造成高达5°的偏差。

只有当股骨有严重的外弓畸形、骨折后畸形愈合、髓腔狭窄或同侧曾行全髋关节置换术或用过其他内置物导致髓腔堵塞时，才使用股骨髓外导向器。根据术前髋部X线片或者术中透视，将一可触标志放在体表相当于股骨头中心位置。用髂前上棘确定髋中心不可靠，当选择股骨髓外导向器时，不应用它作为主要标志。目前，当股骨术前存在畸形或者已有内置物植入时，可使用更先进的技术，如计算机导航或定制截骨导板。

对胫骨髓内导向器的使用有一些争议。一种担忧是存在脂肪栓塞的危险。使用胫骨髓内导向器行双侧全膝关节置换术的患者，肺动脉压力比使用胫骨髓外导向器及有减压槽的股骨髓内导向器的患者要高得多，心脏指数也轻度降低。但这些轻度改变不能构成使用髓内导向器的禁忌证。鉴于双侧TKA术后脂肪栓塞相关神经系统改变的发生率为12%，一些术者建议使用肺动脉压检测仪。将股骨远端的开口扩大到12.7mm以上并使用8mm的带槽杆，会消除股骨髓内导向杆的心肺不良反应。

髓内、髓外胫骨导向器的相对准确度仍存在一点点争议。一项报道在使用髓内导向器时，胫骨假体的位置为90°±2°的病例达到94%，而使用髓外导向器时仅为85%。但是，另一篇研究发现88%髓外导向器可达到90°±2°的准确度，而仅72%髓内定位能达到此标准。在使用髓内定位的膝内翻患者中，胫骨假体中位对线可达到83%，而在膝外翻患者仅为37%。在膝外翻患者中胫骨弓状畸形非常常见，因此，建议术前拍摄下肢全长X线片，并模板测量，术中利用髓外导向器再次确定胫骨截骨的对线。一项运用了计算机导航技术尸体研究发现，在决定后倾时，胫骨髓内定位不如髓外定位准确。一些医师使用胫骨前嵴做胫骨髓外定位，一项尸体研究显示该方法变异较大，可造成3.2°内翻至2.1°外翻，并且可在矢状面上造成胫骨前倾。目前，术者多在股骨使用髓内定位技术，而在胫骨使用髓外定位，也有术者使用计算机导航技术。当确定踝穴间的踝关节中心时，有人建议冠状位两踝中点轻度内移确定踝关节中心。也有报道位于内外踝中心点偏内侧2mm的位置。所以很多医生将胫骨髓外力线杆的远端自踝关节中心稍微内移一点，而且胫骨的扭转和皮下组织可影响踝关节的影像学中心。下肢全长站立位平片可以帮助确定个体的胫骨影像学中心，并且应对每个病例进行评估。

二、计算机辅助对线技术

计算机导航技术并没有广泛应用于初次全膝关节置换术当中。目前普遍的方法是术中术者通过直接或间接方法确定解剖标志并使用无影像计算机导航技术。尽管许多文献证实了无影像计算机导航技术可以降低TKA冠状面对线的偏差，但此技术在美国并未广泛采用。

将主动或被动示踪器固定在股骨与胫骨上，使用计算机辅助摄像机来捕捉示踪器，术中摄像机的观野不能被遮挡。将示踪器固定在固定钉上来保证在术中不会被损坏或者变松，同时可以从固定装置上拆卸。当示踪器固定在参考面上后，术者启动注册程序，计算机便可识别股骨、胫骨上的解剖标志，并指导术中截骨以及对线。术野内的解剖标志可使用连接示踪器的笔针（pointing device）来注册，示踪器可通过电脑定位，股骨头中心可通过旋转中心几何算法间接得出。旋转中心的骨性结构以及体外解剖结构均可触及，可以使用它们来找到踝关节的中心。在尸体研究中发现，通过测量内踝最内侧面到外踝最外侧面的距离，并通过一定的比例来寻找踝关节中点的方法最为准确。一旦信息注册完毕，计算机便会提供一个即时的、3个解剖面上的胫骨、股骨截骨信息反馈。这样术者就可以测量截骨的准确性，而不是单单依靠截骨器来达到对线（截骨器截骨在骨质硬化或骨质疏松时可能变得不准确）。

计算机辅助系统不仅能辅助对线，而且在假体大小的选择上可同样提供帮助。计算机辅助TKA在软组织平衡以及伸直-屈曲间隙的测量也有更大的优势。间隙测量的准确性保证了恰当的软组织平衡以及膝关节在活动时的稳定性。一项有关间隙平衡技术的1~4年随访发现，使用此技术的患者活动度更好，但相比于传统技术，患者自评的临床结果并没有任何不同。一篇涵盖了22篇计算机辅助TKA文献的荟萃分析发现，假体总体的对位、对线有所改善，但是临床功能并没有显著的提升。最近的一项随机前瞻性研究中，195名患者中97膝使用传统技术，98膝使用计算机辅助导航技术，术后5年随访发现，在导航组的患者KSS评分有显著的提高。这可能意味着计算机辅助技术的优点只有在生存曲线的延长中才能显露出来。

计算机辅助导航的另一项优势可以避免股骨髓内定位的损伤，减少髓内定位引起的失血以及放置髓内定位杆时由于栓子进入静脉导致的心脏相关并发症。当严重的关节外畸形或者金属固定物限制了髓内定位器的应用时，计算机导航作为一种准确的、低损伤的技术变得优势明显。

计算机导航技术的缺点包括费用昂贵，手术时间延长，且目前缺少文献证明它可以提高假体生存率。有报道在股骨与胫骨上固定定位器的钉孔能造成假体周围骨折。目前仅有少数文献报道了计算机辅助 TKA 技术可以提高手术效果。一项术后 1 年的随访研究发现，使用了计算机导航技术的 115 例 TKA 患者术后 SF-12 及 KSS 评分显著提高。

三、个性化截骨模块

引入开展个性化截骨模块技术后，有一些报道称该技术相比常规全膝关节置换术更精准、微创，可获得更好的力线。将术前髋到踝关节的 MR 或者 CT 扫描信息进行处理，制作出远端股骨的个性化截骨模块。通过三维成像技术制作截骨模块，使用快速成形技术与图形拟合技术来确定股骨远端切面和股骨假体旋转位置对线，将"计算机对线"这一环节在手术室外完成。尽管个性化截骨模块的对线效果可以与计算机导航辅助相比拟，但影像资料与制作截骨模块的花费还是令人担忧。个性化截骨模块技术的提倡者报道称，手术时间得以缩短且手术器械消毒费用减少。在此技术中，术者无法得知截骨模块是否处于合适的位置或者截骨是否正确，直到术后拍摄 X 线片才能确认。最近一项回顾性研究对比 120 例应用标准器械的患者与 124 例应用定制截骨模块患者，结果发现随访 2 年 UCLA 活动评分、牛津膝评分、SF-36 评分没有区别，而且在 CT 上的冠状位力线没有区别。应该注意的是，与患者的交流中应明确的是此技术并非是"定制的 TKA 假体"，这种说法曾用于市场目的。

四、软组织平衡

软组织平衡对于 TKA 术后膝关节的稳定性至关重要。如果使用等量截骨技术，应先完成骨表面准备，然后评估屈伸间隙确保屈曲及伸直位间隙对称相等。当骨表面准备完成后，在屈曲及伸直位，可以借助撑开器、间隙模块或者计算机导航技术来评估屈曲-伸直间隙是否平衡。在松解任何膝关节的起支持结构的软组织之前，所有的胫骨股骨骨赘应提前去除。仅通过去除骨赘就有可能平衡冠状面上的畸形。若先行胫骨截骨（间隙平衡），骨赘应在股骨截骨前去除。术后膝关节活动范围可因侧副韧带或后交叉韧带过度紧张而受限，但过度松弛也会引起临床上不能接受的关节不稳。一般来说，人工膝关节有 1~2mm 内、外翻平衡误差是可以接受的。不管纠正的是何种畸形，每一步软组织松解后都应检查稳定性，因为过度松解会导致关节冠状位的不稳而被迫更换为限制型假体。

（一）矫正内翻畸形

内翻畸形是膝关节骨关节炎最常见的畸形，对于此种类型的矫正已有许多的技术描述。无论使用哪种技术，术者应理解哪个解剖结构会影响屈曲伸直间隙，这样才能纠正不同原因造成的间隙不平衡。许多尸体生物力学研究明确阐述了哪种解剖结构怎样影响膝关节伸直屈曲间隙。大致上，松解后斜韧带至后方关节囊以及半膜肌胫骨止点处的解剖结构影响伸直间隙多于屈曲间隙，松解内侧副韧带前半部及鹅足止点影响屈曲间隙更多。

【后稳定型 TKA 纠正膝内翻】

手术技术：

（1）在初步显露过程中将内侧副韧带深层自胫骨松解，直到膝关节后内侧角。

（2）选用偏好的技术进行截骨（髓内定位或髓外定位、计算机导航、个性化截骨模块）。

（3）清除股骨、胫骨所有骨赘，因为它们可顶起内侧软组织袖，使内侧副韧带功能性短缩。

（4）在平衡前确保 PCL 已切除。由于 PCL 是内侧次级稳定结构，操作中必须小心、不要使整个软组织袖从胫骨上松解下来，否则会导致间隙过大。总的来说，当 PCL 被切除后，纠正内翻畸形不需要过多的软组织松解。

（5）评估屈曲-伸直间隙。若间隙均小，在胫骨近端骨膜下松解内侧副韧带浅层，但不要完全松解。再次检查屈曲-伸直间隙。

（6）若伸直间隙仅在内侧较紧，可即刻进行后斜韧带骨膜下松解，也可在稍后的软组织松解时进行这一操作。若伸直间隙内侧仍偏小，可松解半膜肌和后方关节囊。

（7）若屈曲间隙较紧，可松解内侧副韧带浅层的前部以及鹅足止点。

（8）若整个软组织袖已松解而内侧间隙仍较紧（常见于严重内翻畸形），可考虑加强外侧副韧带。

【PCL保留型TKA纠正内翻膝】

手术技术：

（1）在显露过程中应将内侧副韧带深层从胫骨上剥离下来，直到膝关节后内侧角。

（2）选用偏好的技术进行截骨（髓内定位或髓外定位、计算机导航、个性化截骨模块）。

（3）清除股骨、胫骨所有骨赘，因为它们可推压内侧软组织袖，使内侧副韧带功能性短缩。

（4）评估屈曲伸直间隙。若两者均紧，在胫骨近端骨膜下松解内侧副韧带。由于使用后叉韧带保留型假体，后叉韧带完整，松解范围有可能需达到离关节线6cm才能有效地平衡间隙。

（5）若屈曲间隙仅在内侧偏小，可即刻进行后斜韧带骨膜下松解，也可在稍后的软组织松解时进行这一操作。若伸直间隙仍在内侧偏小，可松解半膜肌和后方关节囊。

（6）若屈曲间隙较紧，可松解内侧副韧带的前部以及鹅足止点。

（7）若整个软组织袖已经松解而内侧间隙还是小，考虑平衡外侧副韧带。若抽屉试验发现PCL功能不全，考虑改用带有高起的前唇、深盘状衬垫或者改用后稳定型假体。

（8）若已经完全松解了内侧软组织袖，PCL仍然不能平衡内侧的间隙，应考虑进行外侧副韧带加强（在严重内翻畸形时常需要）。

（二）矫正外翻畸形

膝外翻常见于类风湿关节炎、炎性关节病、外侧髁发育不良、既往创伤史、曾经有过改变下肢承重力线或者缩短了外侧髁的手术患者。膝关节外侧的3层解剖结构使其软组织平衡比膝内翻更为复杂。术者只有详细了解这3层解剖结构，才能理解纠正外侧间隙过小的松解及平衡技术。

【外翻畸形的矫正】

手术技术：

（1）外翻膝的内侧软组织可能已经很薄弱，所以显露时必须小心操作以免进一步损伤它。

（2）选用偏好的技术进行截骨（髓内定位或髓外定位、计算机导航、个性化截骨模块）。

（3）去除骨赘，使关节囊恢复原有张力以避免软组织被顶起。

（4）外侧软组织松解的顺序决定于组织的挛缩程度以及相关畸形。

（5）在显露过程中，在胫骨侧松解外侧关节囊。

（6）松解首先依赖于屈曲-伸直间隙是否均外侧偏紧。若均紧，在股骨外上髁松解外侧副韧带，小心操作保证腘绳肌腱止点完整（图11-9）。

（7）无论如何平衡膝外翻，若仅伸直间隙较小，可采用"Z"字延长技术或"拉花"技术在关节线上2cm松解髂胫束。松解所有纤维束，评估股二头肌腱膜，保证其未挛缩。

（8）后外侧角的松解能有效地增加伸直间隙多于屈曲间隙，若矫正畸形度不大时，应在松解外侧副韧带之前先考虑此技术。

（9）松解腘绳肌肌腱会使屈曲位外侧间隙的增加大于伸直位。

（10）若松解完所有上述软组织后，膝关节仍在完全伸直时不能平衡，可在外侧股骨髁松解后方关节囊；若畸形较大，需进一步松解腓肠肌外侧头。

（11）由于PCL属于内侧结构，在外翻畸形的膝关节PCL常常被延长。若完全松解也不能平衡间隙，检查PCL是否存在畸形。

（12）若松解了所有上述结构也不能平衡屈曲、伸直位的外侧间隙，可考虑行内侧副韧带加强。

（13）若屈曲间隙的外侧间隙大于伸直位，确保使用后稳定假体时股骨假体不会超出胫骨平台大中柱，否则考虑使用髁限制性假体。

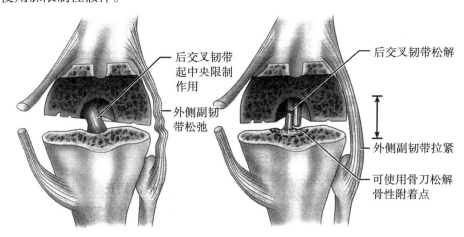

图 11-9 PCL 为一更靠近内侧的解剖结构，在膝内翻的冠状面畸形中更易受累。当内侧结构松解完后，尤其在屈膝时，PCL 可能会影响屈曲间隙，需要松解来平衡间隙。可通过直接松解 PCL 或者从 PCL 胫骨平台止点处带或不带骨块松解，来达到 PCL 的有效延长。在膝外翻中，PCL 更接近于内侧，导致其不能起到中央限制的作用。若其在严重膝外翻中受累，应予以松解

【拉花技术】

使用拉花技术松解软组织袖套是另一种用来平衡膝外翻或膝内翻的手术技术。该技术中术者可以在术中根据测试关节周围紧张的部位来直接延长软组织支撑结构。在平衡松解过程中，无论采用测量截骨法还是间隙平衡法，认为软组织袖套的挛缩侧为紧张结构。使用手术刀片或大号针头平行于关节线多次戳刺过度紧张的软组织袖。多项研究结果表明，此技术在膝外翻与膝内翻中都达到良好的临床效果。对于外侧软组织袖，拉花技术具有独特的优势，可以保留支持带且不会在屈膝时增大外侧间隙。尸体研究发现，除非外侧副韧带切断，此技术不会获得更大的松解。由于腓神经离后外侧角距离在 1.5cm 以内，在此区域行拉花技术时应格外小心。在膝关节屈曲时神经远离此区域，在使用拉花技术处理后侧角时可屈曲膝关节进行保护。在内翻膝中，如果拉花技术不能获得内侧软组织足够的延长，可以使用传统的胫骨近端松解获得平衡。

手术技术：

（1）根据前后轴线和上髁连线，完成股骨远端截骨后，以垂直于力线的方向行胫骨近端截骨，并去除骨赘。

（2）屈膝 90°，应用间隙模块或试模，辅以内翻或外翻应力，评估内外侧软组织平衡情况。或将撑开器置于内、外股骨后髁与胫骨截面之间。要小心放置撑开器，以免造成疏松骨质的压缩骨折。

（3）取下可能增加张力的拉钩，并更换为耙状牵开器。

（4）触诊受累侧软组织，用拉花技术松解之，直到屈曲间隙成为矩形。

（5）屈膝 90°，再次评估间隙是否平衡。

（6）如果伸膝时内侧或外侧仍紧张，取出试模，在屈膝位再次放入撑开器。

（7）屈膝 90° 重复拉花技术松解，直到屈曲间隙呈矩形。

（8）再装上试模，确定屈伸膝关节时的内、外翻稳定性。

（9）应用拉花技术，继续纠正残存的不平衡，如有必要，应用间隙平衡技术。

如果严重的外翻和屈曲挛缩畸形同时存在，一次性矫正会牵拉腓神经引起麻痹。建议术后对这些患者进行细致的神经检查，如果术后出现神经麻痹，应采取屈膝位缓解神经牵拉。另一种比较常用的方法是术后膝关节制动于一定屈曲角度下，逐渐伸膝以保证逐渐拉伸腓总神经。

在少数情况下，由于内侧副韧带薄弱，不能获得足够的韧带平衡。在老年患者，髁限制型假体可能

是个合适的选择。在这种情况下的另一个选择是内侧副韧带上移术，将内侧副韧带的起点自股骨撬起，向股骨近端上移并使用锁襻方式在韧带内缝合，用螺钉及垫圈将该缝线固定于欲附着的股骨内上髁处。

（三）矫正屈曲挛缩畸形

在对内、外翻畸形进行适当软组织平衡的同时，大多数术前屈曲畸形能得到改善。如果内、外侧软组织平衡后仍存在屈曲挛缩，则需矫正短缩的后方结构。若屈曲挛缩仍存在，需通过增加股骨远端截骨量来抬高关节线。在严重屈曲挛缩畸形中，关节线抬高不应超过4mm，因为这样会导致屈曲中期不稳定，可能需要使用限制性假体。

【纠正屈曲挛缩畸形】

手术技术：

（1）使用术者偏爱的技术进行截骨及韧带平衡。

（2）向股骨近端将粘连的后关节囊剥离到股骨髁后部一小段距离来重建正常的膝关节后关节囊隐窝。这常在后髁截骨后进行，以便操作。更进一步的剥离需小心操作以避免伤及膝上动脉。此区域出血不易控制。

（3）确保股骨后髁骨赘全部去除，无游离体顶起后方关节囊。同时用弧形骨刀去除后髁骨赘。如果股骨后方较大的骨赘位于关节囊隐窝，并与后关节囊粘连，则很难去除。可用刮匙将骨赘从后关节囊剥离下来。

（4）必要时再继续向上剥离股骨后面的关节囊，还可松解腓肠肌腱性起点。或者考虑松解胫骨近端后方关节囊，但是要特别小心保护后方神经血管结构。

（5）若屈曲挛缩畸形仍然存在，股骨远端加截2mm，放入试模再次检查能否达到完全伸直。确保屈曲中期稳定性的前提下，可再增加2mm截骨量（最多可加截4mm）。

另一种矫正屈曲挛缩的方法是增加股骨远端截骨量，以扩大狭窄的伸膝间隙。该技术只能用于后关节囊松解和后侧骨赘切除后仍残留屈曲挛缩的情况，因为增加股骨远端截骨会导致关节线抬高。正如为平衡侧副韧带而使关节线抬高的范围是有限度的一样，在矫正严重屈曲挛缩时关节线抬高的范围也是有限的，即使是选择了PCL替代型假体。为求膝关节伸直而切除过多股骨远端骨质，由于后侧张力带效应，膝关节在伸直位是稳定的，但轻度屈膝时，会出现膝关节内外翻不稳。在这种情况下，侧副韧带比后侧软组织相对较长。使用髁限制型假体可能改善这种"屈曲中期"不稳定现象，在一些严重病变中可使用铰链假体。

术中是否需要完全矫正屈曲挛缩尚存争议。由于平均评估残留15°的屈曲挛缩经过短期和中期的随访已改善到了3°，所以一些学者提倡只行后侧松解及骨赘切除，而不做股骨远端额外截骨。然而，另一些学者发现屈曲挛缩最大的矫正是在手术室中，术后并不随时间而有所改善。学者推荐术中使用纠正屈曲挛缩畸形手术技术中介绍的方法来达到膝关节完全伸直。患者内外翻畸形的程度与股骨远端加截量未发现存在联系。在PCL保留型TKA中，PCL不会造成屈曲挛缩畸形。尽管PCL会导致冠状面间隙不平衡而需要松解及平衡，然而为了纠正屈曲挛缩而松解PCL只会进一步增加屈曲间隙导致屈伸间隙不平衡。

（四）矫正膝反屈畸形

膝反屈畸形在TKA患者中极为罕见，报道称其发生率<1%。无论TKA患者为何种疾病（骨性关节炎、创伤性关节炎、炎性关节炎），反屈畸形都是一种极为独特的类型。反屈畸形常与由股骨外侧髁发育不良导致的外翻畸形同时出现，在这种情况下伸直间隙增大。细心的病史采集与查体非常有必要，以排除神经肌肉疾病或者股四头肌无力等病因造成的反屈畸形。由于反屈畸形常见于上述疾病，可使用能够限制伸直的铰链假体来补偿缺失的股四头肌肌力。

在没有神经肌肉疾病的膝反屈患者，术中应仔细平衡屈曲伸直间隙，防止术后反屈畸形复发。仅增加胫骨衬垫厚度会减小屈曲间隙并导致术后屈曲度下降，较好的方法是下移关节线和（或）使用前参考的小号股骨假体。尽管有可能不直接，但使用前皮质参考的小号股骨假体会增加后髁截骨量，从而增大屈曲间隙，这样允许胫骨聚乙烯衬垫的高度来填补间隙使其在屈曲与伸直位时均能稳定。Whiteside 和 Mihalko 在 10 名反屈畸形膝中下移关节线 3～5mm 并使用前参考的小号股骨假体纠正畸形，术后 1 年随访发现无复发。一项研究了 53 位无神经肌肉病变相关的膝反屈畸形患者的报道称，在 57 例使用了 PCL 保留型假体的膝关节中只有 2 例术后留有 10°的反屈畸形。

【矫正膝反屈畸形】

手术技术：

（1）若先进行远端股骨截骨，根据反屈畸形的程度可

在截骨板与远端股骨之间放置一薄片来减少 2～4mm 的股骨远端截骨量。

（2）也可以使用具有多种截骨量选择的截骨模块来进行截骨。在 -2mm 的钉孔内固定截骨模块，拔出模块将钉子对准 0mm 或者 +2mm 的钉孔位置再次放入模块，这样可根据反屈畸形的程度减少远端截骨量。

（3）放置型号模块，使用前参考法决定合适的股骨假体大小。若处于两号之间，选在较小的号来增加后髁截骨量。

（4）若先进行胫骨截骨，使用间隙模块测量伸直间隙来决定取多少远端股骨截骨量能满足伸膝间隙，并以此量进行股骨远端截骨。

（5）无论先进行哪一侧的截骨，要确保在复位试模的过程中膝关节不会产生反屈畸形，当选用适当高度的胫骨衬垫来矫正反屈畸形时屈曲间隙不至于太紧。

（五）平衡后交叉韧带

在保留后交叉韧带的情况下，股骨的后滚现象是通过膝关节屈曲过程中由于 PCL 的张力来完成的。PCL 过度紧张会导致术后屈曲角度下降或者过度的股骨后滚，可能会加快聚乙烯的磨损。相反，若 PCL 在屈曲过程中没有足够的张力，股骨后滚现象就无法实现。为了获得 PCL 保留型假体的最佳功能和寿命，必须精确地平衡 PCL。

【平衡后交叉韧带】

手术技术：

（1）PCL 过紧可通过部分松解或止点部分剥离得到纠正，在反复试验 PCL 张力的情况下，分步进行。

（2）自胫骨骨岛的上表面松解 PCL（图 11 - 10）。

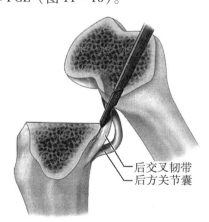

图 11 - 10　从胫骨上表面和胫骨后止点的近侧部分松解 PCL

（3）沿胫骨后表面以 1～2mm 间隔，在骨膜下松解 PCL。PCL 骨岛可部分或全部切除。PCL 在胫骨上端后表面有大约 2cm 宽的止点。

（4）如果在平衡 PCL 时部分松解不成功，确保在胫骨近端截骨时有足够的后倾角度。

（5）更常用的方法是参考使用较小的股骨假体，使屈膝间隙稍大于伸膝间隙。

（6）如果 PCL 平衡有困难或者因 PCL 彻底松解已无功能时，可考虑切除 PCL，改用后稳定型假体，或者是应用具有高边或深盘结构的聚乙烯衬垫，这种设计可以避免屈膝时股骨的前移。

可以用无柄的胫骨假体试模进行测试 PCL 是否平衡。如果在屈膝时胫骨假体试模前方翘起，则说明 PCL 张力过大。在做这一试验及其他 PCL 张力试验过程中髌骨应位于滑车沟内，因为屈膝时翻转的髌骨会使胫骨外旋，可导致试验假阳性。可在屈曲过程中直接观察股骨的后滚，股骨胫骨接触点不应移至胫骨关节面的后 1/3。在膝关节屈曲 90°时，用手指用力压 PCL 应该可使其弯曲 1～2mm。如果 PCL 松解已经超过 75%，应选用后侧限制性更高的假体，以防后期的后方不稳定。尸体研究发现，胫骨平台后倾比部分 PCL 松解更有效。因为完全松解 PCL 影响屈曲间隙多于伸直间隙，平衡或者松解 PCL 既不能矫正屈曲挛缩，也不会导致膝反屈畸形。

五、骨缺损的处理

全膝关节置换术中所遇到的骨缺损可由许多原因引起，包括关节炎性成角畸形、髁发育不全、缺血性坏死、创伤和胫骨高位截骨术史及全膝关节置换术等。处理骨缺损的方法取决于缺损的部位与大小。包容性或腔隙性缺损在其周边有完整的骨皮质，而非包容性或节段性缺损则更靠周边，且无完整骨皮质边界（图 11-11）。

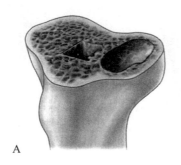 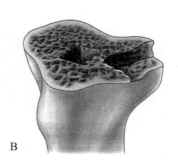

图 11-11　A. 包容性缺损有完整的骨皮质边缘环绕缺损区；B. 非包容性缺损则靠近周边，缺少骨皮质边缘

Rand 将这些缺损分为 3 种类型。

Ⅰ型：干骺端局部骨质缺损，皮质边框完整。

Ⅱ型：干骺端广泛骨质缺损，皮质边框完整。

Ⅲ型：干骺端和骨皮质均有缺损。

小缺损（<5mm）通常用骨水泥填塞。包容性缺损可用骨松质打压植骨填塞。较大的非包容性缺损可通过多种方法治疗，包括结构性植骨、金属楔形垫片或螺钉加强的骨水泥填塞等。

在 25 个膝关节中使用螺钉加强骨水泥填塞大的胫骨缺损，7 年后 X 线片上透光区无进展。一项研究报道，在内侧胫骨缺损的 145 例全膝关节置换术（20 例采用全聚乙烯胫骨假体，125 例采用金属托）采用了螺钉和骨水泥。2 例发生内侧塌陷，1 例发生外侧塌陷，全部为使用金属托胫骨假体者；无 1 例需要翻修术。

【胫骨周围型骨缺损的植骨】

手术技术：

（1）用骨锯切下尽量少的骨质，将凹陷的、不规则的缺损转变为平整的缺损（图 11-12）。

（2）将自股骨远端或胫骨近端切下的骨块附于平整的缺损处，并用 Steinmann 针或螺钉固定。

（3）在胫骨上表面仔细地再次截骨，做出一个平整的表面。

（4）在用骨水泥粘接时，可预先用少量骨水泥封闭移植骨与胫骨的连接部，以防最终用骨水泥固定假体时骨水泥被挤入该间隙内。

（5）若需要从胫骨或股骨上切除过多的骨量才能保证骨面平整对合，此时不能采用这种重建方法矫正缺损。在这种情况下，应锉平不规则的骨面，以保证骨移植部位最大限度地对合。

（6）修整移植骨的形状以适应缺损区。

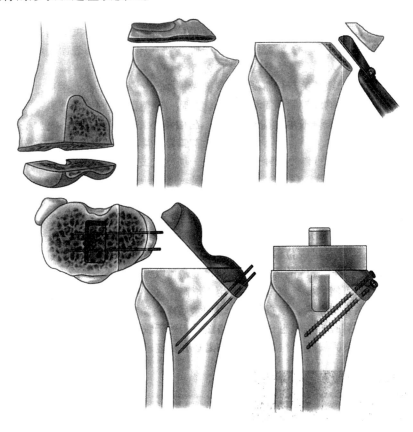

图 11-12　Windsor 等处理胫骨边缘缺损的植骨方法

恢复中立位对线非常重要，这对于移植骨的存活及假体松动均有影响。股骨和胫骨都使用带髓腔柄的假体以保护周边移植骨不受应力影响。

Brand 等首先报道了使用与胫骨金属托相配合的金属楔形垫解决胫骨缺损的方法。经过平均 3 年的随访，22 例膝关节无 1 例出现胫骨假体松动。大多数流行的膝假体采用组合式的楔形垫和块状垫片，它们可与股骨和胫骨假体相组合，用于治疗各种骨缺损。利用这些配件，手术医师可在术中根据 1 处或多处具体缺损为患者制订个性化假体。

目前有多孔金属加强块和锥形袖套，其报道应用的效果较好。把锥形袖套压配到股骨远端或胫骨近端的包容性骨缺损中，并用骨水泥把假体粘贴于这些加强块上使其成为一体。还可以把锥形袖套和假体组合形成一体式的假体结构。这些方法大部分应用于伴有明显骨缺损的翻修手术中。这些锥形袖套的骨整合能力非常好，甚至假体失败后也很难取出。

六、髌骨股骨轨迹

髌骨股骨轨迹受很多因素的影响，在试模复位和正式假体植入前都必须检查每个因素。任何增加伸膝装置 Q 角的因素均可引起髌骨轨迹异常向外。胫骨假体内旋使胫骨结节外移，Q 角加大，髌骨趋于向外半脱位。同样，股骨假体内旋或内移，也使滑车内移，增加髌骨向外半脱位趋势。如行髌骨表面置换，不要将假体简单地安放在髌骨中央，而应将髌骨假体安装在内侧，使其接近正常髌骨内侧突起（图 11-13）。假体居中安放会使骨性髌骨相对内移，导致 Q 角变大。在膝关节运动中髌骨的前移亦可导致髌骨不稳或膝关节屈曲受限。髌骨前移的原因包括使用过大的股骨假体使滑车前移，或者髌骨表面截骨不够，使得置换后髌骨整体厚度增加。

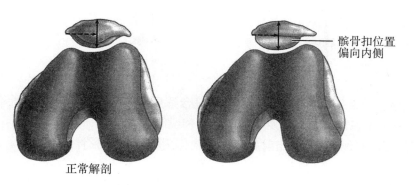

正常解剖

图11-13 髌骨假体应向内侧安放,使其接近于正常髌骨内侧突起,以改善髌骨轨迹。注意,置换后的髌骨及假体不能过厚,这样可能导致髌骨倾斜或外侧半脱位及髌骨轨迹异常

髌骨轨迹的"no thumb"试验可作为髌骨是否稳定的检验方法。在缝合支持带前,在膝关节整个活动范围内观察复位后髌骨在滑车内的情况。如果髌骨在只需轻微的外侧压力,甚至无须压力的情况下,保持与股骨滑车的良好顺应性,则说明髌骨股骨轨迹良好。如果髌骨有半脱位倾向,应检查膝关节有无上述引起髌骨半脱位的因素。如果没有发现这些因素,则有可能需要行髌骨外侧支持带松解。纵行切开滑膜及支持带,根据不同需要,范围可自Gerdy结节到股外侧肌近侧纤维(图11-14)。通常仅需少量松解横行纤维,但在少数情况下必须完全松解。最常见的方法是将髌骨向前外侧牵开,在膝关节内行该松解术,有些医师喜欢从伸膝装置外表面松解支持带,以保持外侧滑膜的完整性。后一种方法需要在支持带表面做一个大的外侧皮瓣,这种方法可以暴露膝外上血管,避免损伤。

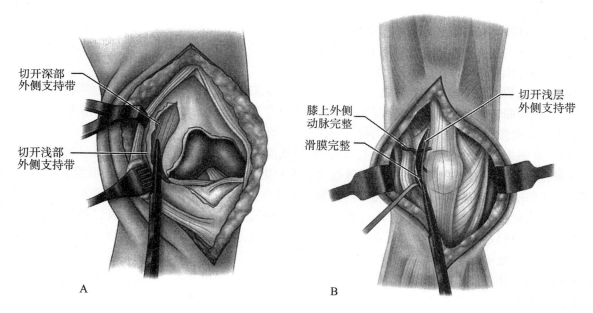

图11-14 A. 可由内至外松解外侧支持带,这样可以松解滑膜层及外侧支持带,使关节显露至皮下组织。必要时可自股外侧肌的近端或远端至Gerdy结节进行松解;B. 也可使用由外向内的松解技术,这样可以保证滑膜层的完整性,保留关节腔与皮下组织之间的层次。同样可利于鉴别外侧膝状体动脉,避免损伤

在松解外侧支持带之前,先放松止血带,再次检查髌骨股骨轨迹能避免不必要的外侧支持带松解。一项研究发现病例中有48%出现髌骨股骨轨迹不良,但松开止血带后又转为正常;另一项研究发现放松止血带可改善31%患者的髌骨股骨轨迹,否则这些患者可能需要行外侧松解。

外侧松解最大的危险是膝外上动脉损伤引起髌骨血供丧失。该动脉位于股外侧肌肌肉与肌腱连接部,通常可以保留。外侧松解患者术后髌骨骨折发生率增高。与外侧松解有关的其他潜在问题包括:增

加术后疼痛和肿胀、康复慢、伤口并发症增多。当然，相对于髌骨半脱位所引起的损害，外侧松解的潜在并发症还是次要的。

【假体置入】

手术技术：

（1）处理完骨缺损、韧带平衡满意、伸膝装置轨迹合适后，去除假体试模。注意不要过伸膝关节，因为去除假体试模后关节不稳定，可能伤及后侧的血管神经结构。

（2）如果使用胫骨髓内导向器，用先前截下的骨块作为栓子封闭胫骨远端髓腔。以同样方法处理股骨髓腔。

（3）用细钻头在硬化骨面上钻多个深达骨松质的孔，以保证骨水泥能够嵌入。

（4）用抗生素生理盐水溶液（如头孢唑林）或泌尿科灌洗液，脉冲式冲洗截骨面。

（5）用干净纱布吸干骨面液体。

（6）通常先置入胫骨假体。将成团期骨水泥涂在胫骨截面上，要避免血液和脂肪与骨水泥相混，并进入假体-骨水泥界面。假体固定面也要预涂骨水泥。

（7）在骨水泥不粘手套时使用，如果使用骨水泥枪则可略早一些。

（8）在骨水泥成团早期挤压胫骨假体可使骨水泥挤入骨松质2～5mm，这对于远期固定就足够了。

（9）去除假体周围多余的骨水泥。

（10）以同样的方式粘接股骨与髌骨假体。所有假体组件可同时安放，但这需要手术团队有一定的效率和经验。

（11）也可由间隔6～9min用两批骨水泥分别固定胫骨和股骨假体。

（12）如果骨质疏松，则应分别固定胫骨和股骨假体，每次固定假体时都要小心保持其位置直到骨水泥完全固化。

（13）髌骨固定可与股骨和胫骨一起完成，但应在骨水泥成团早期使用以保证足够的骨水泥嵌入。

（14）股骨和胫骨假体置入后，再进入股骨后隐窝将受限。为减少自股骨后隐窝清除骨水泥的量，在股骨后髁及假体后髁上，涂少量骨水泥。

（15）置入股骨假体后，再插入胫骨衬垫试模，将膝关节小心伸直以保证股骨假体完全就位。

（16）确保胫骨衬垫有足够的厚度保证完全伸直位内外翻的稳定性。如果使用较薄的衬垫试模，则会发生膝关节过伸以及胫骨假体后方抬起。

（17）在最终置入胫骨聚乙烯衬垫前，应仔细寻找清除骨及骨水泥碎屑。

对非骨水泥固定的全膝关节假体，植入技术要求较低，但截骨面准备要比骨水泥型假体更为精确。非骨水泥假体的固定依赖于固定表面与骨质紧密对接及牢固的即刻固定以尽量减少微动。可以使用不带杆的胫骨试模放置在胫骨截骨面的中心，用手指来评估其固定是否牢固。可在胫骨试模周围施加压力来观察假体与骨面间是否存在位移。若存在位移，则需重新修整接触界面直到用手指在胫骨假体边缘施加压力时不存在肉眼下移位。在实验模型中，如果骨与假体之间的间隙超过0.5mm，则有被纤维组织填充的趋势。可以仔细修整自体骨移植来填补胫骨面的不平。假体取出物研究反复显示，在固定的螺钉与栓钉周围骨长入最多，使用这类辅助固定装置对于获得骨长入所必需的稳定及假体长期固定都是非常重要的。

七、伤口缝合

在最终植入假体后，放松止血带，膝关节内填塞湿纱布并加压。依次去除膝关节外侧、内侧纱布进行止血，特别注意观察有无膝动脉出血。

虽然在缝合伤口前放松止血带止血并常规放置引流管，但这些方法仍存争议。无论是否放置引流管，术后伤口感染、血肿形成或因伤口并发症而再次手术的发生率均无差异。使用引流管的患者似乎更多的需要输血，而无引流管患者需要更多次更换伤口敷料。在全膝关节置换中使用股骨髓腔栓可减少失血量20%～50%。

止血完善后缝合支持带切口,特别注意将掀起的骨膜组织仔细缝合于髌腱上。应将膝关节屈曲超过90°,以保证缝合不阻碍屈曲活动及髌骨轨迹正常。膝关节屈曲 30°~40°缝合皮下组织与皮肤,有利于皮瓣对合。

【单髁膝关节置换术】

如果严格遵循 Kozinn 和 Scott 的单髁人工膝关节置换术的适应证,只有很少的患者适于行单髁人工膝关节置换术(UKA)。大多数资料显示 UKA 长期在位率低于 TKA。一些现代 UKA 假体优于以前的假体,但其 10 年在位率也只是 82%~98%。重要的选择标准包括完好的前交叉韧带,单间室关节炎,可被动矫正的畸形,体重适合。目前有许多类型的 UKA 假体,包括固定半月板(插入式或贴附式),活动半月板,计算机或者机器人辅助技术(Mako 手术公司的 MAKOplasty, Ft, Lauderdale, FL)。与初次 TKA 一样,相对于固定半月板,UKA 的活动半月板假体要求严格的屈曲 - 伸直间隙平衡防止半月板"旋出"。MAKOplasty 技术需研究术前 CT 并在手术室内将解剖标志注册入系统,这样计算机辅助系统就可以帮助完成股骨与胫骨侧的骨表面准备,根据术前计划为假体置入找到合适的位置。

手术技术:

(1)根据需置换的髁,沿髌韧带的内侧或者外侧面纵向切开皮肤。内侧入路可用于置换外侧髁,但为达到足够的髌骨翻转或脱位,切口应足够大;外侧入路可以使用小切口技术。

(2)关节囊入路不应延伸至股内肌或者股外肌上方。屈曲膝关节使用 Hohmann 拉钩向内或向外牵开髌骨,显露整个髁。

(3)切开冠状韧带,切除内侧半月板前角,在胫骨的前内侧剥离骨膜袖,以显露内侧间室。

(4)显露外侧髁时,自胫骨平台外侧剥离前外侧骨膜,直至 Gerdy 结节。

(5)仔细检查两侧间室,确保患者适合 UKA。

(6)为了更好地显露,需在截骨前切除周围所有的骨赘,尤其是使用小切口时(图 11-15)。切除胫骨周围的骨赘应足以平衡关节炎侧间室(图 11-16)。由于髁间骨赘会撞击和损伤交叉韧带,应予以切除。

(7)若需广泛的软组织平衡,则可能意味着截骨量不足或内翻畸形过于严重不适用 UKA。

(8)大多数固定半月板假体,先经行胫骨的等量截骨。根据远端踝关节中心,使用髓外定位进行胫骨近端截骨,按 2mm 深截骨或假体要求重建胫骨后倾。对于贴附型胫骨假体,紧贴内侧胫骨棘的内侧面使用往复锯进行胫骨截骨。

(9)屈曲膝关节,使用间隙模块,保证最小的胫骨截骨量亦有足够间隙大小(截骨量根据假体不同有别,一般为 8mm)。

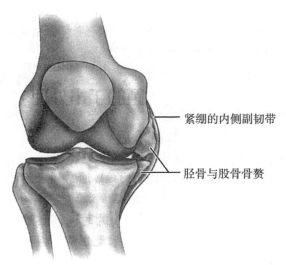

图 11-15　股骨和胫骨内侧骨赘阻碍内翻畸形的矫正

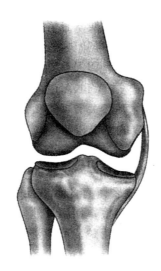

图 11-16 骨赘切除后，膝关节被动地被矫正至对线正常

（10）完全伸直膝关节，使用另一间隙模块，确定能够平衡屈曲伸直间隙的股骨远端截骨量大小。使用该假体专用模块进行股骨远端截骨。

（11）股骨远端截骨完成后，插入股骨大小测量器确定合适的截骨模块型号。随后进行股骨后髁与斜面截骨。

（12）小心切除内侧半月板，清除膝关节后侧间隙的所有游离体。

（13）放入胫骨试模，试验性复位，确保关节在伸直位与屈曲位时均稳定，在整个运动过程中不存在过紧或过松现象。

（14）完成假体要求的骨面准备，根据假体置入手术技术中描述的方法进行骨水泥固定。胫骨后侧及股骨髁后不能有游离的或过多的骨水泥。

（15）关闭切口如前面伤口缝合章节描述。

【髌股关节置换术】

成功的髌股关节置换术有赖于严格的手术适应证。目前多数假体系统提供第二代或第三代的低限制型髌股关节假体，术后8~10年随访在位率70%。个性化假体的优势在于保留更多的骨量。相比于UKA，更多的髌股关节置换患者仍需TKA，股骨胫骨关节病变的进展是再次手术的主要原因。

手术技术：

（1）使用小切口 TKA 中介绍的正中切口，注意不能切断半月板横韧带。

（2）认真检查股胫关节，确保此患者适用髌股关节置换术。

（3）股骨滑车面的准备采用类似于 TKA 的开髓点，垂直于 Whiteside 前后轴线，钉入固定股骨前皮质截骨模块。

（4）在许多髌股关节置换患者中存在滑车发育不良，此种情况下，可轻度屈曲前皮质股骨滑车截骨模块来增加截骨，但需避免出现切迹或过度填塞。

（5）滑车髁间骨面的准备可借助于合适型号的股骨假体，用磨钻或刮匙去除骨质，或使用磨锉导向器进行股骨侧准备。最终的假体置入准备依假体而定，多数会用到栓钉来加固骨水泥固定。

（6）使用 TKA 髌骨修整技术处理髌骨，确保髌骨不存在过度填塞。

（7）骨水泥固定与伤口缝合如前。

八、术后处理

术后康复理疗对全膝关节置换术的预后影响很大。术后早期加压包扎可以减少术后出血，在股四头肌肌力恢复至足够保证行走中关节稳定性前，可关节制动。

无论是否使用持续被动活动器（CPM），术后应进行关节活动度锻炼。许多研究表明CPM有助于更快恢复膝关节屈曲功能，可以缩短住院时间。尚未证实CPM是否会影响DVT的发生率、远期膝关节活动度及膝关节功能评分。

鼓励患者卧床时足下放置枕头来练习被动伸膝。将小腿悬于床边摇摆可促进膝关节屈曲。教给患者回家后的功能锻炼方法。许多手术医师让理疗师在术前向患者讲解功能锻炼的方法，因为术后疼痛和麻醉药物可能会妨碍患者对必要康复治疗方法的理解。除了活动范围锻炼外，术后康复内容还包括增强下肢肌力，在膝关节手术所允许的负重范围内进行，重点是股四头肌步态训练。同时，指导患者日常生活的基本活动训练。

由于单髁置换与髌股关节置换患者保留了交叉韧带，手术影响正常解剖较小，此类患者住院时间短、恢复更快。

（管东辉）

第五节 特殊问题的手术处理

一、胫骨高位截骨术后

胫骨高位截骨术（HTO）通常用于治疗膝关节单间室骨关节炎，常作为一种延缓手术以推迟最终行TKA的时间。虽然曾认为HTO对于最终TKA的效果无影响，但许多研究已经表明HTO术后TKA的效果较差，并且增加了手术难度。导致效果差的原因包括髌骨下移、显露困难、外侧皮瓣血供较差。通过对166例以往有过HTO术的全膝关节置换术患者的随访，发现术后6年时翻修率为8%，导致失败的因素包括男性、肥胖、年轻、内外侧松弛以及先前存在的肢体对线不良。相反，有一些报道TKA患者既往是否有过截骨术，均不影响术后膝关节功能和并发症。

对于曾行HTO的患者，为提高TKA的预后，必须注意以下几个特有的技术问题。不考虑横行切口，但外侧纵向切口须加注意，新的中线切口与原来的外侧切口间至少要留有8cm的正常皮肤。外侧间室和髌下区会有瘢痕，使髌骨外翻及外侧间室显露更困难。为了显露清楚，可能要做外侧支持带松解、V-Y股四头肌成形术或胫骨结节截骨。在内侧做骨膜下剥离时必须小心，要保留软组织袖的连续，这对于伤口闭合和保持内侧软组织稳定都是必要的。因为韧带很难平衡，许多学者推荐常规使用PCL替代型假体。

胫骨近端闭合性楔形外翻截骨失败后，通常仅需要自胫骨外侧平台切除少量骨质。应参照完整的内侧平台进行胫骨截骨，这样胫骨外侧平台会产生一个骨缺损，需要植骨或使用楔形或块状的金属垫块（图11-17）。HTO术后另一个常见的问题是，相对于胫骨假体的中心，胫骨髓腔向内偏移。在这种情况下，通常提倡使用髓外导向器，为适应这一畸形也可将胫骨假体偏内安放，或者使用有偏距的假体柄。HTO术后也可能出现截骨近端部分相对胫骨干的旋转畸形。安放胫骨金属垫要非常小心，避免内旋，引起胫骨轨迹问题。

在过去的10年中，开放楔形胫骨近端截骨技术已成为治疗关节炎膝内翻的主流技术。开放楔形截骨术相对于闭合外侧楔形技术，对胫骨近端解剖改变较小，再行TKA更为容易。然而，目前很少有文献报道此技术。采用开放楔形截骨术与外固定治疗76名膝外翻患者，9例膝关节（12%）7年随访发现需要再行TKA，只有1例膝中发现了髌骨下移，有作者报道没有因胫骨近端的解剖改变而产生技术难题。最近的一项研究对比了36名开放楔形截骨术后行TKA患者与超过1 300名初次置换患者的临床效果。有作者发现，尽管TKA的手术在大多数患者都较为简单，但先前有过截骨的患者的术后膝关节评分较低，术后疼痛更多见。还有一些研究对比了UKA后和HTO后再行TKA的研究，结果发现两种情况都有很高的翻修风险。

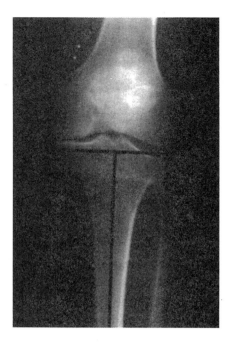

图 11-17 胫骨高位截骨术后，在截除胫骨近端后常出现胫骨平台外侧骨缺损

二、髌骨切除术后

髌骨切除术后的 TKA 早期临床报道效果不一，许多学者报道术后有持续性疼痛和因股四头肌无力造成的功能障碍。虽然在这种情况下选用何种假体仍有争议，但近期研究的结果更令人鼓舞。比较髌骨切除术后应用 PCL 保留型假体及 PCL 替代型假体的结果，对照组是未行髌骨切除术而行 TKA 的患者。PCL 替代型假体的膝关节学会评分更高，而 PCL 保留型假体则更多出现关节前后不稳定（图 11-18）。据推测，髌骨切除术可能破坏了由股四头肌肌腱、髌腱及交叉韧带组成的四杆连接系统，PCL 和后关节囊不能保持关节矢状面的长期稳定（图 11-19）。髌骨切除术后患者髌韧带作用于胫骨结节的合力矢量发生了改变，不仅伸膝装置的力臂减小了，而且由于缺少髌骨，胫骨承受的向后的力更大了（图 11-19）。尽管这些患者的伸膝装置能力有所减弱，但对于胫股关节炎的治疗表现出较好的疼痛缓解和功能改善，虽然不如有完整髌骨的患者。一种多孔钽合金髌骨假体被用于重建髌骨和延长伸膝力臂，但是有文献报道由于松动、切口并发症、持续的膝关节前部疼痛等原因，此假体存在较高的失败率。当髌骨残留骨量较多允许较多骨小梁金属的骨长入时，临床效果有所改善。

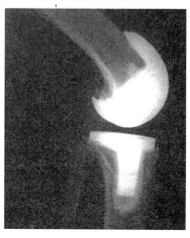

图 11-18 有髌骨切除史的骨性关节炎患者，行后交叉韧带替代型假体置换术

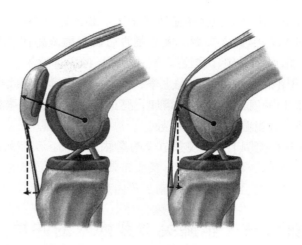

图11-19 交叉韧带的四连杆系统显示，当屈膝30°，髌骨进入股骨滑车内时，髌腱与PCL大致平行。髌骨的缺失导致伸膝装置力臂的改变和股四头肌收缩力量的减弱

三、神经源性关节病

虽然普遍认为神经病性关节病是TKA的一个相对禁忌证，但也有报道人工关节置换治疗Charcot关节病后得到了良好的效果。提高效果的关键点是合适的手术技术，包括肢体对线、韧带平衡、植骨或用增强假体处理骨缺损，必要时使用翻修假体。现有最长期（12年）随访资料中，Bae等报道在11例置换（9例患者）中有1例感染以及2例脱位。由于Charcot膝更易于出现术后早期脱位以及进展成为有症状的膝关节不稳定，有作者建议使用旋转铰链假体，术后使用膝关节保护支具或者膝关节制动来预防早期脱位。尽管Charcot关节病的患者需要较高的手术技术，并且存在较高的术后并发症，但其术后临床效果较好。

四、其他疾病

人工膝关节置换可缓解血友病关节病患者的疼痛，但运动的恢复不理想，围术期并发症也不容忽视（图11-20）。严重的术后并发症包括出血、表浅皮肤坏死、神经麻痹和深部感染。围术期Ⅷ因子水平低于80%者，发生并发症的可能大大增加，建议在围术期要将Ⅷ因子水平保持在100%。对60例初次TKA的血友病患者行随访中发现，术后9年95%的患者临床效果优良，只发现1例深部感染。使用新的凝血因子持续灌注技术可以降低并发症。

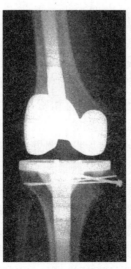

图11-20 用胫骨内侧自体结构植骨和压配柄对血友病性关节病行全膝置换术

许多血友病关节炎患者由于输注凝血因子感染了HIV。此类患者TKA术后最常见的并发症为感染，据报道发生率高达30%。HIV阳性TKA患者，无论是否患血友病，都有较多的并发症。15例HIV阳性患者行全膝或全髋置换术，术后10年随访报道6例死亡，6例深部感染，13名患者需接受其他手术治疗。鉴于HIV阳性患者TKA术后的高并发症发生率，术前应与患者明确此类风险。

糖尿病患者行TKA后伤口并发症的发生率增加，感染率增高，翻修率也增高，胰岛素依赖型糖尿病与非胰岛素依赖型糖尿病在并发症上无明显差异。

银屑病患者中约有7%发生类似于类风湿关节炎的炎性关节炎。在伸侧的脱屑性皮损中寄居着病原菌，会升高术后TKA的感染风险。TKA手术前，要妥善处理切口部位的银屑病皮肤病损。

(管东辉)

第六节　全膝关节置换术的并发症

一、血栓栓塞

深静脉血栓（DVT）是全膝关节置换术后最严重的并发症之一，并可继发危及生命的肺栓塞（PE）。DVT相关危险因素包括年龄超过40岁、使用雌激素、卒中、肾病综合征、癌症、长期制动、血栓栓塞史、充血性心衰、股静脉内置管、炎症性肠病、肥胖、静脉曲张、吸烟、高血压、糖尿病及心肌梗死。如TKA术后未用任何机械性措施或药物进行预防，DVT发病率为40%~84%。据报道小腿静脉血栓的发病率为40%~60%，而发生腘静脉以上的近侧血栓的患者为9%~20%，但其诱发PE的危险性比小腿静脉血栓要大。小腿静脉血栓有向近端蔓延倾向，据报道发生率为6%~23%。发生无症状性PE的风险可高达10%~20%，而有症状的PE发生率为0.5%~3%，病死率高达2%。

临床检查诊断DVT不可靠，因为血栓形成者多数没有症状或体征。静脉造影是检查DVT的经典方法，尤其是做研究时，这一方法仍被认为是金标准。造影剂有致敏的危险，也会有诱发DVT的危险。多普勒超声可作为一种备选的方法，用于探查全膝关节置换术后的DVT。与静脉造影对比，多普勒超声检查的灵敏度为67%~86%。但在多中心研究中发现，总的灵敏度只有52%，各中心的灵敏度在20%~90%，这就对能否在所有机构中重复出同样高的检出率产生了质疑。多普勒超声是有用的，尤其是在筛查时，因为其损害小、费用低具有可重复性且患者少有不适，但其精确性依赖于超声医师的经验。

有许多方法可供选择来预防DVT，包括机械性方法，如弹力袜或足泵，以及药物，如小剂量华法林、低分子肝素、磺达肝素（fondaparinux，一种凝血因子Xa的抑制药）和阿司匹林。机械性压力靴和足泵，不会给患者带来显著风险，因而更利于患者。但常因患者依从性差和住院时间短而在使用上受到限制。TKA术后单纯使用阿司匹林并不能有效抑制DVT发生，DTV的发生率仍高达59%~73%。

华法林的预防治疗通常于手术前夜或术后当晚开始，并根据每日的凝血酶原时间进行调整。使用通过凝血酶原时间测算的国际标准化比值（INR），使抗凝效果标准化。现行华法林的治疗标准为保持INR在2.0~3.0。华法林治疗的优点包括口服用药和费用低。而其主要缺点为药物间有相互作用、必须持续监测、延迟的药物起效时间及出血并发症等。

低分子肝素和磺达肝素有预防TKA术后DVT的效果。这些药物的优点包括标准化剂量方案，无须常规实验室监测。缺点有医疗费用增加，皮下给药、出血发生率增加。在硬膜外或椎管麻醉时使用低分子肝素必须非常小心，因为已经有过硬膜外血肿及严重神经系统并发症的报道。对于使用低分子肝素预防DVT的患者，最危险的时间是术后3d拔除引流管时。2008年美国胸科医师学会推荐，TKA术后患者至少持续使用低分子肝素、华法林或磺达肝素10d，以预防DVT。

当前预防DVT的手段有，单独使用低分子肝素和华法林或两者同时使用，以使INR达到治疗范围，同时使用充气式足底加压泵。对于无DVT病史的患者，至少给予抗凝药物14d。而对于有血栓栓塞病史的患者则至少要持续6周。

有文献报道，使用口服 X 因子抑制剂（利伐沙班、阿哌沙班、依度沙班）进行 TKA 术后 DVT 预防。在一个多中心的前瞻性调查中（通过骨科手术术后对凝血功能的干预来预防深静脉血栓和肺栓塞的试验），3 148 名患者随机接受依诺肝素（皮下注射 30mg，每天 2 次，术后 12~14h 开始使用）或者利伐沙班（口服 10mg，每天 1 次，术后 6~8h 开始使用）。术后 11~15d，在使用依诺肝素的患者中，静脉造影发现患 DVT 的患者比率更高；而在服用利伐沙班的患者中伤口并发症的发生率升高不明显。对 1 048 名曾经做过 TKA 或者全髋关节置换的患者进行回顾性研究，应用低分子肝素或者利伐沙班有类似的结果：服用利伐沙班的患者，因为伤口并发症返回手术室的数量，大概是使用低分子肝素患者的 2 倍。利伐沙班的优点是花费较少，报道的 DVT 发生率，但是伤口并发症的情况还需进一步调查。

二、感染

感染是 TKA 患者最可怕的并发症之一。大宗病例报道显示，TKA 中感染发生率为 2%~3%。根据最新美国医保数据，1.5% 的患者在 TKA 后的前 2 年发生假体周围感染。与 TKA 后感染率增高有关的术前因素包括：类风湿关节炎（特别是血清学阳性的男性）、皮肤溃疡、膝关节手术史、铰链式膝关节置换、肥胖、伴有泌尿系统感染、使用激素、肾衰竭、糖尿病、营养不良、恶性肿瘤及银屑病。

应尽可能减少细菌污染的机会、创造最佳的伤口条件、调动最强的宿主反应，以减少术后脓毒症的发生。TKA 术后感染的预防应该从手术室开始，手术室应严格遵循无菌原则。应尽可能减少手术室的人员进出。有证据表明，坚持上述手术室监控原则可减少全关节置换术后感染的发生。

使用滤过式垂直层流手术室、空气隔离式手术衣和预防性抗生素能显著降低全关节置换术后感染率。一项临床研究提示，水平层流会增加 TKA 术后感染率，这可能与手术室人员站在了进气口和手术伤口之间有关。一些治疗中心使用紫外线创造一个超净的空气环境，消毒后环境细菌计数与使用标准层流系统相同或稍好些。

引起术后感染最常见的细菌为金黄色葡萄球菌、表皮葡萄球菌及链球菌属，预防性抗生素通常应选择第一代头孢菌素，如头孢唑啉。对青霉素过敏者，可使用万古霉素或克林霉素。各个医院应监测病原菌情况，并根据这些常规的监测结果确定预防性抗生素。

诊断 TKA 术后感染应仔细询问病史并做细致的查体。感染时间的长短会明显影响治疗结果，应该用来指导治疗的选择。任何 TKA 术后患者，如果持续疼痛，或者术后疼痛本已缓解、膝关节功能良好，而疼痛再次急性发作，此时应考虑感染的可能。局部红肿和持续伤口渗出提示 TKA 感染，但这些体征不一定总是存在。全膝关节置换感染可能伴有肿胀、压痛、活动痛、红斑及患肢皮温升高。

虽然在深部感染时白细胞计数和红细胞沉降率可能升高，但并非总是如此。C-反应蛋白通常会在术后固定的时间内恢复正常水平，因此是诊断感染更可靠的指标。已证实血清白介素-6 水平可作为膝或髋关节术后感染的一个可靠指标，其敏感度为 100%，特异度 95%。

TKA 术后 X 线片上可能出现骨骨水泥界面骨吸收、囊性变及偶然出现的骨膜新骨形成，但通常只有在晚期感染时才能看到。核素扫描有助于鉴别全膝关节置换术后疼痛的原因。用 ^{99m}锝扫描和 ^{111}铟标记白细胞扫描，比较假体周围 ^{99m}锝和 ^{111}铟核素摄取量的不同，可以鉴别感染性松动与无菌性松动，据报道灵敏度为 64%~77%、特异度为 78%~86%。虽然这些扫描方法不能作为常规，但当临床、放射学和实验室检查结果怀疑感染时可以使用。

关节穿刺仍是诊断 TKA 感染的标准依据，报道的灵敏度为 45%~100%。反复穿刺以及穿刺 2 周前停用抗生素，可提高其灵敏度。穿刺液细胞计数，白细胞计数超过 2.5×10^9/L，多形核细胞 >60%，提示可能存在感染。2011 年，美国骨科医师学会发布了一部膝髋关节假体感染诊断的指南，提供一些推荐的有高等级证据支持的测验方法和步骤，或者是一些专家共识。测验方法的选择决定于患者发生假体感染可能性的高低（图 11-21，图 11-22）。因为缺少假体感染的标准定义，肌肉骨骼感染协会的一个工作小组发布了一系列诊断标准。

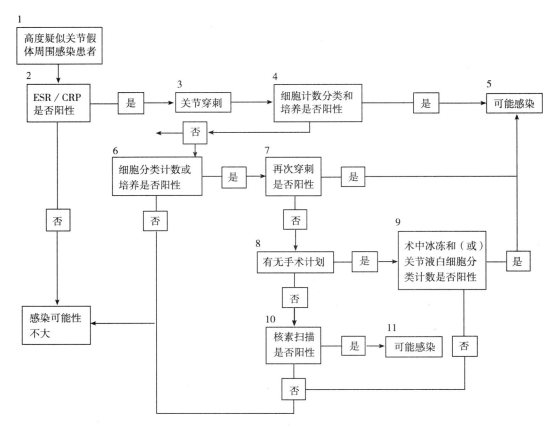

图 11-21　高度疑似关节假体周围感染患者的诊断流程

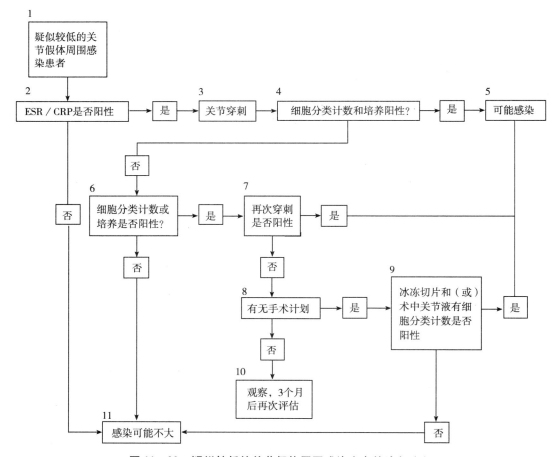

图 11-22　疑似较低的关节假体周围感染患者的诊断流程

一旦感染诊断成立，治疗方法包括抗生素抑制疗法、保留假体清创术、切除关节成形术、膝关节融合术、一期或二期人工关节再植入术及截肢术。应根据患者的一般状况、致病菌、感染时间及程度、骨质情况、软组织完整性及伸膝装置功能来选择治疗方法。

只有极少数情况适合用抗生素抑制疗法。只有符合下列标准才能用抗生素抑制疗法，即假体无法取出（通常因为内科并发症）、假体未松动、低毒力感染并对口服抗生素敏感。多关节置换的患者不应使用抗生素抑制疗法，因为细菌可能随血液播散种植到未感染的关节，使抗生素抑制疗法失败。抗生素抑制疗法必须终身使用，并且仅用于没有其他更有效治疗方法的患者。抗生素抑制疗法的危险性包括产生耐药菌群、进行性松动、广泛感染及败血症。

同样，保留假体的关节清创术也仅适用于少部分患者，如术后早期感染（<4周）或急性血行播散性感染（术后>4周，症状急性发作），同时假体固定良好。保留假体清创术对于慢性感染（术后>4周，症状潜伏发作）效果欠佳，不应尝试。金黄色葡萄球菌感染也是保留假体清创术的相对禁忌证。

下述几点有助于提高清创术的成功率：
（1）感染科会诊并监测抗生素的使用。
（2）诊断和治疗血源性感染的原发灶。
（3）使用新的抗生素。
（4）术后静脉输注抗生素6周。
（5）初次清创后2周内反复进行培养，如培养阳性，则应重新清创。
（6）清创时更换聚乙烯衬垫；缝合伤口时更换手术衣、手套、器械，并重新铺单。

切除关节成形术包括清除感染的假体和骨水泥，对滑膜行清创术。骨端可用粗缝线或钢针暂时对合。为获得最大稳定性，用管型石膏固定下肢6个月。如果患者同时有严重的多关节类风湿关节炎且行走明显受限，则关节切除置换术是较理想的手术。对这类患者，关节切除置换术要优于融合术，因为前者可让患者屈膝就座。关节切除置换术可以使大多数患者的感染得到控制，但因关节不稳，站立位轻中度疼痛，术后功能不良。

膝关节融合术治疗TKA感染，可以达到肢体稳定、无痛的目的，但肢体会短缩。TKA失败后行膝关节融合术的适应证包括功能要求高、病变局限于单关节、年轻、伸膝装置功能丧失、软组织覆盖差、有免疫缺陷的患者和致病菌毒力强需要毒性大的抗菌治疗。相对禁忌证包括同侧髋或踝关节炎、对侧膝关节炎或截肢术后、有严重的大段骨缺损。融合方法有很多，包括外固定、接骨板及髓内针。无论用何种固定方法，膝关节表面置换后的关节融合术比限制型、铰链型假体置换术后的融合更易成功。一项荟萃分析研究中指出，外固定融合率为64%，而髓内针融合率为95%。革兰阳性菌感染预后较好，融合率为100%，而混合感染或革兰阴性菌感染的融合率为73%。

外固定的优点包括软组织剥离少、有足够的切口入路、融合关节能加压。缺点包括针道感染、插针时可能损伤血管神经、稳定性有限、拔针后应力增高效应。一般选用前正中切口。清除假体、所有骨水泥、增生滑膜和尽可能多的瘢痕组织。可用髓外导向器，使截骨面最大程度对合。应少量截骨，只要屈膝10°位，有活力骨松质能够对合即可。膝关节位于中立到5°外翻位。双平面固定架由股骨与胫骨交叉针组成，为避免神经、血管损伤，股骨侧自内向外穿针，胫骨则自外向内穿针。从前侧将半螺纹针传入股骨和胫骨，连接到固定架上。鼓励患者部分负重，临床骨折愈合时去除固定器，通常需要3个月时间。然后佩戴柱型石膏、长腿管型石膏或膝关节支具，负重量以耐受程度为限，直至X线片显示骨性愈合为止。

髓内针关节融合术的优点是能够立即部分负重，而不需要外部制动，并且融合率可靠。大多数学者推荐二期融合，首先完全清创、取出假体并静脉输注抗生素4~6周。该阶段可选用抗生素链珠。有作者建议在静脉使用抗生素4~6周后，先停药2周，再反复进行关节穿刺。细菌培养结果为阴性时方可进行髓内针固定的关节融合术。用模板在肢体全长的前后位和侧位X线片上测量，摄片时使用放大率标志物，选择适当长度和直径的髓内针。髓内针长度应该自大粗隆尖至胫骨远端干骺端，但应考虑到膝关节可能发生的短缩。髓内针的直径根据胫骨髓腔的大小来确定。

【髓内针关节融合术治疗全膝关节置换术后感染】

手术技术：

（1）患者仰卧于透 X 线的手术床上，患侧臀部垫软袋以方便显露梨状肌窝。

（2）采用膝关节原切口，并在臀部做一切口作为近侧入口。

（3）切除膝关节瘢痕组织以使骨面对合。

（4）胫骨顺行逐级扩髓，扩髓后的直径应比髓内针直径多 1mm，以解决胫骨髓腔与髓内针两者弧度不一致的问题。

（5）股骨扩髓可顺行或逆行，扩髓直径比髓内针大 1~1.5mm，以解决髓内针与股骨弧度不一致的问题。

（6）自梨状窝打入髓内针，穿过膝关节至胫骨远端的干骺端。建议使用截面为圆柱状的带锁髓内针，锁孔自标准位旋转 45°，髓内针弯曲部位于前内侧，以使肢体产生轻度屈曲与外翻对线。

（7）在最终打入髓内针及挤压关节融合位置之前，对股骨远端与胫骨近端做最后的矫正。

（8）在远端锁定之前，用股骨牵拉器以压缩的方法挤压融合处。

（9）注意使用动力器械要避免在髓内针表面造成凹痕。

（10）在近端与远端锁定髓内针，并在对合欠佳的部位植骨。

（11）由于膝关节软组织的过度松解，造成软组织的过多重叠，导致切口缝合困难。所以要得到一个闭合良好的膝关节，需要切除多余的软组织。

术后处理：术后即可部分负重，逐渐增加重量，到 X 线片显示有骨愈合时可完全负重。

一期或二期人工关节翻修术为 TKA 感染后膝关节功能的恢复提供了最大的机会。一期人工关节翻修术重点是清创处理，使伤口尽可能接近无菌。报道的一期翻修术的成功率为 89%。

二期人工关节翻修更常用，先去除假体并进行清创，然后静脉输注一段时间抗生素，再行人工关节再次置入。广为人们接受的方案是，先进行 6 周的静脉抗生素治疗，维持最低的杀菌滴度为 1:8，然后再行假体植入手术。采用这一方案，获得的治愈率为 89%~100%，可能跟感染菌的种类有关。

抗生素 PMMA 占位器被许多医师所采用，用于清创术与二期假体再植入术之间维持膝关节软组织的张力（图 11-23）。该技术的其他优点包括局部维持较高的抗生素浓度、改善假体再植入时的显露、保留间隔期的负重能力。一些学者对伤口内留置异物表示担心，担心占位器负重会造成骨丢失。一些医师提出了增进抗生素骨水泥效能的方法，包括每包 Palacos 骨水泥（Zimmer，Warsaw，IN）内混合 3.6g 妥布霉素和 3g 万古霉素以提高抗生素释放率，在骨水泥占位器固化时，牵拉并完全伸直膝关节，以获得最大的软组织张力，骨水泥尽可能覆盖住股骨和胫骨骨面以避免骨丢失，并伸入髓腔以防移位。

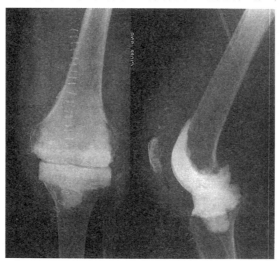

图 11-23　含有抗生素的骨水泥占位器在清创后再次植入假体，对保持膝关节韧带关系及膝关节活动有作用

有学者提出使用临时的假体部件和抗生素骨水泥作为占位器以改善二期置换间隙期关节活动度,维持肢体的功能,并减少骨丢失,根据报道的数据,成功率达到88%~96%,关节活动度达到100°~104°。

Whiteside等报道过对于耐甲氧西林的金黄色葡萄球菌(MRSA)感染,使用无水泥的假体来进行一期的清创和翻修,并向关节腔内注入万古霉素。清创并植入假体后24h内,患者静脉滴注2支1g剂量的万古霉素,然后仅关节腔内注射万古霉素,保证血药浓度在3~10mg/mL。18例MRSA感染患者中有17例成功治愈,其中有1例再次复发。这个方法依赖于无水泥翻修的使用,对技术要求很高。

治疗TKA感染的最后一种选择是膝上截肢术。截肢术仅适用于危及生命的感染或持续局部感染造成了大量骨丢失,而无法施行关节融合术或关节切除置换术的患者。

三、髌股关节并发症

髌股关节并发症包括髌股关节不稳定、髌骨骨折、髌骨假体失败、髌骨假体松动、髌骨撞击综合征和伸膝装置断裂。假体设计和手术技术的进步使这些并发症的发生率明显下降;由于这些问题的处理仍非常棘手,最好的办法是重视细节,小心避免。

引起髌股关节不稳的原因很多,包括外侧支持带太紧或内侧支持带太松所导致的伸膝装置不平衡(图11-24)。如果外侧支持带过紧,应行外侧松解,尽量保护膝外上动脉。因缝合过紧或术后早期刨伤,内侧关节囊缝合处可发生伤口裂开,造成内侧支持带松弛。因此,有学者建议在屈膝90°位、保持适当的内侧张力下,进行支持带、关节囊的缝合。缝合完内侧关节囊后应全范围活动膝关节,以评估髌骨轨迹及修补的强度。

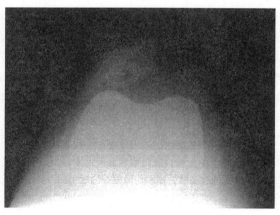

图11-24 髌骨切线位片上显示髌骨外侧半脱位

髌骨、股骨或胫骨假体位置不当也会导致髌股关节不稳定。由于正常髌骨内、外侧关节面不对称,常引起外侧关节面切除过多。因此,截骨时髌骨外侧关节面应比内侧关节面浅得多,以避免髌骨假体倾斜(图11-25)。如果髌骨假体在截骨面上安放偏外,则无法重建正常髌骨内侧隆起的解剖特征,可引起伸膝时髌骨外侧半脱位。

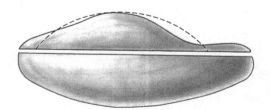

图11-25 因为正常髌骨是不对称的,所以外侧关节面截骨一定要比内侧浅得多

胫骨假体内旋,使胫骨结节外移,Q 角增加。Q 角增大导致髌骨外侧半脱位。胫骨假体的中心应位于胫骨结节的内侧缘,并轻度外旋。同样,相对于伸膝装置,股骨假体内旋或内移偏移均可使滑车内移,导致髌骨外侧半脱位。

术中根据解剖标志检查股骨假体的旋转对线。在初次膝关节置换术,股骨后髁、内外上髁连线和前后轴线均很有用。在翻修术,通常只有以前假体的位置和内外上髁连线作为参考。

治疗髌骨半脱位的重点在于纠正造成半脱位的原因。检查假体位置有无异常,必要时进行翻修。如果假体位置合适,可通过手术逐步调整髌骨轨迹。首先行外侧支持带松解,但这一步通常不能彻底解决问题。如髌骨依旧半脱位,应做近侧的对线调整。对远端对线调整手术,如胫骨结节截骨,应非常小心,如果胫骨结节不愈合则会严重影响功能。

TKA 术后髌骨骨折并不常见,发生率<1%。髌骨骨折与许多因素有关,包括髌骨截骨过多、外侧松解导致血供受损、假体位置异常导致的髌骨轨迹异常、关节线过高、屈膝超过 115°、创伤、骨水泥聚合热坏死及 TKA 翻修术。对髌骨骨折与外侧松解的关系已有深入的研究。通过对 1 146 个膝关节的研究,发现外侧松解与髌骨骨折之间有着显著统计学关联。髌骨厚度及膝外上动脉是否损伤与骨折没有关系。在一些外侧松解后发生骨折的患者,病理显示髌骨有明显的骨坏死。但相对于外侧松解的例数来说,髌骨骨折发生率仍是非常低的。

与正常膝关节髌骨骨折手术治疗效果相比,TKA 术后髌骨骨折手术治疗效果显著不同。在行内固定术后,不愈合率及内固定物失败概率升高,这导致一些学者推荐使用非手术方法治疗没有伸膝迟滞、髌骨假体在大骨折块上没有松动的移位或非移位髌骨骨折。

根据伸膝装置的完整性和假体稳定性对髌骨置换后的髌骨骨折进行了分类。Ⅰ型,伸膝装置完好、假体稳定,采用膝关节制动或管型石膏 6 周而无须手术治疗。Ⅱ型,骨折分离,伸膝装置断裂,需手术治疗。对中 1/3 横行骨折采用张力带钢丝固定,同时修复支持带。Ⅲ型,髌骨假体松动,应当取出且不再置入,因为这可能会影响骨折愈合。即使髌骨假体稳定,但如果影响骨折固定,也应去除。上下极骨折应采用髌骨部分切除及缝合修复。术后康复和活动范围需要根据术中固定的稳定程度。对严重的粉碎骨折或骨量严重不足,无法满足稳定的骨性固定患者,应行髌骨切除及伸膝装置修补。如果需要手术治疗,必须事先向患者交代手术治疗本身有着很高的并发症发生率。

带金属底托的髌骨假体的失败有多种机制,包括金属托固定柄的疲劳折断、聚乙烯自金属托上分离、界面骨长入失败,以及聚乙烯较薄区域磨损导致的金属托暴露,引起金属托与股骨假体金属对金属的磨损(图 11-26)。对带金属托的髌骨假体需要临床密切观察有无失败的征象。从髌骨轴位与侧位 X 线像,可观察聚乙烯磨损、界面松动及髌骨半脱位。临床上,有膝关节肿胀、髌骨股骨摩擦音、可听到碾轧音及搔刮音都提示假体失败。建议对失败假体进行早期翻修,以防止膝关节出现过度金属沉着。翻修术通常包括更换胫骨聚乙烯衬垫、滑膜切除及髌骨假体翻修或去除。少数情况下,金属对金属的磨损会使股骨假体严重损伤,必须行股骨假体翻修。对固定良好金属托的去除,有建议用钻石锯片和高速磨钻将髌骨假体的固定栓钉自金属托上分离下来。Berry 和 Rand 对 42 例患者进行了单纯髌骨翻修,发现并发症很高(33%),出现 5 例后期髌骨骨折和 3 例髌骨不稳定。

髌骨假体松动率为 0.6%~2.4%。易患因素包括骨量不足、髌骨假体位置不良、半脱位、髌骨骨折、髌骨坏死及其他假体部件松动。部分患者 X 线片上虽有松动,但仅有轻度膝前疼痛,多数患者需要根据剩余髌骨的情况来选择翻修、假体去除或髌骨切除。

Hozack 等描述了后方稳定型膝关节置换术后伴发的髌骨弹响综合征。位于股四头肌肌腱后方和髌骨上极上方,可形成一个纤维结节(图 11-27)。在主动伸膝,膝关节位于屈膝 30°~45°时,此结节可卡在假体的髁间窝内,并产生喀喇声或弹响声。有两种可能机制,一种是髌骨假体安放位置偏上,高于髌骨截面之外,突出部分撞击股四头肌肌腱,导致纤维组织增生。另一可能原因与股骨假体设计有关。早期后稳定型假体股骨滑槽相对较高,且较锐利,屈曲很小角度就使髌骨滑入槽内,滑车因此会撞击股四头肌肌腱。

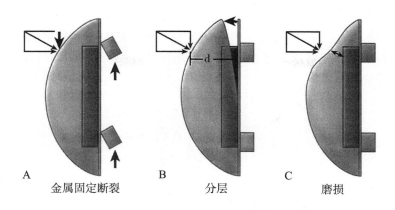

图 11-26 常见的髌骨假体失败的机制
A. 金属托无足够的骨长入，金属固定断裂；B. 聚乙烯自金属托裂开；
C. 设计因素引起的金属托上聚乙烯较薄区域磨损

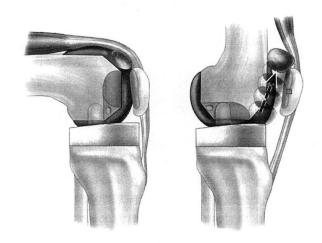

图 11-27 髌骨弹响综合征
髌骨上方的滑膜可形成增生的结节，陷入后稳定型假体的缺
口槽内

对于这种情况推荐的治疗方法是用关节镜切除该结节。对关节镜术后仍反复发作的患者可行关节切开结节切除术，如有髌骨假体松动或位置不良，还需行翻修术。作为预防性措施，Insall 建议在行后稳定型假体置换时，在股四头肌后行局限性滑膜切除。

股四头肌肌腱或髌腱断裂虽然少见，但却是 TKA 严重的并发症，发生率为 0.1%~0.55%。股四头肌断裂可能与外侧松解造成肌腱血供受损有关，也可能松解过于靠前削弱了肌腱的强度。对部分撕裂建议采用非手术治疗。完全断裂者需要手术修补，但效果欠佳，常造成活动范围减小、肌力降低、伸展滞缺及复发断裂。

髌腱断裂与膝关节既往手术史、膝关节手法松解及伸膝装置远端重新对线有关。有许多治疗 TKA 术后髌腱断裂的手术方法，包括直接修补、腘绳肌肌腱加强或人造韧带替代、腓肠肌瓣以及包含股四头肌肌腱-髌骨-髌腱-胫骨结节的异体伸膝装置移植（图 11-28）。这些手术通常很难确保成功。

Nazarian 和 Booth 报道了一组高难度异体伸膝装置移植病例，1/3 既往有过感染，并获得了较满意的结果。在分析的 36 例患者中，8 例出现再次断裂，其中 6 例发生在股四头肌肌腱，2 例发生在胫骨结节处。所有 8 例失败者再次行异体移植重建，又有 2 例再次断裂。Burnett 等强调，在完全伸直位调整移植物的张力以免出现伸展滞缺及手术失败。Browne 和 Hanssen 报道了一种 TKA 术后使用一种编织单丝聚丙烯移植物来修复髌腱的挽救方法。这个方法包括将移植物用骨水泥固定于胫骨-假体界面以获得即刻稳定，同时将其与周围软组织缝合，这个移植物作为支架，使周围软组织可以长入。13 名患者使用这种技术，3 名移植失败，1 名感染复发；9 名成功治疗的患者有 <10° 的伸肌滞后，与术前相比也没有屈曲能力的减弱。这项技术的优点是不会有同种自体移植传播疾病的风险，也比同种自体移植物便宜，而且同种异体移植物较难获得。

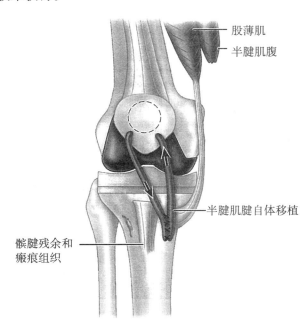

图 11-28 用半腱肌腱重建髌韧带

如果所剩髌骨骨量足够，则直接修复，同时使用张力带钢丝、腘肌腱或两者同时使用来加强维持髌骨和胫骨结节的位置关系。如果髌骨缺失或不足以做远侧修复，在有技术经验的中心可考虑用异体伸膝装置移植重建或腓肠肌瓣进行治疗。

四、血管神经并发症

TKA 术后动脉并发症是一种罕见但后果严重的并发症，发生率为 0.03%~0.2%，截肢率为 25%。术前应当细心检查所有患者的肢体循环情况。对血供有问题的患者，应行无创性血管检查，如果检查结果异常，应请血管外科医师会诊。有学者建议对有明显血管疾病的患者行 TKA 时不用止血带。

TKA 术后神经麻痹唯一常见报道是腓总神经麻痹，据报道其发病率为 <2%。实际发病率可能更高一些，因为轻度麻痹可自行恢复而未被报道。它主要见于同时有固定外翻和屈曲畸形的患者，常见于类风湿关节炎。有学者提出 TKA 术后腓神经麻痹的风险因素包括术后硬膜外麻醉、椎板切除手术史、止血带使用时间 >90min 以及外翻畸形。如术后发现腓神经麻痹，应彻底开放敷料并屈曲膝关节。这种非手术治疗虽然正确，但对于恢复神经功能不是很有效。术中显露和减压腓神经是否有价值还不确定。

五、假体周围骨折

TKA 术后股骨髁上骨折较少见（0.3%~2%）。危险因素包括股骨前方切迹、骨质疏松、类风湿关节炎、曾使用激素、女性、翻修术及神经源性疾病。髁型假体的股骨前翼与相对薄弱的髁上骨质结合处形成了一个应力增高区。

通过生物力学研究并回顾分析文献，Lesh 等指出 30.5% 假体周围股骨髁上骨折与股骨切迹有关。他们用尸体股骨进行实验，发现股骨如有截骨切迹，屈曲和扭转的断裂负荷均下降。而且有截骨切迹的标本受到弯曲负荷时会发生短斜行骨折。学者建议，如果截骨时不小心出现了股骨切迹，应停止操作，并考虑使用带柄股骨假体。然而，最新研究认为股骨切迹和假体周围骨折的关联性存在争议。在 1 089

例 TKA 中,有 30% 出现了股骨切迹,但仅有 2 例发生骨折,并且都发生在无股骨切迹的病例。

TKA 术后股骨骨折的治疗已有所改变,早期报道普遍推崇非手术治疗,而近期研究更多支持各种手术治疗:①切开复位并用角钢板、髁螺钉钢板以及支持钢板内固定,同时植骨;②在 X 线透视下小切口 Rush 针固定方法;③带锁髁上髓内针的固定方法。根据学者的经验,股骨骨折髓内钉固定对于股骨假体周围骨折效果很好。在 12 例 13 处骨折的患者中,11 处(85%)在平均 16 周内一期愈合。对于骨质疏松或依从性差的患者,建议术后早期用膝关节铰链支架进行外制动,同时限制负重。

有些 TKA 假体,因为设计和型号的问题,或者髁间槽封闭,或者髁间窝太小,或者假体本身带髓内柄,导致髓内针无法穿过髁间区。如果此时仍选择髓内固定,可用高速钻在髁间窝开洞逆行穿针,也可顺行穿针。髁上髓内针供应商会提供相关手册,标出那些类型和型号的假体可采用这种方法。

LISS 钢板系统的治疗结果也较为理想。该系统将钢板作为内固定器(图 11-29)。报道的优点包括经皮置入、最少的软组织剥离以及锁定在钢板内的螺钉以固定角度固定。用 LISS 钢板治疗骨质疏松患者,允许术后早期活动已有报道。

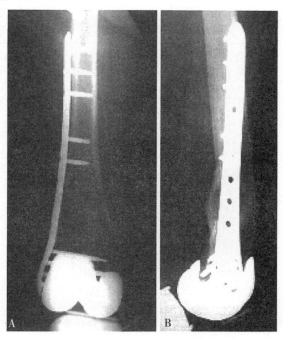

图 11-29 LISS 钢板固定股骨假体周围骨折(A、B)

Rorabeck、Angliss 和 Lewis 根据骨折移位和假体稳定性对股骨髁上假体周围骨折进行了分类,并给出相应的治疗方案(图 11-30)。

ORIF:切开复位内固定

Ⅰ型——骨折无移位,假体稳定。

Ⅱ型——骨折移位,假体稳定。

Ⅲ型——假体不稳定,骨折移位或无移位。

当骨折线延伸至固定表面,或者股骨假体松动,则需要用长达股骨干的长柄股骨假体进行翻修。也有学者同时结合异体股骨条块状骨移植。Kassab 等报道,如果患者因骨质疏松导致严重粉碎性骨折,不能应用标准的骨折固定方法进行复位固定,可考虑异体远端股骨移植结合假体联合进行翻修治疗。经此方法治疗,10 例中有 9 例移植骨愈合,且可完全负重。虽然有 3 例需要再次手术,但有作者还是认为在治疗骨量很差的患者时,这仍是一种有效的方法。

TKA 术引起的胫骨骨折不常见。Felix、Stuart 和 Hanssen 根据骨折部位、假体稳定性和骨折发生时段(术中或术后),将 TKA 胫骨骨折进行了分类(图 11-31)。骨折伴假体松动者需要用长柄假体加骨移植进行翻修。如骨折稳定无移位,假体固定良好,则可非手术治疗。骨折移位,假体固定良好,可行内固定治疗。

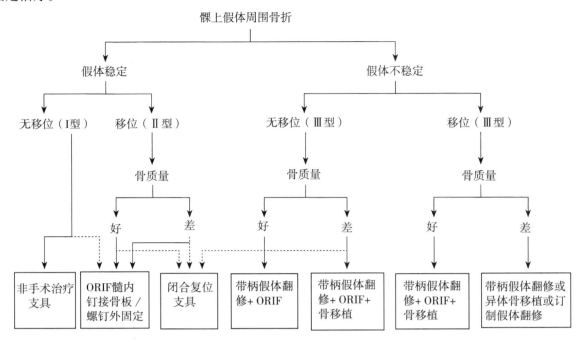

图 11-30　股骨髁上假体周围骨折的治疗方案

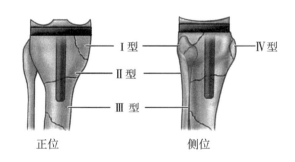

图 11-31　全膝关节置换术伴发胫骨骨折的解剖部位

TKA 假体周围骨折所采取的治疗方法应根据每一种骨折的特征而定。骨折愈合后的 TKA 功能情况依赖于对线恢复、髌股关节功能良好、假体固定牢固及早期的活动锻炼。

（谭清实）

第七节　全膝关节翻修术

初次全膝关节置换术的翻修率相当低。一项对 9 879 例患者进行的荟萃分析发现，初次三间室 TKA 术后 4 年的翻修率为 3.8%。人口调查研究得出了类似的结果，18 530 例患者术后 7 年翻修率为 4.3%～8.0%。美国医院出院患者调查和美国人口普查数据显示 TKA 翻修率相对稳定在 8.2%。在不到 10 年的时间内，TKA 翻修术的数量增长了 1 倍，使得 TKA 翻修术成为关节置换术中数量增长最快的手术。

一、初次全膝关节置换术后无菌性失败

TKA 无菌性失败可由以下因素引起，如假体松动、聚乙烯磨损合并骨溶解、韧带松弛、假体周围骨折、关节纤维化及髌股关节并发症。目前，胫骨假体松动比股骨假体更常见。这与肢体对线不良、韧

带松弛、置入年限、患者活动量大、聚乙烯磨损及假体高限制有关。

如果 X 线片上骨水泥型假体周围的骨骨水泥界面有 2mm 以上完整的透亮线，说明假体出现了无菌性松动（图 11-32）。<2mm 的不完整透亮线较常见，与骨水泥型 TKA 临床效果差没有相关性。非骨水泥型假体周围的透亮线提示该区域没有骨长入。如果这些线范围大、有进展或伴有临床症状，也应考虑无菌性松动。Ecker 等指出，只要屈膝 4°就可使胫骨假体金属托下的透亮线消失。因此，要评价透亮线的进展，每次拍摄 X 线片的投照条件必须一致。对 TKA 术后出现疼痛但 X 线片无异常的患者，透视检查或许会有帮助。一些研究通过透视时通过调整 X 线投照角度，使之与假体表面平行，这样可观察到小的透亮线，并与患者的临床检查联系起来。连续 X 线片中出现假体移位也可说明假体松动（图 11-33）。

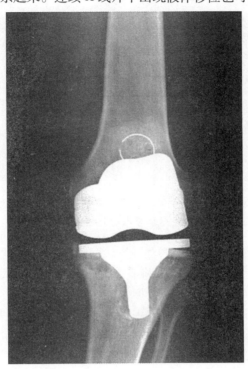

图 11-32 胫骨假体骨-骨水泥界面出现透光带，伴有假体位置不良与下沉

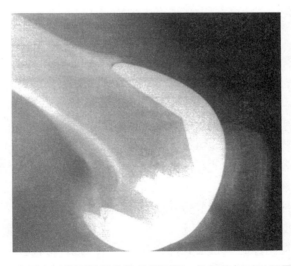

图 11-33 非骨水泥性股骨假体松动并下沉，使假体相对于股骨远端过伸

聚乙烯磨损可引起松动和骨溶解，少数情况下聚乙烯衬垫还会折断，而导致 TKA 失败。少数情况下，如果假体其他部分固定和对线均良好，可单纯更换磨损的聚乙烯衬垫。

不稳定是 TKA 失败需要翻修的常见原因，并且越来越多（图 11-34）。引起不稳定的主要原因包括韧带不平衡及韧带无力、对线异常并继发韧带无力、伸膝装置功能不全、假体设计不当及手术失误。除物理检查外，应力下的 X 线片可显示轻度的不稳定。

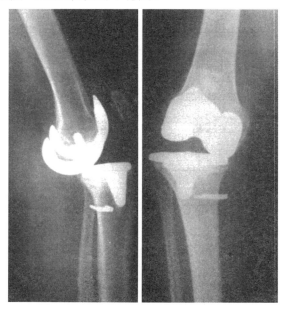

图 11-34　由于聚乙烯磨损或韧带支持不足导致的膝关节不稳定是翻修术的适应证

选择假体要根据待矫正韧带的不稳定程度而定，尽可能使用限制程度低的假体。MacAuley、Engh 和 Ammeen 为不稳定 TKA 的治疗制订了指南，将其分为前后或屈膝不稳定、内外翻或伸膝不稳定、多维或全方位不稳定。对前后不稳者可改用后稳定型假体。交叉韧带保留型假体更换厚衬垫只在后交叉韧带完好且厚衬垫能够平衡屈曲间隙时方可考虑使用。对可以通过软组织平衡矫正的内外翻不稳定，可使用髁限制型假体。若无法平衡或重建软组织，则需使用铰链假体。对无法通过软组织平衡或重建纠正的全方位关节不稳也需采用铰链式假体。拥有不同限制程度的假体系统对于翻修手术非常有帮助，但仍须重视假体对线的恢复、屈伸位韧带的平衡、关节线的恢复和髌骨轨迹。

二、翻修术的显露

TKA 翻修时，应尽可能利用以前的皮肤切口。如果膝前做平行的纵向切口，切口间的皮肤有坏死的危险。如果已有两个手术瘢痕，应尽可能选择外侧切口，因为膝内侧的表浅血供更丰富一些。

大多数翻修术都可采用标准的内侧髌旁切口，但需要将瘢痕化的关节囊削薄，尤其是治疗感染的再植入手术。髌骨周围脂肪垫与相邻支持带的瘢痕化会使髌骨翻转变得困难。通常，为翻转髌骨同时保证在髌腱附着点不形成过大的应力，术中需重建内外侧膝隐窝、骨膜下松解胫骨近端软组织、外旋胫骨并外侧支持带松解。髌腱自胫骨结节上撕脱可极大地影响膝关节功能，必须避免。在外翻髌骨并屈膝过程中，需要观察髌腱止点。如果止点的内侧纤维开始自胫骨结节上撕脱，则应松解紧张处，并考虑进一步的股四头肌广泛松解来增加显露。

股四头肌翻转术技术包括标准的内侧髌旁支持带切口，向近端延长，再反折，倒"V"字形切开股四头肌肌腱，直至外侧髌旁支持带（图 11-35）。膝外上动脉走行于股外侧肌下缘，应加以识别并尽可能保护。不要过度清理髌骨周围脂肪垫瘢痕，以免进一步损害髌骨的血供。在缝合翻转的股四头肌时，将"V"形切口改为"Y"形，使得髌骨及其附着的股四头肌肌腱移向肢体远端。对因长期缺少屈曲活动而导致股四头肌挛缩的患者，该技术有助于恢复屈膝功能。必须用不可吸收线可靠地缝合切口，以便术后早期在术中确定的安全活动范围内进行膝关节的被动活动锻炼，防止缝合处产生过大张力。术中缝合处张力可参考小腿重力即能使膝关节屈曲达到 90°。术后必须佩戴锁定在伸直位的铰链支具后方可练习行走，需 2~3 个月。术后 3 周，开始在安全活动范围内进行主动屈曲和被动伸展活动，进行等长股四头肌肌力锻炼。术后6周，允许对抗重力主动伸膝，同时进行渐进性的主动和被动屈曲锻炼。

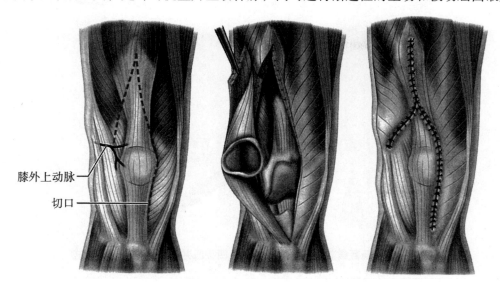

图 11-35　Scott 与 Siliski 改良的 V-Y 股四头肌成形术

股四头肌 V-Y 成形术可导致术后伸展滞缺，但通常可在数月后消失。研究显示，远期股四头肌肌力可恢复至接近正常水平。在 29 例采用股四头肌翻折术的全膝关节翻修术患者，8 例 X 线片上存在髌骨骨坏死表现，但没有临床症状。

Insall 将股四头肌翻转术改良为股直肌切断术（图 11-36）。自标准内侧切口的最上端直接向外延伸，横过股四头肌肌腱，切断股直肌肌腱及其下面的股直肌肌腱。完整保留股外侧肌附着部及膝外上血管；可在外侧再向远端松解。

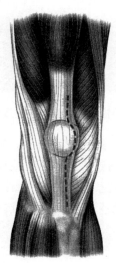

图 11-36　Insall 以股直肌切断改良股四头肌翻转术

胫骨结节截骨术可在初次或翻修 TKA 术中作为松解股四头肌的方法（图 11-37）。Whiteside 与 Ohl 建议撬起一块长 8~10cm 包括胫骨结节与部分胫骨前嵴的骨块，保留小腿前间隔肌肉在骨片外侧的附着，以保留血供。对于低位髌骨或关节线明显抬高者，可上移胫骨结节（图 11-38）。他们建议使用多根钢丝重建胫骨结节，另一些学者则建议使用螺钉。如果固定牢固，可早期被动活动，但主动伸直仍须推迟。该技术的并发症包括截骨块骨不连或向近侧移位、胫骨干骨折、伤口感染、伤口坏死和金属固定物突起。

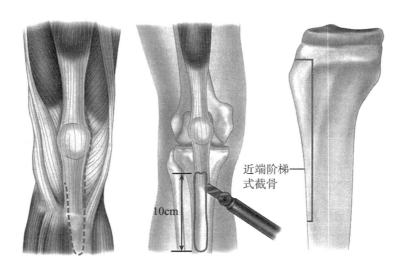

图 11-37 胫骨结节截骨术可以松解股四头肌并改善显露。这种术式优点在于骨愈合，而 V-Y 成形术易导致形成瘢痕。近端阶梯式截骨 (step-cut) 有利于预防术后胫骨结节松动

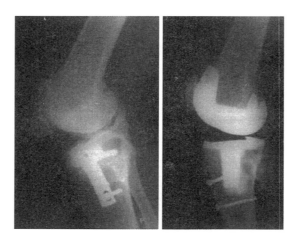

图 11-38 用于治疗低位髌骨的胫骨结节截骨上移术

全膝关节翻修术中比较标准内侧切口、股直肌切断、股四头肌 V-Y 成形术和胫骨结节截骨等几种显露方法。结果显示，标准入路和股直肌切断入路的所有临床参数完全相同。与胫骨结节截骨相比，股四头肌 V-Y 成形术造成关节伸展滞缺，但患者满意度增加；如采用胫骨结节截骨，术后患者下跪和下蹲更加困难。股四头肌成形组和截骨组的结果均明显比标准内侧切口和股直肌切断组差。

三、假体的取出

显露后，应检查胫骨和股骨假体的假体-骨界面。有作者倾向于首先去除股骨假体，这样可以在拔除胫骨假体前做到更好的清理和显露。即使在 X 线上显示假体明显松动，在拔出假体前，界面也应使用各种骨刀仔细分离。在拔出股骨假体的过程中极易造成股骨髁骨折。如果是骨水泥固定的假体，用骨刀直接分离假体-骨水泥界面，而不是骨水泥-骨界面。一旦假体拔出，就很容易清除骨面上的骨水泥，减少骨质进一步丢失。软的薄骨刀常用于此操作，骨刀刀锋平坦的一侧朝向假体，这样刀锋的斜面一侧受力，保持骨刀紧贴假体不会刺入骨面。可使用弧形骨刀清理股骨假体后髁面以及髁间面。如果显露充分，可使用线锯分离某些界面。当所有固定面，包括后髁均已分开，用带滑锤的拔出器去除假体，滑锤的作用力只能纵行传至假体（图 11-39）。如从外周击打假体，使之倾斜，可能会导致一侧股骨髁骨折。如果不能轻易拔出假体，应再次用骨刀分离固定面。

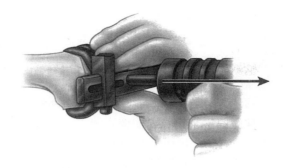

图 11-39　在拔出股骨假体时滑锤传递纵向力，使股骨髁骨折的危险降至最低

以相同方式去除胫骨假体。对全聚乙烯胫骨假体，可用摆锯切断聚乙烯柄，先拔出假体，再在取出柄之前处理骨-骨水泥界面（图 11-40A）。对于有金属托的胫骨假体，骨水泥固定柄周围的界面不易分离。通常，先游离胫骨假体金属托的下表面，然后拔出假体，这不会造成明显的骨丢失。如果是长柄假体，而且使用大量骨水泥固定或者有多孔骨长入表面，可采用前面描述的胫骨结节长条截骨方法进入假体固定界面，也可用钻石锯片切开胫骨假体托，显露该界面。

如果髌骨假体有磨损、松动或伴有骨溶解，则应去除髌骨假体。如果髌骨假体无明显磨损，可保留该假体，因为去除髌骨假体可严重破坏剩余髌骨骨质，引起骨折或假体松动。用摆动锯能很容易地分开全聚乙烯髌骨假体的骨-骨水泥界面（图 11-40B）。残余的固定栓可用刮匙或磨钻去除。带金属托的髌骨假体较难去除，需用窄骨刀插在假体两个固定栓之间进行分离，也可用钻石锯片将固定栓自金属托上切下。

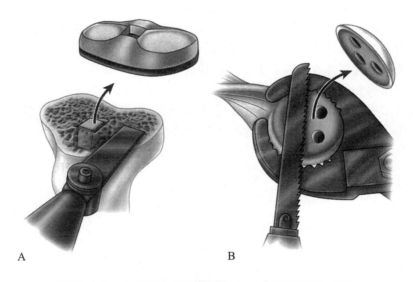

图 11-40　去除聚乙烯胫骨假体（A）与髌骨假体（B）

四、重建原则

对不同患者，所采用的人工膝关节翻修技术可能会有很大差异，但有一些普遍原则需要遵循：

（1）重建的关节线应尽量靠近其解剖位置。当严重骨缺损存在时，对原始影像资料的研究和对比很重要，尤其患者不在同一机构进行两次手术时。

（2）必须正确处理骨缺损，尽量保留和重建骨质。如果需要，可利用金属垫块和（或）多孔金属加强块或锥形袖套尽可能地维持骨量和重建缺损。

（3）必须通过适当的软组织平衡恢复膝关节的稳定性。当周围软组织支撑不充分，使用髁限制型假体或者必要时使用铰链型膝关节假体。

（4）必须恢复正常的下肢力线，通常采用股骨和胫骨髓腔作为参照。利用延长杆来确定股骨远端的力线。通过术前计划和站立位的下肢全长来测量股骨远端力线。

（5）无论是生物型压配型柄还是短的水泥型柄，柄的可靠固定应当考虑。

（6）必须牢固固定以延长假体使用寿命。

（7）髌股关节对线必须良好。

（8）翻修假体应配有各种金属垫片、假体柄延长构件以及不同限制程度的假体。

（9）使用假体、垫块、带有偏距的柄来填充屈曲伸直间隙，使得膝关节在全范围运动时保持稳定。

首先，通过切除可能含有磨损碎屑的增生滑膜和削薄瘢痕化的关节囊重建软组织覆盖。必须重建髌上囊、内外侧隐窝及股骨后隐窝。因为后交叉韧带往往瘢痕化或功能不全，大多数医师倾向于使用PCL替代型假体。当内侧副韧带有明显功能不全或合并有外侧支持结构功能不全时，在翻修术早期就应决定选用限制程度更高的假体。

通常先处理胫骨，要尽量少截骨。<5mm的骨缺损可用骨水泥填充，大的包容性缺损用骨松质植骨，非包容性缺损用楔状和块状垫片或结构性植骨治疗。胫骨假体托试模周缘必须与胫骨皮质相互接触。应选用组配式的加长柄，增加假体在骨质破坏的干骺端上的稳定性，并使移植骨和楔形金属垫块下的斜形固定面免受应力。如果使用加长压配柄，必须注意不要使胫骨假体成角或覆盖不良，最好使用直径或长度略小于髓腔或带有偏距的柄。关节线水平由胫骨截骨量及胫骨聚乙烯垫的厚度决定，若不存在低位髌骨，重建后的关节线应大致高出腓骨顶端约一横指，距髌骨下极一横指（图11-41）。极少数情况下，因大量骨丢失而需要使用定制的胫骨假体或胫骨上端异体骨移植（图11-42）。对于骨缺损严重的患者，术前应通过模板测量预先注意到该问题。

然后遵循屈伸间隙的技术原则处理股骨。初次人工膝关节置换与翻修术的主要区别是，后者通常需要对股骨髁远端或后方，或同时进行垫补加强，以平衡屈伸间隙，而又不明显抬高关节线。TKA翻修术中，使用垫块或增加聚乙烯衬垫厚度来升高胫骨假体高度可同时弥补屈曲与伸直间隙，股骨远端垫块只填补伸直间隙，增大股骨假体型号填补屈曲间隙。如初次TKA章节中讨论的，梯形而非矩形的间隙必须通过软组织平衡或股骨假体在横断面上适当旋转来纠正。如果使用较小的股骨假体，并且安装偏向近侧，常导致膝关节屈曲和伸直位的松弛。最好使用前后径较大且带有远端和后方金属垫块的假体，而不要使用较厚的聚乙烯衬垫，以防抬高关节线。参照原来股骨假体的前后径或对侧膝关节的侧位X线片，有助于选择大小合适的股骨假体。应根据内外髁上连线确定股骨假体旋转。

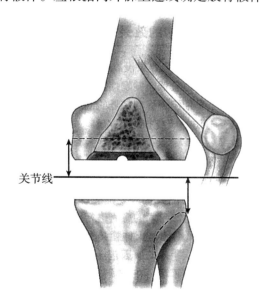

图11-41 膝关节翻修术中的关节线定位可通过测量腓骨头顶上（平均14mm）或内外髁上连线（平均距离外上髁23mm，距离内上髁28mm）距离来确定

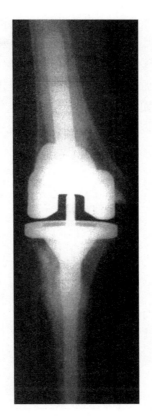

图 11-42 如果有大量骨质丢失，全膝关节翻修时可采用近端胫骨植骨、骨水泥柄、髁限制型假体

股骨骨缺损通常用包括楔形和锥桶状金属垫块在内的各种固定增强附件来填补，一些早期设计的假体取出时会造成包容性骨缺损，这种缺损用骨松质填充比较好。小缺损和翻修假体前翼下方的较大缺损都可用骨水泥或锥形垫块填充。骨缺失严重时可使用结构性异体骨移植或定制的股骨假体，这需要术前做好充分准备。如果股骨髁骨量不足，或使用髁限制型假体时应使用髓内柄附加固定。

髌股关节的处理有多种选择，包括保留、置换或切除原髌骨假体。只有当假体固定牢固，磨损程度很轻时，才能保留假体。如果髌骨残余的骨质足以为髌骨假体准备出合适的带固定孔的骨床，并足够让骨水泥嵌入时，可置换假体。剩余骨量不足时可切除假体，修整残余的髌骨，使其能在股骨假体的滑车内滑动。如果髌骨骨量丢失严重但患者又不愿接受髌骨切除，则可尝试髌骨移植和金属骨松质制作的翻修髌骨假体。加强股内侧肌可改善缺少髌骨假体时的伸膝装置的滑动轨迹。

大多数人工膝关节翻修中应用骨水泥固定假体，同时配合使用压配型延长柄或完全依靠骨水泥固定柄。使用压配柄时，只在假体固定面使用骨水泥，避免骨水泥进入股骨干。当骨质薄弱或有小的骨缺损需要用骨水泥填塞时，应该间隔 5~7min 用骨水泥分别固定胫骨和股骨假体。髌骨可与股骨或胫骨同时固定。当用骨水泥填塞股骨假体前翼下的骨缺损或其他边缘性缺损时，先使骨水泥部分聚合，然后用刀片切除假体边缘多余的骨水泥。可用刮匙去除假体边缘的骨水泥。因为 TKA 翻修术后感染的危险性较高，建议常规使用抗生素骨水泥。

五、膝关节翻修术的效果

TKA 翻修的临床效果没有初次置换好。短期随访显示其临床评分低，并发症发生率高。长期随访研究仅限于早期组合程度较低的翻修假体。一系列 5 年以上随访的研究报道了 46%~74% 的患者效果优良。

膝关节翻修术后并发症，尤其是伸膝装置问题和深部感染的发生率，远较初次置换术常见，需要多次翻修术的患者此类并发症更常见。对 60 例 TKA 翻修术后再次手术的患者进行研究，20% 因感染而再次手术，41%是因伸膝装置并发症而再次手术。另一些再次手术的原因包括无菌性松动、伤口问题和胫股关节不稳。在一项前瞻性多中心研究中，北美膝关节翻修术研究组对17个中心的221名患者进行了2年的随访，发现手术技术因素与患者具体的测量结果没有必然的关系。在TKA翻修术后第2年明显出现疼痛加剧膝关节功能下降，研究小组强调了随访翻修患者超过1年期的必要性。一项研究了42例由于不稳定、僵硬或无菌性关节积液需要更换聚乙烯衬垫的患者，发现初次置换3年内需行更换聚乙烯衬垫术的患者，其二次翻修的概率为4年以上的患者的将近4倍。

（谭清实）

参考文献

[1] 马克拉比·布林克尔. 创伤骨科学精要 [M]. 章莹, 夏虹, 尹庆水, 译. 北京: 科学出版社, 2018.

[2] 李增春, 陈峥嵘, 严力生, 匡勇. 现代骨科学 [M]. 北京: 科学出版社, 2018.

[3] 张光武. 骨折、脱位、扭伤的救治 [M]. 郑州: 河南科学技术出版社, 2018.

[4] 邱贵兴. 中华骨科学 [M]. 北京: 人民卫生出版社, 2017.

[5] 刘玉杰. 实用关节镜手术学 [M]. 北京: 化学工业出版社, 2017.

[6] 姜文晓. 常见足踝损伤的诊疗及足踝关节镜技术 [M]. 北京: 科学技术文献出版社, 2017.

[7] 洪光祥. 手外科手术要点难点及对策 [M]. 北京: 科学出版社, 2018.

[8] 梅西埃. 实用骨科学精要 [M]. 戴闽, 姚浩群, 译. 北京: 人民军医出版社, 2016.

[9] 加德纳·西格尔. 创伤骨科微创手术技术 [M]. 周方, 译. 济南: 山东科学技术出版社, 2016.

[10] 张延平, 杨子润. 颅底骨折与合并症外科治疗 [M]. 北京: 人民军医出版社, 2015.

[11] 霍存举, 吴国华, 江海波. 骨科疾病临床诊疗技术 [M]. 北京: 中国医药科技出版社, 2016.

[12] 胥少汀, 葛宝丰, 徐印坎. 实用骨科学 [M]. 北京: 人民军医出版社, 2015.

[13] 邱贵兴, 戴尅戎. 骨科手术学 [M]. 北京: 人民卫生出版社, 2016.

[14] 裴福兴, 陈安民. 骨科学 [M]. 北京: 人民卫生出版社, 2016.

[15] Sam W. Wiesel, Mark E. Easley. Wiesel骨科手术技巧: 足踝外科 [M]. 张长青, 译. 上海: 上海科学技术出版社, 2016.

[16] 王满宜, 吴新宝. 积水潭创伤骨科手术技巧-髋臼骨折 [M]. 北京: 北京科学技术出版社, 2016.

[17] 裴国献. 显微骨科学 [M]. 北京: 人民卫生出版社, 2016.

[18] 任高宏. 临床骨科诊断与治疗 [M]. 北京: 化学工业出版社, 2016.

[19] Jason C Eck, Alexander R Vaccaro. 脊柱外科手术学 [M]. 皮国富, 刘宏建, 王卫东, 译. 郑州: 河南科学技术出版社, 2017.

[20] 阿尔温德·巴韦. 现代脊柱外科技术 [M]. 梁裕, 译. 上海: 上海科学技术出版社, 2016.

[21] 刘尚礼, 戎利民. 脊柱微创外科学 [M]. 北京: 人民卫生出版社, 2017.